湖南省精准健康扶贫基层卫生人才本土化培养规划教材

基层医务人员综合素质教育

编委会主任	刘建强
副 主 任	刘柏炎　张大顺　潘岳生
编 委	（按姓氏笔画排序）
	邓建中　左家哺　李世奇　张光明　张在其
	彭庆妮　喻友军　翟惠根　薛天剑
主 编	刘晖
副 主 编	曾卓　胡还甫　姚祖福
作 者	（按姓氏笔画排序）

冯华	岳阳职业技术学院		刘晖	湘潭医卫职业技术学院
刘琼	湖南环境生物职业技术学院		何清懿	长沙卫生职业学院
吴卫华	湖南医药学院		张在其	湖南医药学院
张自珍	湖南环境生物职业技术学院		李治伟	湖南中医药高等专科学校
李树平	湖南医药学院		李新才	益阳医学高等专科学校
杨吟宇	益阳医学高等专科学校		杨芳	湖南医药学院
肖竹	长沙卫生职业学院		邹华军	常德职业技术学院
陈晶	益阳医学高等专科学校		周芳	岳阳职业技术学院
周煜杨	岳阳职业技术学院		罗金玲	娄底职业技术学院
罗顺莉	湖南医药学院		胡还甫	岳阳职业技术学院
姚祖福	湖南医药学院		贺萍	永州职业技术学院
夏霖	湖南环境生物职业技术学院		敖彩民	湘潭医卫职业技术学院
郭梦安	益阳医学高等专科学校		黄雪霜	湖南医药学院
曾卓	娄底职业技术学院		蒋建平	湖南中医药高等专科学校
谭梅芳	湘潭医卫职业技术学院		潘翠	湘潭医卫职业技术学院

秘 书	刘三妹	湖南省卫生计生委培训中心

科学技术文献出版社
SCIENTIFIC AND TECHNICAL DOCUMENTATION PRESS

·北京·

图书在版编目（CIP）数据

基层医务人员综合素质教育 / 刘晖主编 . — 北京：科学技术文献出版社，2018.9
ISBN 978-7-5189-4815-4

Ⅰ . ①基⋯ Ⅱ . ①刘⋯ Ⅲ . ①医药卫生人员 — 素质教育 Ⅳ . ① R192

中国版本图书馆 CIP 数据核字（2018）第 217595 号

基层医务人员综合素质教育

策划编辑：杜新杰　　　责任编辑：张宪安　　　责任校对：李　静　　　责任出版：张志平

出　版　者	科学技术文献出版社
地　　　址	北京市复兴路15号 邮编 100038
编　务　部	(010) 58882938，58882087（传真）
发　行　部	(010) 58882868，58882870（传真）
邮　购　部	(010) 58882873
官方网址	www.stdp.com.cn
发　行　者	科学技术文献出版社发行　全国各地新华书店经销
印　刷　者	长沙鸿发印务实业有限公司
版　　　次	2018 年 9 月第 1 版　2018 年 9 月第 1 次印刷
开　　　本	787×1092　1/16
字　　　数	872千
印　　　张	42
书　　　号	ISBN 978-7-5189-4815-4
定　　　价	98.00元

前　言

为贯彻落实湖南省卫生计生委、省教育厅、省财政厅、省人力资源和社会保障厅、省扶贫办《关于开展贫困地区基层医疗卫生机构本土化人才培养工作的通知》（湘卫基层发〔2018〕2号）要求，我们特组织编写出版《医德与伦理》和《基层医务人员综合素质教育》两本教材，做为本土化人才培养各专业的公共教材。

这两本教材的编写宗旨是：在"三基"即：基础理论、基础知识、基础技能的基础上，做到"五性"，即思想性、科学性、先进性、实用性、适宜性。其内容不超出、不偏离人民卫生出版社出版的相关教材的内容。

《医德与伦理》的内容涵盖有医德修养、医学伦理与医学人文修养等三个方面的内容。

《基层医务人员综合素质教育》的内容涵盖有卫生法律与卫生政策基本知识、基层公共卫生服务与疾病预防控制、健康教育与健康促进、医患沟通与技巧、计算机网络与计算机技术在医学中的应用、医务人员心理素质与礼仪修养、医疗文书及医学论文写作等方面的内容。

编写过程中，我们力求使这两本教材体现以下特点：

一是把医德教育做为基层卫生人才培养的首要内容。

医德是医务工作者做人、做事和成就医疗卫生事业的基础。医学涉及人最珍视的健康与生命，履行救死扶伤的天职，这不仅要具备精湛的医术，更要潜心修炼医德。医学生的道德素质和医德修养直接关系到为人民生命健康服务的态度和水平质量具有特殊的重要意义，医德修养和医德教育是医学院校教书育人的永恒主题。所以我们组织编写出版《医德与伦理》这本教材，做为我们精准健康扶贫所招7个专业的首要公共教材，培养招得进来，毕业后回得去、留得住，在乡镇卫生院为父老乡亲全心全意服务的卫生人才。

二是把综合素质教育做为提高基层医务人员基本医疗和公共卫生服务能力的必修内容。

根据做好湖南省2018年贫困地区基层医疗卫生机构本土化人才培养工作的通知要求，向全省51个贫困县招收的学员，毕业后回要到贫困地区乡镇卫生院定向就业服务，全日制学制三年、大专学历。培养目标是为乡镇卫生院培养具有高尚职业道德和良好专业素质，掌握专业知识和技能，能独立开展工作，向个人家庭和乡镇居民提供综合性、协调性、连续性基本医疗卫生服务合格的基层医生。因此提高基层医务人员综合服务的知识、技术和能力十分重要。这本《基层医务人员综合素质教育》，既体现了所招各个专业必修公共教材的公共性，又体现了基层医务人员在实际工作中执业所需技能的综合性。

三是这两本教材所阐述的医疗卫生理论、技术、方法实用适宜，在乡镇卫生院用得上，做得到。

这两本教材由湖南省卫生计生委、省教育厅委托开设有医药卫生类专业的湘潭医卫职业技术学院、湖南医药学院、长沙卫生职业学院、湖南中医药高等专科学校、益阳医学高等专科学校、岳阳职业技术学院、常德职业技术学院、湖南环境生物职业技术学院、永州职业技术学院、娄底职业技术学院等高校的讲师、副教授、教授、主任医师参加编写，他们不仅有丰富的教学经验，还有丰富的临床和基层医疗卫生工作的经验，他们把理论与实践相结合，使我们这两本教材更贴近基层，更贴近乡镇卫生院，所介绍的理论、技术和方法实用适宜，在乡镇卫生院用得上、做得到。

四是在"三基"的基础上，坚持把医学新理论、新知识、新技术、新方法融汇其中。

这两本教材在坚持基础理论、基础知识、基本技能的基础上，做到了五性，还把医学新理论、新知识、新方法融汇其中，具有科学、规范、先进、创新、实用等特点，内容翔实具体，语言简洁易懂，可操作性强，既可作为湖南省精准健康扶贫人才培养的教材，也可作为村医生本土化培养的教材（农村医学专业）和医学高职高专院校其他专业的公共教材，也适合作为在职医务人员继续医学教育的教材。

这两本教材在编写过程中，引用参考了有关专家学者的文献资料，得到了湖南省卫生计生委和省卫生计生委培训中心领导的高度重视，两次专题召开教材建设编写会议，得到了湘潭医卫职业技术学院、长沙卫生职业学院等10所高等医学院校的大力支持，40多位老师不畏炎热，利用暑假休息时间辛勤撰稿，科学技术文献出版社为这两本教材编审出版做了许多工作，在此一并致以诚挚的感谢！

由于时间仓促和编者水平所限，错漏不妥之处在所难免，敬请读者指出雅正，以便再版时修改充实提高。

湖南省精准健康扶贫基层卫生人才
本土化培养规划教材编委会主任
2018年9月

主 编 简 介

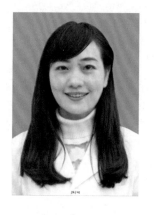

刘　晖

　　湘潭医卫职业技术学院副教授、副主任医师、临床学院院长兼直属附属医院副院长。毕业于南华大学临床医学系眼耳鼻喉专业。中国医药教育协会眩晕专业委员会委员、中国医疗保健国际交流促进会耳内科专业委员会青年委员、湖南省医学会医疗照护与管理专业委员会常委、湘潭市医学会耳鼻咽喉头颈外科专业委员会副主任委员、湘潭市医学会眩晕质量控制中心副主任委员、国际智慧移动医疗协会湖南耳鼻咽喉头颈外科委员。从事临床医疗、医院管理及教学十余年，主编、参编教材5本，主持参与省市科研课题5项，在核心期刊发表专业论文20余篇。

副 主 编 简 介

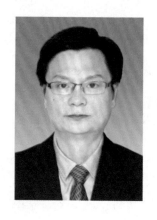

曾　卓

　　娄底职业技术学院高级讲师、学院督导专员兼医学教学部主任。湖南省劳动模范、政协娄底市第五届委员会常务委员会委员、湖南省医学教育科技学会常务理事、娄底市农村医学协会副主任。长期从事医学临床、教学和管理工作，先后在国家级期刊上发表论文10余篇，主编全国规划教材2本，参与国家级科研课题1项，获省级教学成果奖1项，市级教学成果奖2项。

副主编简介

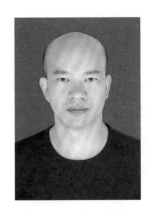

胡还甫

　　岳阳职业技术学院副教授、骨干教师、"双师型"教师、中医中药教研室主任，中药学全日制硕士研究生、执业中药师、中国药理学会会员、中药调剂员考评员、湖南省养生康复保健专业委员会委员、岳阳市药学会医院临床药学委员、岳阳市食品药品监督管理局聘任药师培训高级讲师，老年健康养护岳阳市重点实验室副主任，洞庭湖特色中药材综合利用科研团队核心成员。

　　主持省级科研课题3项，市级课题4项，发表论文10多篇，其中CSCD核心库期刊论文2篇，科技核心期刊论文5篇。参编教材5本，其中副主编教材2本。主持实用新型专利4项，申报发明专利3项。

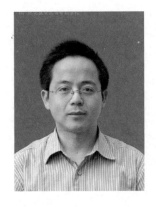

姚祖福

　　湖南医药学院副教授、博士、药学院党总支副书记、怀化市肿瘤防治协会理事、副秘书长。

　　长期从事肿瘤早期诊断、药物靶向运载、侗药分析等方面的基础研究及药学专业的《药物分析》《药物化学》课程教学，主要从事侗药的物质基础研究及生物相容性纳米材料的可控制备、表征及应用研究。

　　主持或参与省级以上科研项目7项，市厅级项目4项。发表论文20余篇，其中SCI论文10余篇，CSCD论文3篇，科技核心论文1篇，教学改革论文6篇。获怀化市科技进步奖二等奖1项、三等奖4项。参编教材6本，副主编教材3本。

目 录

第一篇　卫生法律与卫生政策基本知识

第二篇 基层公共卫生服务与疾病预防控制

第三篇　医患沟通与技巧

第四篇　计算机网络与计算机技术在医学中的应用

第五篇 医务人员心理素质与礼仪修养

第六篇 公文、医疗文书与医学论文写作

第一篇

卫生法律与卫生政策基本知识

第一章 卫生法律概述

第一节 卫生法律的特点与内容

一、卫生法律的特点

卫生法是调整在卫生活动过程中所发生的社会关系的法律规范的总称。

（一）卫生法律是综合性法律

卫生法是行政法律规范和民事法律规范相结合辅之以刑事法律规范的综合性法律。卫生法以调整卫生社会关系为主要内容。而卫生社会关系既存在于卫生机构、卫生人员与卫生行政部门之间，也存在于卫生机构内部管理层与卫生人员之间；既存在于卫生行政部门与企事业单位、社会团体和公民之间，也存在于卫生机构、卫生人员与患者之间，当然还存在于其他产生卫生社会关系的主体之间。我国卫生机构和卫生人员提供卫生服务时，与患者的关系既可以由行政法律规范来调整，也可以受民事法律规范的制约。如患者权利主要具有民事性质，但我国将患者的权利纳入了行政法律规范，同时又规定侵害患者权利的行为要承当一定的民事赔偿责任，对严重的侵权行为还要追究相应的刑事责任。因此，从这一角度说，卫生法是多元的。国外卫生法学将卫生法解释为与卫生保健以及与卫生保健直接有关的一般民事法、行政法及刑法的法律规范的总称。卫生法不是一个独立的法律部门，但由于它所调整对象的广泛性和调整方法的特殊性，使它成为多个部门法的子部门，与邻近法律部门有着密切的关系。行政法是国家重要的部门法之一，行政法调整的领域十分广泛，现行的《行政许可法》《行政处罚法》《行政诉讼法》《行政复议法》《国家赔偿法》等在卫生法律编撰时，经常起着指导性的作用。卫生法与《民法通则》《合同法》《公司法》《产品质量法》《消费者权益保护法》等民商法、经济法也存在着密切的联系。对严重违反卫生法的犯罪行为具体如何认定和制裁还必须适用刑法，从这一点来说，刑法又是卫生法实施的保障。

（二）卫生法律是技术性和伦理性法律

卫生法是依据医学、卫生学、生物学、药物学等自然科学的基本原理和研究成果制定的，这就必然要求在卫生立法中大量地引用科学工作方法、操作规范和程序、卫生标准等卫生技术规范，将这些原本不具有法律属性的普通技术规范上升为一种特殊的法律规范—技术法规。在社会生活的重要领域，特别是关乎公民生命健康的医事领域需要运用自然科学成果和现代科技手段，卫生立法便是法律规范和技术规范的结合，这也是卫生法不同于其他部门法的特征。卫生法与医学密切相关，是法学与医学相结合的产物。医学的进步为卫生法的发展提供了广阔的空间，而卫生法的发展则推动了社会文明的进程。医学技术成果一直都是卫生法生命力的源泉。医学技术成果是卫生法的立法依据，也是卫生法的实施手段。离开了医学技术，卫生法就难以生存和发展。

卫生法具有伦理道德性。在各国的卫生法中都有大量医学伦理道德规范，卫生法比起任何其他部门法都更多地体现了伦理道德的精神和约束。随着社会和科技的发展，医生伦理道德约束因其职业需要有强化的势头，医学伦理道德呈现出法律化的趋势。随着医学领域技术的日新月异，各国先后制定出一大批新的医学法规，如器官利用法、辅助生殖技术法等。在医患矛盾日趋紧张的今天，解决矛盾的首选办法应该是依赖于卫生立法。此外传染性疾病危及人类生存和发展而造成的生命健康和公共卫生安全危机的解决也构成卫生立法的重要方面。器官移植和利用法、人造器官法、试管婴儿法、人工授精法以及计划生育法、人工流产法等法律在国际上相继出现，卫生立法已开始涉及与伦理、道德有关的问题。医事领域现实存在的社会危机的解决大量依赖于卫生法律。

（三）卫生法律是强制性规范与任意性规范相结合的法律

强制性规范的义务性要求非常明确，并且一定要履行，是不允许人们以任何形式加以变更或者违反的法律规范。这种规范一般表现为义务性规范和禁止性规范两种，刑法、行政法、诉讼法中的强制性规范比较多，也称之为命令性规范。任意性规范是一个与强制性规范相对应的概念，就是允许法律关系参加者自行确定其权利和义务的法律规范，规则只具有指导意义而不具有强行性。民法中的许多规范都是任意性的法律规范，国际法上的许多规范也属于任意性规范。从卫生法的规范性质上看，卫生法是一种强制性规范与任意性规范相结合的法律。卫生法中的规定，既有强制性的，也有任意性的，但以强制性的规范为主。在现代社会，卫生已在社会活动中占有非常重要的地位，它影响着社会生活的各个方面。为了保证卫生行政部门有效地行使职权，以维护社会安全和卫生秩序，保障公民健康，卫生法作为调整卫生社会关系的专门法律，具有鲜明的国家干预性，因为卫生机构如果任意设立、任意解散、任意开展业务范围，势必会造成整个卫生秩序的混乱。当然，卫生法在突出强制性规范的同时，按照当事人自主原则，也允许人们在规定范围内自行选择或者协商确定具体的权利和义务。卫生法中含有民法和合同法的诸多内容，所以任意性的条款也占一定的比例。

二、卫生法律的内容

卫生法是国内法，基于世界各国在政治、经济、文化和历史传统上的差异，各国的卫生事业与管理也有着本质的差异。卫生法是由主权国家的立法机关制定的适用于本国的重要的法律规范。宪法是国家的根本大法，具有最高法律效力，是卫生法立法的依据。卫生法调控着国家卫生事业的发展，是调整卫生行政机关与相对人相互关系的法律规范：卫生法调整国家中央与地方卫生行政机关的管理权限和分工关系；调整政府与医疗机构的关系；调整医疗机构与患者的关系即医患关系；调整政府与从业人员的关系；调整政府与药品药械经营企业的关系等。常用的卫生法律、法规、条例见附录。

（一）医疗主体立法

医疗行为主体包括医疗机构和医务人员。根据我国相关法律规定，医疗机构包括临床、预防和保健机构三大类，具体来说包括医院、卫生院、疗养院、门诊部、诊所、卫生所（室）急救站以及个体诊所等医疗机构。有关立法的内容包括医疗机构设立的基本条件，医疗机构审批的程序和要求，医疗机构执业的基本规则，医疗机构的权利和义务，行政监管以及违法违规的处罚等。医务人员主要是指医师、药师、护士及医疗辅助人员。有关立法的内容包括各类具体医务人员资格获得的基本条件，申请注册的程序要求，执业的基本原则，权利和义务，行政监管以及违法违规的处罚等。

（二）医疗行为立法

对医疗行为的规范和监管，应该是医事法律的主体内容。医疗行为涉及内容多，范围广，技术含量高，更新快。医事法律的技术性特点主要体现在医疗行为立法上。由于医疗行为的多样性和技术性，一般的立法程序、修改程序都难以满足其要求，涉及医疗行为的立法，除了医疗卫生管理法律、法规和部门规章之外，更多的应当是各行业协会制定和发布的技术规范、诊疗标准、实施指南等技术性法律文件，这些技术性文件应当属于技术法规的范畴，也是医事法律的构成部分。

（三）医疗用品管理立法

医疗行为是医务人员在对患者的诊疗过程中所实施的专业行为，医务人员在实施这些专业行为的时候，往往要借助其他的专业性物品，这些物品即医疗用品，包括药品、血液及血液制品、试剂、医疗器械、医疗耗材等。对于这些医疗用品的生产、流通、保存和使用，都应该有严格的程序和规范，这样才能保障医疗用品的产品质量和卫生质量，才能够保障患者在使用中的安全，从而保障患者的合法权益。

（四）医疗争议纠纷立法

由于医疗行为具有很大的风险性和机会性，出现医疗争议的可能性也会较大。医疗争议和纠纷的解决，一直都是各国医事法律的重要组成部分。虽然有的国家没有一部具体的医疗争议解决的法律，但是在司法实践中都有具体的评判标准和原则。在我国，医疗机构具有社会福利的特殊性，完全不属于的市场经济主体，其所实施的医疗行为也不能完全用市场行为来衡量，由此引发的医疗争议，在处理上就应当恰当衡量医患双方的利益，要制定出既能够保护患者的合法权益，又不影响医疗机构自身生存和发展的基本原则。

第二节　卫生法律的基本原则

卫生法的基本原则，是指反映卫生法立法精神、适用于卫生法律关系的基本原则。卫生法以增进个人和社会健康、均衡个人和公共健康利益为宗旨，以发展卫生事业、保护患者权利、提高国民健康素质为己任。因此，卫生法的基本原则是卫生立法的指导思想和基本依据，是卫生法所确认的卫生社会关系主体及其卫生活动必须遵循的基本准则，在卫生司法活动中起指导和制约作用。

一、卫生保护原则

健康是一项基本人权。卫生保护是实现人的健康权利的保证，也是卫生制度的重要基础。虽然在不同的经济社会发展阶段，卫生保护的内容和水平有所差别，但卫生保护原则所体现的精神实质始终是一致的。概括地说，卫生保护原则有两方面的内容。第一，人人有获得卫生保护的权利。任何人不分民族、种族、性别、职业、社会出身、宗教信仰、受教育程度、财产状况等，都有权获得卫生保护，同时他们依法所取得的卫生保护权益都受同等的法律保护。要实现这一权利意味着要在全国范围内合理安排卫生设施，而不是由市场机制来完成卫生资源的配置。应建立起一个合理的财政系统，以保证每个人都能获得卫生保护。第二，人人有获得有质量的卫生保护的权利。这一权利要求卫生保护的质量水平应达到一定的专业标准，包括药品、医疗器械以及卫生人员的医护质量等。卫生保护的质量是每一个人关心的问题，但一般来说患者本人并不能判断卫生保护质量的高低、优劣。这就需要政府加以监督，例如对药品的质量检验，对医护质量制定标准，对造成医疗事故的责任人进行处罚等。

二、预防为主原则

卫生法实行预防为主原则，这首先是由卫生工作的性质所决定的。预防在本质上是积极地、主动地与疾病作斗争。预防的目的是建立和改善合乎生理要求的生产和生活环境，保护人体健康，防止疾病的发生和流行。其次是由我国经济社会发展水平所决定的。我国是发展中国家，人口多，底子薄，医疗保障水平还不高，人们医疗费用支付能力比较低，所以，卫生工作只能把重点放在预防上。实践证明，预防为主不仅是费用低、效果好的措施，而且能更好地体现党和政府对人民群众的关心和爱护。预防为主原则有以下几个基本含义：

1. 任何卫生工作都必须立足于防，无论是制定卫生政策，采取卫生措施，考虑卫生投入，都应当把预防放在优先地位；

2. 重预防，并不是轻视医疗，预防与医疗不是一对矛盾，也不是分散的、互不通联的、彼此独立的两个系统，而是一个相辅相成的有机整体；

3. 预防和医疗都是保护人体健康的方法和手段。无病防病，有病治病，防治结合，是预防为主原则总的要求。

三、公平原则

所谓公平原则就是以利益均衡作为价值判断标准来配置卫生资源，协调卫生服务活动，以便每个社会成员普遍能得到卫生服务。它是伦理道德在卫生法上的反映，是社会进步、文明的体现。公平原则的基本要求是合理配置可使用的卫生资源。任何人在法律上都享有平等地使用卫生资源的权利，但是，个人可以使用的卫生资源的范围和水平，客观上要受到卫生资源分布和分配的影响。所以，如何解决卫生资源的缺乏和合理分配问题是卫生法的一个主要课题。公平是配置卫生资源的基础，合理配置卫生资源是公平的必然要求。不公平就不会有合理的卫生资源配置，只有合理的卫生资源配置才是真正的、实质上的公平。需要指出的是，这里的公平不是指人人获得相同数量或者相同水平的卫生服务，而是指人人达到最高可能的健康水平。要达到这样一种健康水平，政府有责任通过采取适当的经济、法律、行政等措施来保证广大人民群众能够获得基本的卫生服务，缩小地区间的差别。从这个意义上说，公平不是一个单一的、有限的目标，而是一个逐步改善的过程。

四、保障社会健康原则

公共卫生规制的首要目标是追求最大程度的公众的健康，并实现社会正义。这一功利主义的伦理诉求必然涉及对个人权利的限制，但这种限制并不意味着其自身不受任何制约，相反在承认和尊重公民权利的基础上政府对公共卫生的规制必须要遵循相应的伦理原则与法律原则，以达到公共利益最大化与对个人权益限制最小化的平衡。从而切实保障每一个公民和社会公众的健康权益。保障社会健康原则，本质上是协调个人利益与社会健康利益的关系，它也是世界各国卫生法公认的原则。马克思说，人是社会关系的总和。人都具有社会性，要参与社会事务，因此也要对社会承担一定的义务。在行使自己的权利时，不得损害社会健康利益。这也是个人的社会责任。社会健康利益是一种既涉及个人利益但又不专属于任何个人的社会整体利益。这种对社会整体利益的保护常常会导致对个人权利的限制，由于公众健康的重要性，国家会进行适当的干预，如对某些传染病患者，法律会限制他们的出入境，对某些传染病患者也会限制他们从事的工作。当然，在社会中寻找有碍健康的直接因素经常是困难的，法律的重点往往是既针对生产经营者，有时也会是消费者。比如为了控制吸烟，国家规范烟草的生产、广告和销售，禁止在某些公共场所吸烟；为了交通安全，国家会通过制定刑法来防止驾驶员酒后驾驶、疲劳驾驶、超载等。

五、患者自主原则

保护患者权利的观念是卫生法的基础，而患者的自主原则是患者权利的核心。所谓患者自主原则，是指患者经过深思熟虑后就有关自己疾病的医疗问题作出合理的、理智的并表示负责的自我决定权。它包括患者自主选择医疗机构、医生及其医疗服务的方式；在法律范围之内自主决定接受或者不接受某一项医疗服务；拒绝非医疗性服务等。通常在卫生服务中，对患者作出各种限制是不可避免的，但这些限制原则上须经患者同意，并尽可能减少至最低程度，而且这些限制应当具有法律基础。许多国家越来越重视患者权利的保护问题，有的甚至制定了专门的患者权利保护法，如荷兰、丹麦、美国等。与此同时，还出现了两个比较明显的趋势：一是患者的权利迅速扩大。一些传统的观念和惯例发生了改变，如患者享有可以查阅甚至控制本人病历资料的权利等；二是把医疗卫生人员的职责转化为患者的权利。如医务人员履行告知和说明的义务转化为患者的知情同意权。这一情况的改变与卫生人员的道德规范的影响力下降有直接关系。我国现行的民事法律、行政法规从不同角度对患者权利，如医疗权、知情权、同意权、选择权、参与权、隐私权、申诉权、赔偿请求权等已作了明确且具体的规定。但是，患者权利保护法的制定已迫在眉睫。

第三节　卫生法律关系的概念与要素

一、卫生法律关系的概念

（一）法律关系

指法律规范在调整人们的行为过程中所形成的具有法律上权利义务形式的社会关系。法律体系法学中有时也称为"法的体系"，是指由一国现行的全部法律规范按照不同的法律部门分类组合而形成的一个呈体系化的有机联系的统一整体。简单地说，法律体系就是部门法体系。人们通常把法律体系划分为宪法统率下的民法、行政法和刑法三大法律部门。宪法是法律体系中地位最高的法律，它调整着国家的根本的社会关系，确定着国家的基本制度。宪法相对比较抽象，民法、行政法和刑法从不同角度、以不同形式加以具体化，换句话，民法、行政法和刑法都是宪法的实施法。民法调整以平等为特征的民事社会关系，行政法调整以命令服从为特征的行政社会关系，而刑法所保护的是所有受到犯罪侵害的社会关系，维护民法和行政法等所确认的法律秩序。卫生法与每一个人都有密切关系，从人出生到死亡卫生法都渗透其中。卫生法有不少规范是调整以平等为特征的卫生民事社会关系的，但主要调整的还是卫生行政社会关系。卫生法作为行政法的重要组成部门，担负着将宪法规定的公民基本健康权利义务落到实处的重要使命。卫生法律关系，是指人们在卫生活动中所形成的权利和义务关系。卫生法调整的是人们在卫生活动中所形成的各种社会关系。卫生法律规范所形成的卫生法律关系是特定法律关系主体之间的权利和义务关系。卫生法律关系主要有行政法律关系和民事法律关系两大类：卫生行政法律关系又称纵向法律关系，其法律关系主体的法律地位不平等，是领导和被领导的关系，法律关系主体享有的权利和承担的义务是不对等的。卫生民事法律关系又称横向法律关系，其法律关系主体的法律地位平等，所享有的权利和承担的义务基本上是对等一致的。卫生法律关系中既包括纵向法律关系也包括横向法律关系。卫生法律关系所体现的利益是个人和社会的健康利益。卫生法以保护人体健康为宗旨，人们在卫生活动中形成的各种法律关系也都围绕着健康权利和义务而进行。卫生法律关系的主体不同，卫生法律关系的内容所体现的利益也有所不同。但无论是在卫生行政管理中形成的卫生法律关系，还是在卫生服务中形成的卫生法律关系，或者是在生产经营过程中形成的卫生法律关系，其内容都是卫生法所确认和保护的卫生权利义务。

（二）卫生行政法律关系

是指卫生行政机关在依法进行卫生行政管理过程中，与被管理人之间形成的法律关系。卫生行政法律关系中必定有一方是卫生行政主体。卫生行政法律关系具有非对等性。非对等性是指行政法律关系主体双方的权利义务的不对等。在卫生行政法律关系中，双方主体的法律地位是不平等的，卫生行政机关代表国家进行行政管理时，法律赋予它一定的优益权，承认行政行为具有公定力，用以保证行政管理的效率。而行政相对人有义务接受行政主体的监督管理，在合法权益不受侵犯的情况下，必须服从行政主体的监督管理。法律赋予双方当事人不同的权利和义务。卫生行政法律关系中的权利义务一般是法定的。由卫生行政主体的行政监督管理权所决定，卫生行政法律关系主体之间不能相互约定权利和义务，也不能自由选择权利和义务，而必须依据法律规范取得权利并承担义务。基本上都是强制性规范。卫生行政主体实体上的权利义务是重合的。实体法中规定的行政主体的权利也称为职权，行政职权也是行政主体应尽的义务，所以也称职责。职权和职责的重合性质，决定了行政主体不但不能随意放弃、转让其职权，而且必须严格按照法律规定行使职权。

（三）卫生服务法律关系

指在卫生服务活动中，提供卫生服务的医疗卫生单位和个人与接受医疗卫生服务者之间所形成的法律关系。卫生服务法律关系最主要的是医疗卫生机构和个人为患者提供医疗卫生服务时，双方形成的法律关系，通常称为医患法律关系。卫生服务法律关系的特点是卫生服务法律关系属于民事法律关系。但是由于医药卫生的特性，尤其医疗服务活动中形成的医患法律关系又不同于一般民事法律关系。卫生服务法律关系中必定有一方是取得特殊许可的组织或个人。由于涉及人体健康，所以，医疗服务的提供者依法必须得到法律的特殊许可。卫生服务法律关系双方的法律地位是平等的。服务者与接受服务者之间法律地位平等，他们之间的权利和义务也总是对等，并且在通常情况下，服务的提供和接受都是双方自愿的。基本上是任意性法律规范。由于医患法律关系是一种特殊的民事法律关系。医疗活动具有试验性、侵袭性、风险性、服务性和公益性等特点，因此决定了医患关系不同于一般的民事关系。如医疗机构无特殊情形不得自行决定停止营业或拒绝诊疗，医务人员在特殊情况下必须服从卫生行政部门的调遣，某些传染性疾病的患者必须接受强制隔离治疗措施等。

二、卫生法律关系的要素

任何法律关系都是由三要素构成，即法律关系的主体、法律关系的客体和法律关系的内容。

（一）卫生法律关系的主体

卫生法律关系的构成要素，是指构成每一个具体的卫生法律关系必须具备的因素，包括卫生法律关系主体、卫生法律关系客体和卫生法律关系内容三者缺一不可。

卫生法律关系的主体，是指参加卫生法律关系、享有卫生权利和承担卫生义务的公民、法人和其他组织，简称当事人。依照卫生法的规定，卫生法律关系的主体包括卫生行政部门、卫生机构、卫生人员、企事业单位、社会团体和公民等。在卫生法律关系中，享有权利的一方，称为权利主体；负有义务的一方，称为义务主体。根据卫生法的特殊性，可以分为卫生行政主体或卫生行政相对方。卫生行政主体是指享有国家卫生行政权，能以自己的名义行使卫生行政职权、并能独立地承担因此产生的相应法律责任的组织。在我国，行政主体包括最高国家卫生行政机关即国家卫生部、国务院药品监督管理部门、国务院计划生育行政部门、地方各级人民政府卫生行政机关、药品监督管理机关、计划生育行政部门等。国家是特殊意义上的行政法律关系的主体。卫生行政相对方，是卫生行政法律关系的参加者，是指在卫生法律关系中接受卫生行政主体的管理并依法享有权利、负有义务的相对于卫生行政主体一方的当事人。包括自然人（公民），法人（包括企业法人和事业单位、社会团体法人、外国企业或组织），非法人组织，外国人和无国籍人。我国公民是指具有我国国籍的人。公民作为法律关系的主体应当具有权利能力和行为能力。根据我国法律规定，公民的权利能力始于出生、终于死亡。外国人，是指具有外国国籍的人。无国籍人是指由于国籍的法律冲突，而导致的某人不具有任何一个国家的国籍。外国人、无国籍人在我国适用我国法律；但法律另有规定的除外。法人（包括企业法人和事业单位、社会团体法人、外国企业或组织）非法人组织，从其成立时起，具有权利能力和行为能力。

（二）卫生法律关系的内容

卫生法律关系的内容，是指卫生法律关系的主体针对特定客体在一定条件下依法享有的卫生权利和承担的卫生义务。卫生权利是卫生法律关系中的权利主体依照卫生法规定，根据自己的意愿实现自己某种利益的可能性。它包含以下三层含义。

首先，权利主体有权在卫生法规定的范围内，根据自己的意愿为一定行为或者不为一定行为。其次，权利主体有权在卫生法规定的范围内，要求义务主体为一定行为或者不为一定行为，以便实现自己的某种利益。再次，权利主体有权在自己的卫生权利遭受侵害或者义务主体不履行卫生义务时，请求人民法院给予法律保护。法律义务是指由法律规定的卫生行政法律关系的主体应当这样行为或不应当这样行为的限制或约束。它也包含三层含义：首先，义务主体应当依据卫生法的规定，为一定行为或者不为一定行为，以便实现权利主体的某种利益；其次，义务主体负有的义务是在卫生法规定的范围内为一定行为或者不为一定行为，对于权利主体超出法定范围的要求，义务主体不承担义务；再次，卫生义务是一种法定义务，受到国家强制力的约束，如果义务主体不履行或者不适当履行，就要承担相应的法律责任。

卫生权利和卫生义务将当事人系在一起，两者相互依存、密不可分，从不同的角度来表现同一个卫生法律关系的具体内容。

（三）卫生法律关系的客体

卫生法律关系的客体，是指卫生法律关系主体的卫生权利和卫生义务所指向的对象。卫生法律关系的客体一般包括人的生命健康利益、行为、物和智力成果等。是权利和义务所指向的对象，是构成卫生法律关系的基本要素之一。包括公民的生命健康权利、物、行为和精神财富。公民的生命健康权利是卫生法的最高层次的客体，因为保障人的生命健康利益是我国卫生法的基本目的。物是指现实存在的，能够被人所支配、利用，具有一定价值和使用价值的物质财富。包括医疗和卫生管理涉及的消毒产品、医疗器械、食品、药品等，物与权利主体和义务主体的行为相联系，最能体现主体的物质利益。具有自然属性的物和法律概念上的物是两个概念，并非一切具有自然属性的物均能充当法律关系的客体，如有害有毒的食品，从自然属性上讲是物，但从法律角度就讲，它们属于禁止流通物，生产销售有害有毒的食品者就会受到法律的制裁；行为指卫生法律关系主体行使权力和履行义务所进行的活动，可分为作为与不作为，如申请许可、卫生审批、医疗服务等，行为可分为合法行为和违法行为。合法行为依法受法律保护，违法行为将引起法律制裁；智力成果是指人们脑力劳动所创造的成果，属于精神财富。如学术著作、专利、发明等。智力成果可以转换成一定形式的物质财富。保护智力成果是保护和发展生产力的要求，也是保护和发展医学技术、提高人民健康水平的要求，是卫生法的一项基本任务。

第四节　行政法规与部门规章

一、卫生法的适用

（一）法律

法律分为两类，即基本法律和其他法律。基本法律是由全国人民代表大会制定的，其他法律是由全国人民代表大会常务委员会制定的，两者效力相同。法律的效力低于宪法，不能同宪法相抵触。《立法法》规定了有关国家主权的事项；各级人民代表大会、人民政府、人民法院和人民检察院的产生、组织和职权；民族区域自治制度、特别行政区制度、基层群众自治制度；犯罪和刑罚；对公民政治权利的剥夺、限制人身自由的强制措施和处罚；对非国有财产的征收；民事基本制度；基本经济制度以及财政、税收、海关、金融和外贸的基本制度；诉讼和仲裁制度等等，都必须由全国人民代表大会及其常务委员会来制定相关法律。

（二）行政法规

是指国务院制定颁布的规范性文件，其法律地位和效力仅次于宪法和法律，不得同宪法和法律相抵触。全国人大常委会有权撤销国务院制定的与宪法、法律相抵触的行政法规、决定和命令。

（三）地方性法规

地方性法规的制定机关有两类，一是由省、自治区、直辖市的人大和人大常委会制定；二是由省会所在地的市以及国务院批准的较大的市的人大及其常委会制定，但同时应报省一级人大常委会批准，还要报全国人大常委会备案。地方性法规的效力低于宪法、法律和行政法规。

（四）部门规章

根据制定机关的不同，规章可以分为两类：一是由国务院的组成部门和直属机构在他们的职权范围内制定的规范性文件，不需经国务院批准，属行政规章，也称为部门规章。行政规章要服从宪法、法律和行政法规，其与地方性法规处于一个级别。另一种规章是地方行政规章，由省、自治区和直辖市人民政府，以及省人民政府所在地的市的人民政府和国务院批准的较大的市的人民政府制定的规范性文件。地方政府规章除了服从宪法、法律和行政法规外，还要服从地方性法规。

卫生法的实施主要有卫生法的遵守和卫生法的适用两种方式。卫生法的适用有广义和狭义之分。广义的卫生法的适用，是指国家机关和法律、法规授权的社会组织依照法定的职权和程序，行使国家权力，将卫生法律规范创造性地运用到具体人或组织，用来解决具体问题的一种专门活动。它包括卫生行政部门以及法律、法规授权的组织依法进行的卫生执法活动和司法机关依法处理有关卫生违法和犯罪案件的司法活动。狭义的卫生法的适用仅指司法活动。

卫生法的适用是享有法定职权的国家机关以及法律、法规授权的组织，在其法定的或授予的权限范围内，依法实施卫生法律规范的专门活动，其他任何国家机关、社会组织和公民个人都不得从事此项活动。合法性有关机关及授权组织对卫生管理事务或案件的处理，应当有相应的法律依据。否则无效，甚至还须承担相应的法律责任。程序性卫生法的适用是有关机关及授权组织依照法定程序所进行的活动。国家强制性卫生法的适用是以国家强制力为后盾实施卫生法的活动，对有关机关及授权组织依法作出的决定，任何当事人都必须执行，不得违抗。卫生法适用要到达准确、及时、合法的基本要求，因此要遵循其适用的规则。

1. 上位法优于下位法　效力等级高的是上位法，效力等级低的就是下位法。不同位阶的卫生法律法规发生冲突时，应当选择适用位阶高的卫生法律法规。

2. 同位阶的卫生法律规范具有同等法律效力　卫生部门规章之间、卫生部门规章与地方政府卫生规章之间具有同等效力，在各自的权限范围内施行。

3. 特别法优于一般法　同一机关制定的卫生法律、卫生行政法规、地方性卫生法规、卫生自治条例和单行条例、卫生规章，特别规定与一般规定不一致的，适用特别规定。

4. 新法优于旧法　同一机关制定的卫生法律、卫生行政法规、地方性卫生法规、卫生自治条例和单行条例、卫生规章，新的规定与旧的规定不一致的，适用新的规定。适用这条规则的前提是新旧规定都是现行有效的，该适用哪个规定，采取从新原则。

5. 不溯及既往原则　任何卫生法律规范都没有溯及既往的效力，但为了更好地保护公民、法人和其他组织的权利和利益而作的特别规定除外。

（五）卫生法效力冲突的裁决制度

1. 卫生法律之间对同一事项的新的一般规定与旧的特别规定不一致，不能确定如何适用时，由全国人大常委会裁决。

2. 卫生行政法规之间对同一事项的新的一般规定与旧的特别规定不一致，不能确定如何适用时，由国务院裁决。

3. 地方性卫生法规、卫生规章之间不一致时，由有关机关依照下列规定的权限进行裁决：

（1）机关制定的新的一般规定与旧的特别规定不一致时，由制定机关裁决；

（2）地方性卫生法规与卫生部门规章之间对同一事项的规定不一致，不能确定如何适用时，由国务院提出意见，国务院认为应当适用地方性卫生法规的，应当决定在该地方适用地方性卫生法规的规定；认为应当适用卫生部门规章的，应当提请全国人大常委会裁决；

（3）卫生部门规章之间、卫生部门规章与地方政府卫生规章之间对同一事项的规定不一致时，由国务院裁决；

（4）根据授权制定的卫生法规与卫生法律规定不一致，不能确定如何适用时，由全国人大常委会裁决。

二、卫生法的解释

法律解释的必要性源于法律的局限性和社会生活的复杂性。法律解释是指对法律和法规条文的含义所作的说明。依据解释是否具有法律效力分为正式解释和非正式解释；依据解释的方法分为文法解释、逻辑解释、系统解释、历史解释；依据解释的尺度分为字面解释、限制解释、扩充解释。法律解释对于实现法律对社会关系的调整起着极重要的作用，在法律适用过程中，是一个必不可少的环节。卫生法的解释是指有关国家机关、组织或个人，为适用或遵守卫生法，根据立法原意对卫生法律规范的含义、内容、概念、术语以及适用的条件等所作的分析、说明和解答。卫生法的解释是完备卫生立法和正确实施卫生法所必需的。按照解释的主体和解释的法律效力的不同，卫生法的解释可以分为正式解释和非正式解释。

正式解释又叫有权解释、法定解释、官方解释，是指有解释权的国家机关按照宪法和法律所赋予的权限对卫生法所作的具有法的效力的解释。正式解释是一种创造性的活动，是立法活动的继续，是对立法意图的进一步说明，具有填补法的漏洞的作用，通常分为立法解释、司法解释和行政解释。

（一）立法解释

是指有卫生立法权的国家机关对有关卫生法律文件所作的解释。包括：全国人大常委会对宪法和卫生法律的解释；国务院对其制定的卫生行政法规的解释；地方人大及其常委会对地方性卫生法规的解释；国家授权其他国家机关的解释。

（二）司法解释

是指最高人民法院和最高人民检察院在审判和检察工作中对具体应用卫生法律的问题所进行的解释。包括最高人民法院作出的审判解释，最高人民检察院作出的检察解释，以及最高人民法院和最高人民检察院联合作出的解释。

（三）行政解释

是指有解释权的行政机关在依法处理卫生行政管理事务时，对卫生法律、法规的适用问题所作的解释。包括国务院及其所属各部门、地方人民政府行使职权时，对如何具体应用卫生法律的问题所作的解释。

（四）非正式解释

又叫非法定解释、无权解释。分为学理解释和任意解释。学理解释一般是指宣传机构、文化教育机关、科研单位、社会组织、学者、专业工作者和报刊等对卫生法所进行的理论性、知识性和常识性解释。任意解释是指一般公民、当事人、辩护人对卫生法律所作的理解和说明。非正式解释虽不具有法律效力，但对法律适用具有参考价值，同时对卫生法的遵守也有重要的指导意义。

第五节　医务人员学习卫生法律的目的与方法

一、医务人员学习卫生法律的目的

（一）发展卫生法学是社会主义法治国家的要求

十九大报告重申推进全面依法治国总目标是建设中国特色社会主义法治体系、建设社会主义法治国家。强调推进全面依法治国，必须坚定不移走中国特色社会主义法治道路。全面依法治国就必须坚持推进科学立法、严格执法、公正司法、全民守法。建设社会主义法治国家是实现国家治理体系和治理能力现代化的必然要求。中国特色社会主义法律体系包括形成完备的法律规范体系、高效的法治实施体系、严密的法治监督体系、有力的法治保障体系。1997年颁布的《中共中央、国务院关于卫生改革与发展的决定》明确指出："我国卫生事业是政府实行一定福利政策的社会公益事业。"它概括了我国卫生事业的性质。2009年《中共中央、国务院关于深化医药卫生体制改革的意见》又进一步指出，我国深化医药卫生体制改革的总体目标是建立健全覆盖城乡居民的基本医疗卫生制度，为群众提供安全、有效、方便、价廉的医疗卫生服务。新时期卫生工作的方针是："以农村为重点，预防为主，中西医并重，依靠科技与教育，动员全社会参与，为人民健康服务，为社会主义现代化建设服务。"

就目前我国的医疗卫生状况而言，卫生立法和卫生法规主要由四个层次组成，即国家权力机关制定的卫生法律；国务院制定的卫生行政法规；卫生部制定的卫生规章以及地方最高权力机关制定的地方卫生法规。法律法规制度远远不完善，在医疗卫生领域呈分散化、碎片化。许多实践中行之有效的规章和条例，都没有上升到国家的法律层面，无论是针对公共卫生、基本卫生服务，以及其他医疗卫生服务区别立法，然后将它们统一规定在一部法律之中，是社会主义法治建设的基本要求。卫生部门大量杂乱分散的立法的状况同时也不利于执法。国家和相关部门颁布的许多法律法规经过层层传达到了基层往往就会发生质的变化，目前卫生部门里职能重叠和缺失的情况很严重，直接导致了卫生部门不能适应综合性法制化管理的要求。

卫生法学是我国社会主义法律体系的重要组成部分，是法学与医学、卫生学相结合而形成的一门新兴的、以卫生行政法律关系和卫生民事法律关系为主要调整对象的综合性法律科学。在西方发达国家卫生法学研究已呈现出蓬勃发展之势，在美国卫生法学发展已历经50年，卫生法学学科建设日趋成熟和完备。我国卫生法学发展历史仅20年，卫生法学研究和学科建设相对滞后。为了认真贯彻"教育面向现代化、面向世界、面向未来"这一指导思想，落实《中共中央、国务院关于深化教育改革，推进素质教育的决定》，卫生法教学越来越被重视。不仅要求法学院开设相应的课程，也要求医学院既要培养医学生的医学专业素质，同时还要提高医学生人文素质，注重对医学生的卫生法律知识的教育，培养符合社会主义法治建设要求的合格医学人才。

（二）提高卫生学法、用法、执业守法的水平

卫生法律实施是从卫生立法到卫生学法、用法、执法、守法的实现的一个系统过程，社会公众卫生法律意识是卫生法律实施的基础；加强卫生执法、促进有效守法是卫生法律实施的关键；使公民的健康权益得到最大限度的保障是卫生法律实施的根本目的。在目前卫生法律体系越来越完善的情况下，卫生法治建设面临的问题主要是卫生法律实施中的问题，集中表现在卫生执法和卫生守法两个关键层面。从实践来看卫生执法存在的主要问题有：卫生执法人员数量不足，难以满足日益繁重的卫生执法工作实际需要；学历层次偏低；专业结构不合理；法律素质偏低，而法律法规知识培训和教育又明显不足，使这一问题显得更加突出；卫生执法经费不足，卫生执法监督的制约机制很不完善；卫生执法存在以罚代管、乱收费、执法违法等不规范现象；卫生行政处罚力度不足以威慑违法行为等。卫生守法存在的主要问题有：对卫生执法相对人的卫生法律法规知识培训和教育不足；卫生执法相对人

卫生守法的主动性不足；社会卫生法制宣传教育不足，公众的卫生法律意识淡漠、健康权保障意识偏低，推动卫生法律实施的基础薄弱，也是影响卫生法律实施比较关键的问题。社会卫生法律意识是卫生法律实施的基础，也是影响卫生法律实施的主要因素。卫生法律意识作为卫生法制理论最重要的精神内核，表现为对卫生法律态度、卫生法律需求、卫生法制理念等的综合素养。提高卫生法律意识的根源在于广泛开展卫生法制宣传教育，这是在卫生法律意识形成过程中起决定性作用的环节。对一般社会人群，可以通过开展法制宣传教育、开展专门的卫生法制宣传教育、利用各种媒体进行广泛报道、将卫生法制宣传教育纳入学校教育等途径，提高公众的卫生法律意识。对于卫生执法相对人，关键在于从业前进行卫生法律法规知识培训、特别要求卫生执法人员在执法时同时对卫生执法相对人进行卫生法制宣传教育，提高他们的法律意识和守法的自觉性。根据社会经济的发展需要、医疗卫生事业发展的新形势、公众的健康需求和健康保障需要，制订科学完善的卫生立法规划，对拟出台的每一部卫生法律法规，进行广泛深入的调查研究，充分征求社会各界和公众的意见和建议，使制定的卫生法律法规既遵循法制原则、又符合医疗卫生法要求。在学校教育中结合健康教育，融合进卫生法制教育内容，进一步增强卫生法制教育的实效性。对卫生执法相对人的法制宣传教育是卫生法制宣传教育的重点，充分利用对卫生执法相对人从业前后的卫生法律法规知识培训和教育，切实增强卫生执法相对人的卫生法律意识，特别要注意强调在卫生执法过程中进行卫生法制宣传教育的重要性，并作为卫生执法人员的一项重要职责，切实抓好，促进卫生执法相对人卫生法律意识的提高。卫生法制宣传教育仅是提高公众卫生法律意识的第一步，还需要通过各种途径进一步地强化和引导，促使卫生法律知识尽快地转变为卫生法律态度，转变为对卫生法律权威性的认可、对卫生法律评价的提高、对卫生法律作用认识的深入，继而促进社会公众产生主观能动的卫生法律需求，形成用卫生法律法规保障健康的意识，在此基础上，促进公众形成自觉守法的意识、主动维护法律的观念、履行健康保障权利和义务的实际行动，成为卫生法律实施的基础和根本动力。

建立卫生执法专门人才的培养机制。在目前情况下，可以通过有计划地吸收高学历、高素质的专业性人才，同时加大对卫生执法人员进行卫生法律法规知识培训和教育的力度、增加培训次数和时间、增强培训效果，来提高卫生执法的法律素质。从根本上讲，要通过改变专业人才的培养机制为卫生执法输送更多的专业性人才，第一种途径，可以在医学院校开办卫生法学方向的法学专业，进行医学、法学学科的交叉培养；第二种途径，可以鼓励法学专业本科生攻读卫生法学研究生、鼓励医学生攻读法学专业非法学法律硕士研究生，或者攻读医学、法学专业的双学位，为社会输送医学、法学交叉的高素质人才；第三种途径，利用综合大学既有法学院，又有公共卫生学院、医学院的优势，打破专业界限，鼓励医学生（法学生）辅修法学（医学）专业，通过学分互认，进行分阶段的培养，在规定的时间内取得医学、法学双学位，从根本上解决卫生执法人员的来源问题。规范卫生执法行为。针对卫生执法过程中的不良现象和执法违法行为，建立完善执法单位内部监督、卫生行业监督、社会公众监督三位一体的监督和制约机制，采取切实措施，规范执法行为、约束执法行为、严格执法要求，改善执法形象。加大卫生执法力度。针对目前违法行为时有发生、屡禁不止的现象，加大卫生执法次数，特别是加大预防性卫生监督次数，改善卫生经营行业的卫生状况，规范卫生行业的经营行为。严格依法办事，加大卫生行政处罚力度，切断卫生执法相对人违法行为的利益诱导、改变卫生执法相对人侥幸心理，以严格、规范的执法，促使卫生执法相对人自觉地遵守卫生法律，保障公民的健康权益。畅通卫生行政复议。通过有效的卫生执法可以打击卫生违法行为，但还不能从根本上提高卫生行业守法的自觉性、树立卫生执法的权威，卫生执法不可能全部公正，因此对有异议的执法行为，要畅通救济渠道，规范卫生行政复议程序，加大卫生行政复议力度，使其成为卫生执法的有益补充。对法院介入卫生法的运行，要公正对待、大力提倡，这既是卫生法制公正的需要，是提高卫生行政执法本身质量的需要，也是卫生法制建设必不可少的重要环节。推进卫生法律实施的高效运行。卫生法律实施是卫生法制建设的系统工程，需要通过立法层次、执法途径、守法层面等方面的相互协调、共同作用，需要通过立法机关、司法机关、执法机关以及政府、单位、组织、个人的共同努力，因此，要在依法治国、依法行政的框架内，明确各方面的职责和义务，调动各方面的积极因素，共同促进卫生法律实施的有效运行，保障社会公众的健康权益，实现卫生法治建设的目标。

（三）正确处理医疗纠纷，构建和谐医患关系

医疗纠纷成为公众生活中的热点问题以及我国司法诉讼中的难点问题，同时也是卫生行政部门工作中的重点问题。正确处理医疗纠纷是一项科学性和政策性很强的工作，更是一项重要的法律工作。因为它既关系到公民的生命权、健康权和身体权，又与医疗机构的生存和发展、临床医学的进步密切相关，同时，还关系到社会的治安和稳定，并且将伴随人类与疾病抗争的始终。医疗纠纷愈演愈烈，成为影响社会稳定的一个因素。近年来医疗纠纷发生频率大幅上升，医疗纠纷的案例报道屡见不鲜，尤其是群体性上访、涉法涉诉案件、伤害医疗机构领导和医务人员的恶性案件时有发生。中国医师协会对国内多家医院的调查显示，每年平均每家医院都有医疗纠纷发生，患者打砸医院事件、打死打伤医师的事件也不少见，而全国县级以上医院每年的医疗纠纷索赔金额均呈上升趋势。医疗行为规范不健全，缺乏统一标准乃是发生医患纠纷最直接的原因。医疗行为规范的缺失导致医疗行为的任意性较大，容易侵犯患者利益；同时对于已建立起来的一些医疗行为规范，不同地区的医疗机构也存在认识差异导致患者无法接受诊疗结果。我国正逐步在全国推行医疗临床路径，建立统一的医疗行为规范。但是统一的临床行为规范并不能直接成为法律上判断医疗行为是否存在过错的依据。解决这一问题的关键需要在法律上对医疗行为的性质予以规定，规范医疗过失立法。在法治社会使用最多的方法还是行政调解和法律诉讼，解决纠纷的时间长且成本高。破解医患矛盾的纠纷困境的根本之策在

于通过制度重建医患之间的信任，这不仅是建立良好医疗秩序的重要途径，还是降低医疗成本的重要手段。医患之间需要彼此信任和尊重，形成一个合作性共同体。在以往传统的人治社会中，医患之间的信任是一种人格上的相互信任，即使发生纠纷也容易通过道德机制予以解决。而现代社会医患之间的利益平衡和信任关系只能建立在稳定的法律制度之上。

建立、健全全民医保制度，减轻患者就医的经济压力。很多国家和地区都实行全民医保制度。往往在患者的经济压力减轻后，才会专注于医疗本身，才能够正确地看待治疗结果。还应当建立并完善现有的医疗救助制度，对低收入和社会弱势群体予以医疗救助。只有通过国家立法对国民收入进行再分配，完善社会保障制度，不能在很大程度上缓解当事人的生活和就医压力。除了完善现有医疗救助制度之外，我们还可以借鉴国外的老年和残障健康保险制度和针对特定患者的医疗保险制度。比针对老年人和残疾人贫困群体和儿童等特殊人群建立的医疗保险制度，并加强医保费用和支付方式改革，以控制医疗费用的过快增长，提升医保费用的使用效率。这两项医保制度可保障社会弱势群体的基本医疗权，有助于缓解社会矛盾。

提高医生诊费，降低药费，建立合理的医师收入分配制度也需要法律的认可。在现有的医疗卫生法律制度之下，药价虚高，医疗费用极不合理，患者要承受高额的医药费用，医生从事高强度的专业技术活动却未获得相应的收入。因此医患双方很难将相互之间的信任建立在现有的医药价格制度和收益分配体制之上，破坏了双方之间的信任。法治社会应从制度上逐步实现医药分开，激励医生将更多的时间投入到治病救人的工作上。医疗是充满人文关怀的科学活动。医生在疾病的诊治中越依靠设备就越有可能失去医学的专业精神。应避免医师将自身的经济利益凌驾于患者利益之上。医生的专业主义精神的提倡可以在现代医疗体系的有效运行中起到教化与警示作用，共同改善医患关系。

建立多元化的医疗纠纷解决渠道。根据我国《医疗事故处理条例》的规定，医疗纠纷解决渠道仅限于双方协商解决、行政调解和民事诉讼三种。其中后面两种都有法律性质。我国卫生行政部门是政府的一级职能部门，其职责主要是贯彻实施政府的卫生方针政策，保障人民的健康，因此卫生行政部门参与处理解决医疗纠纷是由其职责所决定的。卫生行政部门的调解是针对医疗事故医疗纠纷引发的民事赔偿而进行的，它是在卫生行政部门的主持下，以国家政策法律为依据，以自愿为原则，采取说服教育的方法，促成医患双方友好协商，互谅互让，达成协议，从而解决医疗纠纷。然而卫生主管部门与医疗机构的即管又办的特殊关系，调解的中立性地位难以保证在处理该类纠纷过程中难以使患者满意。另外民事诉讼方式解决的途径是法治社会最通用的办法。随着人们法律意识的增强和医疗纠纷处理的日益规范化、法制化通过诉讼解决医疗纠纷，无疑其程序应是最公正的，其严肃性和强制性也毋庸置疑，但是诉讼成本高、程序复杂、效率低。更重要的是，由于医生是一项技术含量很高的职业，非经专业训练难以对专业问题得出客观科学的评价，而绝大多数法官医学知识缺乏，对有关证据的效力和诉讼进程难以把握，使医疗纠纷的定性和处理困难，因此医疗行为的专业性和复杂性，决定了医疗纠纷不宜以诉讼为主要解决方式，而且有调查显示人们在处理医疗纠纷时并不会将司法途径作为第一选择。随着我国医疗纠纷的日益增多，为尽快化解医患矛盾可以通过第三方非诉机制参与来解决医疗纠纷。增加医疗纠纷仲裁。医疗纠纷仲裁是指各方通过契约约定，事先或者事后将纠纷提交给一个或多个中立第三方，自愿受其裁决约束并放弃诉讼途径的纠纷解决方法。通过仲裁解决医疗纠纷，具有成本低、效率高、专业性强、对医患双方的精神损害小等优点，能较大限度地避免医患关系的进一步恶化。仲裁源于双方当事人对实体权利纠纷的解决权的合意，为贯彻私法自治原则，原则上当事人可以意愿自治原则处分的权利都可以由仲裁裁决。从法律规定而言，我国《仲裁法》规定平等私法主体之间的合同纠纷和其他财产权益纠纷可以仲裁，同时也规定婚姻、收养、监护、扶养、继承纠纷以及依法应当由行政机关处理的行政争议不可仲裁。医疗纠纷的诉请除精神损害赔偿之外，还包括财产损害赔偿，无论是从合同角度视之，还是从侵权角度而论，医疗纠纷明显不属于被排除可仲裁性的争议。因此以损害赔偿为要责任方式的医疗事故纠纷在我国具有可仲裁性，符合法律规定。

国务院颁布出台了《医疗事故处理条例》（以下简称《条例》），《条例》为我国医疗事故医疗纠纷的预防与处置、技术鉴定、行政处理与监督、赔偿等作出了明确规定。《条例》本应使医疗纠纷处理更为合理、有序、促进医患和谐，但其本身不足且在实施中暴露出来的我国医疗纠纷法律法规缺陷、处理机制滞后等问题。当前我国正处于市场经济的发展时期，由于诸多社会因素如传统文化、政治环境、法律法规、经济水平等的影响，使医患关系逐渐复杂化、多元化。由此应该从理念上和制度上构建有中国特色的多元化的医疗纠纷解决机制，目的在于为人们解纷提供多种可供选择的可能，同时以每一种方式的特定价值如正义、效率、经济等为当事人提供选择。这是构建和谐社会的内在要求。刑法第290条原规定为第二百九十条聚众扰乱社会秩序，情节严重，致使工作、生产、营业和教学、科研无法进行，造成严重损失的，对首要分子，处三年以上七年以下有期徒刑；对其他积极参加的，处三年以下有期徒刑、拘役、管制或者剥夺政治权利。《刑法修正案九》将该条第一款修改为，聚众扰乱社会秩序，情节严重，致使工作、生产、营业和教学、科研、医疗无法进行，造成严重损失的，对首要分子，处三年以上七年以下有期徒刑；对其他积极参加的，处三年以下有期徒刑、拘役、管制或者剥夺政治权利。医疗秩序是社会公共秩序的一部分，刑法首次将情节严重、造成严重损失的"医闹"行为入刑，有助于严厉打击"医闹"行为，消解"医闹"行为的负面示范效应，防止"以闹取利"等不良风气的滋长，保障医患双方的合法权益，为患者创造良好的就医环境，推动预防和处理医患纠纷工作步入现代的法治化、规范化轨道。

二、学习卫生法的方法

卫生法学在我国发展仅20年，其研究和学科建设相对滞后。2001年6月由世界医学教育联合会执行委员会通过发布的《本科医学教育全球标准》中明确规定，医学院校必须在课程计划中安排适量的行为科学、社会科学、医学伦理学和卫生法学课程，使学生具有良好的交流能力，做出正确的临床决策，从事合乎伦理道德和法律要求的医学实践。我国依据该标准制定的《本科医学教育标准——临床医学专业（试行）》（教高〔2008〕9号）在第一部分"本科临床医学专业毕业生应达到的基本要求"的第一项"思想道德和职业素质目标"中规定：珍视生命，关爱患者，有人道主义精神；终身责任、道德责任、职业责任；具有与患方交流的意识；重视医疗伦理问题，尊重患者的隐私和人格；尊重患者个人信仰，理解他人的人文背景及文化价值；依法行医；注重团队合作等职业素质要求。这些规定包含了诸多法律素质要求。由此可见，医学院学生的法律素质是其职业素质的重要组成部分，卫生法学是其不可或缺的基础知识。卫生法学既是法学学科又是医学学科。医学院校迫于未来毕业生执业风险的压力，大多会主动开设卫生法学课程，而法科院校发展卫生法学教育教学更应是职责。卫生法学教育不仅仅是为使医疗卫生专业学生掌握执业风险防范的法律知识，更应该是培养具有深厚卫生法学专业理论和丰富实践经验的高端卫生法学专业人才以满足现实社会需求。因此，医学院的卫生法学学科教师应该由既懂医学又懂法律的专业教师担任才能充分胜任这门综合性课程。

（一）理论联系实际并结合具体案例讨论的方法

传统的卫生法教学就是单一的讲授法，学生对于这种课堂教学方式兴趣不大，直接导致了医学院校学生学习卫生法的积极性不高，教学效果并不好。所以，教师应该加强理论联系实际，提高学生学习卫生法的积极性。创设课堂讨论式的宽松教学氛围对法律的学习非常有用。卫生法不是一门枯燥和难以理解的知识，它是一门人文科学和自然科学相结合的学科，充满人文关怀的内容会激发学生对医学的敬畏之心，如果单一讲授会使学生误以为法律是条文的、技术的死记硬背的东西，容易产生厌倦情绪。创设一个宽松的、愉悦的课堂教学氛围，通过课堂的讨论方式让学生意识到自己是课堂的主人。课堂甚至可以采取圆桌的方式，教师可以改变角色与学生共同探讨，同时还有利于促进师生之间的情感交流，提高教学效果。教学内容采取案例分析会引发学生独立思考，形式上可以采取辩论赛的方式，预先布置给学生抽取正反方进行准备，在课堂中辩论；也可以在课堂中即兴提出案例由学生按自己的观点进行阐述，允许不同意见进行反驳。还可以组织模拟法庭将案例真实再现，学生通过不同角色的转换，学会站在不同的角度看问题，在生动的教学氛围中不仅掌握了法律的精神，更提高了学生对社会和不同人的了解，有利于医学专业的学习中与患者的交流。教师应该带学生走出校门，把医学其他学科的实践性教学方式应用到卫生法教学上，通过去法院旁听案例的审理得到更为真切的法律知识的掌握。对于医学院的学生来说，通过教学让他们明白卫生法的学习不是强加给自己的科目，而是必备的知识。如在介绍医疗事故的概念和要件时，可通过医疗事故的案例进行对比，区别民事纠纷和刑事犯罪。例如医生甲退休后，擅自为人看病2年多。某日，甲为乙治疗，需注射青霉素。乙自述以前曾注射过青霉素，甲便未做皮试就给乙注射青霉素，乙因青霉素过敏而死亡。这个案例中，学生可能会思考，这个医生对患者死亡这一事实负有什么法律责任。教师可基于学生的问题来讲解与此有关的卫生法知识：非法行医与医疗事故的区别。非法行医与医疗事故的区别在于主体是否具有执业医生资格。甲虽然是医生，但已经退休了，是否还有执业医师资格是关键。如果没有了执业医师证书，丧失了执业医师资格，则可构成非法行医，依法追究刑事责任。如果还有执业医师证书，具有执业医师资格，则不构成非法行医。

（二）比较分析的方法结合现代化的手段

运用多媒体教学法，提高学生学习的兴趣。随着科技的发展，网络信息技术走入教学课堂，拓展了学生的视野，丰富了学生的知识结构，同时也可以有效地激发学生学习的兴趣，提高教学效果。教师可以将多媒体教学法运用到卫生法的课堂教学中，利用多媒体独有的声、像、图、文相结合的教学方式，将要讲授的卫生法知识配以相应的图片、文字、影音文件等材料，直观地、有效地展示在学生面前，提高学生学习的积极性，使学生在欣赏这些图片、影音的同时，理解卫生法知识的内涵，提高学生学习的效果。现代化的教学模式呈现多样性。目前，我国医学院中从事卫生法教学的老师有的没有经过卫生法学、医事法学的系统学习法学教师也有些是从医学专业转行从事法学教学的，现代化的教学方式就可以弥补教师自身的缺陷。如说现在流行的微课教学："微课"的核心组成内容是课堂教学视频（课例片段），同时还包含与该教学主题相关的教学设计、素材课件、教学反思、练习测试及学生反馈、教师点评等辅助性教学资源，它们以一定的组织关系和呈现方式共同"营造"了一个半结构化、主题式的资源单元应用"小环境"。因此，"微课"既有别于传统单一资源类型的教学课例、教学课件、教学设计、教学反思等教学资源，又是在其基础上继承和发展起来的一种新型教学资源。微课只讲授一两个知识点，没有复杂的课程体系，也没有众多的教学目标与教学对象，看似没有系统性和全面性，许多人称之为"碎片化"。微课是教师讲授的往往是自己最为熟悉的内容。

不同学校不同教师都可以利用网络学习。"学习通"软件是考试吧教育开放平台的全新产品。考试吧教育开放平台涵盖国内各领域顶级教育机构的数千门课程。学习通为所有用户构建了一个网上虚拟的交互空间，或者说一个虚拟的网上学校。在这个虚拟学校中，有多个网络多媒体教室可供学生使用，每天根据需求不同，在这些教室里分别开设不同的课程，所有选修该课程的学生和授课教师可在指定时间里进入该教室进行教学活动。在这个虚拟课堂中，学生不仅能够听到教师的讲课内容，还可以与教师进行问答与讨论；同时，学生和教师之间就像真实课堂中面对面一样真切。在这个课堂中，还有电子白板、画笔等诸多工具可供教学活动中使用，而文档共享使教师可将预先准备的课件内容分发给全体学生，这种非常实用的数据共享功能使网上教学功能比实际课堂教学更方便更强大。这种现代化教学工具如果在卫生法教学中得到充分利用，不仅可以化解卫生法教师可能出现的缺陷，更是让学生在网络学习中得到在单一课堂教学中不可能得到的资源。

◎思考题

1. 卫生法律有哪些特点？

2. 卫生法律的基本原则有哪些？

3. 医务人员为什么要学习卫生法律？

4. 试述学习卫生法律的方法。

5. 试述卫生法律关系的要素。

（娄底职业技术学院　曾　卓）

第二章　医疗机构管理

第一节　医疗机构的概念与类别

一、医疗机构的概念

医疗机构是指依法定程序设立的从事疾病诊断、治疗活动的卫生机构的总称。这一概念的含义包括：第一，医疗机构是依法成立的卫生机构。第二，医疗机构是从事疾病诊断、治疗活动的卫生机构。第三，医疗机构是从事疾病诊断、治疗活动的卫生机构的总称。我国的医疗机构是由一系列开展疾病诊断、治疗活动的卫生机构构成的。医院、卫生院是我国医疗机构的主要形式，此外，还有疗养院、门诊部、诊所、卫生所（室）以及急救站等，共同构成了我国的医疗机构。

二、医疗机构的类别

根据2017年最新《医疗机构管理条例实施细则》之规定，我国的医疗机构分为12类，具体如下：

1. 综合医院、中医医院、中西医结合医院、民族医医院、专科医院、康复医院；

2. 妇幼保健院；

3. 中心卫生院、乡（镇）卫生院、街道卫生院；

4. 疗养院；

5. 综合门诊部、专科门诊部、中医门诊部、中西医结合门诊部、民族医门诊部；

6. 诊所、中医诊所、民族医诊所、卫生所、医务室、卫生保健所、卫生站；

7. 村卫生室（所）；

8. 急救中心、急救站；

9. 临床检验中心；

10. 专科疾病防治院、专科疾病防治所、专科疾病防治站；

11. 护理院、护理站；

12. 其他诊疗机构。

第二节　医疗机构的设置与登记

一、医疗机构的设置

（一）医疗机构设置规划的制定

根据《医疗机构管理条例》、国务院办公厅《关于印发全国医疗卫生服务体系规划纲要（2015～2020年）的通知》等规定，制定《医疗机构设置规划指导原则（2016～2020年）》。地方各级卫生计生行政部门要按照《指导原则》制定本行政区域《医疗机构设置规划》，医疗机构设置要充分发挥政府宏观调控和市场配置资源的作用，进一步促进医疗卫生资源优化配置，实现城乡医疗服务体系协调发展，医疗服务能力全面增强，医疗服务公平性与可及性有效提升。

1. 各省、自治区、直辖市应按照当地《医疗机构设置规划》合理配置和合理利用医疗资源。《医疗机构设置规划》由县级以上地方卫生计生行政部门依据《医疗机构设置规划指导原则》制定，经上一级卫生计生行政部门审核，报同级人民政府批准，在本行政区域内发布实施。《医疗机构设置规划指导原则》另行制定。

2. 县级以上地方卫生计生行政部门按照《医疗机构设置规划指导原则》规定的权限和程序组织实施本行政区域《医疗机构设置规划》，定期评价实施情况，并将评价结果按年度向上一级卫生计生行政部门和同级人民政府报告。

3. 医疗机构不分类别、所有制形式、隶属关系、服务对象，其设置必须符合当地《医疗机构设置规划》。

4. 床位在一百张以上的综合医院、中医医院、中西医结合医院、民族医医院以及专科医院、疗养院、康复医院、妇幼保健院、急救中心、临床检验中心和专科疾病防治机构的设置审批权限的划分，由省、自治区、直辖市卫生计生行政部门规定；其他医疗机构的设置，由县级卫生计生行政部门负责审批。医学检验实验室、病理诊断中心、医学影像诊断中心、血液透析中心、安宁疗护中心的设置审批权限另行规定。

（二）申请设置医疗机构的条件

《医疗机构管理条例实施细则》中第十二条至第十七条规定了申请设置医疗机构的条件如下：

1. 有下列情形之一的，不得申请设置医疗机构：

（1）不能独立承担民事责任的单位；

（2）正在服刑或者不具有完全民事行为能力的个人；

（3）医疗机构在职、因病退职或者停薪留职的医务人员；

（4）发生二级以上医疗事故未满五年的医务人员；

（5）因违反有关法律、法规和规章，已被吊销执业证书的医务人员；

（6）被吊销《医疗机构执业许可证》的医疗机构法定代表人或者主要负责人；

（7）省、自治区、直辖市政府卫生计生行政部门规定的其他情形。

有前款第（2）（3）（4）（5）（6）项所列情形之一者，不得充任医疗机构的法定代表人或者主要负责人。

2. 在城市设置诊所的个人，必须同时具备下列条件：

（1）经医师执业技术考核合格，取得《医师执业证书》；

（2）取得《医师执业证书》或者医师职称后，从事五年以上同一专业的临床工作；

（3）省、自治区、直辖市卫生计生行政部门规定的其他条件。

医师执业技术标准另行制定。在乡镇和村设置诊所的个人的条件，由省、自治区、直辖市卫生计生行政部门规定。

3. 地方各级人民政府设置医疗机构，由政府指定或者任命的拟设医疗机构的筹建负责人申请；法人或者其他组织设置医疗机构，由其代表人申请；个人设置医疗机构，由设置人申请；两人以上合伙设置医疗机构，由合伙人共同申请。

4. 设置可行性研究报告包括以下内容：

（1）申请单位名称、基本情况以及申请人姓名、年龄、专业履历、身份证号码；

（2）所在地区的人口、经济和社会发展等概况；

（3）所在地区人群健康状况和疾病流行以及有关疾病患病率；

（4）所在地区医疗资源分布情况以及医疗服务需求分析；

（5）拟设医疗机构的名称、选址、功能、任务、服务半径；

（6）拟设医疗机构的服务方式、时间、诊疗科目和床位编制；

（7）拟设医疗机构的组织结构、人员配备；

（8）拟设医疗机构的仪器、设备配备；

（9）拟设医疗机构与服务半径区域内其他医疗机构的关系和影响；

（10）拟设医疗机构的污水、污物、粪便处理方案；

（11）拟设医疗机构的通信、供电、上下水道、消防设施情况；

（12）资金来源、投资方式、投资总额、注册资金（资本）；

（13）拟设医疗机构的投资预算；

（14）拟设医疗机构五年内的成本效益预测分析。

并附申请设计单位或者设置人的资信证明。申请设置门诊部、诊所、卫生所、医务室、卫生保健所、卫生站、村卫生室（所）、护理站等医疗机构的，可以根据情况适当简化设置可行性研究报告内容。

5. 提交的选址报告包括以下内容：

（1）选址的依据；

（2）选址所在地区的环境和公用设施情况；

（3）选址与周围托幼机构、中小学校、食品生产经营单位布局的关系；

（4）占地和建筑面积。

6. 由两个以上法人或者其他组织共同申请设置医疗机构以及两人以上合伙申请设置医疗机构的，除提交可行性研究报告和选址报告外，还必须提交由各方共同签署的协议书。

（三）申请设置医疗机构的审批

《医疗机构管理条例实施细则》中第十八条至第二十四条规定了申请设置医疗机构的审批条件和程序，具体如下：

1. 医疗机构建筑设计必须按照法律、法规和规章要求经相关审批机关审查同意后，方可施工。设置申请的受理时间，自申请人提供条例和本细则规定的全部材料之日算起。

2. 县级以上地方卫生计生行政部门依据当地《医疗机构设置规划》及本细则审查和批准医疗机构的设置。

申请设置医疗机构有下列情形之一的，不予批准：

（1）不符合当地《医疗机构设置规划》；

（2）设置人不符合规定的条件；

（3）不能提供满足投资总额的资信证明；

（4）投资总额不能满足各项预算开支；

（5）医疗机构选址不合理；

（6）污水、污物、粪便处理方案不合理；

（7）省、自治区、直辖市卫生计生行政部门规定的其他情形。

3. 卫生计生行政部门应当在核发《设置医疗机构批准书》的同时，向上一级卫生计生行政部门备案。上级卫生计生行政部门有权在接到备案报告之日起三十日内纠正或者撤销下级卫生计生行政部门作出的不符合当地《医疗机构设置规划》的设置审批。

4. 《设置医疗机构批准书》的有效期，由省、自治区、直辖市卫生计生行政部门规定。

5. 变更《设置医疗机构批准书》中核准的医疗机构的类别、规模、选址和诊疗科目，必须按照条例和本细则的规定，重新申请办理设置审批手续。

6. 法人和其他组织设置的为内部职工服务的门诊部、诊所、卫生所（室），由设置单位在该医疗机构执业登记前，向当地县级卫生计生行政部门备案，并提交下列材料：

（1）设置单位或者其主管部门设置医疗机构的决定；

（2）《设置医疗机构备案书》。卫生计生行政部门应当在接到备案后十五日内给予《设置医疗机构备案回执》。

二、医疗机构的登记

中华人民共和国国务院令第149号《医疗机构管理条例》规定，医疗机构执业，必须进行登记，领取《医疗机构执业许可证》。本节将阐述医疗机构执业登记的申请条件、登记的内容和校验。

（一）医疗机构执业登记的申请条件

《医疗机构管理条例》第十六条规定，申请医疗机构执业登记，应当具备以下条件：

1. 有设置医疗机构的批准书；

2. 符合医疗机构的基本标准；

3. 有适合的名称、组织机构和场所；

4. 有与其开展的业务相适应的经费、设施、设备和专业卫生技术人员；

5. 有相应的规章制度；

6. 能够独立承担民事责任。

医疗机构的执业登记，由批准其设置的人民政府卫生行政部门办理。国家统一规划的医疗机构的执业登记由所在的省、自治区、直辖市人民政府卫生行政部门办理。机关、企业和事业单位设置的为内部职工服务的门诊部、诊所、卫生所（室）的执业登记，由所在地的县级人民政府卫生行政部门办理。

（二）医疗机构执业登记的内容

1. 中华人民共和国卫生部令第35号《医疗机构管理条例实施细则》第25条规定，申请医疗机构执业登记必须填写《医疗机构申请执业登记注册书》，并向登记机关提交下列材料：

（1）《设置医疗机构批准书》或者《设置医疗机构备案回执》；

（2）医疗机构用房产权证明或者使用证明；

（3）医疗机构建筑设计平面图；

（4）验资证明、资产评估报告；

（5）医疗机构规章制度；

（6）医疗机构法定代表人或者主要负责人以及各科室负责人名录和有关资格证书、执业证书复印件；

（7）省、自治区、直辖市卫生计生行政部门规定提供的其他材料。

申请门诊部、诊所、卫生所、医务室、卫生保健所和卫生站登记的，还应提交附设药房（柜）的药品种类清单、卫生技术人员名录及其有关资格证书、执业证书复印件以及省、自治区、直辖市卫生计生行政部门规定提交的其他材料。

2. 登记机关在受理医疗机构执业登记申请后，应当按照规定的时限进行审查和实地考察、核实，并对有关执业人员进行消毒、隔离和无菌操作等基本知识和技能的现场抽查考核。经审核合格的，发给《医疗机构执业许可证》；审核不合格的，将审核结果和不予批准的理由以书面形式通知申请人。《医疗机构执业许可证》及其副本由国家卫生计生委统一印制。规定的执业登记申请的受理时间，自申请人提供条例和本细则规定的全部材料之日算起。

3. 申请医疗机构执业登记有下列情形之一的，不予登记：

（1）不符合《设置医疗机构批准书》核准的事项；

（2）不符合《医疗机构基本标准》；

（3）投资不到位；

（4）医疗机构用房不能满足诊疗服务功能；

（5）通信、供电、上下水道等公共设施不能满足医疗机构正常运转；

（6）医疗机构规章制度不符合要求；

（7）消毒、隔离和无菌操作等基本知识和技能的现场抽查考核不合格；

（8）省、自治区、直辖市卫生计生行政部门规定的其他情形。

4. 医疗机构执业登记的事项：

（1）类别、名称、地址、法定代表人或者主要负责人；

（2）所有制形式；

（3）注册资金（资本）；

（4）服务方式；

（5）诊疗科目；

（6）房屋建筑面积、床位（牙椅）；

（7）服务对象；

（8）职工人数；

（9）执业许可证登记号（医疗机构代码）；

（10）省、自治区、直辖市卫生计生行政部门规定的其他登记事项。门诊部、诊所、卫生所、医务室、卫生保健所、卫生站除登记前款所列事项外，还应核准登记附设药房（柜）的药品种类。《医疗机构诊疗科目名录》另行制定。

5. 因分立或者合并而保留的医疗机构应申请变更登记；因分立或者合并而新设置的医疗机构应申请设置许可证和执业登记；因合并而终止的医疗机构应申请注销登记。

6. 医疗机构变更名称、地址、法定代表人或者主要负责人、所有制形式、服务对象、服务方式、注册资金（资本）、诊疗科目、床位（牙椅）的，必须向登记机关申请办理变更登记，并提交下列材料：

（1）医疗机构法定代表人或者主要负责人签署的《医疗机构申请变更登记注册书》；

（2）申请变更登记的原因和理由；

（3）登记机关规定提交的其他材料。

7. 机关、企业和事业单位设置的为内部职工服务的医疗机构向社会开放，必须按照前条规定申请办理变更登记。

8. 医疗机构在原登记机关管辖权限范围内变更登记事项的，由原登记机关办理变更登记；因变更登记超出原登记机关管辖权限的，由有管辖权的卫生计生行政部门办理变更登记。

医疗机构在原登记机关管辖区域内迁移，由原登记机关办理变更登记；向原登记机关管辖区域外迁移的，应当在取得迁移目的地的卫生计生行政部门发给的《设置医疗机构批准书》，并经原登记机关核准办理注销登记后，再向迁移目的地的卫生计生行政部门申请办理执业登记。

9. 登记机关在受理变更登记申请后，依据条例和本细则的有关规定以及当地《医疗机构设置规划》进行审核，按照登记程序或者简化程序办理变更登记，并作出核准变更登记或者不予变更登记的决定。

10. 医疗机构停业，必须经登记机关批准。除改建、扩建、迁建原因，医疗机构停业不得超过一年。

（三）医疗机构执业登记的校验

床位在一百张以上的综合医院、中医医院、中西医结合医院、民族医医院以及专科医院、疗养院、康复医院、妇幼保健院、急救中心、临床检验中心和专科疾病防治机构的校验期为三年；其他医疗机构的校验期为一年。医疗机构应当于校验期满前三个月向登记机关申请办理校验手续。

1. 校验应当交《医疗机构执业许可证》，并提交下列文件：

（1）《医疗机构校验申请书》；

（2）《医疗机构执业许可证》副本；

（3）省、自治区、直辖市卫生计生行政部门规定提交的其他材料。

2. 卫生计生行政部门应当在受理校验申请后的三十日内完成校验。

3. 医疗机构有下列情形之一的，登记机关可以根据情况，给予一至六个月的暂缓校验期：

（1）不符合《医疗机构基本标准》；

（2）限期改正期间；

（3）省、自治区、直辖市卫生计生行政部门规定的其他情形。

不设床位的医疗机构在暂缓校验期内不得执业。暂缓校验期满仍不能通过校验的，由登记机关注销其《医疗机构执业许可证》。

4. 各级卫生计生行政部门应当采用电子证照等信息化手段对医疗机构实行全程管理和动态监管。有关管理办法另行制定。

5. 医疗机构开业、迁移、更名、改变诊疗科目以及停业、歇业和校验结果由登记机关予以公告。

（四）医疗机构的名称

1. 医疗机构的名称由识别名称和通用名称依次组成。

医疗机构的通用名称为：医院、中心卫生院、卫生院、疗养院、妇幼保健院、门诊部、诊所、卫生所、卫生站、卫生室、医务室、卫生保健所、急救中心、急救站、临床检验中心、防治院、防治站、护理院、护理站、中心以及卫生部规定或者认可的其他名称。

医疗机构可以下列名称作为识别名称：地名、单位名称、个人姓名、医学学科名称、医学专业和专科名称、诊疗科目名称和核准机关批准使用的名称。

2. 医疗机构的命名必须符合以下原则：

（1）医疗机构的通用名称以前条第二款所列的名称为限；

（2）前条第三款所列的医疗机构的识别名称可以合并使用；

（3）名称必须名副其实；

（4）名称必须与医疗机构类别或者诊疗科目相适应；

（5）各级地方人民政府设置的医疗机构的识别名称中应当含有省、市、区、街道、乡、镇、村等行政区划名称，其他医疗机构的识别名称中不得含有行政区划名称；

（6）国家机关、企业和事业单位、社会团体或者个人设置的医疗机构的名称中应当含有设置单位名称或者个人的姓名。

3. 医疗机构不得使用下列名称：

（1）有损于国家、社会或者公共利益的名称；

（2）侵犯他人利益的名称；

（3）以外文字母、汉语拼音组成的名称；

（4）以医疗仪器、药品、医用产品命名的名称。

（5）含有"疑难病""专治""专家""名医"或者同类含义文字的名称以及其他宣传或者暗示诊疗效果的名称；

（6）超出登记的诊疗科目范围的名称；

（7）省级以上卫生行政部门规定不得使用的名称。

4. 以下医疗机构名称由卫生部核准；属于中医、中西医结合和民族医疗机构的，由国家中医药管理局核准：

（1）含有外国国家（地区）名称及其简称、国际组织名称的；

（2）含有"中国""全国""中华""国家"等字样以及跨省地域名称的。

（3）各级地方人民政府设置的医疗机构的识别名称中不含有行政区划名称的。

5. 以"中心"作为医疗机构通用名称的医疗机构名称，由省级以上卫生行政部门核准；在识别名称中含有"中心"字样的医疗机构名称的核准，由省、自治区、直辖市卫生行政部门规定。含有"中心"字样的医疗机构名称必须同时含有行政区划名称或者地名。

6. 除专科疾病防治机构以外，医疗机构不得以具体疾病名称作为识别名称，确有需要的由省、自治区、直辖市卫生行政部门核准。

7. 医疗机构名称经核准登记，于领取《医疗机构执业许可证》后方可使用，在核准机关管辖范围内享有专用权。

8. 医疗机构只准使用一个名称。确有需要，经核准机关核准可以使用两个或者两个以上名称，但必须确定一个第一名称。

9. 卫生行政部门有权纠正已经核准登记的不适宜的医疗机构名称，上级卫生行政部门有权纠正下级卫生行政部门已经核准登记的不适宜的医疗机构名称。

10. 两个以上申请人向同一核准机关申请相同的医疗机构名称，核准机关依照申请在先原则核定。属于同一天申请的，由申请人双方协商解决；协商不成的，由核准机关作出裁决。两个以上医疗机构因已经核准登记的医疗机构名称相同发生争议时，核准机关依照登记在先原则处理。属于同一天登记的，由双方协商解决；协商不成的，由核准机关报上一级卫生行政部门作出裁决。

11. 医疗机构名称不得买卖、出借。未经核准机关许可医疗机构名称不得转让。

第三节　医疗机构的执业与监督

一、医疗机构的执业

《医疗机构管理条例》明确规定：任何单位或者个人，未取得《医疗机构执业许可证》，不得开展诊疗活动。医疗机构执业，必须遵守有关法律、法规和医疗技术规范；必须将《医疗机构执业许可证》、诊疗科目、诊疗时间和收费标准悬挂于明显处所；必须按照核准登记的诊疗科目开展诊疗活动。不得使用非卫生技术人员从事医疗卫生技术工作；应加强对医务人员的医德教育。医疗机构工作人员上岗工作，必须佩带载有本人姓名、职务或者职称的标牌；对危重患者应立即抢救；对限于设备或者技术条件不能诊治的患者，应及时转诊。未经医师（士）亲自诊查患者，医疗机构不得出具疾病诊断书、健康证明书或者死亡证明文件；未经医师（士）、助产人员亲自接产，医疗机构不得出具出生证明书或者死产报告书。医疗机构施行手术、特殊检查或者特殊治疗时，必须征得患者同意，并取得其家属或者关系人同意并签字；无法取得患者意见时，须取得家属或者关系人同意并签字；无法取得患者意见又无家属或者关系人在场，或者遇到其他特殊情况时，经治医师应当提出医疗处置方案，在取得医疗机构负责人或者被授权负责人员的批准后实施。医疗机构发生医疗事故，按照国家有关规定处理；对传染病、精神病、职业病等患者的特殊诊治和处理，应当按照国家有关法律、法规的规定办理。医疗机构必须按照有关药品管理的法律、法规，加强药品管理；必须按照人民政府或者物价部门的有关规定收取医疗费用，详列细项，并出具收据。医疗机构必须承担相应的预防保健工作，承担县级以上人民政府卫生行政部门委托的支援农村、指导基层医疗卫生工作等任务。发生重大灾害、事故、疾病流行或者其他意外情况时，医疗机构及其卫生技术人员必须服从县级以上人民政府卫生行政部门的调遣。

《医疗机构管理实施细则》中对医疗机构开展诊疗活动的条件、规律都进行了规定，具体如下：

（一）开展诊疗活动的条件

《医疗机构管理实施细则》中规定，医疗机构开展诊疗活动必须具备以下条件：

1、医疗机构的印章、银行帐户、牌匾以及医疗文件中使用的名称应当与核准登记的医疗机构名称相同；使用两个以上的名称的，应当与第一名称相同。

2. 医疗机构应当严格执行无菌消毒、隔离制度，采取科学有效的措施处理污水和废弃物，预防和减少医院感染。

3. 医疗机构的门诊病历的保存期不得少于十五年；住院病历的保存期不得少于三十年。

4. 标有医疗机构标识的票据和病历本册以及处方笺、各种检查的申请单、报告单、证明文书单、药品分装袋、制剂标签等不得买卖、出借和转让。

（二）开展诊疗活动的规律

《医疗机构管理实施细则》中规定，医疗机构开展诊疗活动要遵循以下规律：

1. 医疗机构应当按照卫生计生行政部门的有关规定、标准加强医疗质量管理，实施医疗质量保证方案，确保医疗安全和服务质量，不断提高服务水平。

2. 医疗机构应定期检查、考核各项规章制度和各级各类人员岗位责任制的执行和落实情况。

3. 医疗机构应经常对医务人员进行"基础理论、基本知识、基本技能"的训练与考核，把"严格要求、严密组织、严谨态度"落实到各项工作中。

4. 医疗机构应组织医务人员学习医德规范和有关教材，督促医务人员恪守职业道德。

5. 医疗机构不得使用假劣药品、过期和失效药品以及违禁药品。

6. 医疗机构为死因不明者出具的《死亡医学证明书》，只作是否死亡的诊断，不作死亡原因的诊断。如有关方面要求进行死亡原因诊断的，医疗机构必须指派医生对尸体进行解剖和有关死因检查后方能作出死因诊断。

7. 医疗机构在诊疗活动中，应当对患者实行保护性医疗措施，并取得患者家属和有关人员的配合。

8. 医疗机构应当尊重患者对自己的病情、诊断、治疗的知情权利。在实施手术、特殊检查、特殊治疗时，应当向患者作必要的解释。因实施保护性医疗措施不宜向患者说明情况的，应当将有关情况通知患者家属。

9. 门诊部、诊所、卫生所、医务室、卫生保健所和卫生站附设药房（柜）的药品种类由登记机关核定，具体办法由省、自治区、直辖市卫生计生行政部门规定。

10. 为内部职工服务的医疗机构未经许可和变更登记不得向社会开放。

11. 医疗机构被吊销或者注销执业许可证后，不得继续开展诊疗活动。

二、医疗机构的监督

（一）县以上人民政府卫生行政部门监督管理职权

《医疗机构管理条例》明确规定：县级以上人民政府卫生行政部门行使下列监督管理职权：负责医疗机构的设置审批、执业登记和校验；对医疗机构的执业活动进行检查指导；负责组织对医疗机构的评审；对违反本条例的行为给予处罚。国家实行医疗机构评审制度，由专家组成的评审委员会按照医疗机构评审办法和评审标准，对医疗机构的执业活动、医疗服务质量等进行综合评价。医疗机构评审办法和评审标准由国务院卫生行政部门制定。县级以上地方人民政府卫生行政部门负责组织本行政区域医疗机构评审委员会。医疗机构评审委员会由医院管理、医学教育、医疗、医技、护理和财务等有关专家组成。评审委员会成员由县级以上地方人民政府卫生行政部门聘任。县级以上地方人民政府卫生行政部门根据评审委员会的评审意见，对达到评审标准的医疗机构，发给评审合格证书；对未达到评审标准的医疗机构，提出处理意见。

（二）医疗机构管理实施细则

《医疗机构管理实施细则》中明确规定：

1. 各级卫生行政部门负责所辖区域内医疗机构的监督管理工作。

2. 在监督管理工作中，要充分发挥医院管理学会和卫生工作者协会等学术性和行业性社会团体的作用。

3. 县级以上卫生行政部门设立医疗机构监督管理办公室。各级医疗机构监督管理办公室在同级卫生行政部门的领导下开展工作。

4. 各级医疗机构监督管理办公室的职责：

（1）拟订医疗机构监督管理工作计划；

（2）办理医疗机构监督员的审查、发证、换证；

（3）负责医疗机构登记、校验和有关监督管理工作的统计，并向同级卫生行政部门报告；

（4）负责接待、办理群众对医疗机构的投诉；

（5）完成卫生行政部门交给的其他监督管理工作。

5. 县级以上卫生行政部门设医疗机构监督员，履行规定的监督管理职责。医疗机构监督员由同级卫生行政部门聘任。医疗机构监督员应当严格执行国家有关法律法规和规章，其主要职责是：

（1）对医疗机构执行有关法律、法规、规章和标准的情况进行监督、检查指导；

（2）对医疗机构执业活动进行监督、检查、指导；

（3）对医疗机构违反条例和本细则的案件进行调查、取证；

（4）对经查证属实的案件向卫生行政部门提出处理或者处罚意见；

（5）实施职权范围内的处罚；

（6）完成卫生行政部门交付的其他监督管理工作。

6. 医疗机构监督员有权对医疗机构进行现场检查，无偿索取有关资料，医疗机构不得拒绝、隐匿或者隐瞒。医疗机构监督员在履行职责时应当佩戴证章、出示证件。医疗机构监督员证章、证件由卫生部监制。

7. 各级卫生行政部门对医疗机构的执业活动检查、指导主要包括：

（1）执行国家有关法律、法规、规章和标准情况；

（2）执行医疗机构内部各项规章制度和各级各类人员岗位责任制情况；

（3）医德医风情况；

（4）服务质量和服务水平情况；

（5）执行医疗收费标准情况；

（6）组织管理情况；

（7）人员任用情况；

（8）省、自治区、直辖市卫生行政部门规定的其他检查、指导项目。

8. 国家实行医疗机构评审制度，对医疗机构的基本标准、服务质量、技术水平、管理水平等进行综合评价。县级以上卫生行政部门负责医疗机构评审的组织和管理；各级医疗机构评审委员会负责医疗机构评审的具体实施。

9. 县级以上中医（药）行政管理部门成立医疗机构评审委员会，负责中医、中西医结合和民族医医疗机构的评审。

10. 医疗机构评审包括周期性评审、不定期重点检查。医疗机构评审委员会在对医疗机构进行评审时，发现有违反条例和本细则的情节，应当及时报告卫生行政部门；医疗机构评审委员会委员为医疗机构监督员的，可以直接行使监督权。

11. 《医疗机构监督管理行政处罚程序》另行制定。

◎思考题

1. 什么是医疗机构，我国医疗机构有哪些类别？

2. 医疗机构执业登记的内容有哪些？

3. 申请设置医疗机构的条件有哪些？

4. 怎样对医疗机构执业登记进行校验？

5. 由谁来监督医疗机构，卫生行政部门对医疗机构的执法活动、检查、指导包括哪些方面？

（湘潭医卫职业技术学院　潘　翠　谭梅芳）

第三章　卫生技术人员执业

第一节　执业医师

执业医师是指通过医师资格考试依法取得执业医师资格或者执业助理医师资格，经注册合法获得医师执业证书，在医疗、预防和保健机构中执业的专业技术人员。为了加强执业医师队伍的建设，保障医师的合法权益和保护人民健康，《中华人民共和国执业医师法》（以下称《执业医师法》）于1998年6月26日由中华人民共和国第九届全国人民代表大会常务委员会第三次会议修订通过，自1999年5月1日起施行。

为了贯彻落实《执业医师法》，国务院卫生行政部门制定了配套的法律条例，如《医师资格考试报名资格规定》《医师资格考试暂行办法》和《医师执业注册暂行办法》等。《执业医师法》等法律、法规、条例对医师资格考试、注册、执业规则、培训与考核和法律责任等做出了明确的规定。

一、医师资格考试

我国实行医师资格考试制度，国务院卫生行政部门负责制定医师资格考试办法，省级以上人民政府卫生行政部门负责组织实施医师资格考试。医师资格考试是评价申请医师资格者是否具备执业所必须的专业知识与技能的考试，是在我国取得医师资格的唯一方式。

（一）医师资格考试的种类

我国医师资格考试的种类分为执业医师资格考试和执业助理医师资格考试；考试类别分为临床、中医（包括中医、民族医、中西医结合）、口腔和公共卫生四类；考试方式分为实践技能考试和医学综合笔试。

（二）医师资格考试的条件

1. 满足下列条件之一者，可以参加执业助理医师资格考试：

（1）具有高等学校医学专科学历或者中等专业学校医学专业学历，在执业医师的指导下，在医疗、预防、保健机构中试用期满1年的；

（2）以师承方式学习传统医学（以下称师承）满3年人员取得《传统医学师承出师证书》或者经多年传统医学实践医术确有专长（以下称确有专长）人员取得《传统医学医术确有专长证书》后，在执业医师的指导下，在授予该证书的医疗、预防、保健机构中试用期满1年并考核合格的。

2. 满足下列条件之一者，可以参加执业医师资格考试：

（1）具有高等学校医学专业本科以上学历，在执业医师指导下，在医疗、预防、保健机构中试用期满1年的；

（2）取得执业助理医师执业证书后，具有高等学校医学专科学历，在医疗、预防、保健机构中工作满2年的；具有中等专业学校医学专业学历，在医疗、预防、保健机构中工作满5年的；

（3）师承和确有专长人员取得执业助理医师执业证书后，在医疗机构中从事传统医学医疗工作满5年的。

（三）医师资格证书的取得

实践技能考试合格的考生应持实践技能考试合格证明参加医学综合笔试；已经取得执业助理医师执业证书的人员，报考执业医师资格时，可以免于实践技能考试，直接参加医学综合笔试。对实践技能考试成绩和医学综合笔试成绩均合格者，授予执业医师资格或执业助理医师资格，由省级卫生行政部门颁发国务院卫生行政部门统一印制的《医师资格证书》。

二、医师执业注册

（一）申请注册

我国实行医师执业注册制度。凡是取得执业医师资格者或者执业助理医师资格者，均可向所在地县级以上人民政府卫生行政部门申请注册。受理申请注册的卫生行政部门应当自收到申请之日起30日内，对申请人提交的材料进行审核。经审核合格的，卫生行政部门准予注册，并发给由国务院卫生行政部门统一印制的《医师执业证书》。

获得执业医师资格或执业助理医师资格后2年内未注册者，申请注册时，还应提交在省级以上卫生行政部门指定的机构中接受3~6个月的培训，并经考核合格的证明。医师经过注册并取得《医师执业证书》后，可以在医疗、预防、保健机构中按照注册的执业地点、执业类别、执业范围进行执业，从事相应的医疗、预防、保健业务。未经注册取得《医师执业证书》，不得从事医师执业活动。

（二）不予注册

有下列情形之一的，受理申请注册的卫生行政部门应不予注册：

1. 不具有完全民事行为能力的；

2. 因受刑事处罚，自刑罚执行完毕之日起至申请注册之日止不满二年的；

3. 受吊销《医师执业证书》行政处罚，自处罚决定之日起至申请注册之日止不满二年的；

4. 甲类与乙类传染病传染期、精神病发病期以及身体残疾等健康状况不适宜或者不能胜任医疗、预防、保健业务工作的；

5. 重新申请注册，经卫生行政部门指定机构或组织考核不合格的；

6. 国务院卫生行政部门规定不宜从事医疗、预防、保健业务的其他情形的。

对于不予注册的情形，卫生行政部门在自收到申请之日起30日内书面通知申请人，并说明理由。申请人若有异议，可以自收到通知之日起15日内，依法申请复议或者向人民法院提起诉讼。

（三）注销注册

医师注册后有下列情形之一的，其所在的医疗、预防、保健机构应当在30日内报告准予注册的卫生行政部门，卫生行政部门应当为其办理注销注册，并收回《医师执业证书》：

1. 死亡或者被宣告失踪的；
2. 受刑事处罚的；
3. 受吊销《医师执业证书》行政处罚的；
4. 因考核不合格，暂停执业活动期满，经培训后再次考核仍不合格的；
5. 中止医师执业活动满2年的；
6. 身体健康状况不适宜继续执业的；
7. 有出借、出租、抵押、转让、涂改《医师执业证书》行为的；
8. 国务院卫生行政部门规定不宜从事医疗、预防、保健业务的其他情形的。

（四）变更注册

医师变更执业地点、执业类别、执业范围等注册事项，应当到准予注册的卫生行政部门办理变更注册手续，并提交医师变更执业注册申请审核表、《医师资格证书》《医师执业证书》以及省级以上卫生行政部门规定提交的其他材料。医师在办理变更注册手续过程中，在《医师执业证书》原注册事项已被变更而又未完成新的变更事项许可前，不得从事执业活动。

注册主管卫生行政部门应当自收到变更注册申请之日起30日内办理变更注册手续。对因不符合变更注册条件不予变更的，应当自收到变更注册申请之日起30日内书面通知申请人，并说明理由。申请人若有异议，可以依法申请行政复议或者向人民法院提起诉讼。

（五）重新注册

有下列情形之一的，应当重新申请注册：中止医师执业活动2年以上的；法定的不予注册的情形消失的。重新申请注册的人员，应当首先到县级以上卫生行政部门指定的医疗、预防、保健机构或组织，接受3～6个月的培训，并经考核合格，方可依照规定重新申请执业注册。

（六）个体行医

申请个体行医的执业医师，须经注册后在医疗、预防、保健机构中执业满5年，并按照国家有关规定办理审批手续；未经批准，不得进行个体行医。县级以上地方人民政府卫生行政部门对个体行医的医师，应当按照国务院卫生行政部门的规定，经常监督检查，凡发现有《执业医师法》第十六条规定的情形的，应当及时注销注册，收回《医师执业证书》。

三、医师执业规则

（一）医师执业权利

医师的执业权利是指合法取得医师资格、依法注册的医师，在执业活动中依法所享有的权利。医师在执业活动中可以享有下列权利：

1. 在注册的执业范围内，进行医学诊查、疾病调查、医学处置、出具相应的医学证明文件，选择合理的医疗、预防、保健方案；

2. 按照国务院卫生行政部门规定的标准，获得与本人执业活动相当的医疗设备基本条件；

3. 从事医学研究、学术交流，参加专业学术团体；

4. 参加专业培训，接受继续医学教育；

5. 在执业活动中，人格尊严、人身安全不受侵犯；

6. 获取工资报酬和津贴，享受国家规定的福利待遇；

7. 对所在机构的医疗、预防、保健工作和卫生行政部门的工作提出意见和建议，依法参与所在机构的民主管理。

（二）医师执业义务

医师的执业义务是指医师执业依法履行的义务，即在执业活动中应当为一定行为或不为一定行为的范围和限度。医师在执业活动中应履行下列义务：

1. 遵守法律、法规，遵守技术操作规范；

2. 树立敬业精神，遵守职业道德，履行医师职责，尽职尽责为患者服务；

3. 关心、爱护、尊重患者，保护患者的隐私；

4. 努力钻研业务，更新知识，提高专业技术水平；

5. 宣传卫生保健知识，对患者进行健康教育。

（三）医师执业规则

在执业活动中医师应当遵守下列规则：

1. 医师实施医疗、预防、保健措施，签署有关医学证明文件时，必须亲自诊查、调查，并按照规定及时填写医学文书，不得隐匿、伪造或者销毁医学文书及有关资料；医师不得出具与自己执业范围无关或者与执业类别不相符的医学证明文件。

2. 对急危患者，医师应当采取紧急措施进行诊治，不得拒绝急救处置。

3. 医师应当使用经国家有关部门批准使用的药品、消毒药剂和医疗器械；除正当诊断治疗外，不得使用麻醉药品、医疗用毒性药品、精神药品和放射性药品。

4. 医师应当如实向患者或者其家属介绍病情，但应注意避免对患者产生不利后果；医师进行实验性临床医疗，应当经医院批准并征得患者本人或者其家属同意。

5. 医师不得利用职务之便，索取、非法收受患者财物或者牟取其他不正当利益。

6. 遇有自然灾害、传染病流行、突发重大伤亡事故及其他严重威胁人民生命健康的紧急情况时，医师应当服从县级以上人民政府卫生行政部门的调遣。

7. 医师发生医疗事故或者发现传染病疫情时，应当按照有关规定及时向所在机构或者卫生行政部门报告；医师发现患者涉嫌伤害事件或者非正常死亡时，应当按照有关规定向有关部门报告。

8. 执业助理医师应当在执业医师的指导下，在医疗、预防、保健机构中按照其执业类别执业；在乡、民族乡、镇的医疗、预防、保健机构中工作的执业助理医师，可以根据医疗诊治的情况和需要，独立从事一般的执业活动。

四、医师的考核和培训

（一）医师的考核

县级以上人民政府卫生行政部门负责指导、检查和监督医师考核工作。受县级以上地方人民政府卫生行政部门委托的医疗、预防、保健机构或者其他组织按照医师执业标准，对医师的业务水平、工作成绩和职业道德进行考核。医师定期考核周期为2年。

1. 考核内容

（1）业务水平　业务水平主要是指医师从事本职工作所具备的相关法律知识、专业知识和实践技能等，其测评由考核机构负责。

（2）工作成绩　工作成绩主要表现在医师完成工作的数量和质量等，其评定由医师所在执业机构负责，并由考核机构复核。

（3）职业道德　职业道德主要体现在是否坚持恪尽职守、遵守医德医风规范和合法执业等，尤其是医师与患者之间的关系，其评定由医师所在执业机构负责，并由考核机构复核。

2. 考核结果　考核结果分为合格和不合格，业务水平、工作成绩和职业道德三项中任何一项不能通过测评或评定的，即为不合格。对考核不合格的医师，县级以上人民政府卫生行政部门可以责令其暂停执业活动3～6个月，并接受培训和继续医学教育。暂停执业活动期满，再次进行考核，对考核合格的，允许其继续执业；对考核不合格的，由县级以上人民政府卫生行政部门注销注册，收回《医师执业证书》。被考核医师对考核结果若有异议，可以在收到考核结果之日起30日内，向考核机构提出复核申请。考核机构应当在接到复核申请之日起30日内对医师考核结果进行复核，并将复核意见书面通知医师本人。

3. 嘉奖情形　医师有下列情形之一的，县级以上人民政府卫生行政部门应当给予表彰或者奖励：

（1）在执业活动中，医德高尚，事迹突出的；

（2）对医学专业技术有重大突破，作出显著贡献的；

（3）遇有自然灾害、传染病流行、突发重大伤亡事故及其他严重威胁人民生命健康的紧急情况时，救死扶伤、抢救诊疗表现突出的；

（4）长期在边远贫困地区、少数民族地区条件艰苦的基层单位努力工作的；

（5）国务院卫生行政部门规定应当予以表彰或者奖励的其他情形的。

（二）医师的培训

县级以上人民政府卫生行政部门应当制定医师培训计划，对医师进行多种形式的培训，为医师接受继续医学教育提供条件；同时应当采取有力措施，对在农村和少数民族地区从事医疗、预防、保健业务的医务人员实施培训。县级以上人民政府卫生行政部门委托的承担医师考核任务的医疗卫生机构，应当为医师的培训和接受继续医学教育提供和创造条件。

第二节　传统医学师承和确有专长人员医师资格考核考试

为规范管理传统医学师承人员和传统医学确有专长人员医师资格考核考试，根据《执业医师法》第十一条的规定和医师资格考试的有关规定，2006年11月27日国务院卫生行政部门颁布了《传统医学师承和确有专长人员医师资格考核考试办法》，自2007年2月1日起施行。

一、考核考试

考核是对传统医学师承人员和传统医学确有专长人员申请参加医师资格考试的资格评价和认定，分为传统医学师承出师考核（以下称出师考核）和传统医学医术确有专长考核（以下称确有专长考核）。

（一）出师考核

出师考核由省级中医药管理部门具体组织实施，考核周期为每年1次。

1. 申请出师考核条件　师承人员具有高中以上文化程度或者具有同等学力，并连续跟师学习满3年。

2. 出师考核内容　考核内容包括职业道德和业务水平，重点是传统医学专业基础知识与基本技能、学术经验和技术专长继承情况等。

3. 出师考核方式　考核方式包括临床实践技能考核和医学综合笔试。

4. 出师考核结果　临床实践技能成绩和医学综合笔试成绩均合格则视为考核合格，由省级中医药管理部门颁发由国家中医药管理局统一式样的《传统医学师承出师证书》。

（二）确有专长考核

确有专长考核由设区的市级卫生行政部门和中医药管理部门组织实施，考核周期为每年1次。

1. 申请确有专长考核条件　确有专长人员依法从事传统医学临床实践5年以上，并掌握独具特色、安全有效的传统医学诊疗技术。

2. 确有专长考核内容　考核内容包括职业道德和业务水平，重点是传统医学专业基础知识及掌握的独特诊疗技术和临床基本操作。

3. 确有专长考核方式　考核方式包括临床实际本领考核和医学综合笔试。

4. 确有专长考核结果　临床实践技能成绩和医学综合笔试成绩均合格则视为考核合格，由负责组织考核的卫生行政部门和中医药管理部门发给由国家中医药管理局统一式样的《传统医学医术确有专长证书》，并报省级中医药管理部门备案。

二、医师资格考试

师承人员和确有专长人员医师资格考试是评价申请医师资格者是否具备执业所需的专业知识与技能的考试，也是国家医师资格考试的组成部分。

（一）申请执业医师资格考试条件

1. 执业助理医师资格考试条件　师承人员取得《传统医学师承出师证书》和确有专长人员取得《传统医学医术确有专长证书》后，在执业医师的指导下，在授予《传统医学师承出师证书》或《传统医学医术确有专长证书》的省、自治区、直辖市内的医疗机构中试用期满1年并考核合格。

2. 执业医师资格考试条件　师承人员和确有专长人员取得执业助理医师执业证书后，在医疗机构中从事传统医学医疗工作满5年。

（二）医师资格考试方式

师承人员和确有专长人员医师资格考试方式分为实践技能考试和医学综合笔试，实践技能考试合格者方可参加医学综合笔试。

师承人员和确有专长人员医师资格考试的组织管理与实施，按照医师资格考试有关规定执行；师承人员和确有专长人员医师资格考试合格线由卫生部医师资格考试委员会确定。实践技能考试成绩和医学综合笔试成绩均合格的，获得国务院卫生行政部门统一印制的《医师资格证书》。

第三节　乡村医生执业

一、乡村医生的概念

乡村医生这一概念源自于"赤脚医生"，后者诞生于20世纪50年代，是指一般未经正式医疗训练、仍持农业户口、一些情况下半农半医的农村医疗人员。赤脚医生在当时为我国一些缺医少药农村地区的医疗卫生工作作出了积极贡献。随着我国医疗卫生事业的发展以及农村地区医疗卫生人员队伍的整顿需要，对农村医疗卫生人员进行考核，考核达到医生水平的赤脚医生则称为"乡村医生"。

为了提高乡村医生的职业道德和业务素质，加强乡村医生从业管理，保护乡村医生的合法权益，保障村民获得初级卫生保健服务，根据《执业医师法》的规定，2003年8月5日国务院发布了《乡村医生从业管理条例》，自2004年1月1日起施行。

二、乡村医生执业注册

国家实行乡村医生执业注册制度，县级人民政府卫生行政主管部门负责乡村医生执业注册工作。乡村医生经注册取得执业证书后，方可在聘用其执业的村医疗卫生机构从事预防、保健和一般医疗服务；未经注册取得乡村医生执业证书的，不得执业。

（一）申请注册

1. 符合规定条件的乡村医生 《乡村医生从业管理条例》公布前的乡村医生，取得县级以上地方人民政府卫生行政主管部门颁发的乡村医生证书，并符合下列条件之一的，可以向县级人民政府卫生行政主管部门申请乡村医生执业注册，取得《乡村医生执业证书》后，继续在村医疗卫生机构执业：

（1）已经取得中等以上医学专业学历的；

（2）在村医疗卫生机构中连续工作20年以上的；

（3）按照省、自治区、直辖市人民政府卫生行政主管部门制定的培训规划，接受培训并取得合格证书的。

2. 不符合条件的乡村医生 对具有县级以上地方人民政府卫生行政主管部门颁发的乡村医生证书，但不符合上述规定条例的乡村医生，县级人民政府卫生行政主管部门应当进行有关预防、保健和一般医疗服务基本知识的培训，并根据省、自治区、直辖市人民政府卫生行政主管部门确定的考试内容、考试范围进行考试。乡村医生经培训并考试合格的，可以申请乡村医生执业注册；经培训但考试不合格的，县级人民政府卫生行政主管部门应当组织对其再次培训和考试。不参加再次培训或者再次考试仍不合格的，不得申请乡村医生执业注册。

3. 注册机构 符合《乡村医生从业管理条例》规定申请在村医疗卫生机构执业的人员，应当持村医疗卫生机构出具的拟聘用证明和相关学历证明、证书，向村医疗卫生机构所在地的县级人民政府卫生行政主管部门申请执业注册。县级人民政府卫生行政主管部门自受理申请之日起15日内完成审核工作，对审核合格的，准予执业注册，颁发《乡村医生执业证书》；对审核不合格的，不予注册，并书面说明理由。

（二）不予注册

乡村医生有下列情形之一的，不予注册：

1. 不具有完全民事行为能力的；

2. 受刑事处罚，自刑罚执行完毕之日起至申请执业注册之日止不满2年的；

3. 受吊销乡村医生执业证书行政处罚，自处罚决定之日起至申请执业注册之日止不满2年的。

（三）重新注册

乡村医生执业证书有效期为5年，执业证书有效期满需要继续执业的，应当在有效期满前3个月申请再注册。县级人民政府卫生行政主管部门应当自受理申请之日起

15日内进行审核，对符合省、自治区、直辖市人民政府卫生行政主管部门规定条件的，准予再注册，换发《乡村医生执业证书》；对不符合条件的，不予再注册，并收回原《乡村医生执业证书》。

（四）变更注册

乡村医生应当在聘用其执业的村医疗卫生机构执业；变更执业的村医疗卫生机构的乡村医师，应当依照相关规定的程序办理变更注册手续。

（五）注销注册

乡村医生有下列情形之一的，由原注册的卫生行政主管部门注销执业注册，收回《乡村医生执业证书》：

1. 死亡或者被宣告失踪的；

2. 受刑事处罚的；

3. 中止执业活动满2年的；

4. 考核不合格，逾期未提出再次考核申请或者经再次考核仍不合格的。

县级人民政府卫生行政主管部门应当将准予执业注册、再注册和注销注册的人员名单向其执业的村医疗卫生机构所在地的村民公告，并由设区的市级人民政府卫生行政主管部门汇总，报省、自治区、直辖市人民政府卫生行政主管部门备案。

三、乡村医生执业规则

（一）乡村医生执业权利

乡村医生在执业活动中可以享有下列权利：

1. 进行一般医学处置，出具相应的医学证明；

2. 参与医学经验交流，参加专业学术团体；

3. 参加业务培训和教育；

4. 在执业活动中，人格尊严、人身安全不受侵犯；

5. 获取报酬；

6. 对当地的预防、保健、医疗工作和卫生行政主管部门的工作提出意见和建议。

（二）乡村医生执业义务

乡村医生在执业活动中应当履行下列义务：

1. 遵守法律、法规、规章和诊疗护理技术规范、常规；

2. 树立敬业精神，遵守职业道德，履行乡村医生职责，为村民健康服务；

3. 关心、爱护、尊重患者，保护患者的隐私；

4. 努力钻研业务，更新知识，提高专业技术水平；

5. 向村民宣传卫生保健知识，对患者进行健康教育。

（三）乡村医生执业规则

乡村医生在执业活动中应当遵守下列规则：

1. 乡村医生应当协助有关部门做好初级卫生保健服务工作；按照规定及时报告传染病疫情和中毒事件，如实填写并上报有关卫生统计报表，妥善保管有关资料。

2. 乡村医生在执业活动中，不得重复使用一次性医疗器械和卫生材料；对使用过的一次性医疗器械和卫生材料，应当按照规定处置。

3. 乡村医生应当如实向患者或者其家属介绍病情，对超出一般医疗服务范围或者限于医疗条件和技术水平不能诊治的患者，应当及时转诊；情况紧急不能转诊的，应当先行抢救并及时向有抢救条件的医疗卫生机构求助。

4. 乡村医生不得出具与执业范围无关或者与执业范围不相符的医学证明，不得进行实验性临床医疗活动。

5. 乡村医生应当在乡村医生基本用药目录规定的范围内用药。

四、乡村医生执业培训与考核

（一）乡村医生培训

国家鼓励社会组织和个人支持乡村医生培训工作；县级人民政府卫生行政主管部门根据乡村医生培训计划，负责组织乡村医生的培训工作；乡、镇人民政府以及村民委员会应当为乡村医生开展工作和学习提供条件，保证乡村医生至少每2年接受一次培训，更新医学知识，提高业务水平。

（二）乡村医生考核

1. 考核机构与考核周期　国务院卫生行政部门负责全国乡村医生考核工作，省级和设区的市级卫生行政部门负责本行政区域内乡村医生考核的监督管理工作，县级人民政府卫生行政主管部门负责组织本地区乡村医生的考核工作；乡村医生的考核周期为每2年一次。

2. 考核内容　乡村医生考核内容分为以下两方面：

（1）业务考评　业务方面主要包括工作任务完成情况、业务水平、学习培训情况和省级卫生行政部门规定的其他内容等。

（2）职业道德评定　职业道德主要包括是否坚持救死扶伤、以患者为中心、遵守医德医风和法律条例等内容。

3. 考核结果　乡村医生经考核合格的，可以继续执业；经考核不合格的，在6个月之内可以申请进行再次考核。逾期未提出再次考核申请或者经再次考核仍不合格的乡村医生，原注册部门应当注销其执业注册，并收回《乡村医生执业证书》。

乡村医生对考核结果若有异议，可以在收到考核评定结果之日起15日内，向考核委员会提出复核申请。考核委员会应当在接到复核申请之日起15日内对乡村医生考核结果进行复核，并将复核意见书面通知乡村医生本人。复核意见为最终考核结果。乡村医生逾期未提出异议的，视为接受考核结果。

第四节 护士执业

护士是指通过护士执业资格考试，经执业注册取得《护士执业证书》，依照法律、法规从事护理活动，履行保护生命、减轻痛苦、增进健康职责的卫生技术人员。为了维护护士的合法权益，规范护理行为，促进护理事业发展，保障医疗安全和人体健康，使护士人格尊严、人身安全不受侵犯，护士依法履行职责，并受法律保护，2008年1月31日国务院卫生行政部门颁发了《护士条例》，自2008年5月12日起施行。

一、护士执业考试的条件

（一）护士执业考试的条件

国家护士执业资格考试是评价申请护士执业资格者是否具备执业所必须的护理专业知识与工作能力的考试。符合下列条件之一的，毕业当年即可申请参加护士执业资格考试：

1. 获得省级以上教育主管部门和省级以上卫生主管部门认可的普通全日制中等职业学校护理、助产专业学历的；

2. 获得省级以上教育主管部门和省级以上卫生主管部门认可的普通全日制高等学校护理、助产专业专科学历的；

3. 获得国家教育主管部门和国家卫生主管部门认可的普通全日制高等学校护理、助产专业本科以上学历的。

（二）护士执业证书的取得

护士执业资格考试实行国家统一考试制度，即统一考试大纲、统一命题、统一合格标准。护士执业资格考试内容包括专业实务考试和实践能力考试，两个科目考试成绩均合格的，取得考试成绩合格证明，该合格证明是作为申请护士执业注册的有效证明。

具有护理、助产专业中专和大专学历的人员，参加护士执业资格考试并成绩合格，可取得护理初级（士）专业技术资格证书；护理初级（师）专业技术资格按照有关规定通过参加全国卫生专业技术资格考试取得。具有护理、助产专业本科以上学历的人员，参加护士执业资格考试并成绩合格，可以取得护理初级（士）专业技术资格证书；在达到《卫生技术人员职务试行条例》规定的护师专业技术职务任职资格年限后，可直接聘任护师专业技术职务。

二、护士执业注册

（一）注册原则

1. 护士执业应当经执业注册取得《护士执业证书》。

2. 护士经执业注册取得《护士执业证书》后，方可按照注册的执业地点从事护理工作。

3. 未经执业注册取得《护士执业证书》者，不得从事诊疗技术规范规定的护理活动。

（二）首次注册

1. 申请条件　申请护士执业注册，应当具备下列条件：

（1）具有完全民事行为能力；

（2）在中等职业学校、高等学校完成国家教育主管部门和国家卫生主管部门规定的普通全日制3年以上的护理、助产专业课程学习，包括在教学、综合医院完成8个月以上护理临床实习，并取得相应学历证书；

（3）通过国家卫生主管部门组织的护士执业资格考试；

（4）符合国家卫生主管部门规定的健康标准，即无精神病史；无色盲、色弱、双耳听力障碍；无影响履行护理职责的疾病、残疾或者功能障碍。

2. 申请时限　护士执业注册申请，应当自通过护士执业资格考试之日起3年内提出；逾期提出申请的，除应当具备相关规定条件外，还应当在符合国务院卫生行政部门规定条件的医疗卫生机构接受3个月临床护理培训并考核合格。护士被吊销执业证书的，自执业证书被吊销之日起2年内不得申请执业注册。

3. 注册机构和有效期　国务院卫生行政部门负责全国护士执业注册监督管理工作；省、自治区、直辖市人民政府卫生行政部门是护士执业注册的主管部门，负责本行政区域的护士执业注册管理工作。申请护士执业注册的人员，应当向拟执业地省、自治区、直辖市人民政府卫生行政部门提出申请。卫生行政部门应当自受理申请之日起20个工作日内，对申请人提交的材料进行审核。对审核合格的，准予注册，颁发由国务院卫生行政部门统一印制的《护士执业证书》；对审核不合格的，不予注册，并书面说明理由。护士执业注册有效期为5年。

（三）重新注册

有下列情形之一的，拟在医疗卫生机构执业时，应当重新申请注册：

1. 注册有效期届满未延续注册的；

2. 受吊销《护士执业证书》处罚，自吊销之日起满2年的。

重新申请注册的，按照相关规定提交材料；中断护理执业活动超过3年的，还应当提交在省、自治区、直辖市人民政府卫生行政部门规定的教学、综合医院接受3个月临床护理培训并考核合格的证明。

（四）延续注册

护士执业注册有效期为5年，护士执业注册有效期届满需要继续执业的，应当在有效期届满前30日向原注册部门申请延续注册。收到申请的注册部门自受理延续注册申请之日起20日内进行审核。对审核合格的，予以延续注册，延续执业注册有效期为5年；对不具备延续注册条件的，不予延续注册，并书面说明理由。

（五）变更注册

护士在其执业注册有效期内变更执业地点的，应当向拟执业地省、自治区、直辖市人民政府卫生主管部门报告。收到报告的卫生主管部门应当自收到报告之日起7个工作日内为其办理变更手续。护士跨省、自治区、直辖市变更执业地点的，收到报告的卫生主管部门还应当向其原执业地省、自治区、直辖市人民政府卫生主管部门通报。

（六）注销注册

护士执业注册后有下列情形之一的，由原注册部门办理注销执业注册：

1. 注册有效期届满未延续注册；
2. 受吊销《护士执业证书》处罚；
3. 护士死亡或者丧失民事行为能力。

三、护士执业

（一）护士执业权利和义务

1. 护士的执业权利 在执业活动中，护士可以享有下列权利：

（1）有按照国家有关规定获取工资报酬、享受福利待遇、参加社会保险的权利；任何单位或者个人不得克扣护士工资，降低或者取消护士福利等待遇。

（2）有获得与其所从事的护理工作相适应的卫生防护、医疗保健服务的权利；从事直接接触有毒有害物质、有感染传染病危险工作的护士，有依照有关法律、行政法规的规定接受职业健康监护的权利；患职业病的，有依照有关法律、行政法规的规定获得赔偿的权利。

（3）有按照国家有关规定获得与本人业务能力和学术水平相应的专业技术职务、职称的权利；有参加专业培训、从事学术研究和交流、参加行业协会和专业学术团体的权利。

（4）有获得疾病诊疗、护理相关信息的权利和其他与履行护理职责相关的权利，可以对医疗卫生机构和卫生主管部门的工作提出意见和建议。

2. 护士的执业义务 在执业活动中，护士应当履行下列义务：

（1）应当遵守法律、法规、规章和诊疗技术规范的规定。

（2）护士在执业活动中，发现患者病情危急，应当立即通知医师；在紧急情况下为抢救垂危患者生命，应当先行实施必要的紧急救护。

（3）护士发现医嘱违反法律、法规、规章或者诊疗技术规范规定的，应当及时向开具医嘱的医师提出；必要时，应当向该医师所在科室的负责人或者医疗卫生机构负责医疗服务管理的人员报告。

（4）应当尊重、关心、爱护患者，保护患者的隐私。

（5）有义务参与公共卫生和疾病预防控制工作。发生自然灾害、公共卫生事件等严重威胁公众生命健康的突发事件，护士应当服从县级以上人民政府卫生主管部门或者所在医疗卫生机构的安排，参加医疗救护。

（二）护士职责

1. 严格执行各项护理制度和技术操作规程，正确执行医嘱，准确及时地完成各项护理工作，做好查对及交接班工作，防止不良事故的发生；

2. 协助医师进行各种诊疗工作，负责采集各种检验标本；

3. 认真做好危重患者的抢救工作及各种抢救物品、药品的准备、保管工作；

4. 经常巡视患者，密切观察并记录危重患者的病情变化，发现异常情况及时处理并报告；

5. 做好患者的基础护理和心理护理工作，开展健康教育，征求患者意见，改进护理工作；

6. 参加业务学习和护理病例讨论、护理查房，参加各项培训与考核，完成规范化培训及继续教育，提高业务水平；

7. 做好病房及急救药物、消毒隔离的管理工作；

8. 承担预防保健工作、宣传防病治病知识、参与健康指导、开展健康教育和提供卫生咨询的义务等。

（三）医疗卫生机构的职责

1. 按照标准配备护士 医疗卫生机构配备护士的数量不得低于国家卫生主管部门规定的护士配备标准。尚未达到护士配备标准的医疗卫生机构，应该按照国务院卫生行政部门规定的要求，自《护士条例》实施之日起3年内依法达到护士配备标准；达到不到护士配备标准的医疗卫生机构，予以削减诊疗科目。

2. 保障护士合法权益

（1）医疗卫生机构应当为护士提供卫生防护用品，并采取有效的卫生防护措施和医疗保健措施；

（2）医疗卫生机构应当执行国家有关工资、福利待遇等规定，按照国家有关规定为在本机构从事护理工作的护士足额缴纳社会保险费用，保障护士的合法权益；

（3）对在艰苦边远地区工作，或者从事直接接触有毒有害物质、有感染传染病危险工作的护士，所在医疗卫生机构应当按照国家有关规定给予津贴；

（4）医疗卫生机构应当制定、实施本机构护士在职培训计划，并保证护士接受培训；护士培训应当注重新知识、新技术的应用；根据临床专科护理发展和专科护理岗位的需要，开展对护士的专科护理培训。

3. 加强护士管理

（1）医疗卫生机构应当按照国家卫生主管部门的规定，设置专门机构或者配备专（兼）职人员负责护理管理工作；

（2）医疗卫生机构不得允许未取得护士执业证书的人员、未依照规定办理执业地点变更手续的护士以及护士执业注册有效期届满未延续执业注册的护士在本机构从事诊疗技术规范规定的护理活动；

（3）医疗卫生机构应当建立护士岗位责任制并进行监督检查；护士因不履行职

责或者违反职业道德受到投诉的，其所在医疗卫生机构应当进行调查，经查证属实的，医疗卫生机构应当对护士作出处理，并将调查处理情况告知投诉人。

第五节 药师执业

执业药师是指经全国统一考试合格，取得《执业药师资格证书》并经注册登记，在药品生产、经营、使用单位中执业的药学技术人员。为了加强执业药师管理和规范执业药师注册管理工作，人事部、国家药品监督管理局颁发了《执业药师资格制度暂行规定》和《执业药师注册管理暂行办法》等相关法律法规。

一、执业药师资格考试

国家实行执业药师资格制度，执业药师资格实行全国统一大纲、统一命题、统一组织的考试制度。执业药师资格考试一般每年举行1次，人事部、国家药品监督管理局共同负责执业药师资格考试工作，日常管理工作由国家药品监督管理局负责，具体考务工作由人事部人事考试中心组织实施。

（一）执业药师资格考试的条件

凡中华人民共和国公民和获准在我国境内就业的其他国籍的人员具备下列条件之一者，均可申请参加执业药师资格考试：

1. 取得药学、中药学或相关专业中专学历，从事药学或中药学专业工作满7年的；

2. 取得药学、中药学或相关专业大专学历，从事药学或中药学专业工作满5年的；

3. 取得药学、中药学或相关专业大学本科学历，从事药学或中药学专业工作满3年的；

4. 取得药学、中药学或相关专业第二学士学位、研究生班毕业或取得硕士学位，从事药学或中药学专业工作满1年的；

5. 取得药学、中药学或相关专业博士学位的。

（二）执业药师资格考试要求

1. 考试科目及要求　执业药师资格考试科目包括药学（中药学）专业知识（一）、药学（中药学）专业知识（二）、药事管理与法规、综合知识与技能四个科目。考试科目中，药事管理与法规、综合知识与技能两个科目为执业药师资格考试的必考科目；从事药学或中药学专业工作的人员，可根据从事的本专业工作，选择药学专业知识科目（一）、药学专业知识科目（二）或中药学专业知识科目（一）、中药学专业知识科目（二）的考试。

执业药师资格考试周期为2年，参加全部科目考试的人员须在连续两个考试年度内通过全部科目的考试，参加免试部分科目的人员须在一个考试年度内通过应试科目。

2. 免考部分科目　按照国家有关规定评聘为高级专业技术职务，并具备下列条件之一者，可免试药学（或中药学）专业知识（一）、药学（或中药学）专业知识（二）两个科目，只参加药事管理与法规、综合知识与技能两个科目的考试：

（1）药学徒、药学或中药学专业中专毕业，连续从事药学或中药学专业工作满20年。

（2）取得药学、中药学专业或相关专业大专以上学历，连续从事药学或中药学专业工作满15年。

（三）执业药师资格证书的取得

参加全部科目考试的人员在连续两个考试年度内通过全部科目的考试和参加部分免试科目的人员在一个考试年度内通过应试科目，均是执业药师资格考试合格者。对执业药师资格考试合格者，由各省、自治区、直辖市人事（职改）部门颁发人事部统一印制的、人事部与国家药品监督管理局盖印的中华人民共和国《执业药师资格证书》。

二、药师执业注册

国家执业药师实行注册制度。持有《执业药师资格证书》的人员，经向所在省、自治区、直辖市药品监督管理局申请注册并取得《执业药师注册证》。执业药师按照执业类别、执业范围、执业地区注册。执业类别为药学类、中药学类；执业范围为药品生产、药品经营、药品使用；执业地区为省、自治区、直辖市。执业药师只能在一个执业药师注册机构注册，经注册后，方可按照注册的执业类别、执业范围从事相应的执业活动。未经注册者，不得以执业药师身份执业。

（一）申请注册

申请执业药师注册的人员，必须同时具备下列条件：

1. 取得《执业药师资格证书》；
2. 遵纪守法，遵守药师职业道德；
3. 身体健康，能坚持在执业药师岗位工作；
4. 经执业单位同意。

各省、自治区、直辖市药品监督管理局须在收到申请之日起30个工作日内完成审核工作，对审核合格者，准予注册，由注册机构在《执业药师资格证书》中的注册情况栏内加盖注册专用印章，同时发给国家药品监督管理局统一印制的中华人民共和国《执业药师注册证》，并报国家药品监督管理局备案；对审核不合格的，不予注册，同时书面通知申请人并说明理由。

此外，凡取得《执业药师资格证书》，按规定完成继续教育学分，可保留执业药师资格。取得《执业药师资格证书》1年后申请注册的，除按相关规定外，还需同时提交载有本人参加继续教育记录的《执业药师继续教育登记证书》。

（二）不予注册

有下列情况之一者，不予注册：

1. 不具有完全民事行为能力的；

2. 因受刑事处罚，自刑罚执行完毕之日到申请注册之日不满2年的；

3. 受过取消执业药师执业资格处分不满2年的；

4. 国家规定不宜从事执业药师业务的其他情形的。

（三）再次注册

执业药师注册有效期为3年。持证者须在有效期满前3个月到原执业药师注册机构申请办理再次注册手续；再次注册者，除须符合相关规定外，还须有参加继续教育的证明。超过期限，不办理再次注册手续的人员，其《执业药师注册证》自动失效，并不能再以执业药师身份执业。

（四）变更注册

执业药师只能在一个省、自治区、直辖市注册。执业药师变更执业地区、执业范围应及时办理变更注册手续。执业药师在同一执业地区变更执业单位或范围的，须到原执业药师注册机构办理变更注册手续。执业药师变更执业地区的，须到原执业药师注册机构办理变更注册手续，并向新执业地区的执业药师注册机构重新申请注册。新的执业药师注册机构在办理执业注册手续时，应收回原《执业药师注册证》，并发给新的《执业药师注册证》。

（五）注销注册

执业药师注册后如有下列情况之一的，由所在单位在30个工作日内向当地执业药师注册机构申请办理注销注册，注册机构经核实后办理注销注册，收回《执业药师注册证》：

1. 死亡或被宣告失踪的；

2. 受刑事处罚的；

3. 被吊销《执业药师资格证书》的；

4. 受开除行政处分的；

5. 因健康或其他原因不能从事执业药师业务的。

三、药师执业

（一）执业药师职责

1. 执业药师必须遵守职业道德，忠于职守，以对药品质量负责，保证人民用药安全有效为基本准则；

2. 执业药师必须严格执行《药品管理法》及相关法规、政策，对违法行为或决定，有责任提出劝告制止、拒绝执行或向上级报告；

3. 执业药师在执业范围内负责对药品质量的监督和管理，参与制定、实施药品全面质量管理及对本单位违反规定的处理；

4. 执业药师负责处方的审核及监督调配，提供用药咨询与信息，指导合理用药，开展药物治疗的监测及药品疗效的评价等临床药学工作。

（二）执业药师职业道德准则

1. 救死扶伤，不辱使命。执业药师应当将患者及公众的身体健康和生命安全放在首位，以专业知识、技能和良知，尽心、尽职、尽责为患者及公众提供药品和药学服务。

2. 尊重患者，平等相待。执业药师应当尊重患者或消费者的价值观、知情权、自主权、隐私权，对待患者或消费者应不应分年龄、性别、民族、信仰、职业、地位、贫富，一视同仁。

3. 依法执业，质量第一。执业药师应当遵守药品管理法律、法规，恪守职业道德，依法独立执业，确保药品质量和药学服务质量，科学指导用药，保证公众用药安全、有效、经济、适当。

4. 进德修业，珍视声誉。执业药师应当不断学习新知识、新技术，加强道德修养，提高专业水平和职业能力；知荣明耻，正直清廉，自觉抵制不道德行为和违法行为，努力维护职业声誉。

5. 尊重同仁，密切协作。执业药师应当与同仁和医护人员相互理解、相互信任，以诚相待，密切配合，建立和谐的工作关系，共同为药学事业的发展和人类的健康奉献力量。

（三）执业药师药学服务规范

1. 奉献知识、维护健康。执业药师应以自己的药学知识和经验，竭尽全力为公众提供必要的药学服务，以维护公众的生命健康和用药安全为最高道德准则和行为规范。

2. 在岗执业、标识明确。执业药师应在职在岗，并规定着装，统一佩戴胸卡，不得在执业场所以外从事经营性药品零售业务及药学服务，药学服务告示要明确。

3. 诚信服务、一视同仁。执业药师应尽全力满足患者的用药咨询需求，不得在药学专业服务的项目、内容、费用等方面欺骗患者；应客观告知患者使用药品可能出现的不良反应，不得虚假宣传药品疗效和药品风险。除特殊情况，不得拒绝为患者提供药学服务。

4. 持续提高、注册执业。执业药师应主动接受继续教育，不断完善和更新专业知识，关注与执业活动相关的法律、法规的变化，以不断提高执业水平。执业药师执业应按规定进行注册，并在注册单位为公众提供药学服务。

5. 履行尽责、指导用药。执业药师应负责所执业单位的药品质量和药学服务，并依法组织制定、修订和监督实施各项管理制度，妥善保管各类记录；不得非法购进、储藏药品，不得调配、推销质量不合格药品。对于国家特殊管理的药品，应遵守相关法律、法规的规定，拒绝任何危害患者生命安全和健康、违反法律或社会伦理道德的购药要求。执业药师应按规定指导公众合理使用处方药与非处方药，并进行处方审核和提供用药咨询。执业药师应注意收集药品不良反应信息，执行药品不良反应报告制度。

6. 加强交流、合作互助。执业药师应加强与同行、医护人员以及患者之间的联系。同行之间要同业互助，共同维护执业药师的威信和声誉。执业药师应加强与医护人员的交流与合作，积极参加与用药方案的制定、修订过程，提供药学支持。与患者保持良好的沟通，做好药学服务。

7. 行为自律、维护形象。执业药师不得以牟取自身利益或所在执业单位的利益为目的，利用自己的职业声誉，向公众进行误导性或欺骗性的宣传和推荐；不得私自收取回扣、礼物等不正当收入；不得利用执业药师身份开展或参与不合法的商业活动；不得利用各种手段提供虚假信息或夸大自己的专业能力；不得将《执业药师资格证书》《执业药师注册证》等证件交予其他人或机构使用。

8. 热心公益、普及知识。执业药师应积极参加执业药师组织举办的有益于职业发展的活动，不断提高职业道德水准；参加有益于公众的药事活动，大力宣传和普及安全用药知识和保健知识，提供药学服务。

四、药师的继续教育

1. 执业药师需努力钻研业务，不断更新知识，掌握最新医药信息，保持较高的专业水平。

2. 执业药师必须接受继续教育。国家药品监督管理局负责制定执业药师继续教育管理办法，组织拟定、审批继续教育内容。各省、自治区、直辖市药品监督管理局负责本地区执业药师继续教育的实施工作。

3. 国家药品监督管理局批准的执业药师培训机构承担执业药师的继续教育工作。

4. 执业药师实行继续教育登记制度。国家药品监督管理局统一印制《执业药师继续教育登记证书》，执业药师接受继续教育经考核合格后，由培训机构在证书上登记盖章，并以此作为再次注册的依据。

◎思考题

1. 医师资格考试有哪些种类？参加考试要具备哪些条件？
2. 医师执业哪些情况不予注册？
3. 乡村医生执业注册应具备哪些条件？
4. 简述护士首次注册应满足的条件。
5. 简述执业药师的职责。

（常德职业技术学院 邹华军）

第四章　医疗技术临床应用与准入

第一节　医疗技术临床应用管理

一、医疗技术的概念

医疗技术是指医疗机构及其医务人员以诊断和治疗疾病为目的，对疾病作出判断和消除疾病、缓解病情、减轻痛苦、改善功能、延长生命、帮助患者恢复健康而采取的诊断、治疗措施。

为加强医疗技术临床应用管理，建立医疗技术准入和管理制度，促进医学科学发展和医疗技术进步，提高医疗质量，保障医疗安全，2009年3月2日国务院卫生行政部门颁发了《医疗技术临床应用管理办法》，自2009年5月1日起施行。为了贯彻实施《医疗技术临床应用管理办法》，2017年2月14日国务院卫生行政部门重新修订了一系列具体医疗技术临床应用的管理办法和技术规范，如《人体器官移植条例》《人类辅助生殖技术管理办法》《人类辅助生殖技术规范》《造血干细胞移植技术管理规范》《性别重置技术管理规范》《人工智能辅助治疗技术管理规范》和《颅颌面畸形颅面外科矫治技术管理规范》等。

二、医疗技术临床应用的原则

医疗技术临床应用应当遵循科学、安全、规范、有效、经济、符合伦理的原则。医疗机构开展医疗技术应当与其功能任务相适应，具有符合资质的专业技术人员、相应的设备、设施和质量控制体系，并遵守技术管理规范。

三、医疗技术分类和分级管理

国家建立医疗技术临床应用准入和管理制度，对医疗技术实行分类、分级管理。

（一）医疗技术分类

医疗技术分为三类：

1. 第一类医疗技术是指安全性、有效性确切，医疗机构通过常规管理在临床应用中能确保其安全性、有效性的技术。

2. 第二类医疗技术是指安全性、有效性确切，涉及一定伦理问题或者风险较高，卫生行政部门应当加以控制管理的医疗技术。

3. 第三类医疗技术是指具有下列情形之一，需要卫生行政部门加以严格控制管理的医疗技术：

（1）涉及重大伦理问题；

（2）高风险；

（3）安全性、有效性尚需经规范的临床试验研究进一步验证；

（4）需要使用稀缺资源；

（5）国务院卫生行政部门规定的其他需要特殊管理的医疗技术。

（二）医疗技术分级管理

1. 第一类医疗技术　临床应用由医疗机构根据医疗机构的功能、任务、技术能力实施严格管理。医院依法鼓励医务人员实施与其专业能力相适应的医疗技术，但医院要对医务人员开展第一类医疗技术临床应用的能力进行技术审核。医疗机构开展的临床检验项目必须是国务院卫生行政部门公布的准予开展的临床检验项目。医疗机构不得在临床应用国务院卫生行政部门废除或者禁止使用的医疗技术。

2. 第二类医疗技术　临床应用管理工作由省级卫生行政部门负责。第二类医疗技术目录由省级卫生行政部门根据本辖区情况制定并公布，报国务院卫生行政部门备案。省级卫生行政部门不得将国务院卫生行政部门废除或者禁止使用的医疗技术列入本行政区医疗技术目录。

3. 第三类医疗技术　临床应用管理工作由国务院卫生行政部门负责。第三类医疗技术目录由国务院卫生行政部门制定公布，并根据临床应用实际情况，予以调整。

四、医疗技术临床应用能力审核

（一）医疗技术临床应用能力的技术审核机构

1. 第一类医疗技术　对医务人员开展第一类医疗技术临床应用能力的技术审核，由医疗机构自行组织实施，也可以由省级卫生行政部门规定。

2. 第二类医疗技术　第二类医疗技术临床应用前实行第三方技术审核制度。省级卫生行政部门指定或者组建的技术审核机构负责第二类医疗技术临床应用能力技术审核工作。

3. 第三类医疗技术　属于第三类的医疗技术首次应用于临床前，必须经过国务院卫生行政部门组织的安全性、有效性临床试验研究、论证及伦理审查。国务院卫生行政部门指定或者组建的技术审核机构负责第三类医疗技术临床应用能力技术审核工作。国务院卫生行政部门可以委托省级卫生行政部门组织对指定的第三类医疗技术进行临床应用能力技术审核工作。

（二）技术审核机构及其专家库成员的条件

1. 技术审核机构应当符合下列条件：

（1）有健全的组织机构和完善的管理体系；

（2）在医学专业领域具有权威性；

（3）学术作风科学、严谨、规范；

（4）省级以上卫生行政部门规定的其他条件。

2. 技术审核机构应当建立审核工作制度，制定并公布医疗技术临床应用能力技术审核程序，并根据工作需要建立专家库。技术审核机构专家库成员应当由医学、法学、伦理学、管理学等方面的人员组成，并符合下列条件：

（1）熟悉、掌握有关法律、法规和规章；

（2）具有良好的职业品德、专业知识和业务能力；

（3）受聘于医疗卫生机构、高等院校、科研机构或者法律服务机构，并担任相应高级专业技术职务3年以上；

（4）健康状况能够胜任评价工作；

（5）省级以上卫生行政部门规定的其他条件。

（三）医疗技术临床应用能力的技术审核申请

1. 申请条件　医疗机构开展第二类医疗技术或者第三类医疗技术前，应当向相应的技术审核机构申请医疗技术临床应用能力技术审核。符合下列条件的医疗机构可以向技术审核机构提出医疗技术临床应用能力技术审核申请：

（1）该项医疗技术符合相应卫生行政部门的规划；

（2）有卫生行政部门批准的相应诊疗科目；

（3）有在本机构注册的、能够胜任该项医疗技术临床应用的主要专业技术人员；

（4）有与开展该项医疗技术相适应的设备、设施和其他辅助条件；

（5）该项医疗技术通过本机构医学伦理审查；

（6）完成相应的临床试验研究，有安全、有效的结果；

（7）近3年相关业务无不良记录；

（8）有与该项医疗技术相关的管理制度和质量保障措施；

（9）省级以上卫生行政部门规定的其他条件。

2. 医疗技术临床应用可行性研究报告　医疗机构申请医疗技术临床应用能力技术审核时，应当提交医疗技术临床应用可行性研究报告，其内容包括：

（1）医疗机构名称、级别、类别、相应诊疗科目登记情况、相应科室设置情况；

（2）开展该项医疗技术的目的、意义和实施方案；

（3）该项医疗技术的基本概况，包括国内外应用情况、适应证、禁忌证、不良反应、技术路线、质量控制措施、疗效判定标准、评估方法，与其他医疗技术诊疗同种疾病的风险、疗效和费用及疗程比较等；

（4）开展该项医疗技术具备的条件，包括主要技术人员的执业注册情况、资质、相关履历，医疗机构的设备、设施、其他辅助条件、风险评估及应急预案；

（5）本机构医学伦理审查报告；

（6）其他需要说明的问题。

3. 不得申请情形　有下列情形之一的，医疗机构不得向技术审核机构提出医疗技术临床应用能力技术审核申请：

（1）申请的医疗技术是国务院卫生行政部门废除或者禁止使用的；

（2）申请的医疗技术未列入相应目录的；

（3）申请的医疗技术距上次同一医疗技术未通过临床应用能力技术审核时间未满12个月的；

（4）省级以上卫生行政部门规定的其他情形。

（四）医疗技术临床应用能力的技术审核

技术审核机构接到医疗机构医疗技术临床应用能力技术审核申请后，对于符合规定条件的，应当予以受理，并自受理之日起30日内，组织相关专业专家按照审核程序和医疗技术管理规范，对医疗机构进行医疗技术临床应用能力技术审核，并出具技术审核报告。

医疗技术临床应用能力技术审核结论实行合议制。参加医疗技术临床应用能力技术审核的人员数量应当为3人以上单数，每位审核人员独立出具书面审核意见并署名。技术审核机构根据半数以上审核人员的意见形成技术审核结论。技术审核机构对审核过程应当做出完整记录并留存备查，审核人员的审核意见与审核结论不同的应当予以注明。技术审核机构应当确保技术审核工作的科学、客观、公正，并对审核结论负责。

技术审核机构应当自做出审核结论之日起10日内，将审核结论送达申请的医疗机构。未通过审核的医疗技术，医疗机构不得在12个月内向其他技术审核机构申请同一医疗技术临床应用能力再审核。

医疗机构出现下列情形之一的，应当报请批准其临床应用该项医疗技术的卫生行政部门决定是否需要重新进行医疗技术临床应用能力技术审核：

1. 与该项医疗技术有关的专业技术人员或者设备、设施、辅助条件发生变化，可能会对医疗技术临床应用带来不确定后果的；

2. 该项医疗技术非关键环节发生改变的；

3. 准予该项医疗技术诊疗科目登记后1年内未在临床应用的；

4. 该项医疗技术中止1年以上拟重新开展的。

五、医疗技术临床应用的监督管理

（一）监督管理机构及其职权

国务院卫生行政部门负责全国医疗技术临床应用管理工作，县级以上地方卫生行政部门负责本辖区医疗技术临床应用监督管理工作。县级以上地方卫生行政部门应当加强对医疗机构医疗技术临床应用情况的监督管理，进行监督检查时，其有权采取下列措施：

1. 进入工作现场了解情况，调查取证；

2. 查阅、复制有关资料；

3. 责令医疗机构立即改正违法违规行为。

卫生行政部门应当定期对医疗机构医疗技术临床应用情况进行审核。在定期审核过程中发现有关规定情形的，卫生行政部门要按照相关规定，做出是否注销医疗机构诊疗科目项下该项医疗技术登记、继续或者停止临床应用该项医疗技术的决定。医疗机构违反有关规定，未经医疗机构诊疗科目项下医疗技术登记擅自在临床应用医疗技术的，由卫生行政部门按照《医疗机构管理条例》第四十七条的规定给予处罚。

（二）不予登记和撤销登记

医疗机构出现下列情形之一的，卫生行政部门不予医疗机构诊疗科目项下医疗技术登记；已经准予登记的，应当及时撤销医疗技术登记：

1. 在医疗技术临床应用能力技术审核过程中弄虚作假的；
2. 不符合相应卫生行政部门规划的；
3. 未通过医疗技术临床应用能力技术审核的；
4. 超出登记的诊疗科目范围的；
5. 医疗技术与其功能、任务不相适应的；
6. 虽通过医疗技术临床应用能力技术审核，但不再具备医疗技术临床应用条件的；
7. 省级以上卫生行政部门规定的其他情形。

（三）责令改正

医疗机构出现下列情形之一的，卫生行政部门应当立即责令其改正；造成严重后果的，依法追究医疗机构主要负责人和直接责任人员责任：

1. 临床应用国务院卫生行政部门废除或者禁止使用的医疗技术的；
2. 违反规定擅自临床应用新的第三类医疗技术的；
3. 临床应用未经医疗技术临床应用能力技术审核的医疗技术的；
4. 未按照规定向卫生行政部门报告医疗技术临床应用情况的；
5. 未按照规定立即停止医疗技术临床应用的；
6. 未按照规定重新申请医疗技术临床应用能力技术审核，或者擅自临床应用需要重新进行医疗技术临床应用能力技术审核的医疗技术的；
7. 违反其他规定的。

（四）取消技术审核机构资格

省级以上卫生行政部门应当加强对技术审核机构技术审核工作的监督管理。技术审核机构出现下列情形之一的，指定其承担技术审核工作的卫生行政部门应当取消其技术审核机构资格：

1. 通过医疗技术临床应用能力技术审核的医疗机构不具备医疗技术临床应用能力的；
2. 超出技术审核权限或者超出省级以上卫生行政部门公布的医疗技术目录，进行医疗技术临床应用能力技术审核的；
3. 受理国务院卫生行政部门废除或者禁止使用医疗技术临床应用能力技术审核申请的；
4. 严重违反技术审核程序的；

5. 不能按照本办法规定完成技术审核工作的；

6. 省级以上卫生行政部门规定的其他情形。

技术审核机构在第一条、第二条、第三条和第四条情形下做出的审核结论，卫生行政部门不作为批准医疗机构医疗技术临床应用和诊疗科目项下医疗技术登记的依据；已经准予登记的，卫生行政部门应当及时予以撤销。

（五）专家库成员资格

技术审核机构应当对参加技术审核工作的专家库成员进行年度考核，对年度考核不合格或者发现有下列情形之一的，取消其专家库成员资格，5年内不再聘请其承担技术审核工作，并及时通报其所在单位及指定技术审核机构的卫生行政部门：

1. 在技术审核工作中不能科学、客观、公正地提出评价意见的；

2. 严重违反技术审核程序的；

3. 不能按照规定完成技术审核工作的；

4. 在技术审核过程中弄虚作假、收受财物或者牟取其他不正当利益的；

5. 省级以上卫生行政部门规定的其他情形。

（六）医疗机构的医疗技术应用管理

1. 医疗机构应当有专门的部门负责医疗技术临床应用管理和第一类医疗技术临床应用能力技术审核工作。医疗机构应当建立医疗技术分级管理制度和保障医疗技术临床应用质量、安全的规章制度，建立医疗技术档案，对医疗技术定期进行安全性、有效性和合理应用情况的评估。

2. 手术分级　医疗机构应当建立手术分级管理制度。根据风险性和难易程度不同，将手术分为四级：

1. 一级手术是指风险较低、过程简单、技术难度低的普通手术；

2. 二级手术是指有一定风险、过程复杂程度一般、有一定技术难度的手术；

3. 三级手术是指风险较高、过程较复杂、难度较大的手术；

4. 四级手术是指风险高、过程复杂、难度大的重大手术。

3. 手术权限　医疗机构应当对具有不同专业技术职务任职资格的医师开展不同级别的手术进行限定，并对其专业能力进行审核后授予相应的手术权限。

4. 报告义务　医疗机构应当自准予开展第二类医疗技术和第三类医疗技术之日起2年内，每年向批准该项医疗技术临床应用的卫生行政部门报告临床应用情况，包括诊疗病例数、适应证掌握情况、临床应用效果、并发症、合并症、不良反应、随访情况等。必要时，相应的卫生行政部门可以组织专家进行现场核实。

5. 停止医疗技术临床应用　医疗机构在医疗技术临床应用过程中出现下列情形之一的，应当立即停止该项医疗技术的临床应用，并向核发其《医疗机构执业许可证》的卫生行政部门报告：

（1）该项医疗技术被国务院卫生行政部门废除或者禁止使用；

（2）从事该项医疗技术主要专业技术人员或者关键设备、设施及其他辅助条件发生变化，不能正常临床应用；

（3）发生与该项医疗技术直接相关的严重不良后果；

（4）该项医疗技术存在医疗质量和医疗安全隐患；

（5）该项医疗技术存在伦理缺陷；

（6）该项医疗技术临床应用效果不确切；

（7）省级以上卫生行政部门规定的其他情形。

医疗机构出现上述第一条和第二条情形的，负责医疗机构诊疗科目登记的卫生行政部门应当及时注销医疗机构诊疗科目项下的相应医疗技术登记，并向社会公告。医疗机构出现上述第三条、第四条、第五条、第六条情形的，批准该项医疗技术临床应用的卫生行政部门应当立即组织专家对医疗机构医疗技术临床应用情况进行复核。必要时，可以组织对医疗技术安全性、有效性进行论证。根据复核结果和论证结论，批准该项医疗技术临床应用的卫生行政部门及时做出继续或者停止临床应用该项医疗技术的决定，并对相应的医疗技术目录进行调整。

第二节　人体器官移植

一、人体器官移植的概念

人体器官移植是指摘取人体器官捐献人具有特定功能的心脏、肺脏、肝脏、肾脏或者胰腺等器官的全部或者部分，将其植入接受人身体以代替其病损器官的过程。

为了规范人体器官移植，保证医疗质量，保障人体健康，维护公民的合法权益，国务院卫生行政部门于2007年3月21日颁布了《人体器官移植条例》并自2007年5月1日起施行。为了规范人体器官移植技术临床应用，国务院卫生行政部门还制定和颁布了《人体器官移植技术临床应用管理暂行规定》和《人体捐献器官获取与分配管理规定（试行）》等。

二、人体器官的捐献

（一）捐献原则

1.人体器官捐献应当遵循自愿、无偿的原则；

2.公民享有捐献或者不捐献其人体器官的权利；

3.任何组织或者个人不得强迫、欺骗或者利诱他人捐献人体器官；

4.任何组织或者个人不得以任何形式买卖人体器官，不得从事与买卖人体器官有关的活动。

（二）捐献人的法定条件

1.捐献人体器官的公民应当具有完全民事行为能力；

2.任何组织或者个人不得摘取未满18周岁公民的活体器官用于移植；

3. 公民捐献其人体器官应当有书面形式的捐献意愿，对已经表示捐献其人体器官的意愿，有权予以撤销；

4. 公民生前表示不同意捐献其人体器官的，任何组织或者个人不得捐献、摘取该公民的人体器官；公民生前未表示不同意捐献其人体器官的，该公民死亡后，其配偶、成年子女、父母可以以书面形式共同表示同意捐献该公民人体器官的意愿；

5. 活体器官的接受人限于活体器官捐献人的配偶、直系血亲或者三代以内旁系血亲，或者有证据证明与活体器官捐献人存在因帮扶等形成亲情关系的人员。

三、人体器官移植的机构

（一）人体器官移植的管理机构

1. 国务院卫生行政部门主管全国人体器官移植工作。国务院卫生行政部门成立人体器官移植技术临床应用委员会，负责组织相关专家拟订全国人体器官移植技术临床应用规范，对省级卫生行政部门上报的人体器官移植技术临床应用规划提出评议意见。

2. 省、自治区、直辖市卫生行政部门根据人体器官移植医疗需求、本行政区域人体器官移植技术和人才队伍水平等综合因素，制订本行政区域人体器官移植技术临床应用规划，并报国务院卫生行政部门备案。省、自治区、直辖市卫生行政部门应当根据报国务院卫生行政部门备案的人体器官移植技术临床应用规划，对本行政区域开展人体器官移植的医疗机构进行合理布局，严格控制数量，严格技术准入。

3. 县级以上地方卫生行政部门应当严格加强对医疗机构开展人体器官移植的监督管理。

（二）人体器官移植的医疗机构

医疗机构开展人体器官移植技术临床应用，必须按照《医疗机构管理条例》和《人体器官移植技术临床应用管理暂行规定》，向省级卫生行政部门申请办理器官移植相应专业诊疗科目登记。

1. 申请条件　申请办理器官移植相应专业诊疗科目登记的医疗机构原则上为三级甲等医院，并必须具备下列条件：

（1）有具备人体器官移植技术临床应用能力的在职执业医师和与开展的人体器官移植相适应的其他专业技术人员；

（2）有与开展的人体器官移植技术临床应用相适应的设备、设施；

（3）有由医学、法学、伦理学等方面专家组成的人体器官移植技术临床应用与伦理委员会，该委员会中从事人体器官移植的医学专家不超过委员人数的1/4；

（4）有完善的人体器官移植技术规范和管理制度。

特殊情况下，以上规定以外的其他医院申请办理器官移植相应专业诊疗科目登记的，除必须具备规定的条件外，还必须符合所在地省、自治区、直辖市卫生行政部门向国务院卫生行政部门备案的人体器官移植技术临床应用规划。凡不符合规划的，省、自治区、直辖市卫生行政部门不得准予登记。

2.审核 省、自治区、直辖市卫生行政部门接到医疗机构办理器官移植相应专业诊疗科目登记申请时，应当组织专家对其申请的器官移植相应专业诊疗科目的临床应用能力进行评价。同时，省、自治区、直辖市卫生行政部门应当在准予器官移植项目登记前，对医疗机构进行现场核实，对通过评价且符合本行政区域人体器官移植技术临床应用规划的，在其《医疗机构执业许可证》外科诊疗科目下设相应专业中增加器官移植项目登记。

3.执业要求 医疗机构开展人体器官移植的执业要求如下：

（1）医疗机构通过人体器官移植相应专业诊疗科目登记方可开展人体器官移植；

（2）未取得器官移植相应专业诊疗科目登记的医疗机构不得开展人体器官移植；

（3）不具有人体器官移植技术临床应用能力的执业医师，不得开展人体器官移植；

（4）具有人体器官移植技术临床应用能力的执业医师，不得到未取得器官移植相应专业诊疗科目登记的医疗机构开展人体器官移植；

（5）未取得器官移植相应专业诊疗科目登记的三级综合医院在同时出现下列三种特殊情况时，经所在地省、自治区、直辖市卫生行政部门同意，可以邀请已取得器官移植相应专业诊疗科目登记的医疗机构中具有人体器官移植技术临床应用能力的执业医师来本医院开展人体器官移植手术：①供移植人体器官对血液供应有较高要求（如心脏移植）；②供移植人体器官不能及时运送至取得器官移植诊疗科目登记的医疗机构；③患者病情危重。以上规定的三级综合医院应当是人体器官捐献者所在地的医院，且具备手术、重症监护和免疫排斥反应应急处理等条件。具有人体器官移植技术临床应用能力的执业医师在完成人体器官移植手术后，应当待患者病情平稳后方可返回其执业注册的医疗机构。

（6）医疗机构开展人体器官移植的执业医师发生变动或者有关的主要设备、设施及其他关键辅助支持条件发生变化，不再具备规定条件的，应当立即停止人体器官移植技术临床应用，并向准予登记的省级卫生行政部门办理注销器官移植相应专业诊疗科目登记手续。

四、人体器官的移植

（一）人体器官移植的规则

医疗机构及其医务人员从事人体器官移植，应当遵守伦理原则和人体器官移植技术管理规范。申请人体器官移植手术患者的排序，应当符合医疗需要，遵循公平、公正和公开的原则。

1.术前医学检查和风险评估 实施人体器官移植手术的医疗机构及其医务人员应当对人体器官捐献人进行医学检查，对接受人因人体器官移植感染疾病的风险进行评估，并采取措施，降低风险。

2. 术前告知义务和职责　从事人体器官移植的医疗机构及其医务人员摘取活体器官前，应当履行下列义务，并应当保存活体器官捐献人的医学资料，并进行随访：

（1）向活体器官捐献人说明器官摘取手术的风险、术后注意事项、可能发生的并发症及其预防措施等，并与活体器官捐献人签署知情同意书；

（2）查验活体器官捐献人同意捐献其器官的书面意愿、活体器官捐献人与接受人存在规定关系的证明材料；

（3）确认除摘取器官产生的直接后果外不会损害活体器官捐献人其他正常的生理功能。

3. 摘取人体器官的伦理审查　在摘取活体器官前或者尸体器官捐献人死亡前，负责人体器官移植的执业医师应当向所在医疗机构的人体器官移植技术临床应用与伦理委员会提出摘取人体器官审查申请。人体器官移植技术临床应用与伦理委员会收到摘取人体器官审查申请后，应当对下列事项进行审查，并出具同意或者不同意的书面意见：

（1）人体器官捐献人的捐献意愿是否真实；

（2）有无买卖或者变相买卖人体器官的情形；

（3）人体器官的配型和接受人的适应证是否符合伦理原则和人体器官移植技术管理规范。

经2/3以上委员同意，人体器官移植技术临床应用与伦理委员会方可出具同意摘取人体器官的书面意见。人体器官移植技术临床应用与伦理委员会不同意摘取人体器官的，医疗机构不得作出摘取人体器官的决定，医务人员不得摘取人体器官。

4. 摘取人体器官的规则　摘取尸体器官，应当在依法判定尸体器官捐献人死亡后进行。从事人体器官移植的医务人员不得参与捐献人的死亡判定。从事人体器官移植的医疗机构及其医务人员应当尊重死者的尊严；对摘取器官完毕的尸体，应当进行符合伦理原则的医学处理，除用于移植的器官以外，应当恢复尸体原貌。

5. 试验性人体器官移植　医疗机构及其医务人员开展试验性人体器官移植，必须进行技术论证，并按照有关规定取得批准；并应当履行告知义务，征得患者本人和其家属书面同意。试验性人体器官移植不得向患者收取任何费用。有关给予患者补偿问题，应当在知情同意书中约定。

6. 异种器官移植　医疗机构开展异种器官移植，应当按照临床科研项目的有关规定取得批准后方可实施。

7. 相关人的隐私权　从事人体器官移植的医务人员应当对人体器官捐献人、接受人和申请人体器官移植手术的患者的个人资料保密。

（二）人体器官移植的费用

从事人体器官移植的医疗机构实施人体器官移植手术，除向接受人收取下列费用外，不得收取或者变相收取所移植人体器官的费用：

1. 摘取和植入人体器官的手术费；

2. 保存和运送人体器官的费用；

3. 摘取、植入人体器官所发生的药费、检验费、医用耗材费。

以上规定费用的收取标准，依照有关法律、行政法规的规定确定并予以公布。

第三节　人类辅助生殖技术

一、人类辅助生殖技术的概念

人类辅助生殖技术是指运用医学技术和方法对配子、合子、胚胎进行人工操作，以达到受孕目的的技术，分为人工授精和体外受精–胚胎移植技术及其各种衍生技术。

人工授精是指用人工方式将精液注入女性体内以取代性交途径使其妊娠的一种方法。根据精液来源不同，分为丈夫精液人工授精和供精人工授精。人工授精技术应用初期主要是通过丈夫精液人工授精来治疗男性不育症，之后逐渐发展到供精人工授精。

体外受精–胚胎移植技术及其各种衍生技术，又简称为体外受精，是指从女性体内取出卵子，在器皿内培养后，加入经技术处理的精子，待卵子受精后，继续培养，到形成早期胚胎时，再转移到子宫内着床，发育成胎儿直至分娩的技术。由于受孕过程的最早期阶段发生在体外试管内，故也称为试管婴儿技术，生育出来的婴儿称为试管婴儿。体外受精—胚胎移植技术主要解决女性不孕问题。

为保证人类辅助生殖技术安全、有效和健康发展，规范人类辅助生殖技术的应用和管理，保障人民健康，2001年2月20日国务院卫生行政部门颁布了《人类辅助生殖技术管理办法》和《人类精子库管理办法》，2003年6月27日国务院卫生行政部门重新修订和颁布了《人类辅助生殖技术规范》《人类精子库基本标准和技术规范》和《人类辅助生殖技术和人类精子库伦理原则》，并将2001年颁发的《人类辅助生殖技术规范》《人类精子库基本标准》《人类精子库技术规范》和《实施人类辅助生殖技术的伦理原则》同时废止。

二、人类辅助生殖技术的审批

（一）申请条件

申请开展人类辅助生殖技术的医疗机构应当符合下列条件：

1. 具有与开展技术相适应的卫生专业技术人员和其他专业技术人员；

2. 具有与开展技术相适应的技术和设备；

3. 设有医学伦理委员会；

4. 符合国务院卫生行政部门制定的《人类辅助生殖技术规范》的要求。

（二）审批

1. 申请开展丈夫精液人工授精技术的医疗机构，由省、自治区、直辖市人民政府卫生行政部门审查批准。省、自治区、直辖市人民政府卫生行政部门收到申请材料后，可以组织有关专家进行论证，并在收到专家论证报告后30个工作日内进行审核，审核同意的，发给批准证书；审核不同意的，书面通知申请单位。

2. 申请开展供精人工授精和体外受精-胚胎移植技术及其衍生技术的医疗机构，由省、自治区、直辖市人民政府卫生行政部门提出初审意见，国务院卫生行政部门审批。国务院卫生行政部门收到省、自治区、直辖市人民政府卫生行政部门的初审意见和材料后，聘请有关专家进行论证，并在收到专家论证报告后45个工作日内进行审核，审核同意的，发给批准证书；审核不同意的，书面通知申请单位。

3. 《人类辅助生殖技术管理办法》颁布前已经开展人类辅助生殖技术的医疗机构，在本办法颁布后3个月内向所在地省、自治区、直辖市人民政府卫生行政部门提出申请，省、自治区、直辖市人民政府卫生行政部门和国务院卫生行政部门按照本办法审查，审查同意的，发给批准证书；审查不同意的，不得再开展人类辅助生殖技术服务。

4. 人类辅助生殖技术批准证书每2年校验一次，校验由原审批机关办理。校验合格的，可以继续开展人类辅助生殖技术；校验不合格的，收回其批准证书。

三、人类辅助生殖技术的实施

（一）实施规则

医疗机构实施人类辅助生殖术应遵守下列规则：

1. 人类辅助生殖技术必须在经过批准并进行登记的医疗机构中实施。未经卫生行政部门批准，任何单位和个人不得实施人类辅助生殖技术。实施人类辅助生殖技术应当符合国务院卫生行政部门制定的《人类辅助生殖技术规范》的规定。

2. 实施人类辅助生殖技术应当遵循知情同意原则，并签署知情同意书。涉及伦理问题的，应当提交医学伦理委员会讨论。

3. 实施供精人工授精和体外受精-胚胎移植技术及其各种衍生技术的医疗机构应当与国务院卫生行政部门批准的人类精子库签订供精协议；严禁私自采精；医疗机构在实施人类辅助生殖技术时应当索取精子检验合格证明。

4. 实施人类辅助生殖技术的医疗机构应当为当事人保密，不得泄漏有关信息。

5. 实施人类辅助生殖技术的医疗机构不得进行性别选择，法律法规另有规定的除外。

6. 禁止以任何形式买卖配子、合子、胚胎；医疗机构和医务人员不得实施任何形式的代孕技术。

7. 实施人类辅助生殖技术的医疗机构应当建立健全技术档案管理制度。

8. 供精人工授精医疗行为方面的医疗技术档案和法律文书应当永久保存。

9. 实施人类辅助生殖技术的医疗机构应当对实施人类辅助生殖技术的人员进行医学业务和伦理学知识的培训。

（二）监测和评估

国务院卫生行政部门指定卫生技术评估机构对开展人类辅助生殖技术的医疗机构进行技术质量监测和定期评估。技术评估的主要内容为人类辅助生殖技术的安全性、有效性、经济性和社会影响。监测结果和技术评估报告报医疗机构所在地的省、自治区、直辖市人民政府卫生行政部门和国务院卫生行政部门备案。

四、人类精子库

（一）人类精子库的概念

人类精子库是指以治疗不育症以及预防遗传病和提供生殖保险等为目的，利用超低温冷冻技术，采集、检测、保存和提供精子的机构。

为了规范人类精子库管理，保证人类辅助生殖技术安全、有效应用和健康发展，保障人民健康，2001年2月20日国务院卫生行政部门颁布了《人类精子库管理办法》，自2001年8月1日起施行；2003年6月27日国务院卫生行政部门重新修订和颁布了《人类精子库基本标准和技术规范》和《人类辅助生殖技术和人类精子库伦理原则》。

（二）审批

国务院卫生行政部门根据我国卫生资源、对供精的需求、精子的来源、技术条件等实际情况，制订人类精子库设置规划。设置人类精子库应当经国务院卫生行政部门批准。

1. 申请条件　人类精子库必须设置在持有《医疗机构执业许可证》的综合性医院、专科医院或持有《计划生育技术服务执业许可证》的省级以上（含省级）计划生育服务机构内。申请设置人类精子库的医疗机构应当向所在地省、自治区、直辖市人民政府卫生行政部门提出申请和提交材料，申请设置人类精子库的医疗机构应当符合下列条件：

（1）具有医疗机构执业许可证；

（2）设有医学伦理委员会；

（3）具有与采集、检测、保存和提供精子相适应的卫生 专业技术人员；

（4）具有与采集、检测、保存和提供精子相适应的技术和仪器设备；

（5）具有对供精者进行筛查的技术能力；

（6）应当符合国务院卫生行政部门制定的《人类精子库基本标准和技术规范》。

2. 审批　省、自治区、直辖市人民政府卫生行政部门收到前条规定的材料后，提出初步意见，报国务院卫生行政部门审批。国务院卫生行政部门收到省、自治区、直辖市人民政府卫生行政部门的初步意见和材料后，聘请有关专家进行论证，并在收到专家论证报告后45个工作日内进行审核，审核同意的，发给人类精子库批准证书；审核不同意的，书面通知申请单位。批准设置人类精子库的医疗机构应当按照《医疗机构管理条例》的有关规定，持国务院卫生行政部门的批准证书到核发其医疗机构执业许可证的卫生行政部门办理变更登记手续。《人类精子库管理办法》颁布前已经设置人类精子库的医疗机构，在本办法颁布后3个月内向所在地省、自治区、直辖市人民政府卫生行政部门提出申请，省、自治区、直辖市人民政府卫生行政部门和国务院卫生行政部门按照本办法审查，审查同意的，发给人类精子库批准证书；审查不同意的，不得再设置人类精子库。人类精子库批准证书每2年校验1次。校验合格的，可以继续开展人类精子库工作；校验不合格的，收回人类精子库批准证书。

（三）精子采集与提供

1. 精子采集　人类精子库应当对供精者进行健康检查和严格筛选，不得采集有下列情况之一的人员的精液：

（1）有遗传病家族史或者患遗传性疾病；

（2）精神病患者；

（3）传染病患者或者病源携带者；

（4）长期接触放射线和有害物质者；

（5）精液检查不合格者；

（6）其他严重器质性疾病患者。

人类精子库工作人员应当向供精者说明精子的用途、保存方式以及可能带来的社会伦理等问题。人类精子库应当和供精者签署知情同意书。

2. 精子提供　对精子提供的要求如下：

（1）供精者应当是年龄在22～45周岁之间的健康男性，且只能在一个人类精子库中供精。

（2）精子库采集精子后，应当进行检验和筛查。精子冷冻6个月后，经过复检合格，方可向经卫生行政部门批准开展人类辅助生殖技术的医疗机构提供，并向医疗机构提交检验结果。未经检验或检验不合格的，不得向医疗机构提供。

（3）严禁精子库向医疗机构提供新鲜精子；严禁精子库向未经批准开展人类辅助生殖技术的医疗机构提供精子。

（4）一个供精者的精子最多只能提供给5名妇女受孕。

3. 基本规则　精子采集与提供的基本规则如下：

（1）精子的采集与提供应当在经过批准的人类精子库中进行；未经批准，任何单位和个人不得从事精子的采集与提供活动。

（2）精子的采集与提供应当严格遵守国务院卫生行政部门制定的《人类精子库基本标准和技术规范》和各项技术操作规程。

（3）精子的采集与提供应当遵守当事人自愿和符合社会伦理原则。

（4）任何单位和个人不得以营利为目的进行精子的采集与提供活动。

（5）人类精子库应当建立供精者档案，对供精者的详细资料和精子使用情况进行计算机管理并永久保存。

（6）人类精子库应当为供精者和受精者保密，未经供精者和受精者同意不得泄漏有关信息。

（7）国务院卫生行政部门指定卫生技术评估机构，对人类精子库进行技术质量监测和定期检查。监测结果和检查报告报人类精子库所在地的省、自治区、直辖市人民政府卫生行政部门和国务院卫生行政部门备案。

五、人类辅助生殖技术的监督管理

（一）监督管理机构

国务院卫生行政部门主管全国人类辅助生殖技术应用的监督管理工作，县级以上地方人民政府卫生行政部门负责本行政区域内人类辅助生殖技术的日常监督管理。

（二）监督管理对象

开展人类辅助生殖技术的各类医疗机构。

（三）监督管理主要内容

卫生行政部门对开展人类辅助生殖技术的各类医疗机构的监督监理主要内容包括：

1. 是否存在未经批准擅自开展人类辅助生殖技术的行为；

2. 已被批准的机构，是否严格按照批准范围、技术规范、技术标准和伦理原则的规定开展业务，是否按规定定期进行校验；

3. 是否存在买卖配子、合子、胚胎等行为；

4. 是否存在实施代孕技术的行为；

5. 是否存在使用不具有《人类精子库批准证书》机构提供的精子的行为；

6. 是否存在擅自进行性别选择的行为；

7. 实施人类辅助生殖技术档案是否健全。

（四）监督管理方式

市级卫生行政部门统一负责全市人类辅助生殖技术监督管理工作，不定期对各区县级卫生行政部门人类辅助生殖技术监督管理工作进行检查；各区县级卫生行政部门负责本行政区域内人类辅助生殖技术的日常监督管理。

1. 全面检查　由市级卫生行政部门制定计划，组织市、区县级卫生行政部门分级组织实施，对辖区内开展人类辅助生殖技术的机构进行全面检查。

2. 专项检查　由省级或市级卫生行政部门部署启动，随机选派执法检查人员成立专项工作领导小组和专项整治行动办公室，重点结合群众举报、媒体曝光案件等，集中查处违法、违规案件。

3. 日常监督检查　按照属地管理原则，各区县级将人类辅助生殖技术管理纳入日常卫生监督执法，在相关资质证书发放、校验前进行随机抽查，日常运行中开展随机监督抽查等；根据群众投诉举报，随机选派执法检查人员有针对性地开展监督检查。

（五）监督检查程序

1. 制定检查计划　确定检查范围、检查内容、检查方式、时间安排、工作要求，并正式印发部署。

2. 实施检查　按照属地管理的原则，各区县级卫生行政部门自行或按照检查计划，切实履行监督管理职责，加强对辖区内开展人类辅助生殖技术况的监督检查工作。

3. 检查结果处理　检查工作完成后，对检查基本情况、存在问题进行汇总分析、通报，并提出下一步工作要求。

4. 整改后处理　市、区县级卫生行政部门督促辖区内医疗机构认真落实整改，在规定期限内完成并报告省卫生健康委员会。对违法违规的辅助生殖机构和人员，建立黑名单制度，规范行业秩序。

（六）监督检查措施及处理

各级卫生行政部门对医疗机构和执业人员进行监督检查，根据情况依法采取警告、责令改正、罚款、吊销执业许可证等措施。

第四节　性别重置技术

一、性别重置技术的概念

性别重置技术，又俗称变性手术，是指通过外科手段（组织移植和器官再造）使手术对象的生理性别与其心理性别相符，即切除原有的性器官并重建新性别的体表性器官和与之相匹配的第二性征的医疗技术。

为规范性别重置技术临床应用，保证医疗质量和医疗安全，2017年2月14日国务院卫生行政部门颁布了《性别重置技术管理规范》，同时将2009年11月13日印发的《变性手术技术管理规范（试行）》废止。《性别重置技术管理规范》是医疗机构及其医务人员开展性别重置技术的最低要求。

二、医疗机构开展性别重置的基本要求

（一）医疗机构开展性别重置技术应满足的要求

1.医疗机构开展性别重置技术应当与其功能、任务和技术能力相适应。

2.有卫生计生行政部门核准登记的整形外科、泌尿外科和妇产科诊疗科目。有独立建制的麻醉科、重症医学科和输血科等辅助科室。

3.设有管理规范的由医学、法学、伦理学等领域专家组成的伦理委员会。

4.整形外科。开展整形外科临床诊疗工作10年以上，床位不少于30张。能够独立完成整形外科各类手术（包括器官再造和组织移植手术），每年完成的整形外科手术不少于1000例。病房设施便于保护性别重置手术对象隐私和进行心理治疗等。

5. 有至少2名具备性别重置技术临床应用能力的本医疗机构注册医师，有经过性别重置技术相关知识和技能培训并考核合格的其他专业技术人员。

6. 具备手术显微镜、血管探测仪等开展显微外科手术的相应设备。

（二）开展性别重置技术的医师要求

1. 取得《医师执业证书》，执业范围为外科专业的本医疗机构注册医师；

2. 有10年以上整形外科专业领域临床诊疗工作经验，取得副主任医师以上专业技术职务任职资格5年以上；

3. 独立完成生殖器再造术不少于10例（开展女变男性别重置技术的需独立完成阴茎再造术不少于5例）；

4. 经过省级卫生计生行政部门指定的培训基地关于性别重置技术相关系统培训，具备开展性别重置技术的能力。

（三）其他相关卫生专业技术人员

经过性别重置技术相关专业系统培训，满足开展性别重置技术临床应用所需的相关条件。

（四）技术管理基本要求

1. 严格遵守性别重置技术操作规范和诊疗指南，严格掌握性别重置技术的适应证和禁忌证。

2. 外生殖器的切除、成形及女变男乳房切除是性别重置技术的主体手术。

3. 实施主体手术前，手术对象应当提供如下材料并纳入病历：

（1）当地公安部门出具的手术对象无在案犯罪记录证明；

（2）有精神科或心理科医师开具的易性病诊断证明；

（3）手术对象本人要求手术的书面报告并进行公证；

（4）手术对象提供已告知直系亲属拟行性别重置手术的相关证明。

4. 手术前手术对象应当满足下列条件：

（1）对性别重置的要求至少持续5年以上，且无反复过程；

（2）术前接受心理、精神治疗1年以上且无效；

（3）未在婚姻状态；

（4）年龄大于20岁，具备完全民事行为能力；

（5）无手术禁忌证。

5. 实施性别重置手术前，应当由手术者向手术对象充分告知手术目的、手术风险、手术后的后续治疗、注意事项、可能发生的并发症及预防措施、性别重置手术的后果，并签署知情同意书。

6. 医院管理。

（1）实施性别重置手术前须经过医院伦理委员会同意，获准后方可施行；

（2）建立病例信息数据库，完成每例次性别重置手术的一期手术后，应当按要求保留并及时上报相关病例数据信息；

（3）切除组织送病理检查；

（4）完成符合转换性别后的外生殖器重建手术后，医院为手术对象出具有关诊疗证明，以便手术对象办理相关法律手续；

（5）医疗机构及其医务人员应当尊重手术对象隐私权。

7. 开展性别重置技术的医疗机构应建立健全性别重置手术后随访制度，按规定进行随访、记录。

8. 医疗机构和医师按照规定定期接受性别重置技术临床应用能力评估，包括病例选择、手术成功率、严重并发症、死亡病例、医疗事故发生情况、术后患者管理、患者生存质量、随访情况和病历质量等。

9. 其他管理要求。

（1）使用经国家食品药品监督管理总局批准的性别重置技术相关器材，不得违规重复使用与性别重置技术相关的一次性医用器材；

（2）建立性别重置技术相关器材登记制度，保证器材来源可追溯。在手术对象住院病历的手术记录部分留存相关器材条形码或者其他合格证明文件。

第五节　放射诊疗技术

一、放射诊疗的概念

放射诊疗是指使用放射性同位素、射线装置进行临床医学诊断、治疗和健康检查。根据诊疗风险和技术难易程度，将放射诊疗工作分为四类，即放射治疗、核医学、介入放射学和X线影像诊断。

为加强放射诊疗工作的管理，保证医疗质量和医疗安全，保障放射诊疗工作人员、患者和公众的健康权益，依据《中华人民共和国职业病防治法》《放射性同位素与射线装置安全和防护条例》和《医疗机构管理条例》等法律、法规的规定，2006年1月24日国务院卫生行政部门颁发了《放射诊疗管理规定》，并于2016年1月19日根据《国家卫生计生委关于修改外国医师来华短期行医暂行管理办法等8件部门规章的决定》修改。

二、开展放射诊疗的条件

（一）开展条件

医疗机构开展放射诊疗工作，应当具备下列基本条件：

1. 具有经核准登记的医学影像科诊疗科目；

2. 具有符合国家相关标准和规定的放射诊疗场所和配套设施；

3. 具有质量控制与安全防护专（兼）职管理人员和管理制度，并配备必要的防护用品和监测仪器；

4. 产生放射性废气、废液、固体废物的，具有确保放射性废气、废液、固体废物达标排放的处理能力或者可行的处理方案；

5. 具有放射事件应急处理预案。

此外，医疗机构开展不同类别的放射诊疗工作，应当分别具有不同的相关工作人员和相关仪器设备，同时按照要求配备并使用安全防护装置、辐射检测仪器和个人防护用品。

（二）放射诊疗的设置与审批

1. 设置申请机构　医疗机构设置放射诊疗项目，应当按照其开展的放射诊疗工作的类别，分别向相应的卫生行政部门提出建设项目卫生审查、竣工验收和设置放射诊疗项目申请：

（1）开展放射治疗、核医学工作的，向省级卫生行政部门申请办理；

（2）开展介入放射学工作的，向设区的市级卫生行政部门申请办理；

（3）开展X线影像诊断工作的，向县级卫生行政部门申请办理。

（4）同时开展不同类别放射诊疗工作的，向具有高类别审批权的卫生行政部门申请办理。

2. 预评价报告　新建、扩建、改建放射诊疗建设项目，医疗机构应当在建设项目施工前向相应的卫生行政部门提交职业病危害放射防护预评价报告，申请进行建设项目卫生审查。立体定向放射治疗、质子治疗、重离子治疗、带回旋加速器的正电子发射断层扫描诊断等放射诊疗建设项目，应当提交卫生部指定的放射卫生技术机构出具的职业病危害控制效果评价报告技术审查意见和设备性能检测报告。卫生行政部门应当自收到预评价报告之日起30日内，作出审核决定。经审核符合国家相关卫生标准和要求的，方可施工。

3. 卫生验收　医疗机构在放射诊疗建设项目竣工验收前，应当进行职业病危害控制效果评价；并向相应的卫生行政部门提交建设项目竣工卫生验收申请、建设项目卫生审查资料、职业病危害控制效果放射防护评价报告和放射诊疗建设项目验收报告等资料，申请进行卫生验收。

4. 申请　医疗机构在开展放射诊疗工作前，应当提交放射诊疗许可申请表、《医疗机构执业许可证》或《设置医疗机构批准书》、放射诊疗专业技术人员的任职资格证书、放射诊疗设备清单和放射诊疗建设项目竣工验收合格证明文件等资料，向相应的卫生行政部门提出放射诊疗许可申请：

5. 审批　卫生行政部门对符合受理条件的申请应当即时受理；不符合要求的，应当在5日内一次性告知申请人需要补正的资料或者不予受理的理由。卫生行政部门应当自受理之日起20日内作出审查决定，对审核合格的，予以批准，并颁发国务院卫生行政部门部统一印制的《放射诊疗许可证》；对审核不合格的，不予批准，应当书面说明理由。

6. 登记　医疗机构取得《放射诊疗许可证》后，到核发《医疗机构执业许可证》的卫生行政执业登记部门办理相应诊疗科目登记手续。执业登记部门应根据许可情况，将医学影像科核准到二级诊疗科目。未取得《放射诊疗许可证》或未进行诊疗科目登记的，不得开展放射诊疗工作。

7. 变更 医疗机构变更放射诊疗项目的，应当向放射诊疗许可批准机关提出许可变更申请，并提交变更许可项目名称、放射防护评价报告等资料；同时向卫生行政执业登记部门提出诊疗科目变更申请，提交变更登记项目及变更理由等资料。卫生行政部门应当自收到变更申请之日起20日内做出审查决定。未经批准不得变更。

8. 注销 有下列情况之一的，由原批准部门注销放射诊疗许可，并登记存档，予以公告：

（1）医疗机构申请注销的；

（2）逾期不申请校验或者擅自变更放射诊疗科目的；

（3）校验或者办理变更时不符合相关要求，且逾期不改进或者改进后仍不符合要求的；

（4）歇业或者停止诊疗科目连续1年以上的；

（5）被卫生行政部门吊销《医疗机构执业许可证》的。

9. 校验 《放射诊疗许可证》与《医疗机构执业许可证》同时校验，申请校验时应当提交本周期有关放射诊疗设备性能与辐射工作场所的检测报告、放射诊疗工作人员健康监护资料和工作开展情况报告。

三、安全防护与质量保证

（一）管理人员的主要职责

医疗机构应当配备专（兼）职的管理人员，负责放射诊疗工作的质量保证和安全防护，管理人员的主要职责是：

1. 组织制定并落实放射诊疗和放射防护管理制度；

2. 定期组织对放射诊疗工作场所、设备和人员进行放射防护检测、监测和检查；

3. 组织本机构放射诊疗工作人员接受专业技术、放射防护知识及有关规定的培训和健康检查；

4. 制定放射事件应急预案并组织演练；

5. 记录本机构发生的放射事件并及时报告卫生行政部门。

（二）放射诊疗工作人员的要求

1. 医疗机构应当按照有关规定和标准，对放射诊疗工作人员进行上岗前、在岗期间和离岗时的健康检查，定期进行专业及防护知识培训，并分别建立个人剂量、职业健康管理和教育培训档案。

2. 放射诊疗工作人员应当按照有关规定配戴个人剂量计。

3. 放射诊疗工作人员对患者和受检者进行医疗照射时，应当遵守医疗照射正当化和放射防护最优化的原则，有明确的医疗目的，严格控制受照剂量；对邻近照射野的敏感器官和组织进行屏蔽防护，并事先告知患者和受检者辐射对健康的影响。

4. 开展放射治疗的医疗机构，在对患者实施放射治疗前，应当进行影像学、病理学及其他相关检查，严格掌握放射治疗的适应证。对确需进行放射治疗的，应当制定科学的治疗计划，并按照下列要求实施：

（1）对体外远距离放射治疗，放射诊疗工作人员在进入治疗室前，应首先检查操作控制台的源位显示，确认放射线束或放射源处于关闭位时，方可进入；

（2）对近距离放射治疗，放射诊疗工作人员应当使用专用工具拿取放射源，不得徒手操作；对接受敷贴治疗的患者采取安全护理，防止放射源被患者带走或丢失；

（3）在实施永久性籽粒插植治疗时，放射诊疗工作人员应随时清点所使用的放射性籽粒，防止在操作过程中遗失；放射性籽粒植入后，必须进行医学影像学检查，确认植入部位和放射性籽粒的数量；

（4）治疗过程中，治疗现场至少应有2名放射诊疗工作人员，并密切注视治疗装置的显示及患者情况，及时解决治疗中出现的问题；严禁其他无关人员进入治疗场所；

（5）放射诊疗工作人员应当严格按照放射治疗操作规范、规程实施照射；不得擅自修改治疗计划；

（6）放射诊疗工作人员应当验证治疗计划的执行情况，发现偏离计划现象时，应当及时采取补救措施并向本科室负责人或者本机构负责医疗质量控制的部门报告。

（三）仪器设备的要求

医疗机构的放射诊疗设备和检测仪表，应当符合下列要求：

1. 新安装、维修或更换重要部件后的设备，应当经省级以上卫生行政部门资质认证的检测机构对其进行检测，合格后方可启用；

2. 定期进行稳定性检测、校正和维护保养，由省级以上卫生行政部门资质认证的检测机构每年至少进行一次状态检测；

3. 按照国家有关规定检验或者校准用于放射防护和质量控制的检测仪表；

4. 放射诊疗设备及其相关设备的技术指标和安全、防护性能，应当符合有关标准与要求；

5. 不合格或国家有关部门规定淘汰的放射诊疗设备不得购置、使用、转让和出租。

（四）放射性同位素的处理要求

1. 医疗机构应当定期对放射诊疗工作场所、放射性同位素储存场所和防护设施进行放射防护检测，保证辐射水平符合有关规定或者标准。

2. 放射性同位素不得与易燃、易爆、腐蚀性物品同库储存；储存场所应当采取有效的防泄漏等措施，并安装必要的报警装置。

3. 放射性同位素储存场所应当有专人负责，有完善的存入、领取、归还登记和检查的制度，做到交接严格，检查及时，账目清楚，账物相符，记录资料完整。

（五）核医学诊疗的要求

1. 开展核医学诊疗的医疗机构，应当遵守相应的操作规范、规程，防止放射性同位素污染人体、设备、工作场所和环境；按照有关标准的规定对接受体内放射性药物诊治的患者进行控制，避免其他患者和公众受到超过允许水平的照射。

2. 核医学诊疗产生的放射性固体废物、废液及患者的放射性排出物应当单独收集，与其他废物、废液分开存放，按照国家有关规定处理。

（六）其他规则

1. 医疗机构应当制定与本单位从事的放射诊疗项目相适应的质量保证方案，遵守质量保证监测规范。

2. 医疗机构在实施放射诊断检查前应当对不同检查方法进行利弊分析，在保证诊断效果的前提下，优先采用对人体健康影响较小的诊断技术。

3. 医疗机构使用放射影像技术进行健康普查的，应当经过充分论证，制定周密的普查方案，采取严格的质量控制措施。

四、放射事件的防范和处置

医疗机构应当制定防范和处置放射事件的应急预案；发生放射事件后应当立即采取有效应急救援和控制措施，防止事件的扩大和蔓延。医疗机构发生下列放射事件情形之一的，应当及时进行调查处理，如实记录，并按照有关规定及时报告卫生行政部门和有关部门：

1. 诊断放射性药物实际用量偏离处方剂量50%以上的；

2. 放射治疗实际照射剂量偏离处方剂量25%以上的；

3. 人员误照或误用放射性药物的；

4. 放射性同位素丢失、被盗和污染的；

5. 设备故障或人为失误引起的其他放射事件。

五、放射诊疗工作的监督管理

（一）国务院卫生行政部门

国务院卫生行政部门负责全国放射诊疗工作的监督管理，县级以上地方人民政府卫生行政部门负责本行政区域内放射诊疗工作的监督管理。卫生行政部门的执法人员依法进行监督检查时，应当出示证件；被检查的单位应当予以配合，如实反映情况，提供必要的资料，不得拒绝、阻碍、隐瞒。卫生行政部门的执法人员或者卫生行政部门授权实施检查、检测的机构及其工作人员依法检查时，应当保守被检查单位的技术秘密和业务秘密。卫生行政部门应当加强监督执法队伍建设，提高执法人员的业务素质和执法水平，建立健全对执法人员的监督管理制度。

（二）县以上卫生行政部门

县级以上地方人民政府卫生行政部门应当定期对本行政区域内开展放射诊疗活

动的医疗机构进行监督检查。检查内容包括：执行法律、法规、规章、标准和规范等情况；放射诊疗规章制度和工作人员岗位责任制等制度的落实情况；健康监护制度和防护措施的落实情况；放射事件调查处理和报告情况。

（三）医疗卫生单位

医疗机构应当加强对本机构放射诊疗工作的管理，定期检查放射诊疗管理法律、法规、规章等制度的落实情况，保证放射诊疗的医疗质量和医疗安全。

第六节　造血干细胞移植技术

一、造血干细胞移植治疗技术的概念

造血干细胞移植是指患者先接受超大剂量放疗或化疗，有时联合其他免疫抑制药物，以清除体内的肿瘤细胞、异常克隆细胞，之后再回输采自自身或他人的造血干细胞，重建正常造血和免疫功能的一种治疗手段。

为规范造血干细胞移植技术的临床应用，保证医疗质量和医疗安全，2017年2月14日国务院卫生行政部门颁布了《造血干细胞移植技术管理规范》，同时将2009年11月13日印发的《脐带血造血干细胞治疗技术管理规范（试行）》废止。

二、医疗机构开展造血干细胞移植的基本要求

（一）医疗机构基本要求

1. 医疗机构开展造血干细胞移植技术应当与其功能、任务和技术能力相适应，有合法的造血干细胞来源。

2. 有卫生计生行政部门核准登记的血液内科或儿科及相关专业诊疗科目。

3. 开展造血干细胞移植治疗技术的科室应当具备下列条件：

（1）百级层流病房床位4张以上，配备患者呼叫系统、心电监护仪、外周血干细胞采集机、流式细胞仪、电动吸引器或中心负压吸引系统、供氧设施。

（2）成人血液内科开展儿童造血干细胞移植技术的，还应当至少有1名具有副主任医师以上专业技术职务任职资格的本医疗机构儿科医师。

（3）医疗机构应当在完成5例同胞全相合异基因造血干细胞移植术后，方可开展非血缘、脐带血或者配型不合造血干细胞移植。

4. 其他相关科室　其他有关科室的基本要求如下：

（1）开展造血干细胞移植技术的，应当具有质量控制和质量评价措施的实验室或有固定协作关系的实验室，能够进行造血干细胞活性检测、有核细胞计数、$CD34^+$细胞计数和HLA组织配型，具备免疫抑制剂的血药浓度监测能力。造血干细胞移植技术所需的相关检验项目参加省级及以上卫生健康委指定的室间质量评价机构的室间质量评价并合格。

（2）有微生物检测及相关诊断检验、血液学和病理学常规检测、细胞遗传学分析条件和能力，或与具备上述条件和能力的实验室有固定协作关系。

（3）全身放射治疗做预处理时，有放射治疗科或有固定协作关系的放射治疗科，能够实施分次或者单次全身放射治疗，能够实施放射剂量测量。

（二）开展造血干细胞移植技术的医师要求

1. 取得《医师执业证书》，执业范围为内科或儿科专业的本医疗机构在职医师。

2. 有10年以上血液内科或儿科领域临床诊疗工作经验、参与造血干细胞移植工作5年以上，有造血干细胞移植合并症的诊断和处理能力。造血干细胞移植治疗工作的负责人还应当具有副主任医师以上专业技术职务任职资格。负责异基因造血干细胞移植工作的医师应当具有高级专业技术职务任职资格。

3. 经过省级卫生健康行政部门指定的培训基地关于造血干细胞移植技术相关系统培训，具备开展造血干细胞移植技术临床应用的能力。

4. 小于10张百级层流病房床位的科室，应当配备3名以上经过造血干细胞移植技术培训合格的执业医师，并按照护士与床位比2∶1配备护士；大于等于10张百级层流病房床位的科室，应配备5名以上经过造血干细胞移植技术培训合格的执业医师，并按照护士与床位比1.7∶1配备护士。

（三）其他相关卫生专业技术人员

经过造血干细胞移植治疗技术相关专业系统培训，满足开展造血干细胞移植治疗技术临床应用所需的相关条件。

（四）技术管理基本要求

1. 严格遵守造血干细胞移植技术操作规范和诊疗指南，严格掌握造血干细胞移植技术适应证和禁忌证。

（1）造血干细胞移植技术适用于治疗下列血液系统疾病：①恶性疾病：急性白血病、慢性白血病、骨髓增生异常综合征、多发性骨髓瘤、淋巴瘤及其他某些恶性肿瘤等。②非恶性疾病：再生障碍性贫血、重症放射病、重型地中海贫血等。

（2）应用造血干细胞移植技术治疗部分遗传病、先天性疾病及代谢性疾病参照本规定。

2. 实施造血干细胞移植术前应当向患者及其家属告知治疗目的、风险、注意事项及可能发生的并发症等，并签署知情同意书。

3. 医疗机构应当建立完整的临床数据库及严格的术后随访制度，在完成每例次造血干细胞移植术后应当按照有关规定将移植相关信息上报卫生健康行政部门。

4. 技术要求　技术要求包括：

（1）拟行骨髓或外周血造血干细胞移植，采集供者单个核细胞数应当达到下列标准：骨髓单个核细胞数$\geqslant 3 \times 10^8/kg$，$CD34^+$细胞数$\geqslant 2 \times 10^6/kg$；外周血单个核细胞数$\geqslant 5 \times 10^8/kg$，$CD34^+$细胞数$\geqslant 2 \times 10^6/kg$。

（2）拟行脐带血造血干细胞移植可采用单份或多份脐带血，单份脐带血单个核细胞数>2×10^7/kg，CD34$^+$细胞数>1×10^5/kg。

（3）造血干细胞移植术后100天植入率≥80%。

（4）Ⅲ-Ⅳ度急性移植物抗宿主病发生率<30%。

（5）连续3年移植后1年存活率≥50%。

（6）第一次缓解期的白血病患者移植后1年生存率>60%。

5.其他管理要求　主要包括：

（1）用经国家食品药品监督管理总局批准的造血干细胞移植技术相关器材，不得违规重复使用与造血干细胞移植技术相关的一次性医用器材。

（2）造血干细胞来源合法，供移植用非血缘骨髓造血干细胞应当由中华骨髓库提供，供移植用脐带血造血干细胞应当由国家卫生健康委批准设置的脐带血造血干细胞库提供。

（3）建立造血干细胞来源登记制度，保证造血干细胞来源可追溯。不得通过造血干细胞移植技术谋取不正当利益，不得泄露造血干细胞捐献者资料。

第七节　人类基因工程

一、基因和基因工程的概念

基因是指负载特定遗传信息的DNA片段，是遗传的基本单位，其储存着人类的生长、发育和凋亡等过程的全部信息。

基因工程，又称为重组DNA技术，是指对携带遗传信息的分子进行设计和改造的分析工程，包括基因重组、克隆和表达。

基因工程技术为基因的结构和功能研究提供了有效的手段，从1980年第一个转基因动物转基因小鼠产生到1996年7月5日克隆羊多莉的诞生，再到2000年6月26日人类基因组工作草图的问世，体现了基因工程突飞猛进的发展，基因工程在医学、农业和工业的发展发挥着不可估量的作用。

二、人类基因工程引发的法律问题

随着基因工程技术在医学领域的快速发展和有效应用，基因工程在预防疾病、治疗疾病和促进健康等方面有着广泛的影响作用，但同时也会带来一系列的社会问题和法律问题。

（一）基因诊断

基因诊断，又称为DNA诊断，是指利用分子生物学及分子遗传学的技术和原理，在DNA水平分析、鉴定遗传性疾病所涉及基因的置换、缺失或插入等突变。通过基因诊断可以获得个人基因组信息，有助于疾病的诊断。但一旦公民携带致病基因或不正常基因信息被泄露，不仅侵犯了公民的隐私权，还可能会让这些人面临就业、保险和婚姻等方面的歧视和不公平待遇。

（二）基因治疗

基因治疗是指向有功能缺陷的细胞导入相应功能的外源基因，以纠正或补偿其基因缺陷，从而达到治疗的目的。虽然通过基因治疗可以达到治疗疾病的目的，但是基因治疗费用昂贵，目前只能造福少部分人，可能会增加社会不公现象；基因治疗在技术上存在一定的风险，其安全性无法保障，一旦发生失误，可能造成严重后果，甚至影响到后代。

（三）人类基因组计划

人类基因组计划为探索人类机体奥秘提供了有效的方法和手段，但也带来了伦理问题和法律问题，如由人类基因组信息破解而引起的基因专利问题、由个人隐私被泄露而造成基因歧视问题、由基因治疗和基因改良而产生的优生运动问题以及克隆人问题等。

（四）"克隆人"

克隆人是指利用基因工程无性繁殖技术复制的人。克隆人的出现会向人类的伦理、人权和法律提出了新的挑战：克隆人的产生方式、身份和地位等方面可能会导致夫妻、父子等基本的社会人伦关系的消灭，对现有的社会关系、家庭结构造成难以承受的巨大冲击，使人类的独特性、神秘性及人类对自身生命的敬畏被毁灭至尽，还可能带来犯罪行为等。

三、我国人类基因工程立法

（一）我国人类基因工程研究及应用立法

为了促进我国生物技术的研究与开发，加强基因工程工作的安全管理，保障公众和基因工程工作人员的健康，防止环境污染，维护生态平衡，1993年12月24日国家科委颁布了《基因工程安全管理办法》，该办法就适用范围、安全等级和安全性评价、申报和审批、安全控制措施和法律责任等方面作出了规定。2002年9月11日国务院卫生行政部门发布了《临床基因扩增检验实验室管理暂行办法》；2009年11月13日国务院卫生行政部门颁布了《基因芯片诊断技术管理规范（试行）》，2010年12月6日国务院卫生行政部门颁布了《医疗机构临床基因扩增检验实验室管理办法》等。

（二）人类遗传资源保护立法

人类遗传资源是指含有人体基因组、基因及其产物的器官、组织、细胞、核酸、核酸制品等资源材料及其产生的信息资料。为了有效保护和合理利用我国的人类遗传资源，加强人类基因的研究与开发，促进平等互利的国际合作和交流，1998年6月10日经国务院同意，国务院办公厅转发施行《人类遗传资源管理暂行办法》，该办法对适用范围、管理机构、申报与审批、知识产权、奖励与处罚等方面做出了规定。

为了规范我国人类遗传资源的管理、保护和利用，保障人民身体健康，维护国家安全，促进平等互利的国际交流和合作，根据《中华人民共和国科学技术进步法》等法律、法规，2012年10月31日中国政府网公布了科技部起草的《人类遗传资源管理条例（送审稿）》并公开征求意见，该意见稿就适用范围、人类遗传资源的采集和收集、人类遗传资源的国际合作和出境及法律责任等方面做出了规定。

◎思考题

1. 试述医疗技术的概念和医疗技术临床应用的原则。
2. 简述医疗技术临床应用能力技术的申请条件。
3. 简述人体器官移植医疗机构的执业要求。
4. 开展放射治疗要具备哪些条件？
5. 简述人类辅助生殖技术的实施内容。

（常德职业技术学院　邹华军）

第五章　会诊、处方与病历管理

第一节　医师外出会诊相关规定

一、医师外出会诊的批准

医师外出会诊是指医师经所在医疗机构批准，为其他医疗机构特定的患者开展执业范围内的诊疗活动。医师未经所在医疗机构批准，不得擅自外出会诊。

各级卫生行政部门应当加强对医师外出会诊的监督管理。医疗机构在诊疗过程中，因患者的病情需要或者患者要求等原因，需要邀请其他医疗机构的医师会诊时，经治科室应当向患者说明会诊、费用等情况，征得患者同意后，报本单位医务管理部门批准；当患者不具备完全民事行为能力时，应征得其近亲属或者监护人同意。

二、会诊程序

邀请会诊的医疗机构（以下称邀请医疗机构）拟邀请其他医疗机构（以下称会诊医疗机构）的医师会诊，需向会诊医疗机构发出书面会诊邀请函。内容应当包括拟会诊患者病历摘要、拟邀请医师或者邀请医师的专业及技术职务任职资格、会诊的目的、理由、时间和费用等情况，并加盖邀请医疗机构公章。

用电话或者电子邮件等方式提出会诊邀请的，应当及时补办书面手续。

会诊医疗机构接到会诊邀请后，在不影响本单位正常业务工作和医疗安全的前提下，医务管理部门应当及时安排医师外出会诊。会诊影响本单位正常业务工作但存在特殊需要的情况下，应当经会诊医疗机构负责人批准。

会诊医疗机构不能派出会诊医师时，应当及时告知邀请医疗机构。

会诊结束后，邀请医疗机构应当将会诊情况通报会诊医疗机构。医师应当在返回本单位2个工作日内将外出会诊的有关情况报告所在科室负责人和医务管理部门。

三、禁止性要求

医师在外出会诊时不得违反规定接受邀请医疗机构报酬，不得收受或者索要患者及其家属的钱物，不得牟取其他不正当利益。

四、邀请会诊的医疗机构与被邀请会诊的医疗机构要注意的问题

（一）邀请会诊的医疗机构要注意的问题

有下列情形之一的，医疗机构不得提出会诊邀请：

1.会诊邀请超出本单位诊疗科目或者本单位不具备相应资质的；

2. 本单位的技术力量、设备、设施不能为会诊提供必要的医疗安全保障的；

3. 会诊邀请超出被邀请医师执业范围的；

4. 省级卫生行政部门规定的其他情形。

（二）被邀请会诊的医疗机构要注意的问题

有下列情形之一的，医疗机构不得派出医师外出会诊：

1. 会诊邀请超出本单位诊疗科目或者本单位不具备相应资质的；

2. 会诊邀请超出被邀请医师执业范围的；

3. 邀请医疗机构不具备相应医疗救治条件的；

4. 省级卫生行政部门规定的其他情形。

五、会诊医师应遵守的规定

医师接受会诊任务后，应当详细了解患者的病情，亲自诊查患者，完成相应的会诊工作，并按照规定书写医疗文书。

医师在会诊过程中应当严格执行有关的卫生管理法律、法规、规章和诊疗规范、常规。

医师在会诊过程中发现难以胜任会诊工作，应当及时、如实告知邀请医疗机构，并终止会诊。

医师在会诊过程中发现邀请医疗机构的技术力量、设备、设施条件不适宜收治该患者，或者难以保障会诊质量和安全的，应当建议将该患者转往其他具备收治条件的医疗机构诊治。

医师在外出会诊过程中发生的医疗事故争议，由邀请医疗机构按照《医疗事故处理条例》的规定进行处理。必要时，会诊医疗机构应当协助处理。

会诊中涉及的会诊费用按照邀请医疗机构所在地的规定执行。差旅费按照实际发生额结算，不得重复收费。属医疗机构根据诊疗需要邀请的，差旅费由医疗机构承担；属患者主动要求邀请的，差旅费由患者承担，收费方应向患者提供正式收费票据。会诊中涉及的治疗、手术等收费标准可在当地规定的基础上酌情加收，加收幅度由省级价格主管部门会同同级卫生行政部门确定。

邀请医疗机构支付会诊费用应当统一支付给会诊医疗机构，不得支付给会诊医师本人。会诊医疗机构由于会诊产生的收入，应纳入单位财务部门统一核算。

会诊医疗机构应当按照有关规定给付会诊医师合理报酬。医师在国家法定节假日完成会诊任务的，会诊医疗机构应当按照国家有关规定提高会诊医师的报酬标准。

第二节　处方管理

一、处方的概念和处方的书写规则

（一）处方的概念

处方，是指由注册的执业医师和执业助理医师（以下简称医师）在诊疗活动中为患者开具的、由取得药学专业技术职务任职资格的药学专业技术人员（以下简称药师）审核、调配、核对，并作为患者用药凭证的医疗文书。处方包括医疗机构病区用药医嘱单。

（二）处方的书写规则

处方书写应当符合下列规则：

1. 患者一般情况、临床诊断填写清晰、完整，并与病历记载相一致。

2. 每张处方限于一名患者的用药。

3. 字迹清楚，不得涂改；如需修改，应当在修改处签名并注明修改日期。

4. 药品名称应当使用规范的中文名称书写，没有中文名称的可以使用规范的英文名称书写；医疗机构或者医师、药师不得自行编制药品缩写名称或者使用代号；书写药品名称、剂量、规格、用法、用量要准确规范，药品用法可用规范的中文、英文、拉丁文或者缩写体书写，但不得使用"遵医嘱""自用"等含糊不清字句。

5. 患者年龄应当填写实足年龄，新生儿、婴幼儿写日、月龄，必要时要注明体重。

6. 西药和中成药可以分别开具处方，也可以开具一张处方，中药饮片应当单独开具处方。

7. 开具西药、中成药处方，每一种药品应当另起一行，每张处方不得超过5种药品。

8. 中药饮片处方的书写，一般应当按照"君、臣、佐、使"的顺序排列；调剂、煎煮的特殊要求注明在药品右上方，并加括号，如布包、先煎、后下等；对饮片的产地、炮制有特殊要求的，应当在药品名称之前写明。

9. 药品用法用量应当按照药品说明书规定的常规用法用量使用，特殊情况需要超剂量使用时，应当注明原因并再次签名。

10. 除特殊情况外，应当注明临床诊断。

11. 开具处方后的空白处画一斜线以示处方完毕。

12. 处方医师的签名式样和专用签章应当与院内药学部门留样备查的式样相一致，不得任意改动，否则应当重新登记留样备案。

13. 药品剂量与数量用阿拉伯数字书写。剂量应当使用法定剂量单位：重量以克（g）、毫克（mg）、微克（μg）、纳克（ng）为单位；容量以升（L）、毫升

（ml）为单位；有些以国际单位（IU）、单位（U）为单位；中药饮片以克（g）为单位。

14. 片剂、丸剂、胶囊剂、颗粒剂分别以片、丸、粒、袋为单位；溶液剂以支、瓶为单位；软膏及乳膏剂以支、盒为单位；注射剂以支、瓶为单位，应当注明含量；中药饮片以剂为单位。

二、处方权的获得

经注册的执业医师在执业地点取得相应的处方权。

经注册的执业助理医师在医疗机构开具的处方，应当经所在执业地点执业医师签名或加盖专用签章后方有效。

经注册的执业助理医师在乡、镇、村的医疗机构独立从事一般的执业活动，可以在注册的执业地点取得相应的处方权。

医师应当在注册的医疗机构签名留样或者专用签章备案后，方可开具处方。

医疗机构应当按照有关规定，对本机构执业医师和药师进行麻醉药品和精神药品使用知识和规范化管理的培训。执业医师经考核合格后取得麻醉药品和第一类精神药品的处方权，药师经考核合格后取得麻醉药品和第一类精神药品调剂资格。

医师取得麻醉药品和第一类精神药品处方权后，方可在本机构开具麻醉药品和第一类精神药品处方，但不得为自己开具该类药品处方。药师取得麻醉药品和第一类精神药品调剂资格后，方可在本机构调剂麻醉药品和第一类精神药品。

试用期人员开具处方，应当经所在医疗机构有处方权的执业医师审核、并签名或加盖专用签章后方有效。

进修医师由接收进修的医疗机构对其胜任本专业工作的实际情况进行认定后授予相应的处方权。

三、处方的开具

（一）医师开具处方的要求与注意事项

1. 医师应当根据医疗、预防、保健需要，按照诊疗规范、药品说明书中的药品适应证、药理作用、用法、用量、禁忌、不良反应和注意事项等开具处方。

2. 开具医疗用毒性药品、放射性药品的处方应当严格遵守有关法律、法规和规章的规定。

3. 医疗机构应当根据本机构性质、功能、任务，制定药品处方集。

4. 医疗机构应当按照经药品监督管理部门批准并公布的药品通用名称购进药品。同一通用名称药品的品种，注射剂型和口服剂型各不得超过2种，处方组成类同的复方制剂1~2种。因特殊诊疗需要使用其他剂型和剂量规格药品的情况除外。

5. 医师开具处方应当使用经药品监督管理部门批准并公布的药品通用名称、新活性化合物的专利药品名称和复方制剂药品名称。

6. 医师开具院内制剂处方时应当使用经省级卫生行政部门审核、药品监督管理部门批准的名称。

7. 医师可以使用由卫生部公布的药品习惯名称开具处方。

8. 医疗用毒性药品、放射性药品的处方用量应当严格按照国家有关规定执行。

9. 医师应当按照卫生部制定的麻醉药品和精神药品临床应用指导原则，开具麻醉药品、第一类精神药品处方。

10. 门（急）诊癌症疼痛患者和中、重度慢性疼痛患者需长期使用麻醉药品和第一类精神药品的，首诊医师应当亲自诊查患者，建立相应的病历，要求其签署《知情同意书》。

（二）病历中应当留存的材料复印件

1. 二级以上医院开具的诊断证明；

2. 患者户籍簿、身份证或者其他相关有效身份证明文件；

3. 为患者代办人员身份证明文件。

除需长期使用麻醉药品和第一类精神药品的门（急）诊癌症疼痛患者和中重度慢性疼痛患者外，麻醉药品注射剂仅限于医疗机构内使用。

四、处方的有效期限和用量

处方开具当日有效。特殊情况下需延长有效期的，由开具处方的医师注明有效期限，但有效期最长不得超过3天。

处方一般不得超过7日用量；急诊处方一般不得超过3日用量；对于某些慢性病、老年病或特殊情况，处方用量可适当延长，但医师应当注明理由。

为门（急）诊患者开具的麻醉药品注射剂，每张处方为一次常用量；控缓释制剂，每张处方不得超过7日常用量；其他剂型，每张处方不得超过3日常用量。

第一类精神药品注射剂，每张处方为一次常用量；控缓释制剂，每张处方不得超过7日常用量；其他剂型，每张处方不得超过3日常用量。哌醋甲酯用于治疗儿童多动症时，每张处方不得超过15日常用量。

第二类精神药品一般每张处方不得超过7日常用量；对于慢性病或某些特殊情况的患者，处方用量可以适当延长，医师应当注明理由。

为门（急）诊癌症疼痛患者和中、重度慢性疼痛患者开具的麻醉药品、第一类精神药品注射剂，每张处方不得超过3日常用量；控缓释制剂，每张处方不得超过15日常用量；其他剂型，每张处方不得超过7日常用量。

为住院患者开具的麻醉药品和第一类精神药品处方应当逐日开具，每张处方为1日常用量。

对于需要特别加强管制的麻醉药品，盐酸二氢埃托啡处方为一次常用量，仅限于二级以上医院内使用；盐酸哌替啶处方为一次常用量，仅限于医疗机构内使用。

医疗机构应当要求长期使用麻醉药品和第一类精神药品的门（急）诊癌症患者和中、重度慢性疼痛患者，每3个月复诊或者随诊一次。

医师利用计算机开具、传递普通处方时，应当同时打印出纸质处方，其格式与手写处方一致；打印的纸质处方经签名或者加盖签章后有效。药师核发药品时，应当核对打印的纸质处方，无误后发给药品，并将打印的纸质处方与计算机传递处方同时收存备查。

五、处方调剂资格的取得

取得药学专业技术职务任职资格的人员方可从事处方调剂工作。

药师在执业的医疗机构取得处方调剂资格。药师签名或者专用签章式样应当在本机构留样备查。

六、处方调剂

有药师以上专业技术职务任职资格的人员负责处方审核、评估、核对、发药以及安全用药指导；药士从事处方调配工作。

药师应当凭医师处方调剂处方药品，非经医师处方不得调剂。

药师应当按照操作规程调剂处方药品：认真审核处方，准确调配药品，正确书写药袋或粘贴标签，注明患者姓名和药品名称、用法、用量，包装；向患者交付药品时，按照药品说明书或者处方用法，进行用药交待与指导，包括每种药品的用法、用量、注意事项等。

药师应当认真逐项检查处方前记、正文和后记书写是否清晰、完整，并确认处方的合法性。

七、处方审核与点评

（一）审核用药的适宜性

1. 规定必须做皮试的药品，处方医师是否注明过敏试验及结果的判定；

2. 处方用药与临床诊断的相符性；

3. 剂量、用法的正确性；

4. 选用剂型与给药途径的合理性；

5. 是否有重复给药现象；

6. 是否有潜在临床意义的药物相互作用和配伍禁忌；

7. 其它用药不适宜的情况。

（二）处方点评

1. 药师经处方审核后，认为存在用药不适宜时，应当告知处方医师，请其确认或者重新开具处方。

2. 药师发现严重不合理用药或者用药错误，应当拒绝调剂，及时告知处方医师，并应当记录，按照有关规定报告。

3. 药师调剂处方时必须做到"四查十对"：查处方，对科别、姓名、年龄；查药品，对药名、剂型、规格、数量；查配伍禁忌，对药品性状、用法用量；查用药合理性，对临床诊断。

药师在完成处方调剂后，应当在处方上签名或者加盖专用签章。

4. 药师应当对麻醉药品和第一类精神药品处方，按年月日逐日编制顺序号。

5. 药师对于不规范处方或者不能判定其合法性的处方，不得调剂。

6. 医疗机构应当建立处方点评制度，填写处方评价表，对处方实施动态监测及超常预警，登记并通报不合理处方，对不合理用药及时予以干预。

7. 医疗机构应当对出现超常处方3次以上且无正当理由的医师提出警告，限制其处方权；限制处方权后，仍连续2次以上出现超常处方且无正当理由的，取消其处方权。

八、处方保管

处方由调剂处方药品的医疗机构妥善保存。普通处方、急诊处方、儿科处方保存期限为1年，医疗用毒性药品、第二类精神药品处方保存期限为2年，麻醉药品和第一类精神药品处方保存期限为3年。

处方保存期满后，经医疗机构主要负责人批准、登记备案，方可销毁。

医疗机构应当根据麻醉药品和精神药品处方开具情况，按照麻醉药品和精神药品品种、规格对其消耗量进行专册登记，登记内容包括发药日期、患者姓名、用药数量。专册保存期限为3年。

第三节　病历书写的要求与管理

一、病历和病历书写的概念

病历是指医务人员在医疗活动过程中形成的文字、符号、图表、影像、切片等资料的总和，包括门（急）诊病历和住院病历。

病历书写是指医务人员通过问诊、查体、辅助检查、诊断、治疗、护理等医疗活动获得有关资料，并进行归纳、分析、整理形成医疗活动记录的行为。

二、病历书写的要求

病历书写应当客观、真实、准确、及时、完整、规范。病历书写应当使用蓝黑墨水、碳素墨水，需复写的病历资料可以使用蓝或黑色油水的圆珠笔。计算机打印的病历应当符合病历保存的要求。病历书写应当使用中文，通用的外文缩写和无正式中文译名的症状、体征、疾病名称等可以使用外文。病历书写应规范使用医学术语，文字工整，字迹清晰，表述准确，语句通顺，标点正确。

病历书写过程中出现错字时，应当用双线划在错字上，保留原记录清楚、可辨，并注明修改时间，修改人签名。不得采用刮、粘、涂等方法掩盖或去除原来的字迹。

上级医务人员有审查修改下级医务人员书写的病历的责任。

病历应当按照规定的内容书写，并由相应医务人员签名。

实习医务人员、试用期医务人员书写的病历，应当经过本医疗机构注册的医务人员审阅、修改并签名。

进修医务人员由医疗机构根据其胜任本专业工作实际情况认定后书写病历。

病历书写一律使用阿拉伯数字书写日期和时间，采用24小时制记录。

对需取得患者书面同意方可进行的医疗活动，应当由患者本人签署知情同意书。患者不具备完全民事行为能力时，应当由其法定代理人签字；患者因病无法签字时，应当由其授权的人员签字；为抢救患者，在法定代理人或被授权人无法及时签字的情况下，可由医疗机构负责人或者授权的负责人签字。

因实施保护性医疗措施不宜向患者说明情况的，应当将有关情况告知患者近亲属，由患者近亲属签署知情同意书，并及时记录。患者无近亲属的或者患者近亲属无法签署同意书的，由患者的法定代理人或者关系人签署同意书。

三、病历书写的内容

（一）门（急）诊病历书写的内容

门（急）诊病历内容包括门（急）诊病历首页、门（急）诊手册封面、病历记录、化验单（检验报告）、医学影像检查资料等。

1. 门（急）诊病历首页内容应当包括患者姓名、性别、出生年月日、民族、婚姻状况、职业、工作单位、住址、药物过敏史等项目。

2. 门诊手册封面内容应当包括患者姓名、性别、年龄、工作单位或住址、药物过敏史等项目。

3. 门（急）诊病历记录分为初诊病历记录和复诊病历记录。

（1）初诊病历记录书写内容应当包括就诊时间、科别、主诉、现病史、既往史，阳性体征、必要的阴性体征和辅助检查结果，诊断及治疗意见和医师签名等。

（2）复诊病历记录书写内容应当包括就诊时间、科别、主诉、病史、必要的体格检查和辅助检查结果、诊断、治疗处理意见和医师签名等。

4. 急诊病历书写就诊时间应当具体到分钟。

5. 门（急）诊病历记录应当由接诊医师在患者就诊时及时完成。

6. 急诊留观记录是急诊患者因病情需要留院观察期间的记录，重点记录观察期间病情变化和诊疗措施，记录简明扼要，并注明患者去向。

7. 抢救危重患者时，应当书写抢救记录。门（急）诊抢救记录书写内容及要求按照住院病历抢救记录书写内容及要求执行。

（二）住院病历书写的内容

住院病历内容包括住院病案首页、入院记录、病程记录、手术同意书、麻醉同意书、输血治疗知情同意书、特殊检查（特殊治疗）同意书、病危（重）通知书、医嘱单、辅助检查报告单、体温单、医学影像检查资料、病理资料等。

入院记录是指患者入院后，由经治医师通过问诊、查体、辅助检查获得有关资料，并对这些资料归纳分析书写而成的记录。可分为入院记录、再次或多次入院记录、24小时内入出院记录、24小时内入院死亡记录。

入院记录、再次或多次入院记录应当于患者入院后24小时内完成；24小时内入出院记录应当于患者出院后24小时内完成，24小时内入院死亡记录应当于患者死亡后24小时内完成。

1. 入院记录的要求及内容：

（1）一般情况 包括姓名、性别、年龄、民族、婚姻状况、出生地、职业、入院时间、记录时间、病史陈述者。（十项）

（2）主诉 是指促使患者就诊的主要症状（或体征）及持续时间。

（3）现病史 是指患者本次疾病的发生、演变、诊疗等方面的详细情况，应当按时间顺序书写。内容包括发病情况、主要症状特点及其发展变化情况、伴随症状、发病后诊疗经过及结果、睡眠和饮食等一般情况的变化，以及与鉴别诊断有关的阳性或阴性资料等。①发病情况：记录发病的时间、地点、起病缓急、前驱症状、可能的原因或诱因。②主要症状特点及其发展变化情况：按发生的先后顺序描述主要症状的部位、性质、持续时间、程度、缓解或加剧因素，以及演变发展情况。③伴随症状：记录伴随症状，描述伴随症状与主要症状之间的相互关系。④发病以来诊治经过及结果：记录患者发病后到入院前，在院内、外接受检查与治疗的详细经过及效果。对患者提供的药名、诊断和手术名称需加引号（""）以示区别。⑤发病以来一般情况：简要记录患者发病后的精神状态、睡眠、食欲、大小便、体重等情况。（五项）

与本次疾病虽无紧密关系、但仍需治疗的其他疾病情况，可在现病史后另起一段予以记录。

（4）既往史 是指患者过去的健康和疾病情况。内容包括既往一般健康状况、疾病史、传染病史、预防接种史、手术外伤史、输血史、食物或药物过敏史等。

（5）个人史 记录出生地及长期居留地；生活习惯及有无烟、酒、药物等嗜好，职业与工作条件及有无工业毒物、粉尘、放射性物质接触史，有无冶游史。

（6）婚育史、月经史 婚姻状况、结婚年龄、配偶健康状况、有无子女等。女性患者记录初潮年龄、行经期天数、间隔天数、末次月经时间（或闭经年龄），月经量、痛经及生育等情况。

（7）家族史 父母、兄弟、姐妹健康状况，有无与患者类似疾病，有无家族遗传倾向的疾病。

（8）体格检查 应当按照系统循序进行书写。内容包括体温、脉搏、呼吸、血压，一般情况，皮肤、黏膜，全身浅表淋巴结，头部及其器官，颈部，胸部（胸廓、肺部、心脏、血管），腹部（肝、脾等），直肠肛门，外生殖器，脊柱，四肢，神经系统等。

专科情况应当根据专科需要记录专科特殊情况。

（9）辅助检查 指入院前所做的与本次疾病相关的主要检查及其结果。应分类按检查时间顺序记录检查结果，如系在其他医疗机构所做检查，应当写明该机构名称及检查号。

（10）初步诊断 是指经治医师根据患者入院时情况，综合分析所作出的诊断。如初步诊断为多项时，应当主次分明。对待查病例应列出可能性较大的诊断。

（11）书写入院记录的医师签名。

2. 再次或多次入院记录 是指患者因同一种疾病再次或多次住入同一医疗机构时书写的记录。要求及内容基本同入院记录。主诉是记录患者本次入院的主要症状（或体征）及持续时间；现病史中要求首先对本次住院前历次有关住院诊疗经过进行小结，然后再书写本次入院的现病史。

3. 24小时内入出院记录或24小时内入院死亡记录 患者入院不足24小时出院的，可以书写24小时内入出院记录。内容包括患者姓名、性别、年龄、职业、入院时间、出院时间、主诉、入院情况、入院诊断、诊疗经过、出院情况、出院诊断、出院医嘱，医师签名等。

患者入院不足24小时死亡的，可以书写24小时内入院死亡记录。内容包括患者姓名、性别、年龄、职业、入院时间、死亡时间、主诉、入院情况、入院诊断、诊疗经过（抢救经过）、死亡原因、死亡诊断，医师签名等。

病程记录是指继入院记录之后，对患者病情和诊疗过程所进行的连续性记录。内容包括患者的病情变化情况、重要的辅助检查结果及临床意义、上级医师查房意见、会诊意见、医师分析讨论意见、所采取的诊疗措施及效果、医嘱更改及理由、向患者及其近亲属告知的重要事项等。

（三）病程记录的内容及要求

1. 首次病程记录是指患者入院后由经治医师或值班医师书写的第一次病程记录，应当在患者入院8小时内完成。首次病程记录的内容包括病例特点、拟诊讨论（诊断依据及鉴别诊断）、诊疗计划等。

（1）病例特点 应当在对病史、体格检查和辅助检查进行全面分析、归纳和整理后写出本病例特征，包括阳性发现和具有鉴别诊断意义的阴性症状和体征等。

（2）拟诊讨论（诊断依据及鉴别诊断） 根据病例特点，提出初步诊断和诊断依据；对诊断不明的写出鉴别诊断并进行分析；并对下一步诊治措施进行分析。

（3）诊疗计划 提出具体的检查及治疗措施安排。

2. 日常病程记录 是指对患者住院期间诊疗过程的经常性、连续性记录。由经治医师书写，也可以由实习医务人员或试用期医务人员书写，但应有经治医师签名。书写日常病程记录时，首先标明记录时间，另起一行记录具体内容。对病危患者应当根据病情变化随时书写病程记录，每天至少1次，记录时间应当具体到分钟。对病重患者，至少2天记录一次病程记录。对病情稳定的患者，至少3天记录一次病程记录。

3. 上级医师查房记录　是指上级医师查房时对患者病情、诊断、鉴别诊断、当前治疗措施疗效的分析及下一步诊疗意见等的记录。

（1）主治医师首次查房记录应当于患者入院48小时内完成。内容包括查房医师的姓名、专业技术职务、补充的病史和体征、诊断依据与鉴别诊断的分析及诊疗计划等。

（2）主治医师日常查房记录间隔时间视病情和诊疗情况确定，内容包括查房医师的姓名、专业技术职务、对病情的分析和诊疗意见等。

（3）科主任或具有副主任医师以上专业技术职务任职资格医师查房的记录，内容包括查房医师的姓名、专业技术职务、对病情的分析和诊疗意见等。

4. 疑难病例讨论记录　是指由科主任或具有副主任医师以上专业技术任职资格的医师主持、召集有关医务人员对确诊困难或疗效不确切病例讨论的记录。内容包括讨论日期、主持人、参加人员姓名及专业技术职务、具体讨论意见及主持人小结意见等。

5. 交（接）班记录　是指患者经治医师发生变更之际，交班医师和接班医师分别对患者病情及诊疗情况进行简要总结的记录。交班记录应当在交班前由交班医师书写完成；接班记录应当由接班医师于接班后24小时内完成。交（接）班记录的内容包括入院日期、交班或接班日期、患者姓名、性别、年龄、主诉、入院情况、入院诊断、诊疗经过、目前情况、目前诊断、交班注意事项或接班诊疗计划、医师签名等。

6. 转科记录　是指患者住院期间需要转科时，经转入科室医师会诊并同意接收后，由转出科室和转入科室医师分别书写的记录。包括转出记录和转入记录。转出记录由转出科室医师在患者转出科室前书写完成（紧急情况除外）；转入记录由转入科室医师于患者转入后24小时内完成。转科记录内容包括入院日期、转出或转入日期，转出、转入科室，患者姓名、性别、年龄、主诉、入院情况、入院诊断、诊疗经过、目前情况、目前诊断、转科目的及注意事项或转入诊疗计划、医师签名等。

7. 阶段小结　是指患者住院时间较长，由经治医师每月所作病情及诊疗情况总结。阶段小结的内容包括入院日期、小结日期，患者姓名、性别、年龄、主诉、入院情况、入院诊断、诊疗经过、目前情况、目前诊断、诊疗计划、医师签名等。

交（接）班记录、转科记录可代替阶段小结。

8. 抢救记录　是指患者病情危重，采取抢救措施时作的记录。因抢救急危患者，未能及时书写病历的，有关医务人员应当在抢救结束后6小时内据实补记，并加以注明。内容包括病情变化情况、抢救时间及措施、参加抢救的医务人员姓名及专业技术职称等。记录抢救时间应当具体到分钟。

9. 有创诊疗操作记录　是指在临床诊疗活动过程中进行的各种诊断、治疗性操作（如胸腔穿刺、腹腔穿刺等）的记录。应当在操作完成后即刻书写。内容包括操作名称、操作时间、操作步骤、结果及患者一般情况，记录过程是否顺利、有无不良反应，术后注意事项及是否向患者说明，操作医师签名。

10. 会诊记录（含会诊意见）　是指患者在住院期间需要其他科室或者其他医疗机构协助诊疗时，分别由申请医师和会诊医师书写的记录。会诊记录应另页书写。内容包括申请会诊记录和会诊意见记录。申请会诊记录应当简要载明患者病情及诊疗情况、申请会诊的理由和目的，申请会诊医师签名等。常规会诊意见记录应当由会诊医师在会诊申请发出后48小时内完成，急会诊时会诊医师应当在会诊申请发出后10分钟内到场，并在会诊结束后即刻完成会诊记录。会诊记录内容包括会诊意见、会诊医师所在的科别或者医疗机构名称、会诊时间及会诊医师签名等。申请会诊医师应在病程记录中记录会诊意见执行情况。

11. 术前小结　是指在患者手术前，由经治医师对患者病情所作的总结。内容包括简要病情、术前诊断、手术指征、拟施手术名称和方式、拟施麻醉方式、注意事项，并记录手术者术前查看患者相关情况等。

12. 术前讨论记录　是指因患者病情较重或手术难度较大，手术前在上级医师主持下，对拟实施手术方式和术中可能出现的问题及应对措施所作的讨论。讨论内容包括术前准备情况、手术指征、手术方案、可能出现的意外及防范措施、参加讨论者的姓名及专业技术职务、具体讨论意见及主持人小结意见、讨论日期、记录者的签名等。

13. 麻醉术前访视记录　是指在麻醉实施前，由麻醉医师对患者拟施麻醉进行风险评估的记录。麻醉术前访视可另立单页，也可在病程中记录。内容包括姓名、性别、年龄、科别、病案号，患者一般情况、简要病史、与麻醉相关的辅助检查结果、拟行手术方式、拟行麻醉方式、麻醉适应证及麻醉中需注意的问题、术前麻醉医嘱、麻醉医师签字并填写日期。

14. 麻醉记录　是指麻醉医师在麻醉实施中书写的麻醉经过及处理措施的记录。麻醉记录应当另页书写，内容包括患者一般情况、术前特殊情况、麻醉前用药、术前诊断、术中诊断、手术方式及日期、麻醉方式、麻醉诱导及各项操作开始及结束时间、麻醉期间用药名称、方式及剂量、麻醉期间特殊或突发情况及处理、手术起止时间、麻醉医师签名等。

15. 手术记录　是指手术者书写的反映手术一般情况、手术经过、术中发现及处理等情况的特殊记录，应当在术后24小时内完成。特殊情况下由第一助手书写时，应有手术者签名。手术记录应当另页书写，内容包括一般项目（患者姓名、性别、科别、病房、床位号、住院病历号或病案号）、手术日期、术前诊断、术中诊断、手术名称、手术者及助手姓名、麻醉方法、手术经过、术中出现的情况及处理等。

16. 手术安全核查记录　是指由手术医师、麻醉医师和巡回护士三方，在麻醉实施前、手术开始前和患者离室前，共同对患者身份、手术部位、手术方式、麻醉及手术风险、手术使用物品清点等内容进行核对的记录，输血的患者还应对血型、用血量进行核对。应有手术医师、麻醉医师和巡回护士三方核对、确认并签字。

17. 手术清点记录　是指巡回护士对手术患者术中所用血液、器械、敷料等的记录，应当在手术结束后即时完成。手术清点记录应当另页书写，内容包括患者姓名、住院病历号（或病案号）、手术日期、手术名称、术中所用各种器械和敷料数量的清点核对、巡回护士和手术器械护士签名等。

18. 术后首次病程记录　是指参加手术的医师在患者术后即时完成的病程记录。内容包括手术时间、术中诊断、麻醉方式、手术方式、手术简要经过、术后处理措施、术后应当特别注意观察的事项等。

19. 麻醉术后访视记录　是指麻醉实施后，由麻醉医师对术后患者麻醉恢复情况进行访视的记录。麻醉术后访视可另立单页，也可在病程中记录。内容包括姓名、性别、年龄、科别、病案号，患者一般情况、麻醉恢复情况、清醒时间、术后医嘱、是否拔除气管插管等，如有特殊情况应详细记录，麻醉医师签字并填写日期。

20. 出院记录　是指经治医师对患者此次住院期间诊疗情况的总结，应当在患者出院后24小时内完成。内容主要包括入院日期、出院日期、入院情况、入院诊断、诊疗经过、出院诊断、出院情况、出院医嘱、医师签名等。

21. 死亡记录　是指经治医师对死亡患者住院期间诊疗和抢救经过的记录，应当在患者死亡后24小时内完成。内容包括入院日期、死亡时间、入院情况、入院诊断、诊疗经过（重点记录病情演变、抢救经过）、死亡原因、死亡诊断等。记录死亡时间应当具体到分钟。

22. 死亡病例讨论记录　是指在患者死亡一周内，由科主任或具有副主任医师以上专业技术职务任职资格的医师主持，对死亡病例进行讨论、分析的记录。内容包括讨论日期、主持人及参加人员姓名、专业技术职务、具体讨论意见及主持人小结意见、记录者的签名等。

23. 病重（病危）患者护理记录　是指护士根据医嘱和病情对病重（病危）患者住院期间护理过程的客观记录。病重（病危）患者护理记录应当根据相应专科的护理特点书写。内容包括患者姓名、科别、住院病历号（或病案号）、床位号、页码、记录日期和时间、出入液量、体温、脉搏、呼吸、血压等病情观察、护理措施和效果、护士签名等。记录时间应当具体到分钟。

（四）知情同意书

1. 手术同意书　是指手术前，经治医师向患者告知拟施手术的相关情况，并由患者签署是否同意手术的医学文书。内容包括术前诊断、手术名称、术中或术后可能出现的并发症、手术风险、患者签署意见并签名、经治医师和术者签名等。

2. 麻醉同意书　是指麻醉前，麻醉医师向患者告知拟施麻醉的相关情况，并由患者签署是否同意麻醉意见的医学文书。内容包括患者姓名、性别、年龄、病案号、科别、术前诊断、拟行手术方式、拟行麻醉方式，患者基础疾病及可能对麻醉产生影响的特殊情况，麻醉中拟行的有创操作和监测，麻醉风险、可能发生的并发症及意外情况，患者签署意见并签名、麻醉医师签名并填写日期。

3. 输血治疗知情同意书　是指输血前，经治医师向患者告知输血的相关情况，并由患者签署是否同意输血的医学文书。输血治疗知情同意书内容包括患者姓名、性别、年龄、科别、病案号、诊断、输血指征、拟输血成分、输血前有关检查结果、输血风险及可能产生的不良后果、患者签署意见并签名、医师签名并填写日期。

4. 特殊检查、特殊治疗同意书 是指在实施特殊检查、特殊治疗前，经治医师向患者告知特殊检查、特殊治疗的相关情况，并由患者签署是否同意检查、治疗的医学文书。内容包括特殊检查或特殊治疗项目名称、目的、可能出现的并发症及风险、患者签名、医师签名等。

（五）住院病历记录中的其他记录及文件

1. 病危（重）通知书 是指因患者病情危重时，由经治医师或值班医师向患者家属告知病情，并由患方签名的医疗文书。内容包括患者姓名、性别、年龄、科别，目前诊断及病情危重情况，患方签名、医师签名并填写日期。一式两份，一份交患方保存，另一份归病历中保存。

2. 医嘱是指医师在医疗活动中下达的医学指令。医嘱单分为长期医嘱单和临时医嘱单。

长期医嘱单内容包括患者姓名、科别、住院病历号（或病案号）、页码、起始日期和时间、长期医嘱内容、停止日期和时间、医师签名、执行时间、执行护士签名。临时医嘱单内容包括医嘱时间、临时医嘱内容、医师签名、执行时间、执行护士签名等。

医嘱内容及起始、停止时间应当由医师书写。医嘱内容应当准确、清楚，每项医嘱应当只包含一个内容，并注明下达时间，应当具体到分钟。医嘱不得涂改。需要取消时，应当使用红色墨水标注"取消"字样并签名。

一般情况下，医师不得下达口头医嘱。因抢救急危患者需要下达口头医嘱时，护士应当复诵一遍。抢救结束后，医师应当即刻据实补记医嘱。

3. 辅助检查报告单 是指患者住院期间所做各项检验、检查结果的记录。内容包括患者姓名、性别、年龄、住院病历号（或病案号）、检查项目、检查结果、报告日期、报告人员签名或者印章等。

4. 体温单 为表格式，以护士填写为主。内容包括患者姓名、科室、床号、入院日期、住院病历号（或病案号）、日期、手术后天数、体温、脉搏、呼吸、血压、大便次数、出入液量、体重、住院周数等。

五、打印病历的内容及要求

打印病历是指应用字处理软件编辑生成并打印的病历（如Word文档、WPS文档等）。打印病历应当按照本规定的内容录入并及时打印，由相应医务人员手写签名。

医疗机构打印病历应当统一纸张、字体、字号及排版格式。打印字迹应清楚易认，符合病历保存期限和复印的要求。

打印病历编辑过程中应当按照权限要求进行修改，已完成录入打印并签名的病历不得修改。

六、病历管理

门（急）诊病历原则上由患者负责保管。医疗机构建有门（急）诊病历档案室或者已建立门（急）诊电子病历的，经患者或者其法定代理人同意，其门（急）诊病历可以由医疗机构负责保管。

住院病历由医疗机构负责保管。

门（急）诊病历由患者保管的，医疗机构应当将检查检验结果及时交由患者保管。

门（急）诊病历由医疗机构保管的，医疗机构应当在收到检查检验结果后24小时内，将检查检验结果归入或者录入门（急）诊病历，并在每次诊疗活动结束后首个工作日内将门（急）诊病历归档。

患者住院期间，住院病历由所在病区统一保管。因医疗活动或者工作需要，须将住院病历带离病区时，应当由病区指定的专门人员负责携带和保管。

医疗机构应当在收到住院患者检查检验结果和相关资料后24小时内归入或者录入住院病历。

患者出院后，住院病历由病案管理部门或者专（兼）职人员统一保存、管理。

医疗机构应当严格病历管理，任何人不得随意涂改病历，严禁伪造、隐匿、销毁、抢夺、窃取病历。

◎思考题

1. 邀请会诊和被邀请会诊的医疗机构在会诊时要注意哪些问题？
2. 试述处方的书写规则。
3. 试述处方的有效期与用量规定。
4. 首次病程记录的要求及内容有哪些？
5. 病历书写的要求与门（急）病历书写的内容有哪些？

（益阳医学高等专科学校 郭梦安 陈 晶）

第六章　药品管理

第一节　药品生产和经营

一、药品生产

（一）药品生产的概念

药品生产是指将原料加工制备成能供医疗使用的药品的过程。药品生产可分为原料药生产和制剂生产两大类。

（二）药品生产的特点

1. 产品种类、规格多；
2. 生产设备要求高；
3. 生产设备环境要求高；
4. 产品质量要求高；
5. 生产质量管理法制化。

（三）药品生产法制管理

1. 开办药品生产企业的必备条件

根据药品管理法和药品管理法实施条例的规定，开办药品生产企业必须具备下列条件：

（1）开办药品生产企业，须经企业所在地省、自治区、直辖市人民政府药品监督管理部门批准并发给《药品生产许可证》。无《药品生产许可证》的，不得生产药品。《药品生产许可证》应当标明有效期和生产范围，到期重新审查发证。

（2）必须取得药品生产质量管理规范认证证书（GMP证书）。

（3）开办药品生产企业，还必须具备以下条件：①具有依法经过资格认定的药学技术人员、工程技术人员及相应的技术工人；②具有与其药品生产相适应的厂房、设施和卫生环境；③具有能对所生产药品进行质量管理和质量检验的机构、人员以及必要的仪器设备；④具有保证药品质量的规章制度。

2. 开办药品生产企业的程序

（1）申请筹建拟开办药品生产企业必须向拟办企业所在地的省级药品监督管理部门提出申请，获准后进行筹建。必须聘请有资质的单位按照GMP的要求设计，按批准后的设计方案进行施工、建设和安装。

（2）申请《药品生产许可证》完成筹建后，向省级药品监督管理部门申请核发《药品生产许可证》。符合条件的，由省级药品监督管理部门发给《药品生产许可证》。《药品生产许可证》有效期5年。

（3）申请《工商营业执照》　申办人凭《药品生产许可证》到省级工商行政管理部门依法办理登记注册，并核发《工商营业执照》。

（4）申请《GMP证书》　新开办的药品企业自取得《药品生产许可证》后30日内，申请GMP认证。认证合格的发给认证证书。

3. 药品生产的行为规则

（1）药品生产应按照国家药品标准执行，生产记录必须完整、准确；

（2）对生产药品原料、辅料必须符合药用要求；

（3）药品生产企业必须对其生产的药品进行质量检验，对不符合国家药品标准的产品不准出厂；

（4）委托生产管理

药品委托生产，是已经取得药品批准文号的企业，委托其他药品生产企业生产该药品品种的行为。委托生产的药品，其批准文号不变，质量责任仍由委托方承担。

4. 法律责任

（1）未取得《药品生产许可证》《药品经营许可证》或者《医疗机构制剂许可证》生产药品、经营药品的，依法予以取缔，没收违法生产、销售的药品和违法所得，并处违法生产、销售的药品（包括已售出的和未售出的药品，下同）货值金额二倍以上五倍以下的罚款；构成犯罪的，依法追究刑事责任。

（2）生产、销售假药的，没收违法生产、销售的药品和违法所得，并处违法生产、销售药品货值金额二倍以上五倍以下的罚款；有药品批准证明文件的予以撤销，并责令停产、停业整顿；情节严重的，吊销《药品生产许可证》《药品经营许可证》或者《医疗机构制剂许可证》；构成犯罪的，依法追究刑事责任。

（3）生产、销售劣药的，没收违法生产、销售的药品和违法所得，并处违法生产、销售药品货值金额一倍以上三倍以下的罚款；情节严重的，责令停产、停业整顿或者撤销药品批准证明文件、吊销《药品生产许可证》《药品经营许可证》或者《医疗机构制剂许可证》；构成犯罪的，依法追究刑事责任。

（4）从事生产假药及劣药情节严重的企业或者其他单位，其直接负责的主管人员和其他直接人员十年内不得从事药品生产活动。对生产者专门用于生产假药、劣药的原辅料、包装材料、生产设备，予以没收。

（5）未取得《药品生产质量管理规范》认证或虽取得认证但未按照规定实施《药品生产质量管理规范》的，给予警告，责令限期改正；逾期不改正的，责令停产，并处5千元以上2万元以下的罚款；情节严重的，吊销《药品生产许可证》。

（6）药品的生产企业从无《药品生产许可证》《药品经营许可证》的企业购进药品（原辅料）的，责令改正，没收违法购进药品货值金额2倍以上5倍以下的罚款；有违法所得的，没收违法所得；情节严重的，吊销《药品生产许可证》。

（7）擅自委托或接受委托生产药品的，对委托方和受托方均按照生产假药给予处罚。

（8）以麻醉药品、精神药品、医疗用毒性药品、放射性药品冒充其他药品，或者以其他药品冒充上述药品的；生产以孕产妇、婴幼儿及儿童为主要使用对象的假药、劣药的；生产的生物制品、血液制品属于假药、劣药的；生产假药、劣药，造成人员伤害后果的；生产假药、劣药，经处理后重犯的。凡有以上行为之一的。在规定的处罚幅度内从重处罚。

二、药品经营

药品经营管理，就是药品经营企业围绕经营活动，制定经营方针和目标，确定经营思想和战略，完善营销机制和策略，并用以指导经营的一系列管理活动，也可称为药品流通。药品作为商品具有特殊性。药品经营活动的特点主要体现为专业性、政策性、综合性。

（一）药品经营企业的定义

药品经营企业是指经营药品的专营企业或兼营企业。药品经营企业是从事药品经营活动的独立经济实体，是药品生产企业与药品使用单位、患者之间联系的重要纽带。药品经营企业按其经营方式可分为药品批发企业和药品零售企业。

（二）开办药品经营企业的审批程序

1. 开办药品经营企业的条件。

2. 根据《药品管理法》和《药品管理法实施条例》的规定，开办药品经营企业必须具备下列条件。

（1）必须取得《药品经营许可证》。

（2）必须取得《药品经营质量管理规范认证证书》。

（3）必须具备以下条件：具有依法经过资格认定的药学技术人员，具有与所经营药品相适应的营业场所、设备、仓储设施、卫生环境，具有与所经营药品相适应的质量管理机构或者人员；具有保证所经营药品质量的规章制度。

2. 开办药品经营企业的审批程序

（1）申请筹建。

（2）申请《药品经营许可证》。

（3）申请《工商营业执照》。

（4）申请《GSP证书》。

三、禁止生产、销售的药品

（一）有下列情形之一的，为假药

1. 药品所含成分与国家药品标准规定的成分不符的；

2. 以非药品冒充药品或者以他种药品冒充此种药品的。

（二）有下列情形之一的药品，按假药论处

1. 国务院药品监督管理部门规定禁止使用的；

2. 依照本法必须批准而未经批准生产、进口，或者依照本法必须检验而未经检验即销售的；

3. 变质的；

4. 被污染的；

5. 使用依照本法必须取得批准文号而未取得批准文号的原料药生产的；

6. 所标明的适应证或者功能主治超出规定范围的。

药品成分的含量不符合国家药品标准的，为劣药。

有下列情形之一的药品，按劣药论处：

1. 未标明有效期或者更改有效期的；

2. 不注明或者更改生产批号的；

3. 超过有效期的；

4. 直接接触药品的包装材料和容器未经批准的；

5. 擅自添加着色剂、防腐剂、香料、矫味剂及辅料的；

6. 其他不符合药品标准规定的。

四、药品包装

直接接触药品的包装材料和容器，必须符合药用要求，符合保障人体健康、安全的标准，并由药品监督管理部门在审批药品时一并审批。药品生产企业不得使用未经批准的直接接触药品的包装材料和容器。对不合格的直接接触药品的包装材料和容器，由药品监督管理部门责令停止使用。药品包装必须适合药品质量的要求，方便储存、运输和医疗使用。发运中药材必须有包装。在每件包装上，必须注明品名、产地、日期、调出单位，并附有质量合格的标志。药品包装必须按照规定印有或者贴有标签并附有说明书。标签或者说明书上必须注明药品的通用名称、成分、规格、生产企业、批准文号、产品批号、生产日期、有效期、适应证或者功能主治、用法、用量、禁忌、不良反应和注意事项。麻醉药品、精神药品、医疗用毒性药品、放射性药品、外用药品和非处方药的标签，必须印有规定的标志。

五、药品流通

（一）总则

为加强药品监督管理，规范药品流通秩序，保证药品质量，根据《中华人民共和国药品管理法》（以下简称《药品管理法》）、《中华人民共和国药品管理法实施条例》（以下简称《药品管理法实施条例》）和有关法律、法规的规定，制定本办法。

在中华人民共和国境内从事药品购销及监督管理的单位或者个人，应当遵守本办法。

药品生产、经营企业、医疗机构应当对其生产、经营、使用的药品质量负责。

药品监督管理部门鼓励个人和组织对药品流通实施社会监督。对违反本办法的行为，任何个人和组织都有权向药品监督管理部门举报和控告。

（二）药品生产、经营企业购销药品的监督管理

药品生产、经营企业知道或者应当知道他人从事无证生产、经营药品行为的，不得为其提供药品。

药品生产、经营企业不得为他人以本企业的名义经营药品提供场所，或者资质证明文件，或者票据等便利条件；不得以展示会、博览会、交易会、订货会、产品宣传会等方式现货销售药品；不得购进和销售医疗机构配制的制剂；不得改变经营方式；不得以搭售、买药品赠药品、买商品赠药品等方式向公众赠送处方药或者甲类非处方药；不得采用邮售、互联网交易等方式直接向公众销售处方药；禁止非法收购药品。

药品经营企业应当按照《药品经营许可证》许可的经营范围经营药品。药品说明书要求低温、冷藏储存的药品，药品生产、经营企业应当按照有关规定，使用低温、冷藏设施设备运输和储存。

药品零售企业应当按照国家食品药品监督管理局药品分类管理规定的要求，凭处方销售处方药。经营处方药和甲类非处方药的药品零售企业，执业药师或者其他依法经资格认定的药学技术人员不在岗时，应当挂牌告知，并停止销售处方药和甲类非处方药。

药品监督管理部门发现药品生产、经营企业违反本条前款规定的，应当立即查封、扣押所涉药品，并依法进行处理。

（三）医疗机构购进、储存药品的监督管理

对医疗机构设置药房，购进药品、储存药品作出了规定，并规定医疗机构不得采用邮售、互联网交易等方式直接向公众销售处方药，不得未经诊疗直接向患者提供药品。

（四）法律责任

规定了对于违反《药品流通监督管理办法》的相关条款给予相应处罚。

六、药品召回管理办法

2007年12月10日，国家食品药品监督管理局颁布《药品召回管理办法》。明确了药品召回的定义、等级分类和责任主体，强调了药品生产经营企业对存在安全隐患的药品实施收回的法定责任，细化了药品召回的范围和操作程序，鼓励企业主动召回安全隐患药品，同时，规范了药品监督管理部门的管理职能。

（一）药品召回的含义和分级

药品召回是指药品生产企业（包括进口药品的境外制药厂商）按照规定的程序收回已上市销售的存在安全隐患的药品。这里的安全隐患，是指由于研发、生产等原因可能使药品具有的危及人体健康和生命安全的不合理危险。

《药品召回管理办法》规定，药品召回分两类、三级。两类即主动召回和责令召回。三级是根据药品安全隐患的严重程度来分的，其中一级召回是指使用该药品

可能引起严重健康危害的；二级召回是针对使用该药品可能引起暂时的或者可逆的健康危害的；三级召回是针对使用该药品般不会引起健康危害，但由于其他原因需要召回的。

（二）主动召回和责令召回

1. 主动召回　药品生产企业是药品召回的主体。《药品召回管理办法》规定，药品生产企业应当按照规定建立和完善药品召回制度，收集药品安全的相关信息，对可能具有安全隐患的药品进行调查、评估，召回存在安全隐患的药品。药品生产企业应当建立健全药品质量保证体系和药品不良反应监测系统，收集记录药品的质量问题与药品不良反应信息，并按规定及时向药品监督管理部门报告。

2. 责令召回　责令召回是指药品监管部门经过调查评估，认为存在安全隐患，药品生产企业应当召回药品而未主动召回的，应当责令药品生产企业召回药品。必要时，药品监督管理部门可以要求药品生产企业、经营企业和使用单位立即停止销售和使用该药品。

药品监督管理部门作出责令召回决定后，应当将责令召回通知书送达药品生产企业。通知书包括：召回药品的具体情况，包括名称、批次等基本信息；实施召回的原因；调查评估结果；召回要求，包括范围和时限等。

召回程序和期限：药品生产企业在收到责令召回通知书后，应当按照规定通知药品经营企业和使用单位，制定、提交召回计划，并组织实施。

召回进展报告和效果评价：药品生产企业应当按照规定向药品监督管理部门报告药品召回的相关情况，进行召回药品的后续处理。药品监督管理部门应当按照规定对药品生产企业提交的药品召回总结报告进行审查，并对召回效果进行评价。

与主动召回的审查评价一样，药品监督管理部门认为召回不彻底或者需要采取更为有效的措施的，可要求药品生产企业重新召回或者扩大召回范围。

（三）法律责任

规定了对违反《药品召回管理办法》的相关条款进行处罚。

七、药品价格

依法实行市场调节价的药品，药品的生产企业、经营企业和医疗机构应当按照公平、合理和诚实信用、质价相符的原则制定价格，为用药者提供价格合理的药品。

药品的生产企业、经营企业和医疗机构应当遵守国务院价格主管部门关于药价管理的规定，制定和标明药品零售价格，禁止暴利和损害用药者利益的价格欺诈行为。

八、药品广告

药品广告须经企业所在地省、自治区、直辖市人民政府药品监督管理部门批准，并发给药品广告批准文号；未取得药品广告批准文号的，不得发布。

处方药可以在国务院卫生行政部门和国务院药品监督管理部门共同指定的医

学、药学专业刊物上介绍，但不得在大众传播媒介发布广告或者以其他方式进行以公众为对象的广告宣传。

药品广告的内容必须真实、合法，以国务院药品监督管理部门批准的说明书为准，不得含有虚假的内容。

药品广告不得含有不科学的表示功效的断言或者保证；不得利用国家机关、医药科研单位、学术机构或者专家、学者、医师、患者的名义和形象作证明。

非药品广告不得有涉及药品的宣传。

第二节　医疗机构制剂

一、医疗机构制剂的概念

医疗机构制剂，是指医疗机构根据本单位临床需要经批准而配置、自用的规定处方制作。

二、医疗机构制剂的特点

医疗机构制剂具有自配自用、质量合格、配制规范、品种补缺的特点。

三、医疗机构制剂的法制化管理

为保证医疗机构制剂使用的安全性和有效性，促进医疗机构制剂配制规范化，国家对医疗机构制剂实行法治化管理，制定了一系列相关法律法规。

第三节　药品标准、注册及临床使用管理

一、药品标准

药品标准是国家对药品质量规格及检验方法所作的技术规定，是药品生产、供应、使用检验管理部门共同遵循的法定依据。凡正式批准生产的药品，辅料以及商品经营的中药材都要制定标准。药品标准属于法定的、强制性的标准。

二、药品注册

药品注册是指国家药品监督管理部门依照法定程序，对拟上市销售的药品的安全性、有效性、质量可控性等进行系统评价，并作出是否同意进行药物临床研究、生产药品或者进口药品决定的审批过程，包括对申请变更药品批准证明文件及其附件中载明内容的审批。药品注册包括5个方面：新药注册、仿制药品注册、进口药品注册及其补充申请和再注册申请。

（一）新药申请

是指未曾在中国境内上市销售的药品的注册申请。已上市药品改变剂型、改变给药途径、增加新适应证的药品注册按照新药申请的程序申报。

（二）仿制药的申请

是指生产SFDA已批准上市的已有国家标准的药品的注册申请；但是生物制品按照新药申请的程序申报。

（三）进口药品申请

是指境外生产的药品在中国境内上市销售的注册申请。

（四）补充申请

是上述申请经批准后，改变、增加或取消原批准事项或内容的注册申请。审批过程中的药品注册申请、已批准的临床研究申请需进行相应变更的。以及新药技术转让、进口药品分包装、药品试行标准转正，按补充申请办理。

（五）药品的再注册

是指对药品批准证明文件有效期满后拟继续生产、进口的药品实施的审批过程。

三、药物临床试验

药物的临床试验（包括生物等效性试验），必须经过国家食品药品监督管理局批准，且必须执行《药物临床试验质量管理规范》。药物临床试验是指任何人体（患者或健康志愿者）上进行的药物系统性研究。药物临床试验批准后，申请人应当从具有药物临床试验资格的机构中选择承担药物临床试验的机构。

临床试验用药物应在符合《药品生产质量管理规范》的车间制备。制备过程应严格执行《药品生产质量管理规范》的要求。药物临床试验应在批准后3年内实施。逾期未实施的，原批准证明文件自行废止；仍需进行临床试验的，应重新申请。临床试验过程中发生严重不良事件的，研究者应在24小时内报告有关省、自治区、直辖市药品监督管理部门和国家食品药品监督管理局，通知申请人，并及时向伦理委员会报告。

临床试验中出现大范围、非预期的不良反应或者严重不良事件，或者有证据证明临床试验用药物存在严重质量问题时，国家食品药品监督管理局或者省、自治区、直辖市药品监督管理部门可以采取紧急控制措施，责令暂停或者终止临床试验，申请人和临床试验单位必须立即停止临床试验。

四、处方药与非处方药

（一）定义

1. 处方药　指凭执业医师和执业助理医师处方方可调配购买和使用的药品。

2. 非处方药　非处方药（over the counter，简称OTC），是指由国务院药品监督管理部门公布的不需要凭执业医师和执业助理医师处方，消费者可以自行判断购买和使用的药品。非处方药分为甲、乙两类，甲类非处方药应在药师的指导下购买和使用，乙类非处方药可由消费者自行选择、购买和使用。

（二）管理权限

国家药品监督管理部门负责处方药与非处方药分类管理办法的制定和非处方药目录的遴选、审批、发布和调整工作。各级药品监督管理部门负责辖区内的组织实施和监督管理。国家药品监督管理部门对非处方药的遴选原则是"应用安全、疗效确切、质量稳定、使用方便"。

（三）非处方药经营管理

经营非处方药的批发企业和经营甲类非处方药的零售企业必须具有《药品经营许可证》。经省级药品监督管理部门或其授权的药品监督管理部门批准的其他商业企业，可以销售乙类非处方药。医疗机构可以根据医疗需要决定或推荐使用非处方药。

五、进出口药品

（一）申请进口药品的要求

1. 申请进口的药品必须获得境外制药厂商所在生产国家或者地区的上市许可。未在生产国家或者地区获得上市许可，经国家食品药品监督管理局确认该药品安全、有效而且临床需要的，可以批准进口。

2. 申请进口的药品，其生产应当符合所在国家或者地区《药品生产质量管理规范》及中国《药品生产质量管理规范》的要求。

3. 申请进口的药品制剂，必须提供直接接触药品的包装材料和容器合法来源的证明文件，提供用于生产该制剂的原料药和辅料合法来源的证明文件。原料药和辅料尚未取得国家食品药品监督管理局的批准，则应报送有关的生产工艺、质量标准和检验方法等研究资料。

（二）进口药品的申报与审批程序

进口药品的申报与审批与新药审批程序基本相同，不同之处有3点：

1. 直接向国家食品药品监督管理局申请。

2. 中国食品药品检定研究院承担样品检验和标准复核。

3. 批准后所发证明文件是《进口药品注册证》。中国香港、澳门和台湾地区制药厂商申请注册的药品发给《医药产品注册证》。

（三）进口药品再注册

《进口药品注册证》《医药产品注册证》有效期5年。有效期届满前6个月提出再注册申请。

（四）进口药品分包装的申报与审批

1. 申请进口药品分包装，应当符合下列要求

（1）申请分包装的药品已经取得《进口药品注册证》或《医药产品注册证》；

（2）该药品应当是中国境内尚未生产的品种，或者虽有生产但是不能满足临床需要的品种；

（3）同一制药厂商的同一品种应当由一个药品生产企业分包装，时间不超过5年；

（4）分包装的药品应与受托方所特有的许可证和药品GMP证书上说明的生产范围一致；

（5）除片剂、胶囊剂外，分包装的其他剂型应当已在境外完成内包装。

2. 进口药品分包装的申请与审批程序

（1）境外制药厂商应当与境内的药品生产企业签订合同后，向境内药厂所在地省级药监局提出分包装申请；

（2）省级药监局在规定时限内完成审核，并报送国家食品药品监督管理局；

（3）由国家食品药品监督管理局对资料进行审查，符合规定的发给药品批准文号。

3. 对分包装药品的有关规定

（1）进口分包装的药品执行进口药品注册标准；

（2）进口分包装的药品说明书、包装标签必须与进口药品的说明书和标签一致，并标明分包装的批准文号和进口药品注册证号；

（3）境外大包装制剂的进口检验按照国家食品药品监督管理局的有关规定执行，包装后产品的检验与进口检验执行同一药品标准；

（4）提供药品的境外制药厂商应对分包装后药品的质量负责。分包装后的药品出现质量问题的，国家食品药品监督管理局可以撤销分包装药品的批准文号，必要时可以依照《药品管理法》第四十二条的规定，撤销该药品的《进口药品注册证》或者《医药产品注册证》。

4. 分包装药品不在境内销售使用的，由受托药品生产企业所在地省级药品监督管理局审批，批准后向国家食品药品监督管理局备案，不发给药品批准文号。

六、药品再评价

上市后药品再评价是指对上市后药品的安全性进行再评价。再评价的对象是获得市场准入的药品，是对上市前药品评审工作的补充和完善。再评价是一种监管手段，通过再评价掌握上市药品的安全性动态，达到宏观监督、微观管理、量化药品生命周期之目的。终极目的是保障合理用药。上市前评价只有与上市后再评价配套才能构成完整的药品评价体系，也只有通过上市后的再评价才能完成对一个药品的全面评价。完整的药品评价应贯穿于整个药品的生命周期。

七、药品储备

（一）总则

在药品的储存环节实行药品质量管理。储存条件应符合国家食品药品监督管理局（SFDA）的有关要求，按国家药典、部颁标准执行。

1. 所有药品应储存在适当的地方：场所明亮、整洁、无环境污染源并有相应的消防、安全措施，远离汽车库、油库；用电设备符合安全用电要求；所有药品不得直接放在地面，瓶装药品不允许倒放。

2. 根据药品性质选择储存容器，储存药品的容器须符合国家药典或部颁标准。

3. 需避光药品应有避光设施，如放在避光包装容器内保存。

4. 需特殊保管的药品须具有安全功能的专用保管设施（如保险柜、专柜带锁）和相应保管制度。

5. 麻醉药品、精神药品、毒性药品、放射性药品按相关规定进行存放。

6. 药房急救药品应按药品储存要求存放，并放置于安全易取的地方。药房应设有急救药品数量最低警戒线，药房负责人定时清点药品数量并及时补充，以保证急救药品供应。

7. 需冷藏的药品，用冰箱、冷柜、冷库分类储存，严格控制温度。

8. 内服或外用药品分开存放。

9. 库存药品，按失效期远近顺序依次存放，以保证药品先进先出，近效期先出。

10. 药品储存应摆放应整齐、有序，易于取用，药品标签应与药品一一对应，包装相似、通用名相同的药品应分开存放或有警示标志。

11. 药品储存区要有检测和调节温度、湿度的设施。

12. 注意防盗，安装监视器、报警装置、防盗门等装置；定期清点，预防药品丢失，如果发现账物不符，应追查原因并做记录。

对存在下列情况的药品，及时撤架，退回药库，直到销毁或返回给供应商，并作书面记录：

（1）过期；

（2）变质；

（3）被污染；

（4）标签丢失或模糊不清；

（5）退货；

（6）破损。

药品只能由相关的医务人员、药学人员保存和使用。未经许可，任何人不得动用药品。人为因素造成的药品损失，由相关人员按制度规定承担赔偿责任。

（二）特殊管理药品的储存

所有麻醉药品和第一类精神药品的储存和使用：严格按照五专管理：专人负责、专柜加锁、专用账册、专册登记、专用处方。

1. 麻醉药品和第一类精神药品的储存应双人双锁，由专人保管钥匙，并在交接班时把钥匙亲自交给下一班指定人员。

2. 每班由专人负责麻醉药品的清点工作，在登记本上记录清点的日期、时间，并签名，下一班做好交接工作。

3. 交班时发现麻醉药品和精神药品数量不符，所有相关员工均不能离开，直到找到或告知本部门负责人/药剂科主任，并填写意外事件报告表，上报医务科。

4. 发生钥匙丢失时，应立即报告本部门负责人，部门负责人视具体进行换锁；对于发生两次以上（包括两次）钥匙丢失的员工进行必要的处罚。

放射性药品的储存：放射性核素容器必须有鲜明标签，标明核素名称、活度及日期。操作产生放射性气体或气溶胶的核素时，必须在通风橱内。

（1）放射性核素到货后应及时登记（出厂日期、批号、比活度、总活度、生产厂商、到货日期）；

（2）放射性核素由专人负责妥善（有的须冷藏）保管，以防丢失及变质；

（3）使用（使用量、剩余量）及注销应有记录；

（4）长半衰期核素由两人负责保管，做到双人双锁，账物相符定期检查、作好记录，以防丢失。

毒性药品须按规定储存：按说明书要求常温、冷冻存放，双人双锁专柜并有明显标记，专账登记，逐次消耗，账物相符。定期清点，钥匙与账物由专人保管。

八、药品不良反应报告

（一）药品不良反应的概念

药品不良反应是指合格药品在正常用法、用量下出现的与用药目的无关或意外的有害反应。

（二）药品不良反应的分类

药品不良反应按其特点可分为四类：

1. A类药品不良反应（量变性异常）：此类药品不良反应是由于药品本身的药理作用增强而发生的，常与剂量或合并用药有关，多数能预测，发生率较高而死亡率较低。

2. B类药品不良反应（质变性异常）：此类药品不良反应是与药的正常药理作用完全无关的异常反应，难预测，发生率低而死亡率高。

3. 药物相互作用引起的不良反应

4. 迟现型不良反应如致畸、致癌、致突变的"三致"作用和药物依赖性反应等。

（三）药品不良反应监测报告制度

药品不良反应报告和监测是指药品不良反应的发现、报告、评价和控制的过程。我国于2004年4月制定了《药品不良反应报告和监测管理办法》，要求所有药品生产、经营、使用单位均需逐级建立药品不良反应监测管理制度，设置相应的机构，做好本单位药品不良反应情况的收集、报告和管理工作。

第四节 特殊药品

一、麻醉药品和精神药品

（一）麻醉药品的概念及品种范围

1. 麻醉药品的概念　麻醉药品是指具有依赖性潜力，滥用或不合理使用易产生身体依赖性和精神依赖性的药品，人们连续使用后易产生身体依赖性和成瘾癖。

2. 麻醉药品的品种范围　麻醉药品包括阿片类、可卡因类、大麻类、合成药类及国家药品监督部门指定的其他易产生依赖性的药品、药用原植物及其存在的盐及单方制剂。2015年9月，国家食品药品监督管理局公布的《麻醉药品品种目录》，共有121种麻醉药品，其中我国生产和使用的有21种。

（二）精神药品的概念及品种范围

1. 精神药品的概念　精神药品是指作用于中枢神经系统，产生兴奋或抑制作用，具有依赖性潜力，滥用或不合理使用能产生依赖性的药品。

2. 精神药品的品种范围　根据精神药品依赖性潜力和对人体健康的危害程度，将其分为第一类精神药品和第二类精神药品管理。2015年9月，国家食品药品监督管理局公布的《精神药品品种目录》中，第一类精神药品共有52种，其中我国生产和使用的有5种。第二类精神药品共有78种，其中我国生产和使用的有24种。

（三）麻醉药品、精神药品管理的有关规定

国务院于2005年8月颁布了《麻醉药品和精神药品管理条例》（以下简称《条例》），《条例》共9章89条，对麻醉药品和精神药品的监管、种植、实验、研究、生产经营、运输及法律责任等均作了明确规定，下面介绍其主要内容。

1. 管理权限　各级药品监督管理部门在各自的职权范围内负责麻醉药品和精神药品的监督管理工作。公安部门负责对造成麻醉药品药用原植物麻醉药品和精神药品流入非法渠道的行为进行查处。其他有关主管部门在各自的职责范围内负责与麻醉药品和精神药品有关的管理工作。

2. 种植、实验研究和生产管理

（1）麻醉药品药用原植物种植企业由国务院药品监督管理部门和国务院农业主管部门共同确定，其他单位和个人不得种植麻醉药品药用原植物。

（2）国家对麻醉药品和精神药品实行定点生产制度。麻醉药品第一类精神药品生产以及第二类精神药品原料药生产的企业，经所在地省级药品监督管理部门初步审查，由国务院药品监督管理部批准；从事第二类精神药品制剂生产的企业，经所

在地省级药品监督管理部门批准。

（3）国家药品监督管理部门根据麻醉药品和精神药品的需求总量制订年度生产计划。定点生产企业应当严格按照麻醉药品和精神药品年度生产计划安排生产，并依照规定向所在地省级药品监督管理部门报告生产情况。定点生产企业应当将麻醉药品和精神药品销售给具有麻醉药品和精神药品经营资格的企业。麻醉药品和精神药品的标签应当印有国家药品监督管理部门规定的标志。

（4）开展麻醉药品和精神药品实验研究活动，应当经国家药品监督管理部门批准后方可进行。麻醉药品和第一类精神药品的临床试验，不得以健康人为受试对象。

二、医疗用毒性药品

（一）毒性药品的概念及品种

1. 医疗用毒性药品的概念　医疗用毒性药品是指毒性剧烈、治疗量与中毒剂量相近，使用不当会致人中毒或死亡的药品，简称毒性药品。

2. 医疗用毒性药品的品种　医疗用毒性药品可分为毒性中药和毒性西药两种类型，我国规定的医疗用毒性药品管理品种中，毒性中药28种，毒性西药11种。

（1）毒性中药品种有砒石（红砒、白砒）、砒霜、水银、生马前子、生川乌、生草乌、生白附子、生附子、生半夏、生南星、生巴豆、斑蝥、青娘虫、红娘虫、生甘遂、生狼毒、生藤黄、生千金子、生天仙子、闹羊花、雪上一枝蒿、白降丹、蟾酥、洋金花、红粉、轻粉、雄黄等。

（2）毒性西药品种有去乙酰毛花苷丙、阿托品、洋地黄毒苷、氢溴酸后马托品、三氧化二砷、毛果芸香碱、氯化汞、水杨酸毒扁豆碱、亚砷酸钾、氢溴酸东莨菪碱、士的宁等。

（二）医疗用毒性药品管理的有关规定

《医疗用毒性药品管理办法》（1988年12月）对毒性药品的生产经营、储存和使用等作出了具体规定。

1. 医疗用毒性药品的年度生产、收购、供应和配制计划由省级药品监督管理部门根据医疗需要制订。药品生产企业不得擅自改变生产计划，所生产的医疗用毒性药品应全部销售给制定的药品经营企业，不得自行销售。

2. 药品生产企业必须由医药专业人员负责生产、配制、审核检验，并建立严格的管理制度，严防与其他药品混杂。每次配料，必须经2人以上复核无误，并详细记录每次生产所用原料和成品数，经手人要签字备查。所有工具、容器要处理干净，以防污染其他药品。标示量要准确无误，包装容器上必须印有毒药标志。

3. 生产医疗用毒性药品及其制剂，必须严格执行生产工艺操作规程，在本单位药品质量管理人员的监督下准确投料，并建立完整的生产记录，保存5年备查。

加工炮制毒性中药，必须按照《中华人民共和国药典》或者省级药品监督管理部门制定的《炮制规范》的规定进行。药材经检验符合药用要求方可供应、配方和用于中成药生产。

4. 毒性药品的收购、经营由各级药品监督管理部门指定的药品经营企业负责；配方用药由药品监督管理部门指定的药品经营企业医疗机构负责；其他任何单位或者个人均不得从事毒性药品的收购、经营和配方业务。

5. 收购、经营，加工使用毒性药品的单位必须建立健全保管验收领发核对等制度；严防收假，发错，严禁与其他药品混杂，做到划定仓间或仓位，专柜加锁并由专人保管；在运输过程中应当采取有效措施，防止发生事故。

（三）医疗用毒性药品的使用管理

（1）医疗机构供应和调配毒性药品，凭执业医师签名的正式处方；指定药品经营企业供应和调配毒性药品，凭盖有医师所在的医疗机构公章的正式处方。每次处方剂量不得超过2日剂量。调配处方时必须认真负责，计量准确，按医嘱注明要求，并由配方人员及具有药师以上技术职称的复核人员签名盖章后方可发出。对处方未注明"生用"的毒性中药，应当用炮制品。如发现处方有疑问时，须经原处方医生重新审定后再行调配。处方一次有效，保存2年备查。

（2）科研和教学单位所需的医疗用毒性药品，必须持本单位的证明信，经单位所在地县以上药品监督管理部门批准后，供应部门方能发售。

（3）群众自配民间单、秘、验方需用毒性中药，购买时要持有本单位或者城市街道办事处、乡（镇）人民政府的证明信供应部门方可发售。每次购用量不得超过2日剂量。

三、放射性药品

（一）放射性药品的概念

放射性药品是指用于临床诊断或者治疗的放射性核素制剂或者其标记药物。

（二）放射性药品管理的有关规定

1. 放射性药品的包装和运输管理

（1）包装必须安全使用，符合放射性质量要求，具有与放射性剂量相适应的防护装置；包装必须分内包装和外包装两部分，外包装必须贴有商标、标签、说明书和放射性药品标志，内包装必须贴有标签。

（2）放射性药品说明书除注明标签内容外，还须注明生产单位、批准文号、批号、主要成分、出厂日期、放射性核素半衰期、适应证、用法用量、禁忌证、有效期和注意事项等。

（3）放射性药品的运输，按国家运输、邮政等部门制定的有关规定执行。

2. 放射性药品的使用

医疗机构使用放射性药品必须符合国家放射性同位素卫生防护管理的有关规定，必须取得相应等级的《放射性药品使用许可证》。

四、戒毒药品

戒毒药品系指控制并消除滥用阿片类药成瘾者的急剧戒断症状与体征的戒毒治疗药品，和能减轻消除稽延性症状的戒毒治疗辅助药品。

（一）戒毒药品的研制、生产和经营管理

1. 国家严格管理戒毒药品的研究、生产、供应和使用，同时鼓励发挥传统中医药在戒毒与康复治疗中的作用。麻醉性戒毒药品要严格按照国务院颁布的《麻醉药品和精神药品管理条例》规定管理。

2. 戒毒药品研制的临床研究和审批，必须严格执行国家有关规定。

3. 麻醉性戒毒药品的生产经营按国务院颁布的《麻醉药品和精神药品管理条例》规定管理。

戒毒药品的国家标准，由国家药典委员会负责审定，报国家食品药品监督管理局审批颁布。多个单位联合研制戒毒新药发给联合署名的新药证书。每个品种只能由一家生产单位生产。

4. 省级药品监督管理部门，应于每年十月底之前将辖区内下一年度麻醉性戒毒药品需用计划审核汇总后报国家食品药品监督管理局。

5. 麻醉性戒毒药品由全国性麻醉药品和第一类精神药品定点经营企业和所在省、自治区、直辖市麻醉药品和第一类精神药品定点经营企业负责供应。

6. 不得利用电视、广播、报纸、杂志等大众传播媒介进行戒毒药品的广告宣传。

五、药品类易制毒化学品

（一）易制毒化学品的概念和分类

1. 易制毒化学品是指国家规定管制的可用于非法制造毒品的原料、配剂等化学物品，包括用以制造毒品的原料前体、试剂、溶剂及稀释剂、添加剂等。

2. 易制毒化学品根据《易制毒化学品管理条例》可分为三类：第一类是可用于制毒的主要原料，第二三类是可以用于制毒的化学配剂。

（二）药品类易制毒化学品管理的规定

1. 国家食品药品监督管理局主管全国药品类易制毒化学品生产、经营、购买等方面的监督管理工作。县级以上地方食品药品监督管部门负责本行政区域内的药品类易制毒化学品生产、经营、购买等方面的监督管理工作。

2. 《药品类易制毒化学品管理办法》规定了药品类易制毒化学品生产、经营、购买许可的范围、条件、程序、资料要求和审批时间；明确了药品类易制毒化学品原料药、单方制剂和小包装麻黄碱的购销渠道；规范了生产、经营企业和有关使用单位药品类易制毒化学品安全管理的制度、条件要求。

第五节　血液制品

一、血液制品的概念

血液制品，是特指各种人血浆蛋白制品。

原料血浆，是指由单采血浆站采集的专用于血液制品生产原料的血浆。

供血浆者，是指根据地区血源资源按照有关标准和要求并经严格审批设立，采集供应血液制品生产用原料血浆的单位。

二、血液制品生产和经营

新建、改建或者扩建血液制品生产单位，经国务院卫生行政部门根据总体规划进行立项审查同意后，由省、自治区、直辖市人民政府卫生行政部门依照药品管理法的规定审核批准。

血液制品生产单位必须达到国务院卫生行政部门制定的《药品生产质量管理规范》规定的标准，经国务院卫生行政部门审查合格，并依法向工商行政管理部门申领营业执照后，方可从事血液制品的生产活动。

严禁血液制品生产单位出让、出租、出借以及与他人共用《药品生产企业许可证》和产品批准文号。

血液制品生产单位不得向无《单采血浆许可证》的单采血浆站或者未与其签订质量责任书的单采血浆站及其他任何单位收集原料血浆。血液制品生产单位不得向其他任何单位供应原料血浆。

血液制品生产单位在原料血浆投料生产前，必须使用有产品批准文号并经国家药品生物制品检定机构逐批检定合格的体外诊断试剂，对每一人份血浆进行全面复检，并作检测记录。原料血浆经复检不合格的，不得投料生产，并必须在省级药品监督下按照规定程序和方法予以销毁，并作记录。原料血浆经复检发现有血液途径传播的疾病的，必须通知供应血浆的单采血浆站，并及时上报所在地省、自治区、直辖市人民政府卫生行政部门。

血液制品出厂前，必须经过质量检验；经检验不符合国家标准的，严禁出厂。

开办血液制品经营单位，由省、自治区、直辖市人民政府卫生行政部门审核批准。

血液制品经营单位应当具备与所经营的产品相适应的冷藏条件和熟悉所经营品种的业务人员。

血液制品生产经营单位生产、包装、储存、运输、经营血液制品，应当符合国家规定的卫生标准和要求。

三、单采血浆站

国家实行单采血浆站统一规划、设置的制度。国务院卫生行政部门根据核准的全国生产用原料血浆的需求，对单采血浆站的布局、数量和规模制定总体规划。省、自治区、直辖市人民政府卫生行政部门根据总体规划制定本行政区域内单采血浆站设置规划和采集血浆的区域规划，并报国务院卫生行政部门备案。

单采血浆站由血液制品生产单位设置或者由县级人民政府卫生行政部门设置，专门从事单采血浆活动，具有独立法人资格。其他任何单位和个人不得从事单采血浆活动。

设置单采血浆站，必须具备下列条件：

1. 符合单采血浆站布局、数量、规模的规划；
2. 具有与所采集原料血浆适应的卫生专业技术人员；
3. 具有与所采集原料血浆适应的场所及卫生环境；
4. 具有识别供血浆者的身份识别系统；
5. 具有与所采集原料浆相适应的单采血浆机械及其他设置；
6. 具有对所采集原料血浆进行质量检验的技术人员以及必要的仪器设备。

申请设置单采血浆站的，由县级人民政府卫生行政部门初审，经设区的市、自治州人民政府卫生行政部门或者省、自治区人民政府设立的派出机关的卫生行政机构审查同意，报省、自治区、直辖市人民政府卫生行政部门审批；经审查符合条件的，由省、自治区、直辖市人民政府卫生行政部门核发《单采血浆许可证》，并报国务院卫生行政部门备案。单采血浆站只能对省、自治区、直辖市人民政府卫生行政部门划定区域内的供血浆者进行筛查和采集血浆。

第六节　疫苗

一、疫苗的概念

疫苗是指为了预防、控制传染病的发生、流行，用于人体预防接种的疫苗类预防性生物制品。

二、疫苗分类

疫苗分为两类。第一类疫苗，是指政府免费向公民提供，公民应当依照政府的规定受种的疫苗，包括国家免疫规划确定的疫苗，省、自治区、直辖市人民政府在执行国家免疫规划时增加的疫苗，以及县级以上人民政府或者其卫生主管部门组织的应急接种或者群体性预防接种所使用的疫苗；第二类疫苗，是指由公民自费并且自愿受种的其他疫苗。

三、疫苗流通

购买疫苗应当通过省级公共资源交易平台进行。

省级疾病预防控制机构应当根据国家免疫规划和本地区预防、控制传染病的发生、流行的需要，制定本地区第一类疫苗的使用计划（以下称使用计划），并向依照国家有关规定负责采购第一类疫苗的部门报告，同时报同级人民政府卫生主管部门备案。使用计划应当包括疫苗的品种、数量、供应渠道与供应方式等内容。

依照国家有关规定负责采购第一类疫苗的部门应当依法与疫苗生产企业签订政府采购合同，约定疫苗的品种、数量、价格等内容。

疫苗生产企业应当按照政府采购合同的约定，向省级疾病预防控制机构或者其指定的其他疾病预防控制机构供应第一类疫苗，不得向其他单位或者个人供应。

省级疾病预防控制机构应当做好分发第一类疫苗的组织工作，并按照使用计划将第一类疫苗组织分发到设区的市级疾病预防控制机构或县级疾病预防控制机构。县级疾病预防控制机构应按照使用计划将第一类疫苗分发到接种单位和乡级医疗卫生机构。乡级医疗卫生机构应将第一类疫苗分发到承担预防接种工作的村医疗卫生机构。医疗卫生机构不得向其他单位或者个人分发第一类疫苗；分发第一类疫苗不得收取任何费用。

传染病暴发流行时，县级以上地方人民政府或者其卫生主管部门需要采取应急接种措施的，设区的市级以上疾病预防控制机构可以直接向接种单位分发第一类疫苗。

第二类疫苗由省级疾病预防控制机构组织在省级公共资源交易平台集中采购，由县级疾病预防控制机构向疫苗生产企业采购后供应给本行政区域的接种单位。

疫苗生产企业应当直接向县级疾病预防控制机构配送第二类疫苗，或者委托具备冷链储存、运输条件的企业配送。接受委托配送第二类疫苗的企业不得委托配送。

县级疾病预防控制机构向接种单位供应第二类疫苗可以收取疫苗费用以及储存、运输费用。疫苗费用按照采购价格收取。储存、运输费用按照省、自治区、直辖市的规定收取。收费情况应当向社会公开。

疾病预防控制机构、接种单位、疫苗生产企业、接受委托配送疫苗的企业应当遵守疫苗储存、运输管理规范，保证疫苗质量。疫苗储存、运输的全过程应当始终处于规定的温度环境，不得脱离冷链，并定时监测、记录温度。对于冷链运输时间长、需要配送至偏远地区的疫苗，省级疾病预防控制机构应当提出加贴温度控制标签的要求。

疫苗储存、运输管理的相关规范由国务院卫生主管部门、药品监督管理部门制定。

疫苗生产企业在销售疫苗时，应当提供由药品检验机构依法签发的生物制品每批检验合格或者审核批准证明复印件，并加盖企业印章；销售进口疫苗的，还应当提供进口药品通关单复印件，并加盖企业印章。

疾病预防控制机构、接种单位在接收或者购进疫苗时，应当向疫苗生产企业索取前款规定的证明文件，并保存至超过疫苗有效期2年备查。

疫苗生产企业应当依照药品管理法和国务院药品监督管理部门的规定，建立真实、完整的销售记录，并保存至超过疫苗有效期2年备查。

疾病预防控制机构应当依照国务院卫生主管部门的规定，建立真实、完整的购进、储存、分发、供应记录，做到票、账、货、款一致，并保存至超过疫苗有效期2年备查。疾病预防控制机构接收或者购进疫苗时应当索要疫苗储存、运输全过程的温度监测记录；对不能提供全过程温度监测记录或者温度控制不符合要求的，不得接收或者购进，并应立即向药品监督管理部门和卫生主管部门报告。

第七节　药品监督管理机构与职责

一、药品监督管理机构及其职责

药品行政监督管理部门及其职责行政监督部门分为国家级、省级、地（市）级和县级四级，各自负责辖区内的药品监督管理工作。企业和药品的申报、申请、注册、认证等工作基本上由省级及国家级药品监督管理部门负责审批。省级以下更多的是负责日常监管和少量的审批权。

二、药品检验机构及其职责

（一）药品检验机构

以中国药品生物制品检定所为首的药品技术监督部门是国家对药品质量实施技术监督检验的法定机构，由同级药品行政监督部门领导，对药品质量进行法定监督和检验。技术监督分为国家级、省级、地（市）级和县级四级，各自负责辖区内的药品的技术监督工作。为加强药品的技术监督，国家将对符合条件的药品检验机构进行认证，依法实施药品审批检验及药品抽验等技术监督工作。

（二）药品检验机构的职责

1. 负责辖区内药品的质量检验和技术仲裁。

2. 制定辖区内药品的抽验计划，提供辖区内药品质量公报所需的技术数据和质量分析报告。

3. 承担药品质量认证工作。

4. 指导下级药品检验所或辖区内药品生产、经营、使用单位质检机构的业务技术工作。

5. 综合上报和反馈药品质量情报信息。

第八节　医疗机构药事管理

一、医疗机构药事管理的概念

医疗机构药事管理，是指医疗机构以患者为中心，以临床药学为基础，对临床用药全过程进行有效的组织实施与管理，促进临床科学、合理用药的药学技术服务和相关的药品管理工作。

二、医疗机构药事管理组织及其职责

国家卫生健康委员会、国家中医药管理局负责全国医疗机构药事管理工作的监督管理。

县级以上地方卫生行政部门、中医药行政部门负责本行政区域内医疗机构药事管理工作的监督管理。

军队卫生行政部门负责军队医疗机构药事管理工作的监督管理。

三、药物临床应用管理

药物临床应用管理是对医疗机构临床诊断、预防和治疗疾病用药全过程实施监督管理。医疗机构应当遵循安全、有效、经济的合理用药原则，尊重患者对药品使用的知情权和隐私权。

四、药剂管理

（一）医疗机构药剂管理的职责

1. 医疗机构应当根据《国家基本药物目录》《处方管理办法》《国家处方集》《药品采购供应质量管理规范》等制订本机构《药品处方集》和《基本用药供应目录》，编制药品采购计划，按规定购入药品。

2. 医疗机构应当制订本机构药品采购工作流程；建立健全药品成本核算和账务管理制度；严格执行药品购入检查、验收制度；不得购入和使用不符合规定的药品。

3. 医疗机构临床使用的药品应当由药学部门统一采购供应。经药事管理与药物治疗学委员会（组）审核同意，核医学科可以购用、调剂本专业所需的放射性药品。其他科室或者部门不得从事药品的采购、调剂活动，不得在临床使用非药学部门采购供应的药品。

4. 医疗机构应当制订和执行药品保管制度，定期对库存药品进行养护与质量检查。药品库的仓储条件和管理应当符合药品采购供应质量管理规范的有关规定。

5. 化学药品、生物制品、中成药和中药饮片应当分别储存，分类定位存放。易燃、易爆、强腐蚀性等危险性药品应当另设仓库单独储存，并设置必要的安全设施，制订相关的工作制度和应急预案。

6. 麻醉药品、精神药品、医疗用毒性药品、放射性药品等特殊管理的药品，应当按照有关法律、法规、规章的相关规定进行管理和监督使用。

7. 药学专业技术人员应当严格按照《药品管理法》《处方管理办法》、药品调剂质量管理规范等法律、法规、规章制度和技术操作规程，认真审核处方或者用药医嘱，经适宜性审核后调剂配发药品。发出药品时应当告知患者用法用量和注意事项，指导患者合理用药。

8. 为保障患者用药安全，除药品质量原因外，药品一经发出，不得退换。

（二）医疗机构药师工作职责

1. 负责药品采购供应、处方或者用药医嘱审核、药品调剂、静脉用药集中调配和医院制剂配制，指导病房（区）护士请领、使用与管理药品；

2. 参与临床药物治疗，进行个体化药物治疗方案的设计与实施，开展药学查房，为患者提供药学专业技术服务；

3. 参加查房、会诊、病例讨论和疑难、危重患者的医疗救治，协同医师做好药物使用遴选，对临床药物治疗提出意见或调整建议，与医师共同对药物治疗负责；

4. 开展抗菌药物临床应用监测，实施处方点评与超常预警，促进药物合理使用；

5. 开展药品质量监测，药品严重不良反应和药品损害的收集、整理、报告等工作；

6. 掌握与临床用药相关的药物信息，提供用药信息与药学咨询服务，向公众宣传合理用药知识；

7. 结合临床药物治疗实践，进行药学临床应用研究，开展药物利用评价和药物临床应用研究，参与新药临床试验和新药上市后安全性与有效性监测；

8. 其他与医院药学相关的专业技术工作。

◎ 思考题

1. 为什么说药品是特殊商品？

2. 我国对处方药和非处方药的管理有何不同？

3. 国家对医疗机构购进药品有哪些规定？

4. 简述中药保护品种的保护措施有哪些？

5. 简述医用毒性药品有哪些种类，如何加强管理？

6. 简述药品广告的审批程序。

（益阳医学高等专科学校　杨吟宇　李新才）

第七章　医疗器械管理

第一节　医疗器械注册

一、医疗器械注册的概念

医疗器械注册是食品药品监督管理部门根据医疗器械注册申请人的申请，依照法定程序，对其拟上市医疗器械的安全性、有效性研究及其结果进行系统评价，以决定是否同意其申请的过程。

二、医疗器械分类注册管理

第一类医疗器械实行产品备案管理，第二类、第三类医疗器械实行产品注册管理。

第一类医疗器械产品备案和申请第二类、第三类医疗器械产品注册，应当提交下列资料：产品风险分析资料；产品技术要求；产品检验报告；临床评价资料；产品说明书及标签样稿；与产品研制、生产有关的质量管理体系文件；证明产品安全、有效所需的其他资料。

医疗器械注册申请人、备案人应当对所提交资料的真实性负责。

三、医疗器械注册检测

（一）申请第二类、第三类医疗器械注册，同时满足以下条件的，可以免予注册检测

1. 所申请注册的医疗器械与本企业已经获准注册的医疗器械的基本原理，主要功能、结构，所用材料、材质，预期用途属于同一类；

2. 生产企业已经通过医疗器械生产质量管理规范检查或者已经获得医疗器械质量体系认证，并且生产企业能够提供经原企业生产条件审查机构认可的检测报告；

3. 所申请注册的医疗器械与本企业已经获准注册并且已经通过注册检测的同类产品比较，未发生涉及安全性、有效性改变，或者虽然涉及安全性、有效性改变，但是改变部分和由其引起产品其他相关安全性、有效性变化的部分都已经通过了医疗器械检测机构检测；

4. 已经获准注册的本企业同类产品按照规定进行医疗器械不良事件监测，并且未发现严重不良事件；

5. 已经获准注册的本企业同类产品1年内无（食品）药品监督管理部门产品质量监督抽查不合格记录；

6. 境外医疗器械已经通过境外政府医疗器械主管部门的上市批准。

（二）申请第二类、第三类医疗器械产品重新注册，同时满足以下条件的，可以免予注册检测

1. 申请重新注册的医疗器械与本企业已经获准注册的医疗器械的基本原理，主要功能、结构，所用材料、材质，预期用途属于同一类；

2. 生产企业已经通过医疗器械生产质量管理规范检查或者已经获得医疗器械质量体系认证，并且生产企业能够提供经原企业生产条件审查机构认可的检测报告；

3. 申请重新注册的医疗器械与已经通过注册检测的原注册产品相比较，未发生涉及安全性、有效性改变，或者虽然涉及安全性、有效性改变，但是改变部分和由其引起产品其他相关安全性、有效性变化的部分都已经通过了医疗器械检测机构检测；

4. 申请重新注册的医疗器械在原医疗器械注册证书有效期内按照规定进行医疗器械不良事件监测，并且未发现不良事件；

5. 原注册医疗器械1年内无（食品）药品监督管理部门产品质量监督抽查不合格记录；

6. 已经通过境外政府医疗器械主管部门的上市批准、对安装场地有特殊要求、检测困难的大型医疗器械，可以申请暂缓检测，于取得医疗器械注册证书后再对产品进行补充检测。

根据前款规定申请暂缓检测而获准注册的产品，生产企业必须在首台医疗器械入境后、投入使用前完成注册检测。经检测合格后方可投入使用。

四、医疗器械注册申请与审批

第一类医疗器械产品备案，由备案人向所在地设区的市级人民政府食品药品监督管理部门提交备案资料。其中，产品检验报告可以是备案人的自检报告；临床评价资料不包括临床试验报告，可以是通过文献、同类产品临床使用获得的数据证明该医疗器械安全、有效的资料。

申请第二类医疗器械产品注册，注册申请人应当向所在地省、自治区、直辖市人民政府食品药品监督管理部门提交注册申请资料。申请第三类医疗器械产品注册，注册申请人应当向国务院食品药品监督管理部门提交注册申请资料。第二类、第三类医疗器械产品注册申请资料中的产品检验报告应当是医疗器械检验机构出具的检验报告；临床评价资料应当包括临床试验报告，但依照本条例第十七条的规定免于进行临床试验的医疗器械除外。

受理注册申请的食品药品监督管理部门应当自受理之日起3个工作日内将注册申请资料转交技术审评机构。技术审评机构应当在完成技术审评后向食品药品监督管理部门提交审评意见。

受理注册申请的食品药品监督管理部门应当自收到审评意见之日起20个工作日内作出决定。对符合安全、有效要求的，准予注册并发给医疗器械注册证；对不符合要求的，不予注册并书面说明理由。

已注册的第二类、第三类医疗器械产品，其设计、原材料、生产工艺、适用范围、使用方法等发生实质性变化，有可能影响该医疗器械安全、有效性的，注册人应当向原注册部门申请办理变更注册手续；发生非实质性变化，不影响该医疗器械安全、有效性的，应当将变化情况向原注册部门备案。

医疗器械注册证有效期为5年。有效期届满需要延续注册的，应当在有效期届满前6个月向原注册部门提出延续注册的申请。

有下列情形之一的，不予延续注册：注册人未在规定期限内提出延续注册申请的；医疗器械强制性标准已经修订，申请延续注册的医疗器械不能达到新要求的；对用于治疗罕见疾病以及应对突发公共卫生事件急需的医疗器械，未在规定期限内完成医疗器械注册证载明事项的。

五、进口医疗器械产品注册

向我国境内出口第一类医疗器械的境外生产企业，由其在我国境内设立的代表机构或者指定我国境内的企业法人作为代理人，向国务院食品药品监督管理部门提交备案资料和备案人所在国（地区）主管部门准许该医疗器械上市销售的证明文件。备案资料载明的事项发生变化的，应当向原备案部门变更备案。

向我国境内出口第二类、第三类医疗器械的境外生产企业，应当由其在我国境内设立的代表机构或者指定我国境内的企业法人作为代理人，向国务院食品药品监督管理部门提交注册申请资料和注册申请人所在国（地区）主管部门准许该医疗器械上市销售的证明文件。

国务院食品药品监督管理部门在组织对进口医疗器械的技术审评时认为有必要对质量管理体系进行核查的，应当组织质量管理体系检查技术机构开展质量管理体系核查。

六、新研制的尚未列入分类目录的医疗器械申请注册

对新研制的尚未列入分类目录的医疗器械，申请人可以依照本条例有关第三类医疗器械产品注册的规定直接申请产品注册，也可以依据分类规则判断产品类别并向国务院食品药品监督管理部门申请类别确认后依照本条例的规定申请注册或者进行产品备案。

七、医疗器械标准

医疗器械产品应当符合医疗器械强制性国家标准；尚无强制性国家标准的，应当符合医疗器械强制性行业标准。

八、医疗器械质量体系考核

医疗器械生产质量管理规范应当对医疗器械的设计开发、生产设备条件、原材

料采购、生产过程控制、企业的机构设置和人员配备等影响医疗器械安全、有效的事项作出明确规定。

医疗器械生产企业应当按照医疗器械生产质量管理规范的要求，建立健全与所生产医疗器械相适应的质量管理体系并保证其有效运行；严格按照经注册或者备案的产品技术要求组织生产，保证出厂的医疗器械符合强制性标准以及经注册或者备案的产品技术要求。医疗器械生产企业应当定期对质量管理体系的运行情况进行自查，并向所在地省、自治区、直辖市人民政府食品药品监督管理部门提交自查报告。

第二节　医疗器械临床试验

一、医疗器械临床试验的概念

医疗器械临床试验是指获得医疗器械临床试验资格的医疗机构（以下称医疗机构）对申请注册的医疗器械在正常使用条件下的安全性和有效性按照规定进行试用或验证的过程。医疗器械临床试验的目的是评价受试产品是否具有预期的安全性和有效性。

二、医疗器械使用

医疗器械使用单位应当有与在用医疗器械品种、数量相适应的贮存场所和条件。医疗器械使用单位应当加强对工作人员的技术培训，按照产品说明书、技术操作规范等要求使用医疗器械。医疗器械使用单位配置大型医用设备，应当符合国务院卫生健康主管部门制定的大型医用设备配置规划，与其功能定位、临床服务需求相适应，具有相应的技术条件、配套设施和具备相应资质、能力的专业技术人员，并经省级以上人民政府卫生健康主管部门批准，取得大型医用设备配置许可证。

医疗器械使用单位对重复使用的医疗器械，应当按照国务院卫生健康主管部门制定的消毒和管理的规定进行处理。一次性使用的医疗器械不得重复使用，对使用过的应当按照国家有关规定销毁并记录。

医疗器械使用单位对需要定期检查、检验、校准、保养、维护的医疗器械，应当按照产品说明书的要求进行检查、检验、校准、保养、维护并予以记录，及时进行分析、评估，确保医疗器械处于良好状态，保障使用质量；对使用期限长的大型医疗器械，应当逐台建立使用档案，记录其使用、维护、转让、实际使用时间等事项。记录保存期限不得少于医疗器械规定使用期限终止后5年。

医疗器械使用单位应当妥善保存购入第三类医疗器械的原始资料，并确保信息具有可追溯性。使用大型医疗器械以及植入和介入类医疗器械的，应当将医疗器械的名称、关键性技术参数等信息以及与使用质量安全密切相关的必要信息记载到病历等相关记录中。

发现使用的医疗器械存在安全隐患的，医疗器械使用单位应当立即停止使用，并通知生产企业或者其他负责产品质量的机构进行检修；经检修仍不能达到使用安全标准的医疗器械，不得继续使用。

三、医疗器械广告

医疗器械广告应当真实合法，不得含有虚假、夸大、误导性的内容。医疗器械广告应当经医疗器械生产企业或者进口医疗器械代理人所在地省、自治区、直辖市人民政府食品药品监督管理部门审查批准，并取得医疗器械广告批准文件。广告发布者发布医疗器械广告，应当事先核查广告的批准文件及其真实性；不得发布未取得批准文件、批准文件的真实性未经核实或者广告内容与批准文件不一致的医疗器械广告。省、自治区、直辖市人民政府食品药品监督管理部门应当公布并及时更新已经批准的医疗器械广告目录以及批准的广告内容。省级以上人民政府食品药品监督管理部门责令暂停生产、销售、进口和使用的医疗器械，在暂停期间不得发布涉及该医疗器械的广告。医疗器械广告的审查办法由国务院食品药品监督管理部门会同国务院工商行政管理部门制定。

第三节　医疗器械召回

一、医疗器械召回的概念

医疗器械召回是指医疗器械生产企业按照规定的程序对其已上市销售的某一类别、型号或者批次的存在缺陷的医疗器械产品，采取警示、检查、修理、重新标签、修改并完善说明书、软件更新、替换、收回、销毁等方式进行处理的行为。

二、医疗器械不良事件的处理与医疗器械的召回

国家建立医疗器械不良事件监测制度，对医疗器械不良事件及时进行收集、分析、评价、控制。

医疗器械生产经营企业、使用单位应当对所生产经营或者使用的医疗器械开展不良事件监测；发现医疗器械不良事件或者可疑不良事件，应当按照国务院食品药品监督管理部门的规定，向医疗器械不良事件监测技术机构报告。任何单位和个人发现医疗器械不良事件或者可疑不良事件，均有权向食品药品监督管理部门或者医疗器械不良事件监测技术机构报告。

有下列情形之一的，省级以上人民政府食品药品监督管理部门应对已注册的医疗器械组织开展再评价：根据科学研究的发展，对医疗器械的安全、有效性有认识上的改变的；医疗器械不良事件监测、评估结果表明医疗器械可能存在缺陷的；国务院食品药品监督管理部门规定的其他需要进行再评价的情形。再评价结果表明已

注册的医疗器械不能保证安全、有效的，由原发证部门注销医疗器械注册证，并向社会公布。被注销医疗器械注册证的医疗器械不得生产、进口、经营、使用。

三、医疗器械召回的方式与要求

医疗器械生产企业发现其生产的医疗器械不符合强制性标准、经注册或者备案的产品技术要求或者存在其他缺陷的，应当立即停止生产，通知相关生产经营企业、使用单位和消费者停止经营和使用，召回已经上市销售的医疗器械，采取补救、销毁等措施，记录相关情况，发布相关信息，并将医疗器械召回和处理情况向食品药品监督管理部门和卫生健康主管部门报告。医疗器械经营企业发现其经营的医疗器械存在前款规定情形的，应当立即停止经营，通知相关生产经营企业、使用单位、消费者，并记录停止经营和通知情况。医疗器械生产企业认为属于依照前款规定需要召回的医疗器械，应当立即召回。医疗器械生产经营企业未依照本条规定实施召回或者停止经营的，食品药品监督管理部门可以责令其召回或者停止经营。

第四节　医疗器械监督

一、医疗器械监督管理机构及其职责

食品药品监督管理部门应对医疗器械的注册、备案、生产、经营、使用活动加强监督检查，并对下列事项进行重点监督检查：医疗器械生产企业是否按照经注册或者备案的产品技术要求组织生产；医疗器械生产企业的质量管理体系是否保持有效运行；医疗器械生产经营企业的生产经营条件是否持续符合法定要求。

食品药品监督管理部门在监督检查中有下列职权：进入现场实施检查、抽取样品；查阅、复制、查封、扣押有关合同、票据、账簿以及其他有关资料；查封、扣押不符合法定要求的医疗器械，违法使用的零配件、原材料以及用于违法生产医疗器械的工具、设备；查封违反本条例规定从事医疗器械生产经营活动的场所。食品药品监督管理部门进行监督检查，应当出示执法证件，保守被检查单位的商业秘密。有关单位和个人应当对食品药品监督管理部门的监督检查予以配合，不得隐瞒有关情况。

二、医疗器械质量监督抽检

食品药品监督管理部门应加强对医疗器械生产经营企业和使用单位生产、经营、使用的医疗器械的抽查检验。抽查检验不得收取检验费和其他任何费用，所需费用纳入本级政府预算。省级以上人民政府食品药品监督管理部门应当根据抽查检验结论及时发布医疗器械质量公告。卫生健康主管部门应当对大型医用设备的使用

状况进行监督和评估；发现违规使用以及与大型医用设备相关的过度检查、过度治疗等情形的，应当立即纠正，依法予以处理。

三、医疗器械检测机构及其职责

医疗器械检验机构资质认定工作按照国家有关规定实行统一管理。经国务院认证认可监督管理部门会同国务院食品药品监督管理部门认定的检验机构，方可对医疗器械实施检验。

设区的市级和县级人民政府食品药品监督管理部门应当加强对医疗器械广告的监督检查；发现未经批准、篡改经批准的广告内容的医疗器械广告，应当向所在地省、自治区、直辖市人民政府食品药品监督管理部门报告，由其向社会公告。工商行政管理部门应当依照有关广告管理的法律、行政法规的规定，对医疗器械广告进行监督检查，查处违法行为。食品药品监督管理部门发现医疗器械广告违法发布行为，应当提出处理建议并按照有关程序移交所在地同级工商行政管理部门。国务院食品药品监督管理部门应建立统一的医疗器械监督管理信息平台。食品药品监督管理等部门应当公布本单位的联系方式，接受咨询、投诉、举报。

国务院食品药品监督管理部门制定、调整、修改本条例规定的目录以及与医疗器械监督管理有关的规范时，应公开征求意见，采取听证会、论证会等形式，听取专家、医疗器械生产经营企业和使用单位、消费者以及相关组织等方面的意见。

◎思考题
1. 医疗器械是如何分类注册管理的？
2. 哪些情况医疗器械不予延续注册？
3. 试述医疗器械监督管理机构的职责权限。
4. 医疗器械检测机构的法律责任有哪些？
5. 哪些情况医疗器械要召回？

（益阳医学高等专科学校　郭梦安）

第八章　医学科研与教学实习管理

第一节　临床试验

一、临床试验概述

临床试验是在患者中进行的，是通过比较治疗组与对照组的结果而确定某项治疗或预防措施的效果与价值的一种前瞻性研究。

（一）临床试验基本特征

1. 临床试验是一种特殊的前瞻性研究，在一项临床试验中，并不要求每个患者从同一时间开始随访，但对随访的起点应有明确规定。

2. 干预（intervention）临床试验包括实施某项预先设计好的治疗或预防措施。干预措施必须经过鉴定确实对人体无害后才能应用于临床。

3. 临床试验必须有正确的实验设计，必须设立可与干预组比较的对照组，在研究开始时各组必须具有相似的基本特征或均衡性，这样才可以将两组结果的差别归因于干预措施的作用。

4. 临床试验是在人体上进行的，因此在临床试验中不能强迫只能鼓励患者接受某项新的治疗而停用任何可能干扰其疗效观察的其他治疗。在实验设计时应充分估计到不能坚持的病例，这些病例不能列入研究对象。在实验方案和资料分析时，应尽可能无遗漏地坚持随访所有研究对象并将其结果加以统计。

（二）临床试验的大概研究领域

1. 治疗——检验药物治疗、外科手术治疗、其他医疗服务方式或其他干预措施的效果。首选的研究设计是随机对照临床试验；

2. 诊断——证实某一新的诊断性试验是否有效（我们能否相信；是否可靠，是否每次都能得到相同的结果）。首选的研究设计是横断面调查。在横断面调查中，研究对象要接受新的检验方法和金标准方法的检查；

3. 筛检——证实能够用于大规模人群检验并在症状发生前期检查出疾病的检查方法的价值。首选的研究设计是横断面研究；

4. 预后——确定早期发现的患有某种疾病的患者可能发生什么情况。首选的研究设计是队列研究；

5. 病因——确定某种有害物质，如环境污染，是否与疾病的发生有关。首选的研究设计是队列研究或病例对照研究，取决于这种疾病的罕见程度，但是，临床的病例报告也能提供关键的信息。

二、药物临床试验法律程序

（一）概述

药物临床试验是指任何在人体（患者或健康志愿者）进行的药物的系统性研究，以证实或发现试验药物的临床、药理和/或其他药效学方面的作用、不良反应和/或吸收、分布、代谢及排泄，目的是确定试验药物的安全性和有效性，其依据是《药物临床试验质量管理规范》（局令第3号）。

（二）药物临床试验分期试验

药物临床试验一般分为Ⅰ、Ⅱ、Ⅲ、Ⅳ期临床试验，前三期为新药上市前的临床试验，第四期为上市后的临床试验。具体包括：

Ⅰ期临床试验：是新药进行人体试验的起始期。以20～30名健康志愿者为主要受试对象，进行初步的临床药理学及人体安全性评价试验，观察人体对于新药的耐受程度和药代动力学，为制定给药方案提供依据。

Ⅱ期临床试验：是以新药预期应用的患者群样本为对象，初步评价治疗作用的阶段。其目的是初步评价药物对目标适应证患者的治疗作用和安全性，也包括为Ⅲ期临床试验研究设计和给药剂量方案的确定提供依据。

Ⅲ期临床试验：试验的设计是采用多中心开放随机对照试验，其随机分组方法和药物编码方法与Ⅱ期临床试验类似，通过增加样本量（试验组病例不少于300例和对照100例）并根据试验目的调整选择受试者标准，适当扩大特殊受试人群，及更为丰富的观察项目或指标等措施，进一步考察不同对象所需剂量及依从性。Ⅲ期临床试验的条件应尽可能接近该药的正常使用条件，试验药要经中国药品生物制品检定所检定合格，供药时，标明药物系专供临床试验用。

Ⅳ期临床试验：是新药上市后由申请人自主进行的应用研究阶段。其目的是考察在广泛使用条件下药物的疗效和不良反应；评价在普通或者特殊人群中使用的利益与风险关系；改进给药剂量等。新药Ⅳ期临床试验是新药临床试验的一个重要组成部分，是上市前新药Ⅰ、Ⅱ、Ⅲ期试验的补充和延续。它可以验证上市前的结果，还可对上市前临床试验的偏差进行纠正，更重要的是可以弥补上市前临床试验缺乏的资料和信息，为临床合理用药提供依据。

（三）临床试验基本流程

1. 临床试验启动阶段　首先完成获得药物临床试验批件、制作研究者手册、筛选主要研究者、筛选医院、选择合适的主任级医生等工作；其次按照GCP的要求，所有临床试验必须得到伦理委员会的批准。凡获国家食品药品监督管理总局临床试验批件并在我国进行临床试验（含生物等效性试验，PK试验/药物代谢动力学试验，Ⅰ、Ⅱ、Ⅲ、Ⅳ期试验等）的，均应登陆信息平台（网址：www.cde.org.cn），按要求进行临床试验登记与信息公示。

2. 启动临床试验，制定试验的总体访视时间表　一次访视前，回顾试验的进展情况、前次未解决的问题；与研究者联系，确定访视日期，并了解试验用品是否充足；制定访视工作的计划、日程表，准备访视所需的文件资料和物品；与研究者会面说明本次访视的主要任务，了解试验进展情况（受试者入选情况、病例报告表填写情况），以前访视所发现问题的解决情况，收集病例报告表；进行试验药品管理的核查。

3. 不良事件的处理

（1）检查及跟踪SAE（严重不良事件）的报告包括检查报告程序是否符合GCP及标准操作规程（SOP）要求及报告时间，是否通知申办者、SFDA、伦理委员会、其他研究者。

（2）SAE页填写情况（是否记录了不良事件的种类、描述、开始时间与持续时间、相关症状、轻重程度、发生频度、所做检查和治疗，记录规范、处理是否及时）。

（3）SAE处理（是否得到了应有的医疗保护或适当的经济补偿、是否停药）。

（4）确认是否与试验药物相关。

（5）是否需要开启应急信封。

（6）跟踪不良事件的最终结果。

（7）监查所有不良事件的临床资料，再次查看知情同意书。

（8）注意个人隐私，受试者在试验中的编号，不暴露其姓名、住址和身份证号码。

4. 临床试验总结阶段　结束访视：访视前的准备：电话预约时间并确认，检查并解决常规访视中遗留问题；收集所有病例报告表并与原始文件核对检查；通知伦理委员会；试验用药的回收和销毁（结束访视）；回收所有试验用品，数据入库进行统计分析。

三、医疗器械临床试验法律程序

为加强医疗器械临床试验的管理，维护医疗器械临床试验过程中受试者权益，保证医疗器械临床试验过程规范，结果真实、科学、可靠和可追溯，根据《医疗器械监督管理条例》，食品药品监管总局会同国家原卫生和计划生育委员会制定颁布了《医疗器械临床试验质量管理规范》。该《规范》将于2016年6月1日实施。

（一）试验器械的管理

临床试验所需器械实行专项管理，必要时需经设备科审核批准方可进入临床科室。医疗器械到达时，应通知试验负责人、厂方负责人一起验证器械型号、拍摄实物照片，填写"*****医疗器械临床试验产品型号核对单"，并签字，备查。试验器械应专物专用，不得挪作他用。

（二）临床试验阶段的管理

进入实施阶段的临床试验，全面实行项目负责人负责制。试验负责人应加强管理，向患者及家属充分告知相关事宜并填写临床试验知情同意书；试验过程中应及时、准确地填写观察记录表，如实记录试验结果，在病历上做相关记录。

承担临床试验的科室建立试验器械使用登记本，门诊患者内容应包括姓名、住址、单位、联系电话、门诊病历号、诊断、器械名称、规格型号、序列号、使用日期、时间等；住院患者应包括姓名、住院号、联系电话、诊断、器械名称、规格型号、序列号、使用日期、时间等。承担临床试验人员应仔细核对并在登记本上双签名，登记本应由专人保管备查，试验结束后一同存档。住院患者进行的临床试验还需详细填写"*****医疗器械临床试验登记表"，并将登记表保存至住院病历最后一页，备查。

（三）不良事件的报告

临床试验过程中出现不良事件的，应如实填写"*****医疗器械临床试验不良反应报告表"，及时按医院规定程序向临床药理基地办公室、药品监督管理部门、医院伦理委员会上报，并积极采取补救措施，分析不良事件原因。发生严重不良反应的应在24小时内报告。

（四）试验资料的存档管理

临床试验结束后，承担试验人员应及时总结材料，按期完成临床试验报告。将试验报告（一式四份）、试验器械使用登记本、受试者知情同意书、受试者筛选、编码表、试验病例观察表、不良反应报告表等送临床药理基地审核，审核通过后将试验报告送科教科审核、签字盖章，最后至档案室存档保存。

（五）配合上级主管管理部门的检查管理

项目负责人有义务配合国家或省食品药品监督管理局开展的有关项目检查，在接到检查通知后，会同临床药理基地办公室共同准备检查资料，确保检查的顺利进行。遇到突击检查，项目负责人应在第一时间内到达检查现场，回答有关试验的问题，如有特殊情况（出差、手术等），应委托参加试验的有关人员接受检查。对于不配合检查，影响医院药理基地考评的临床科室，医院应严格控制该科室所有临床试验项目。

（六）申办单位和临床试验人员的诚信承诺

临床试验申办单位和承担临床试验人员均应本着实事求是、科学严谨的原则，确保所出具资料的真实性、客观性及科学性。申办单位在申请临床试验时应签署诚信承诺书，确保提供资料的真实性。项目负责人承担因违反此项原则而造成的一切后果。

四、医疗技术进入临床应用程序

依据《医疗技术临床应用管理办法》和卫生行政部门组织制定的医疗技术管理规范等相关要求。医疗技术临床应用应遵循科学、安全、规范、有效、经济、符合伦理的原则。医疗机构开展医疗技术应与其功能任务相适应，具有符合资质的专业技术人员、相应的设备、设施和质量控制体系，并遵守技术管理规范。医疗技术临床应用程序流程见图8-1。

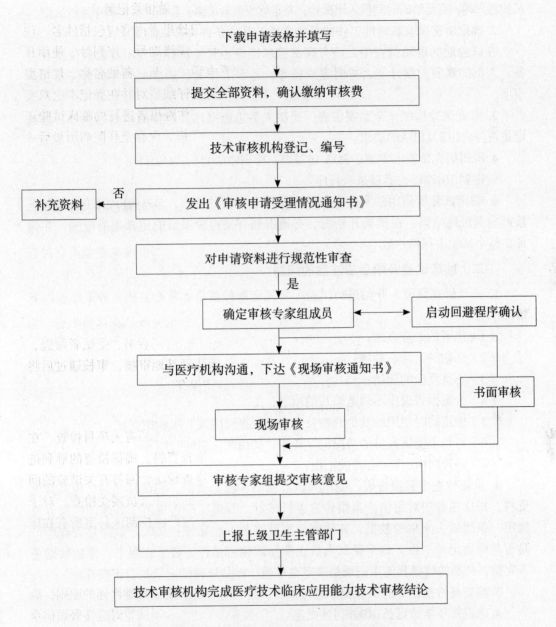

图8-1　医疗技术临床应用程序流程图

五、实施临床试验应注意的问题

（一）临床试验开始前注意的问题

1.确定并审核研究负责人

主持者必须选择各方面均合格的专家作为研究负责人。负责人必须具有足够的训练及经验，一般由在所研究药物治疗的疾病领域的专科医生充当。此人必须对该试验感兴趣，有足够的时间投入该试验，有足够的患者来源，并能严格按程序进行试验。

2. 确定所选试验基地的工作成员的素质及其他条件符合试验要求。

在试验前的现场调查中，应考察试验基地是否具备试验过程中要求的仪器和设备，人员的素质，预计能否按时完成任务，各个工作人员清楚他们各自责任及注意事项。

3. 审查试验程序，个案报告表，受试人员志愿书以及药物的检测过程等，以确定是否符合IRB及FDA的要求。

4. 取得研究负责人签署的FDA 1572表。得到FDA的正式IND许可。

5. 得到IRB许可，通过试验程序。

6. 临床试验所使用的实验室必须有信用及相关的证书。实验测试的正确与否直接影响到最终结果。在试验开始前，必须得到有关检验项目的正常值的范围，并保证在整个试验中保持一致。

（二）临床试验开始后应注意的问题

1. 一旦研究负责人开始进行试验，常规定期检查是非常必要的。着重检查以下情况：

（1）患者的处理方法；

（2）药物的给药、检测；

（3）不良反应的随访；

（4）个案报告表中不规范填写的项目；

（5）确定同时使用的其他药物及发现已经报告的现有疾病情况；

（6）对每个受试人员的情况记录备案（如诊断、患病时间等）；

（7）是否向IRB作了必要的汇报。

2. 重新检查个案报告表、受试人员志愿书、原始数据、测试样品的处理及其他资料。每次检查应对每份个案报告表进行核对，看填写是否规范（如改动的地方只能用一条线划去原来的数据，并注明原因及签名）、完整、正确，数据是否合理，是否与病历记录一致，每个受试人员在参加试验前是否签署了志愿书，原始数据是否完整，药品的收据及使用记录是否完整准确，样品处理的记录是否正确等。

3. 检查是否按已定的试验程序进行试验，是否遵守各种法律及规定。

4. 确定每年申请延长IRB并得到批准。

5. 检查受试患者的情况是否符合试验程序规定，患者的组成，人数是否足够保证按期完成试验。

6. 每次检查后写出报告，指出存在的问题及需要改进的地方。如在检查中发现患者有危险或研究负责人不按规定做试验或有作假情况，则可立即中止试验。

（三）临床试验结束后应注意的问题

1. 收集所有的个案报告表以及有关的病历，实验数据等。研究负责人须保存这些资料以备FDA检查。

2. 检查主要卷宗，确定每个受试人员的资料完整、正确。

3. 对整个试验作一总结，包括有多少人参与试验，多少人完成了试验，多少人中途退出及退出的原因。

4. 对剩余的试验药物进行清查，并列出清单。清单应列举出每个患者的号码，给予何种剂型的药物、剂量、给药时间等。

5. 完成最后的实验报告。

6. 书面通知研究负责人，告知试验结束。

第二节　医学教学实习

一、教学过程中患者隐私权

（一）保护患者隐私的重要意义

医院的临床教学使患者的隐私权被侵犯的风险大大增加，而近些年来因此导致的纠纷也呈上升趋势，对于加强临床教学中患者隐私权的保护工作越来越重要。由于医疗工作的特殊性，在医疗过程中保护患者隐私显得特别重要。尊重和维护患者的隐私权是医务工作者应尽的义务，临床教学中保护患者隐私权有其客观必要性。教学过程中应在现有法律的基础上，充分尊重患者的知情同意权，完善对患者隐私权的保护，按照相关法律规定，更好的保护患者的隐私。

（二）保护患者隐私的具体要求

1. 严格执行《执业医师法》第22条及《护士条例》第18条规定；医务人员在执业活动中要关心、爱护、尊重患者，保护患者隐私。

2. 在接诊流程中要单独接诊，遮挡查体。做好保护性诊疗操作。男医师为女患者体查时应有家属/其他医护人员在场。男女混住病房必要时设屏风遮挡。

3. 医院工作人员在医疗过程中对涉及个人隐私的内容必须予以全程保护（在院期间及出院以后），医务工作人员不得强行探问与医疗无关的患者隐私。

4. 患者的个人信息和统计资料不得向外泄露，如患者的电话，住址等。

5. 加强病案管理。病案的借阅、复印按医院的规定严格执行，未经许可不得向无关人员公开。对患者的化验检查结果、各种护理记录应妥善保管，注意保守秘密，对患者负责。

6. 带教实习要征得患者同意，并告知学习内容。

7. 凡涉及参与临床科研的患者信息一律予以保密。

8. 无论在教学、科研、临床总结等需讨论患者相关资料时，如未事先征得患者的同意，必须删除能直接表明患者身份的特征性信息。

（三）法律责任

《侵权责任法》第62条规定："医疗机构及其医务人员应当对患者的隐私保密。泄露患者隐私或者未经患者同意公开其病历资料，造成患者损害的，应当承担侵权责任。"

二、医学生临床实习的相关法律

医学生的临床实习是其学习生涯的重要组成部分，也是关键环节。但由于种种原因，与其相关的法律规范是《医学教育临床实践管理暂行规定》，其有一定的法律责任规定，但缺乏详细规定，医学生的实习权利没有得到有效保障，医学生的临床实践操作能力提升也因此受到限制。

（一）临床实习生的法律地位

医学生的培养需要在传授医学理论知识的基础上加强实践操作技能训练，只有在大量的临床实践下，医学生才能成长为一名合格的医生。医学生的临床实践是其整个医学学习过程的关键环节，越来越受到社会的关注。我国《医学教育临床实践管理暂行规定》第十七条明确指出，医学生的临床实践活动要在专业教师或医师的指导下进行，当发生医疗事故或医疗纠纷后，临床实习生不承担相应的法律责任。如若医学生擅自进行临床实践活动，没有得到专业教师和医师的同意，而造成医疗事故或纠纷，临床实习生要对其承担法律责任。但是该规定中并没有详细阐明发生医疗事故后各主体应承担怎样的法律责任。因此，若要有效判定出临床实习生在医疗事故或医疗纠纷中的法律责任，就要对临床实习生做出明确合理的法律定位。目前，患方在医院就医是与医院建立的医疗合同关系，虽然《医学教育临床实践管理暂行规定》中也对临床实习生的私自行为作出了承担法律责任的规定，但是一旦患者在就医过程中发生医疗事故或纠纷，承担责任的主体应该是医疗机构。若事故纠纷是由临床实习生的个人行为导致的，医疗机构可以向其进行追偿。如果临床实习生在没有得到专业教师或医师准许的前提下而进行的个人行为导致患者发生重大伤亡事故，这便不再是一般的民事赔偿或侵权了，它直接上升成为了刑事案件。因此，临床实习生的实践活动对实习生本人、专业教师、医师、医疗机构均有着严格的要求，临床实习生进行实践前必须由相关人员向其讲清楚实习期间应该注意的问题，以及私自进行临床实践可能带来的严重后果，严格纪律。

（二）临床实习生实习权的保护措施

实习权是指未毕业的大学生将所学到的专业理论知识在真实的劳动机会中得到应用的权利。近年来，随着医学院校的扩招，医学生数量越来越多，而医学院的教学资源有限，这就造成了部分医学生实习权的丧失。此外，一些与医学院校合作的医院为了避免学生实习所造成的医疗事故或医疗纠纷，大大减少了医学生实习的机会。医学生的临床实习不仅关系到学生实习权的实现，也对患者的合法权益有着重要影响。因此，国家要建立健全医学生临床实践的相关法律法规，在切实尊重患者的意愿和保护患者权益的前提下，保障医学生实现临床实践的权利。同时法律法规中还要明确带教老师、临床实习生、患者三方的权利与义务，确保医疗事故和纠纷发生后有法可依。此外，卫生行政部门还要加强对医院的监督与管理，依法惩处医院在临床实习生实践活动中的不作为行为。

医学生在校学习期间，学校要加强向学生普及实习权的相关法律知识，通过聘请相关人员开展讲座、校内广播宣传、知识竞赛等一系列的活动，使学生充分了解实习权，并增强自己的维权意识。此外，教学医院也可采取定期讲座的形式加强对临床实习生实习权的普及和教育，切实增强临床实习生的维权意识，确保医学生正确行使实习权。

第三节　医药卫生知识产权

一、医药卫生知识产权概述

（一）知识产权

知识产权（intellectual property）是智力成果的创作人依法所享有的权力和生产经营活动中标记所有人依法所享有的权力的总称，系著作权、专利权、商标权、发明权、发现权、商业秘密、商号、地理标志等在内的民事权利的统称，又称"智慧财产权、智力财产权"。自2008年《国家知识产权战略纲要的通知》颁布之后，我国陆续出台了《商标法》《专利法》《技术合同法》《著作权法》和《反不正当竞争法》等法律法规文件。从宏观层面上讲，国家已经在法律制度层面为企业知识产权权益的保护提供了较强的法律依据。

（二）医药知识产权

医药知识产权，是指一切与医药行业有关的发明创造和智力劳动成果的财产权。这种财产权通常被称为无形资产，与动产、不动产并称为人类财产的三大形态。医药知识产权可分为：专利类；商标类；版权类；商业秘密四类。

（三）专利权保护

1. 保护对象及条件　药品专利的保护对象主要是药品领域新的发明创造，即技术创新，包括新开发的原料药即活性成分、新的药物制剂或复方、新的制备工艺或其改进。其中最重要的授权条件是新颖性、创造性和实用性。

2. 保护目的及作用　专利保护的目的是为了鼓励发明创造，有利于发明创造的推广应用，促进科学技术进步和创新。概括地讲，专利制度具有以下几个作用：

一是激励发明创造的作用。

二是促进技术情报交流和有效配置技术创新资源的作用。

三是促进科研成果产业化的作用。

四是为技术进出口贸易提供良好法律环境的作用。

3. 保护的期限和手段　按照现行专利法的规定，发明专利权的期限为20年，自申请日起计算。实际上，在自申请日起的20年中，又可以分为三个阶段，其保护效力是逐步加强的。由于我国实行早期公开、延迟审查制，在一种新药品发明申请专利后但尚未向社会公开之前，其他人实际上还无法得知，相同的药品发明在此期间被公开制造，也不能要求对方赔偿损失，原因是专利权尚未产生，而对方既不能再申请专利，也不能破坏该专利申请的新颖性，因此，该阶段可以视为双方互不干涉的过渡期；在专利申请公开后但尚未授予专利权之前，由于公众已经可以得知发明的内容，如果有人在此期间实施其发明，申请人就可以要求其支付适当的费用，此期间称为临时保护期；专利权被授予后，任何单位或者个人未经专利权人许可，都不得实施其专利，即不得为生产经营目的制造、使用、许诺销售、销售、进口其专利产品，或者使用其专利方法以及使用、许诺销售、销售、进口依照该专利方法直接获得的产品，在此期间，如果有人未经许可而实施其专利，专利权人或利害关系人既可以向人民法院起诉，也可以请求专利管理机关对侵权人进行处理，要求其停止侵权行为并赔偿损失。

（四）商标权保护

1. 保护的对象及条件　药品商标保护的对象是药品经营或销售中为了区别商品的可视性标志，其注册条件是没有他人在同一种商品或者类似商品上注册过相同或近似的商标。

2. 保护的目的及作用　商标保护的目的是促使生产、经营者保证商品质量和维护商标信誉，以保障消费者和生产、经营者的利益，促进商品经济的发展。药品生产厂家可以通过其药品注册商标保护的市场独占权，为其带来巨大的收益；消费者也可以通过注册商标所代表的商品质量和厂家信誉，正确地选择使用安全有效的药品。

3. 保护的期限和手段　注册商标的有效期为10年，自核准注册之日起计算。期满前还可以申请续展注册，每次续展注册的有效期为10年。药品商标注册后，即在所注册的国家或地区享有独占权，任何人未经注册商标所有人许可，都不得在同一种药品或者类似药品上使用与注册商标相同或近似的商标。如果出现侵权行为，被侵权人可以向人民法院起诉，也可以请求工商行政管理部门处理。

（五）医药著作权

著作权是指文学、艺术和科学作品的创作者依法律规定对这些作品所享有的一种民事权利。著作权依作品原创作而产生。我国著作权法所称的作品是指可以复制的形式表现文学、艺术和科学内容的全部智力创作。著作权保护的作品是由不同的表达方式与方法来表现的，著作权保护的主要是作品的表达方式而不保护作品中的技术方案。

药品领域著作权的保护范围包括：著作、论文、口述作品、工程设计、产品设计图纸、产品说明书、计算机软件等。

（六）医药商业秘密权

医药商业秘密主要包括医药技术秘密和经营秘密两类。医药技术秘密可分为产品信息、配方和工艺、机械设备的改进和研究开发的有关文件；经营秘密即未公开的经营信息，是指与药品的生产、经营销售有关的保密信息。包括：

1. 与公司各种重要经营活动有关联的文件；

2. 客户情报；

3. 经营过程中的管理技术。

我国对医药商业秘密的保护采取法律保护和权利人自我保护两种方式。

我国的医药企业要切实加强知识产权保护意识，立足于技术创新，并且在新药研究开发的整个过程中综合利用现有的知识产权保护法律及法规，充分保护自己的知识产权，争取在日益激烈的竞争中争得一席之地。

二、技术合同的签订

（一）定义

1999年10月1日起施行的《中华人民共和国合同法（以下简称《合同法》）》第十八章"技术合同"中第三百二十二条对于技术合同的解释是指当事人就技术开发、转让、咨询、服务订立的确立相互之间权利和义务的合同。

（二）技术合同的主要内容

依据《合同法》第330、第342条分别规定，技术开发合同、技术转让合同应当采用书面形式，但对技术咨询合同、技术服务合同未作规定。

根据《合同法》的规定，技术合同订立当事人应恪守诚实信用原则，技术合同不得以妨碍技术进步、侵害他人技术成果或非法垄断技术为目的。

《合同法》第324条对技术合同的主要条款做了示范性规定，包括项目名称、标的、履行、保密、风险责任、成果以及收益分配、验收、价款、违约责任、争议解决方法和专门术语的解释等条款。与履行合同有关的技术背景资料、可行性论证和技术评价报告、项目任务书和计划书、技术标准、技术规范、原始设计和工艺文件，以及其他技术文档，按照当事人的约定可以作为合同的组成部分。

技术合同涉及专利的，应当注明发明创造的名称、专利申请人和专利权人、申请日期、申请号、专利号以及专利权的有效期限。

体现技术合同特殊性的条款主要有：

1. 保密条款。保守技术秘密是技术合同中的一个重要问题。在订立合同之前，当事人应当就保密问题达成订约前的保密协议，在合同的具体内容中更要对保密事项、保密范围、保密期限及保密责任等问题作出约定，防止因泄密而造成的侵犯技术权益与技术贬值的情况的发生。

2. 成果归属条款。即合同履行过程中产生的发明、发现或其他技术成果，应定明归谁所有，如何使用和分享。对于后续改进技术的分享办法，当事人可以按照互利的原则在技术转让合同中明确约定，没有约定或约定不明确的，可以达成补充协议；不能达成补充协议的，参考合同相关条款及交易习惯确定；仍不能确定的，一方后续改进的技术成果，他方无权分享。

3. 特殊的价金或报酬支付方式条款。如采取收入提成方式支付价金的，合同应对按产值还是利润为基数、提成的比例等作出约定。

4. 专门名词和术语的解释条款。由于技术合同专业性较强，当事人应对合同中出现的关键性名词，或双方当事人认为有必要明确其范围、意义的术语，以及因在合同文本中重复出现而被简化了的略语作出解释，避免事后纠纷。

（三）技术合同类型

1. 技术开发合同　第三百三十条"技术开发合同"是指当事人之间就新技术、新产品、新工艺或者新材料及其系统的研究开发所订立的合同。技术开发合同包括委托开发合同和合作开发合同。技术开发合同应当采用书面形式。当事人之间就具有产业应用价值的科技成果实施转化订立的合同，参照技术开发合同的规定。

2. 技术转让合同　技术转让合同包括专利权转让合同、专利申请权转让合同、专利实施许可合同和技术秘密转让合同。

专利权转让合同：指一方当事人将其发明创造专利权转让受让方，受让方支付约定价款而订立的合同。

专利申请权转让合同：指一方当事人将其就特定的发明创造申请专利的权利转让受让方，受让方支付约定价款而订立的合同。

专利实施许可转让合同：让与人（专利权人或者其授权人）许可受让方在约定的范围内实施专利，受让方支付约定使用费而订立的合同。

技术秘密转让合同：指让与人将其拥有的技术秘密提供给受让方，明确相互之间技术秘密使用权和转让权，受让方支付约定使用费而订立的合同。（技术使用权转让合同包括：一般许可、排他许可、独占许可）

3. 技术咨询合同　指当事人一方为另一方就特定技术项目提供可行性论证、技术预测、专题技术调查、分析评价报告等所订立的合同。认定条件：

（1）合同标的为特定技术项目的咨询课题；

（2）咨询方式为运用科学知识和技术手段进行的分析、论证、评价和预测；

（3）工作成果是为委托方提供科技咨询报告和意见。

（四）技术服务合同

当事人一方以技术知识为另一方解决特定技术问题所订立的合同，不包括建设工程合同和承揽合同。认定条件：

（1）合同的标的为运用专业技术知识、经验和信息解决特定技术问题的服务性项目；

（2）服务内容为改进产品结构、改良工艺流程、提高产品质量、降低产品成本、节约资源能耗、保护资源环境、实现安全操作、提高经济效益和社会效益等专业技术工作；

　　（3）工作成果有具体的质量和数量指标；

　　（4）技术知识的传递不涉及专利、技术秘密成果及其他知识产权的权属。

三、专利权相关规定

（一）药品专利的保护对象

　　药品专利的保护对象主要是药品领域的新的发明创造，包括发明、实用新型和外观设计。

　　1. 发明　　发明是指对产品、方法或者其改进所提出的新的技术方案。可以划分为产品发明和方法发明。药品领域可以授予专利的发明包括：

　　（1）产品发明：新物质。包括有一定医疗用途的新的化合物，新基因工程产品（生物制品），用于制药品的新原料、新辅料、中间体、代谢物和药物前体，新的异构体，新的有效晶型，新分离或提取得到的天然物质已知化合物，首次发现其有医疗价值，或发现其有第二用途药物组合物。由两种或两种以上物质组成，至少一种是活性成分，组合后具有协同作用或增强疗效作用，主要是复方制剂或药物新剂型微生物及其代谢产物。经过分离成为纯培养物，并且具有特定工业用途的制药设备、药物分析仪器或医疗器械。

　　（2）方法发明：药品的制备方法、生产工艺及其改进。如上述产品的合成、制备、提取、纯化方法。实践中往往同时申请药品的产品专利和制备方法的专利，如"一类对血管紧张素Ⅱ受体具有阻滞作用的酰胺类化合物及其制备方法及用途"，药物新用途，如新的适应证，其他特殊性能等。

　　2. 实用新型　　是指对产品的形状、构造或者其结合所提出的适于实用的新的技术方案。药品领域可授予专利的实用新型，主要是某些与功能有关的药物剂型、性状、结构的改变，一些医疗器械的新构造如某种新型缓释制剂，新的药物剂型（以避孕药及药具居多），某种单剂量给药器，药品包装容器的形状、构造、开关，诊断用药的试剂盒与功能相关的性状、结构，生产药品的专用设备等。

　　3. 外观设计　　是指对产品的形状、图案或者其结合以及色彩与形状、图案的结合所作出富有美感并适于工业应用的新设计。药品领域可授予专利的外观设计，主要是药品外观或装容器外观如有形药品的新造型或药品与图案、色彩的搭配组合，新的药品容器（如药品、药袋、药瓶瓶盖等），药品包装盒，富有美感和特色的药品标识、包装等。

（二）药品专利的授权条件

　　1. 授予药品专利权的药品发明和实用新型，应当具备新颖性、创造性和实用性。

　　新颖性是指在申请日以前没有同样的药品发明或者实用新型在国内外出版物上公开发表过、在国内公开使用过或者以其他方式为公众所知，也没有同样的药品发明或者实用新型由他人向国务院专利行政部门提出过申请并且记载在申请日以后公布的专利申请文件中。

2.授予专利权的药品外观设计，应具有新颖性、独创性和美观性。应当同申请日以前在国内外出版物上公开发表过或者国内公开使用过的外观设计不相同和不相近似，并不得与他人在先取得的合法权利相冲突。

（三）申请和审批

专利的申请应当遵循先申请原则、单一性原则、优先权原则和书面原则。发明专利的审批程序，分为受理、初步审查、公布（自申请日1个月内）、实质审（自申请日年内）、授予专利权、登记和公告。实用新型和外观设计专利的审批程序分为受理、初步审查、授予专利权、登记和公告。专利权自公告之日起生效。

（四）药品专利权人的主要权利

专利权人是指有权申请专利并取得专利权的单位和个人。职务发明创造申请专利的权属于该单位。非职务发明创造，申请专利的权利属于发明人或者设计人。药品专利权人的权利包括独占实施权、进口权、转让权、实施许可权和标记权。专利权最大的特点在于其独占性、唯一性，并体现在对市场利益的垄断，即对创新药和相关产品的生产、销售、使用和进口的垄断，其巨大的经济利益是不言而喻的。根据《专利法》的规定，药品发明和实用新型专利权被授予后，任何单位或者个人未经专利权人许可，不得实施其专利，即不得为生产经营目的制造、使用、许诺销售、销售、进口其专利产品或者使用其专利方法，以及使用、许诺销售、销售、进口依照该专利方法直接获得的产品。外观设计专利权被授予后，任何单位或者个人未经专利权人许可，都不得实施其专利，即不为生产经营目的制造、销售、进口其外观设计专利产品。

四、医药著作权相关规定

（一）作者署名与产权归属

《著作权法》第九条规定："著作权人包括（一）作者（二）其他依照法律享有著作权的公民、法人或者非法人单位"。著作权属于作者，作者一旦在作品上署了名，就享有著作权，就承担了对作品的负责以及对读者和社会负责的义务。署名代表作品是由谁创作的法律事实，这种法律事实是任何人也不能改变的。署名权受法律保护，保护期为作者终生及其死后五十年。因此作者应正确行使自己的权利，也应正确处理论文的署名问题，注意署名的正确性。

《著作权法》第十一条规定："创作作品的公民是作者。""如无相反证明，在作品上署名的公民、法人或者其他组织为作者。"作品的著作权应归属该作品的署名者。署名的作者应是作品内容的设计者、研究者或者写作者，同时对该论文具有答辩能力。所以署名一定要正确，应不漏、不假、不虚，应实事求是。

1.注意署名顺序：根据作者对论文的贡献大小来排序；

2.注意姓名的正确写法；

3. 避免署名不当问题；

4. 注意作者姓名顺序的变更：加人、减人、换人。

5. 多作者的合理署名与知识产权保护。

（二）书籍和论文发表中的著作权问题

《著作权法》第三十条规定图书出版者出版图书应当和著作权人订立出版合同，并支付报酬。

《著作权法》第三十一条规定图书出版者对著作权人交付出版的作品，按照合同约定享有的专有出版权受法律保护，他人不得出版该作品。

《著作权法》第三十二条规定著作权人应当按照合同约定期限交付作品。图书出版者应当按照合同约定的出版质量、期限出版图书。图书出版者不按照合同约定期限出版，应当依照本法第五十四条的规定承担民事责任。

图书出版者重印、再版作品的，应当通知著作权人，并支付报酬。图书脱销后，图书出版者拒绝重印、再版的，著作权人有权终止合同。

《著作权法》第三十三条规定著作权人向报社、期刊社投稿的，自稿件发出之日起十五日内未收到报社通知决定刊登的，或者自稿件发出之日起三十日内未收到期刊社通知决定刊登的，可以将同一作品向其他报社、期刊社投稿。双方另有约定的除外。

◎思考题

1. 什么是知识产权和著作权？

2. 药物临床试验可分为哪几期？

3. 简述药物临床试验的法律程序。

4. 保护患者隐私权的要求有哪些？

5. 如何平衡医学生临床实习法律和实践动手能力？

（岳阳职业技术学院　冯　华）

第九章　血液管理

第一节　血液的概念、献血和临床用血立法

一、血液的概念

血液是流动在人的血管和心脏中的一种红色不透明的黏稠液体。血液由血浆和血细胞组成，一升血浆中含有900~910克的水，65~85克的蛋白质和20克的低分子物质，低分子物质中有多种电解质和有机化合物，血细胞包括红细胞和白细胞和血小板三类细胞。红细胞平均寿命为120天，白细胞寿命为9~13天，血小板寿命为8~9天。一般情况下，每人每天都有40mL的血细胞衰老死亡。同时，也有相应数量的细胞新生。血液的功能包含血细胞功能和血浆功能两部分，有运输、调节人体温度、防御、调节人体渗透压和酸碱平衡四个功能，主要成分为血浆、血细胞、遗传物质（染色体和基因）。血液中含有各种营养成分，如无机盐、氧以及细胞代谢产物、激素、酶和抗体等，有营养组织、调节器官活动和防御有害物质的作用。血液储存着人体健康信息，很多疾病需要验血。

二、献血

（一）献血的概念

献血，国内一般理解为无偿献血，台港亦称捐血，是指献血者捐献全血、血浆或血细胞成分的过程，通常情况下献血者不收取任何报酬，采供血机构向献血者赠送低价值的纪念品。这些血液通常存储在血库中，由医疗单位、血站保管，以备需要者输血时使用。与有偿献血相比，无偿献血的血液质量可以得到保证，有利于受血者的健康和安全。有意献血者可在各地区的固定、流动的献血站、献血屋、献血车完成无偿献血行为。采供血机构会定期安排采血车到学校、单位、人流密集区，或配合有关机构的活动来征求献血者。

（二）献血的益处

1. 献血对心脑血管系统有良好的远期影响　可预防、缓解血液黏稠度、降低心脑血管病的发生。人们由于生活水平的提高和体力活动的减少，体内积存了越来越多的脂肪，并长期处于较高的水平，俗称"血稠"。"血稠"的结果就是脂肪一层层的附着在血管壁上，最后形成动脉硬化，血管弹性降低，导致心脑血管疾病。而经常献血，减少了体内一部分黏稠的血液，再通过正常的饮水，填充了血容量，使血液自然稀释，血脂就会随之下降。坚持适量献血可减少血液中的所有成分，减少

比例最大的是血铁和蛋白，还降低血液的黏稠度，使血液流速加快。供氧量加大，人感到身体轻松、头脑清醒。能有效降低动脉硬化、血栓和脑血管意外及心肌梗死等病症。

2. 经常献血可提高造血功能　因为自胎儿出生后，骨髓就成为主要的造血器官。随着年龄的增长，造血功能和血细胞生成率逐渐下降。献血后，由于血细胞数量减少，对骨髓产生刺激作用，促使骨髓储备的成熟血细胞释放，并刺激骨髓造血组织，促使血细胞的生成，经常按规定期限献血，就可使骨髓保持旺盛的活力。

3. 男子献血有可能减少癌症的发生率　体内铁元素含量过低易患缺铁性贫血及行动迟缓，过高则适得其反。《国际癌症》曾报道，体内的铁含量超过正常值的10%，罹患癌症的机率就提高（因为血液中的红细胞内含有大量的铁），适量献血可以预防癌症，这种说法目前尚缺乏依据，未获得国际公认。

4. 可促进、改善心理健康　大量研究表明，健康的情绪可通过神经、体液、内分泌系统沟通大脑及其他组织与器官，使其处于良好的状态，有益于人体免疫力的增强、抵抗力的提高。而献血是救人一命的高尚品行，在助人为乐、与人为善的同时，也使自己的精神得到净化，心灵得到慰藉，工作与生活更加充实。做好事者以德施善，实际上在帮助别人的同时也帮助了自己，这是健康长寿的重要因素。

三、临床用血立法

为加强医疗机构临床用血管理，推进临床科学合理用血，保护血液资源，保障临床用血安全和医疗质量，根据《中华人民共和国献血法》，卫生部于2012年6月7日制定了《医疗机构临床用血管理办法》（卫生部令第85号），自2012年8月1日起施行。该《办法》分总则、组织与职责、临床用血管理、监督管理、法律责任、附则共6章41条。卫生部负责全国医疗机构临床用血的监督管理。县级以上地方人民政府卫生行政部门负责本行政区域医疗机构临床用血的监督管理。医疗机构应当加强临床用血管理，将其作为医疗质量管理的重要内容，完善组织建设，建立健全岗位责任制，制定并落实相关规章制度和技术操作规程。

第二节　无偿献血

一、无偿献血的含义

无偿献血是指为拯救他人生命，志愿将自身的血液无私奉献给社会公益事业，而献血者不向采血单位和献血者单位领取任何报酬的行为。无偿献血是无私奉献、救死扶伤的崇高行为，是我国血液事业发展的总方向。献血是爱心奉献的体现，使病员解除病痛甚至抢救他们的生命，其价值是无法用金钱来衡量的。近半世纪以来，世界卫生组织和国际红十字与红新月运动一直向世界各国呼吁"医疗用血采用无偿献血"的原则。我国鼓励无偿献血的年龄是18～55周岁。

二、无偿献血的主体

关于无偿献血的主体，世界各国规定不一致。我国各省、市的规定也有一些差别。如上海市、吉林省规定为20～55周岁的男性公民和20～50周岁的女性公民；山西、山东、河南省规定为男性20～50周岁和女性20～45周岁；北京、天津规定为男性18～55周岁和女性18～50周岁；也有的地方不分男女，统一规定为18～55周岁的公民；还有的地方统一规定为18～60周岁的公民。《献血法》提倡18～55周岁的健康公民献血，是根据我国公民的身体素质和满足用血的需要等因素来确立的。18周岁是我国法定的完全行为能力人的年龄界限，无偿献血是公民自愿的行为，需要具备完全行为能力人来决定。具体献血标准有：

（一）可以献血

1. 年龄：18～55周岁（可申请延续献血年限）

2. 体重：男≥50千克，女≥45千克。

3. 血压：12～20/8～12kPa，脉压：≥4kPa或90～140mmHg/60～90mmHg，脉压：≥30mmHg。

4. 脉搏：60～100次/分，高度耐力的运动员≥50次/分。

5. 体温正常。

（二）不能献血

1. 病毒性肝炎患者、乙型肝炎表面抗原阳性、丙型肝炎病毒抗体阳性者。

2. 获得性免疫缺陷综合征（AIDS，艾滋病）患者及人免疫缺陷病毒（HIV）感染者。

3. 易感染人免疫缺陷病毒的高危人群，如吸毒史者、同性恋者、多个性伴侣者。

4. 麻风病及性传播疾病患者，如梅毒、淋病等。

5. 该献血者的血液曾使受血者发生与输血相关的传染病者。

6. 过敏性疾病及反复发作的过敏患者，如经常性荨麻疹、支气管哮喘、药物过敏（单纯性荨麻疹不在急性发作期间可献血）。

7. 各种结核病患者，如肺结核、肾结核、淋巴结核及骨结核等。

8. 心血管疾病患者，如各种心脏病、高血压、低血压、心肌炎以及血栓性静脉炎等。

9. 呼吸系统疾病患者，如慢性支气管炎、肺气肿、支气管扩张以及肺功能不全等。

10. 消化系统疾病患者，如较严重的胃及十二指肠溃疡、慢性胃肠炎、慢性胰腺炎等。

11. 泌尿系统疾病患者，如急慢性肾炎、慢性泌尿道感染、肾病综合征以及急慢性肾功能不全等。

12. 血液病患者，如贫血、白血病、真性红细胞增多症及各种出凝血性疾病。

13. 内分泌疾病或代谢障碍性疾病患者，如脑垂体及肾上腺疾病、甲状腺机能亢进、肢端肥大症、尿崩症及糖尿病等。

14. 器质性神经系统疾病或精神病患者，如脑炎、脑外伤后遗症、癫痫、精神分裂症、癔病及严重神经衰弱等。

15. 寄生虫及地方病患者，如黑热病、血吸虫病、丝虫病、钩虫病、囊虫病、肺吸虫病及克山病和大骨节病等。

16. 各种恶性肿瘤及影响健康的良性肿瘤患者。

17. 做过切除胃、肾、脾、肺等重要内脏器官手术者。

18. 慢性皮肤病患者，特别是传染性、过敏性及炎症性全身皮肤病，如黄癣、广泛性湿疹及全身性牛皮癣等。

19. 眼科疾病患者，如角膜炎、视神经炎及眼底有变化的高度近视等。

20. 自身免疫性疾病及胶源性疾病，如系统性红斑狼疮、皮肌炎、硬皮病等。

21. 克-雅（Creutzfeldt-Jakob）病患者及有家族病史者，或接受可能是来源于克-雅病原体感染的组织或组织衍生物（如硬脑膜、角膜、人垂体生长激素等）治疗者。

22. 某些职业病患者，如放射性疾病、尘肺及有害气体、有毒物质所致的急慢性中毒等。

23. 眼镜度数超过600度者不建议献血，防止发生视网膜脱落情况。

三、无偿献血的用途与管理

（一）无偿献血的用途

无偿献血的血液必须用于临床，不得买卖。血站、医疗机构不得将无偿献血的血液出售给单采血浆站或者血液制品生产单位。

（二）无偿献血的管理

为做好无偿献血工作，保证临床医疗用血需求和安全，保障献血者和用血者身体健康，促进社会主义物质文明和精神文明，各地政府分别制定和出台了相关无偿献血管理办法，为了确保血液质量，保证献血者和临床用血者的身体健康，《献血法》对输血工作的各个环节规定了严格的管理措施：

1. 规定了献血的公民献血前应当进行必要的健康检查，同时规定了每次献血的数量和献血的最短间隔期、不宜献血和不得献血的人员。

2. 规定血站采集血液必须严格遵守有关操作规程和制度；对采集的血液必须进行检测，未经检测和检测不合格的血液，不得向医疗机构提供。

3. 规定临床用血的包装、储存和运输，应当符合国家规定的卫生标准和要求。

4. 规定医疗机构不得将不符合标准的血液用于患者。

第三节　血站的类型与职责

一、血站的概念

血站是采供血机构，是指采集、储存血液，并向临床或血液制品生产单位供血的医疗卫生机构，分为血站、单采血浆站和血库。

二、血站的类型与审批

（一）血站的类型

血站分为一般血站和特殊血站。一般血站包括血液中心、中心血站和中心血库。特殊血站包括脐带血造血干细胞库和卫生部根据医学发展需要批准、设置的其他类型血库。

（二）血站的设置和审批

血液中心或中心血站因工作需要，经省级卫生行政部门批准，可以在辖区范围内，人口流动比较大的繁华地区建立血站分站。血站分站的工作由设点的血液中心或中心血站负责，并接受当地卫生行政部门的监督。血液中心的设置由省、自治区、直辖市人民政府卫生行政部门初审，由国务院卫生行政部门审核批准。

设置中心血站（血站）、中心血库或血站分站的由所在地的人民政府卫生行政部门初审，省、自治区、直辖市人民政府卫生部门审核批准。

三、血站的职责

血液中心是所在省、自治区、直辖市采供血工作的业务、教学和科研中心，负责直辖市、省会所在市和自治区首府所在地的采供血工作，一般设在省会城市。血液中心作为采供血服务机构，为保证献血员安全和舒适，中心应严格按国家标准对献血车的内外环境进行消毒和体检、采血等环节的操作。市民参加献血时，需携带本人身份证或军官证、士兵证、护照、有身份证号码的驾驶执照等有效身份证件，就近报名即可为无偿献血事业献出自己的一份爱心。血液中心为医院提供成分血、全血、辐照血、单采血小板等多种血液制品，保证临床和急救用血。中心应为各家医院提供24小时免费送血服务，在第一时间为医院提供有力的保障。为适应临床需要，中心还开展白细胞血型及相关疾病、造血干细胞、骨髓移植配型、亲子鉴定及稀有血冷冻保存等多种业务。

中心血站（血站）是设区的市的血站，负责所在市及所辖县（市）的采供血工作。中心血库是县或县级市的血站，负责所在县、市的采供血工作。

四、血站执业登记

血站开展采供血活动，应当向所在省、自治区、直辖市人民政府卫生行政部门申请办理执业登记，取得《血站执业许可证》。没有取得《血站执业许可证》的，不得开展采供血活动。《血站执业许可证》有效期为三年。有效期满前三个月，血站应当办理再次执业登记，并提交《血站再次执业登记申请书》及《血站执业许可证》。省级人民政府卫生行政部门应当根据血站业务开展和监督检查情况进行审核，审核合格的，予以继续执业。未通过审核的，责令其限期整改；经整改仍审核不合格的，注销其《血站执业许可证》。未办理再次执业登记手续或者被注销《血站执业许可证》的血站，不得继续执业。血站必须按照注册登记的项目、内容、范围，开展采供血业务，并为献血者提供各种安全、卫生、便利的条件。

血站申请办理业登记必须填写《血站执业登记申请书》。省级人民政府卫生行政部门在受理血站执业登记申请后，应当组织有关专家或者委托技术部门，根据《血站质量管理规范》和《血站实验室质量管理规范》，对申请单位进行技术审查，并提交技术审查报告。审核合格的，予以执业登记，发给卫生部统一样式的《血站执业许可证》及其副本。

有下列情形之一的，不予执业登记：

1.《血站质量管理规范》技术审查不合格的；

2.《血站实验室质量管理规范》技术审查不合格的；

3. 血液质量检测结果不合格的。

执业登记机关对审核不合格、不予执业登记的，将结果和理由以书面形式通知申请人。

五、采集血液

国家实行无偿献血制度。血站开展献血者招募工作，为献血者提供安全、卫生、便利的条件和良好的服务。

血站采血前应当对献血者身份进行核对并进行登记。血站按照《献血者健康检查要求（GB18467—2001）》等国家有关规定对献血者进行免费健康检查；身体状况不符合献血条件的，血站应当向其说明情况，不得采集血液。

血站对献血者每次采集血液量一般为200毫升，最多不得超过400毫升，两次采集间隔期不少于6个月。严禁采集冒名顶替者的血液；严禁超量、频繁采集血液；血站不得采集血液制品生产用原料血浆。

血站采集血液应当遵循自愿和知情同意的原则，并对献血者履行规定的告知义务。建立献血者信息保密制度，为献血者保密。

血站采集血液必须严格遵守有关操作规程和制度，采血由具有采血资格的医务人员进行，血站工作人员应当符合岗位执业资格的规定，并接受血液安全和业务岗位培训与考核，领取岗位培训合格证书后方可上岗。

血站使用的药品、体外诊断试剂、一次性卫生器材应当符合国家有关规定。一次性采血器材用后必须销毁。

血站对采集的血液必须进行检测，保证所采集的血液由具有血液检测实验室资格的实验室进行检测。对检测不合格或者报废的血液，血站应当严格按照有关规定处理。

六、供应血液

血站应当保证发出的血液质量符合国家有关标准，其品种、规格、数量、活性、血型无差错；未经检测或者检测不合格的血液，不得向医疗机构提供。

无偿献血的血液必须用于临床，不得买卖。血站、医疗机构不得将无偿献血的血液出售给单采血浆站或者血液制品生产单位。

特殊血型的血液需要从外省、自治区、直辖市调配的，或者因科研或者特殊需要而进行血液调配的，由省级人民政府卫生行政部门批准。

血站剩余成分血浆由省、自治区、直辖市人民政府卫生行政部门协调血液制品生产单位解决。

七、特殊血站执业

《血站管理办法》指出，脐带血造血干细胞库等特殊血站执业，应当向所在地省级人民政府卫生行政部门申请办理执业登记。省级卫生行政部门应当组织有关专家和技术部门，按照《办法》和卫生部制定的脐带血造血干细胞库等特殊血站的基本标准、技术规范，对申请单位进行技术审查及执业验收。审查合格后，发给《血站执业许可证》，并注明开展的业务。《血站执业许可证》有效期为三年。许可证有效期满后继续执业的，应当在许可证期满前三个月向原执业登记的省级人民政府卫生行政部门申请办理再次执业登记手续。

第四节　临床用血

一、临床用血的原则

根据《中华人民共和国献血法》规定，医疗机构医务人员应当制定用血计划，遵循科学、安全、有效的原则，不得浪费和滥用血液。

二、临床用血组织与职责

根据《医疗机构临床用血管理办法》第五条规定：卫生部成立临床用血专家委员会，其主要职责是：

（一）协助制订国家临床用血相关制度、技术规范和标准；

（二）协助指导全国临床用血管理和质量评价工作，促进提高临床合理用血水平；

（三）协助临床用血重大安全事件的调查分析，提出处理意见；

（四）承担卫生部交办的有关临床用血管理的其他任务。

卫生部建立协调机制，做好临床用血管理工作，提高临床合理用血水平，保证输血治疗质量。

第六条 各省、自治区、直辖市人民政府卫生行政部门成立省级临床用血质量控制中心，负责辖区内医疗机构临床用血管理的指导、评价和培训等工作。

第七条 医疗机构应当加强组织管理，明确岗位职责，健全管理制度。医疗机构法定代表人为临床用血管理第一责任人。

第八条 二级以上医院和妇幼保健院应当设立临床用血管理委员会，负责本机构临床合理用血管理工作。主任委员由院长或者分管医疗的副院长担任，成员由医务部门、输血科、麻醉科、开展输血治疗的主要临床科室、护理部门、手术室等部门负责人组成。医务、输血部门共同负责临床合理用血日常管理工作。

其他医疗机构应当设立临床用血管理工作组，并指定专（兼）职人员负责日常管理工作。

第九条 临床用血管理委员会或者临床用血管理工作组应当履行以下职责：

（一）认真贯彻临床用血管理相关法律、法规、规章、技术规范和标准，制订本机构临床用血管理的规章制度并监督实施；

（二）评估确定临床用血的重点科室、关键环节和流程；

（三）定期监测、分析和评估临床用血情况，开展临床用血质量评价工作，提高临床合理用血水平；

（四）分析临床用血不良事件，提出处理和改进措施；

（五）指导并推动开展自体输血等血液保护及输血新技术；

（六）承担医疗机构交办的有关临床用血的其他任务。

第十条 医疗机构应当根据有关规定和临床用血需求设置输血科或者血库，并根据自身功能、任务、规模，配备与输血工作相适应的专业技术人员、设施、设备。

不具备条件设置输血科或者血库的医疗机构，应当安排专（兼）职人员负责临床用血工作。

第十一条 输血科及血库的主要职责是：

（一）建立临床用血质量管理体系，推动临床合理用血；

（二）负责制订临床用血储备计划，根据血站供血的预警信息和医院的血液库存情况协调临床用血；

（三）负责血液预订、入库、储存、发放工作；

（四）负责输血相关免疫血液学检测；

（五）参与推动自体输血等血液保护及输血新技术；

（六）参与特殊输血治疗病例的会诊，为临床合理用血提供咨询；

（七）参与临床用血不良事件的调查；

（八）根据临床治疗需要，参与开展血液治疗相关技术；

（九）承担医疗机构交办的有关临床用血的其他任务。

三、临床用血管理

（一）医疗机构应当加强临床用血管理，建立并完善管理制度和工作规范，并保证落实

应建立临床用血医学文书管理制度，确保临床用血信息客观真实、完整、可追溯。医师应当将患者输血适应证的评估、输血过程和输血后疗效评价情况记入病历；临床输血治疗知情同意书、输血记录单等随病历保存。医疗机构应科学制订临床用血计划，建立临床合理用血的评价制度，提高临床合理用血水平。应对血液预订、接收、入库、储存、出库及库存预警等进行管理，保证血液储存、运送符合国家有关标准和要求。

（二）建立临床用血管理制度

1. 临床用血应严格执行《医疗机构用血管理办法》和《临床输血技术规范》有关规定，提倡科学、合理用血，杜绝浪费、滥用血液，确保临床用血的质量和安全。

2. 医院输血科在输血管理委员会的领导下，负责临床用血的规范管理和技术指导、临床用血的计划申报、储存血液、对本单位临床用血制度执行情况进行检查，并参与临床有关疾病的诊断、治疗与科研。

3. 临床用血前，应当向患者或其家属告之输血目的、可能发生的输血反应和经血液途径感染疾病的可能性，根据输血技术规范进行相关项目的检验，由医患双方共同签署用血志愿书或输血治疗同意书并存入病历。无家属签字的无自主意识患者的紧急输血，经医务科或者总值班同意、备案，并记入病历。

4. 临床用血适应证根据《输血技术规范》执行。一次用血、备血量超过2000毫升时要履行报批手续，需经供血科（血库）医师会诊，由科室主任签名后报医务科批准。急诊、抢救用血经主管医师以上同意后可随时向输血科申请，但事后应当按照以上要求补办手续。

5. 术前自身储血由输血科负责采血和储血，经治医师负责输血过程的医疗监护。亲友互助献血应在输血科填写登记表，到血站进行无偿献血。严禁自采供血或者自行通过其他途径取得血源。

6. 临床用血应严格执行查对制度。输血时发现不良反应，立即根据输血技术规范进行处理并填写《输血不良反应回报单》。

7. 临床输血完毕后，应将输血记录单（交叉配血报告单）贴在病历中，并将血袋送回输血科保存和处理。

8. 成分输血具有疗效好、副作用小、节约血液资源以及便于保存和运输等优点，应积极推广，成分输血率应高于90%。

四、患者自身储血

主要针对可以择期手术的患者而言的，这种患者在手术前先将自己的血液提前抽出储存起来，待手术时将自己提前抽出的血液再输给自己，这样既有利于身体的恢复，又可以保证用血的安全。

五、临时采集血液

《医疗机构临床用血管理办法》中对于医疗机构临时采集血液的要求如下：

第二十七条　省、自治区、直辖市人民政府卫生行政部门应当加强边远地区医疗机构临床用血保障工作，科学规划和建设中心血库与储血点。

医疗机构应当制订应急用血工作预案。为保证应急用血，医疗机构可以临时采集血液，但必须同时符合以下条件：

1. 危及患者生命，急需输血；

2. 所在地血站无法及时提供血液，且无法及时从其他医疗机构调剂血液，而其他医疗措施不能替代输血治疗；

3. 具备开展交叉配血及乙型肝炎病毒表面抗原、丙型肝炎病毒抗体、艾滋病病毒抗体和梅毒螺旋体抗体的检测能力；

4. 遵守采供血相关操作规程和技术标准。

医疗机构应当在临时采集血液后10日内将情况报告县级以上人民政府卫生行政部门。

六、临床用血应急预案

（一）卫生行政部门要制订临床用血应急预案

各省、自治区、直辖市人民政府卫生行政部门应当制订临床用血保障措施和应急预案，保证自然灾害、突发事件等大量伤员和特殊病例、稀缺血型等应急用血的供应和安全。

因应急用血或者避免血液浪费，在保证血液安全的前提下，经省、自治区、直辖市人民政府卫生行政部门核准，医疗机构之间可以调剂血液。具体方案由省级卫生行政部门制订。

（二）临床用血应急预案实例

1. 临床科室大量用血或患者为稀有血型时，立即报告医务部主任及血库值班人员做好紧急用血准备。

2. 血库血液库存不足时，立即与中心血站联系，注明血型、种类、数量，并同时联系120急救车到血站领取。

3. 血库将库存情况、血站发血量、血液到达时间等信息及时告知临床科室。

4. 需要紧急输血时，经治医师在《临床输血申请单》上标明"急"，申请单连同血标本快速送达血库，并做好输血准备。

5. 血库及时做好配发血工作。

6. 当出现血站库存不足或特殊血型（RhD阴性）患者急需输血无库存时，应立即报告科主任、医务部，联系血站领导进行协调解决；并做好紧急抢救配合性输血和紧急抢救非同型输注的准备；确保紧急用血顺利进行。

7. 血库不得以任何理由拒绝发血。

◎思考题

1. 献血法规定采供血机构发生哪些行为之一，由县级以上地方人民政府卫生行政部门予以取缔？

2. 简述未建立医务人员临床用血和无偿献血知识培训制度的医疗机构的法律责任有哪些？

3. 献血法对保障公民临床急救用血有哪些规定？

4. 血站的类型与职责有哪些？

5. 医疗机构在什么条件下可以临时采集血液？

（岳阳职业技术学院　胡还甫）

第十章　医疗纠纷处理

第一节　医疗纠纷

一、医疗纠纷的概念

医疗纠纷是指发生在医疗卫生、预防保健、医学美容等具有合法资质的医疗企事业法人或机构的纠纷。医疗纠纷特点：医患纠纷涉及两方面的当事人，其主体是医务人员及患者。其他与双方有关的人，严格说来不属于医患纠纷的主体。但是就医患两个主体而言，实际上是代表着两个方面的利益。以医务人员为一方，代表着医院、医疗机构及其所有与医疗机构有关的人的利益；而患者是代表着与患者相关人的利益，包括患者的亲属等。

二、医疗纠纷的分类与产生的原因

（一）医疗纠纷的分类

医疗纠纷总体来说可以分为两大类：第一类为有过失医疗纠纷，是指患者的伤残或死亡等不良后果的发生是由于医务人员的诊疗护理过失所致；但患者及家属与医疗单位对这种不良后果的性质程度以及处理结果等存在差异和不同看法而引起的纠纷，它包括医疗事故及医疗差错。第二类为无过失医疗纠纷，是指虽然在诊疗护理过程中发生了患者伤残或死亡的不良后果，但这种不良后果的发生并非医务人员的过失所致，而是患者或其家属认为医务人员有过失导致的医疗纠纷。它包括医疗意外、并发症、诊疗过程中的破坏事件等。

（二）医疗纠纷产生的原因

医疗纠纷产生的原因主要有以下几个方面：

1. 医疗信息不对称　诺贝尔经济奖得主Arrow认为，医疗服务市场具有供需双方信息不对称、购买医疗服务存在不确定性和未知性等的特点。公众对医学知识相对缺乏，对医疗工作高风险和局限性不理解，也是导致部分医患纠纷的原因。

2. 患者健康意识加强，对疗效预期高　随着生活水平提高，人们越来越关注自身的健康状况，对疾病的预防和早期诊治都更加重视，对治疗效果的预期更高。实际上目前仍有许多疾病无法根治，并且疗效受患者个体差异的影响。因此，一旦出现与预期不符的结果，尤其出现患者死亡的时候，医患立即形成尖锐矛盾。

3. 消费者维权意识日益高涨　据中国社会调查所的一项调查表明，消费者的维权意识正在增强。当遇到权益受损时，有94%的消费者表示会主动采取行动维权。"顾客是上帝"这句商业口号，被一些患者简单地套用过来，加上患者自费比例高，某些患者认为医疗活动中也应该"患者是上帝"，这是导致医患隔阂的另一个原因。

4. 患者对医疗过程参与意识加强　随着社会文化水平整体上升以及资讯的便利，使患者能够及时从网络、电子媒体和平面媒体等了解到疾病相关的知识，患者希望更多地了解治疗方案、用药及愈后的情况。这种患者对医疗过程参与意识的增强，如果医方处理不当，某种程度上也容易激化医患矛盾。

5. 医疗的直接和间接服务对象　患者是医院的直接服务对象，但不是唯一的服务对象；患者家属是医院的间接服务对象，对医院的人文服务可能有较深的体会。一旦发生医患矛盾，家属是重要的参与者。医方处理不好直接和间接服务对象的关系，有时可能会埋下医疗纠纷的隐患。

6. "就医感受"对医疗满意度的影响　以前的患者只要求治好疾病就可以了，现在有部分患者要求治好病的同时开始注重"就医感受"，希望能在舒适的环境、平和的心境下就医。

第二节　医疗纠纷法律责任

医患之间建立起的这种法律关系可以称之为医疗法律关系。医疗法律关系是一种特殊的法律关系，它发生在医院机构或者医务人员和患者二者之间，而这二者又是一种以信任为基础的委托，这种委托的事实在法律上形成了一种法律关系。

一、医疗纠纷的法律责任

（一）人身自由罚

这种行政处罚主要是剥夺当事人的人身自由的处罚，例如行政拘留的处罚，就是以剥夺行为人的人身自由为处罚手段。人身自由罚只适用于公民，由于人身自由权是公民依法享有的最基本而且也是最重要的权利。如果没有人身自由，那么其他任何权利，如财产权、名誉权、专利权等，都失去行使的基础。因此，以人身自由为处罚对象的人身自由罚是最严厉的处罚。

（二）行为能力罚

行为能力罚是指行政机关对违反行政义务的行为人采取责令其实施某种行为或者停止某种行为、取消某种资格的处罚。这类处罚包括停业整顿、吊销营业执照和许可证等，通过取消当事人的经营活动的资格，达到惩戒的目的。

（三）财产罚

财产罚是比较普遍而且量比较大的一种行政处罚，包括罚款和没收财产等以财产为主要内容的处罚。给予财产罚违法行为的社会危害性小于行为能力罚。一般情况下，对一种违反行政管理的行为，要确立几种不同的行政处罚，根据不同的危害程度由行政机关选择具体的处罚内容。

（四）申诫罚

申诫罚是行政下罚中最轻的一个，是以违法行为人名誉、声誉权利造成损害为处罚标的方式，也可以称为精神罚，这类处罚如警告。

（五）行政处罚

通报批评、警告、记过、记大过及降级、降聘使用，工作岗位另行安排。对引发医疗纠纷，受到警告及行政以上处分的个人，在受处分后一年内，不能参加各种先进评比、职称晋升、不安排外出进修及学历学习。引发医疗纠纷责任人的各级上级人员承担相应责任。责任人不请示上级人员或不听从上级人员指导，擅自行事引发医疗纠纷，由责任人个人承担全部责任。对引发医疗纠纷造成经济损失责任人的行政处罚，由院党政班子研究决定。

二、承担民事责任的方式

1. 停止侵害。
2. 排除妨碍。
3. 消除危险。
4. 返还财产。
5. 恢复原状。
6. 修理、重作、更换。
7. 赔偿损失。
8. 支付违约金。
9. 消除影响，恢复名誉。
10. 赔礼道歉。

第三节　医疗损害与医疗事故

一、医疗事故的分类

根据对患者人身造成的损害程度，医疗事故分为四级

（一）一级医疗事故

造成患者死亡、重度残疾的，如植物人状态。

（二）二级医疗事故

造成患者中度残疾、器官组织损伤导致严重功能障碍的，如双眼球摘除或双眼经客观检查证实无光感。

（三）三级医疗事故

造成患者轻度残疾、器官组织损伤导致一般功能障碍的，如发声及言语困难。

（四）四级医疗事故

造成患者明显人身损害的其他后果的。如拔除健康恒牙；局部注射造成组织坏死，成人大于体表面积2%，儿童大于体表面积5%。

二、医疗事故与医疗损害的关系

在法律上，过错与过失都属于行为人主观方面的错误。过错包括故意和过失二个概念，过失只是过错的一种表现形式。故意，是指行为人明知或应当明知自己的行为会发生危害社会的结果，并且希望（直接故意）或者放任（间接故意）这种危害结果发生的主观心态。过失，是指行为人应当预见自己的行为可能发生危害社会的结果，因为疏忽大意而没有预见（疏忽大意的过失），或者已经预见而轻信能够避免（自信的过失），以致发生这种结果的。

医疗损害是指因医疗机构及其医务人员的故意或过失（即医疗过错），而对就医患者造成身体上或精神上的损害结果。医疗事故是指医疗机构及其医务人员在医疗活动中，违反医疗卫生管理法律、行政法规、部门规章和诊疗护理规范、常规，过失造成患者人身损害的事故。

不管是医疗损害还是医疗事故，二者都是错误的医疗行为，都对患者造成损害。但两者也存在很大的差异。

（一）加害主体与后果不同

1. 加害人不同。医疗事故的加害人只能是合法的医疗机构及其医务人员，而医疗损害可以是任何医疗单位或者个人。

2. 两者加害人主观过错的表现形态不同。医疗事故加害人的主观表现形态是过失，而医疗损害加害人的主观表现形态可以是过失，也可以是故意。

3. 两者造成的损害后果不同。医疗事故是指对患者的生命权，健康权造成损害。医疗损害不仅包括生命权、健康权，而且包括对患者隐私权、名誉权等其他人身利益损害。可以说医疗事故必然存在医疗损害，但医疗损害并不一定构成医疗事故。医疗损害的外延明显大于医疗事故，医疗损害包括一般医疗损害和医疗事故损害，是"属"概念，二者构成"真包含关系"。两者具有相同的属性和内在的联系，不应当将它们完全割裂开来，甚至对立起来。

（二）法律概念的区别

医疗事故是按照《医疗事故处理条例》中相关条文进行处理和鉴定，要承担行政责任和刑事责任。医疗损害在民事赔偿方面适用，承担民事责任，不构成医疗事故不承担行政责任和刑事责任。

1. 法律适用方面的区别。医疗事故适用《医疗事故处理条例》及相关的法规文件，主要从医疗行政层面进行处理；而医疗损害适用《民法通则》和《最高人民法院关于审理人身损害赔偿案件适用法律若干问题的解释》，主要从民事侵权赔偿责任层面进行处理。

2. 鉴定类别方面的区别。医疗事故鉴定属于行政鉴定，必须委托各个地方的医学会组织专家组进行技术鉴定，这是一种硬性要求；而医疗损害鉴定属于司法鉴定，没有硬性要求，当事人可以自由选择是否进行司法鉴定，司法鉴定由社会鉴定机构完成，可以跨省委托鉴定。

3. 归责原则和法律责任方面的区别。医疗事故的法律责任包括：

（1）卫生行政部门工作人员的法律责任；

（2）卫生行政部门的法律责任；

（3）医疗机构的法律责任；

（4）发生医疗事故医疗机构及医务人员的法律责任；

（5）医疗事故技术鉴定人员的法律责任；

（6）有关机构的法律责任；

（7）扰乱医疗秩序和医疗事故技术鉴定工作的法律责任。医疗损害的归责原则分类：①医疗技术损害；②医疗伦理损害；③医疗产品损害；④医疗管理损害。

（三）在损害赔偿方面

医疗损害赔偿和医疗事故损害赔偿的最显著区别表现在赔偿项目、赔偿系数和赔偿数额上的不同。

1. 赔偿项目。医疗事故赔偿项目包括医疗费、伤残损害赔偿金等十一项；医疗损害赔偿包括十二项，增加了"死亡赔偿金"这一项目。

2. 赔偿系数。医疗事故损害赔偿要考虑责任程度、原发疾病、事故等级等因素，而人身损害赔偿则要考虑过失参与度、责任程度、损害结果、因果关系、收入差异等因素。

3. 赔偿数额。如前所述的各种区别，直接结果就是造成赔偿数额的差异。其中主要差别就在于"死亡赔偿金"。

4. 在医疗事故中，医方不仅要进行赔偿，还要负相应行政责任；医疗损害中医方仅需付赔偿责任，但是现实中可能会影响医生职称评定和升职等。

第四节　医疗损害的预防与处置

一、医疗损害的预防

医疗损害预防是指采取各种可行的方式及方法预防医疗事故的发生。2002年国务院颁布实施的《医疗事故处理条例》规定，医疗机构及其医务人员，必须积极从各方面预防医疗事故。

（一）强化安全医疗教育

医疗机构每年定期对其医务人员进行医疗卫生管理法律、行政法规、部门规章和诊疗护理规范、常规的培训和医疗服务职业道德教育，不定期地进行医疗安全、质量意识教育，及时传达上级卫生部门的有关医疗安全方面文件和各项规定。

（二）医疗安全是医院管理的重要环节

医疗机构及其医务人员在医疗活动中，必须严格遵守医疗卫生管理法律、行政法规、部门规章和诊疗护理规范、常规，恪守医疗服务职业道德，建立医疗安全目标责任制，尽最大可能预防医疗事故的发生。

（三）建立和健全各项医疗规章制度

制度是保证医疗质量有章可循的关键，尤其是首诊负责制、急诊抢救制度、值班交接班制度、查对制度、死亡和疑难病例讨论制度、会诊制度、三级查房制度等。医疗机构应当制定防范、处理医疗事故的预案，预防医疗事故的发生，减轻医疗事故的损害。重视病历书写质量，病历保管规定，规范填写患者知情同意书。要加强对一次性医疗用品、医疗植入物植入的管理。

（四）落实各科室医疗安全目标管理责任制

医疗机构应当设置医疗服务质量监控部门或者配备专（兼）职人员，具体负责监督本医疗机构的医务人员的医疗服务工作，检查医务人员执业情况，接受患者对医疗服务的投诉，向其提供咨询服务。各科室成立医疗安全小组，制订相应的医疗安全管理制度，经常开展以科室为单位安全质量活动，规定每月底向医疗服务质量监控办公室报告一次医疗缺陷、差错、事故或存在不安全因素，分析原因，提出整改措施，及时消除事故隐患。

二、医疗过错行为的报告

（一）医疗过错行为的报告

根据《医疗事故处理条例》和《医疗机构管理条例》等相关规定报告。

（二）发生医疗事故争议

医务人员在医疗活动中发生医疗事故或可能引起医疗事故的医疗过失行为以及发生医疗事故争议的，应当立即采取有效措施，避免或者减轻对患者身体健康的损害，防止损害扩大，并立即报告科主任，由科主任及时报告医务科或院值班，医务科或院值班应当立即进行调查、核实，将有关情况如实向分管院长和院长报告，并及时向患者通报、解释及沟通。

（三）发生或者发现下列重大医疗过失行为

1. 导致患者死亡或者可能为二级以上的医疗事故；

2. 导致3人以上人身损害后果；

3. 国务院卫生行政部门和省、自治区、直辖市人民政府卫生行政部门规定的其他情形。

4. 医院在12小时内向当地卫生局报告。报告的内容包括：

（1）医疗机构名称；

（2）当事医务人员的姓名、性别、科室、专业、职务和/或专业技术职务任职资格；

（3）患者姓名、性别、年龄、国籍、就诊或入院时间、简要诊疗经过、目前状况；

（4）重大医疗过失行为发生的时间、经过；

（5）采取的医疗救治措施；

（6）患方的要求；

（7）省级以上卫生行政部门规定的其他内容。

5. 发生或者发现重大医疗过失行为导致3名以上患者死亡、10名以上患者出现人身损害的，医院应当立即向当地卫生局报告，并立即逐级报告至卫生部。报告的内容包括：

（1）医疗机构名称；

（2）患者姓名、性别、年龄、国籍、就诊或入院时间，简要诊疗经过，目前状况；

（3）重大医疗过失行为发生的时间、经过。

6. 医疗过失与医疗事故解决后，医疗机构应当7日内向所在地县级卫生行政部门作出书面报告。

省、自治区、直辖市卫生行政部门应当将上一年度本辖区内发生医疗事故的有关情况汇总至卫健委；其中中医、中西医结合、民族医疗机构发生的医疗事故，也按要求汇总后报国家中医药管理局。

三、病历资料的填写、保管与复印

（一）病历资料的填写与保管

1. 病历书写的要求　按照卫健委《病历书写基本规范》。

2. 病历保管要求　按照卫健委《医疗机构病历管理规定》妥善保管。严禁涂改、伪造、隐匿、销毁或者抢夺病历资料。

3. 病历保管期限

（1）门诊病历15年（根据《医疗机构管理条例实施细则》《医疗机构病历管理规定》）；

（2）住院病历30年（根据《医疗机构管理条例实施细则》）；

（3）处方由调剂处方药品的医疗机构妥善保存。普通处方、急诊处方、儿科处方保存期限为1年，医疗用毒性药品、第二类精神药品处方保存期限为2年，麻醉药品和第一类精神药品处方保存期限为3年。（《处方管理办法》）

4. 适时记录与抢救补记制度　适时记录：按照规定的要求完成病历文件的书写。抢救记录的补记要及时，抢救完毕后6小时内据实补记，并加以注明。

（二）病历资料的复印

1. 病历复印的内容　医疗机构可以为申请人复印或者复制的病历资料包括：门（急）诊病历和住院病历中的住院志（即入院记录）、体温单、医嘱单、化验单（检验报告）、医学影像检查资料、特殊检查（治疗）同意书、手术同意书、手术及麻醉记录单、病理报告、护理记录、出院记录以及国务院卫生行政部门规定的其他病历资料。

2. 病历复印权利医疗机构应当受理下列人员和机构复印或者复制病历资料的申请：

（1）患者本人或其代理人；

（2）死亡患者近亲属或其代理人；

（3）保险机构。

3. 病历复印者须提交的文件　医疗机构应当由负责医疗服务质量监控的部门或者专（兼）职人员负责受理复印或者复制病历资料的申请，并在复印或者复制的病历资料上加盖证明印记。

（1）患者住院期间需要复印病历资料的，应请示医务科同意，由本院医护人员携带病案，到病案室按照有关规定复印。

（2）死亡患者近亲属代理人复印病历资料，须出具患者死亡证明、死亡患者近亲属及其代理人的身份证，死亡患者与其近亲属关系的法定证明材料（如户口簿、结婚证等），代理人与死亡患者近亲属代理关系的法定证明材料。

（3）商业保险机构复印病历资料，须出具患者的身份证和委托书、保险合同复印件、承办人员的有效身份证明；患者死亡的，须提供保险合同复印件，承办人员的有效身份证明，死亡患者近亲属或者其代理人同意的法定证明材料。

（4）公安、司法机关因办理案件，需要查阅、复印或者复制病历资料的，须凭公安、司法机关出具的证明材料、立案证号、两位执行公务人员的有效身份证件，并经医务科盖章确认后予以复印。

（5）律师使用病案资料，须出具患者的身份证和委托书，法院立案证明、单位证明及个人身份证明。

（6）基本医疗保险机构需复印病案资料，通过医保科联系。

四、病历资料和现场实物的封存

发生医疗事故争议时，医疗机构负责医疗服务质量监控的部门或者专（兼）职人员应当在患者或者其他代理人在场的情况下封存死亡病例讨论记录、疑难病例讨论记录、上级医师查房记录、会诊意见、病程记录等。

封存的病历由医疗机构负责医疗服务质量监控的部门或者专（兼）职人员保管。封存的病历可以是复印件。

（一）关于封存患者病历前的准备等程序

1. 当出现纠纷和医疗争议，患者及家属要求封存病历时，病房要保管好病历，以免丢失。

2. 及时准确将患者病情变化、治疗、护理情况进行记录。

3. 备齐所有有关患者的病历资料。

4. 迅速与科领导、医务科（晚间及节假日与院总值班）联系。

（二）关于封存患者病历的程序

根据《医疗事故处理条例》规定，封存患者病历应遵循以下程序：

1. 发生医疗事故争议时，患者本人或其代理人，提出封存病历申请。

2. 科室向医务科（晚间及节假日向院总值班）报告。

3. 医务科（晚间及节假日院总值班）在与患者或近亲属共同在场的情况下封存患者病历的主观部分的复印件。

4. 主观病历包括死亡病历讨论记录、疑难病历讨论记录、上级医师查房记录、会诊意见、病程记录等。

5. 封存的病历由医务科保管，晚间及节假日由院总值班保管，次日或节假日后移交医务科。

6. 如为抢救患者，病历应在抢救结束后6小时据实补齐。

（三）关于封存输液、输血、注射、药物等反应标本的程序

根据《医疗事故处理条例》第十七条规定，凡申请封存引起不良反应的输液、输血、注射、药物时，程序如下：

1. 患者在医院期间进行输液、输血、注射、药物等治疗时，发生不良后果。应当场将标本保存，注明使用日期、时间、药物名称、给药途径。

2. 疑似由于输液、输血、注射、药物等引起不良后果时，科室应向医务科（晚间及节假日向院总值班）报告。同时由护士长报告护理部。

3. 科室医务人员、患者本人或其代理人，在双方当事人共同在场的情况下，对现场实物进行封存。

4. 封存标本需在封口处加盖科室图章，同时注意封存日期和时间。

5. 封存标本由医务科保管，晚间及节假日由院总值班保管，次日或节假日后移交医务科。

6. 需要进行检验的标本，应当由医患双方共同指定的、依法具有检验资格的检验机构进行检验。双方无法共同指定检验机构时，由上一级卫生行政部门指定。

7. 疑似输血引起不良后果，科室要对血液立即进行封存保留，并向医务科汇报，同时通知院血库，由院方与提供该血液的采供血机构联系。

第五节　医疗损害与医疗事故的技术鉴定

医疗事故技术鉴定是对发生的医疗事件，通过调查研究，收取物证（包括尸检结果），查阅书证（病历等病案资料），听取证人证言，当事人、受害人或其家属陈述，分析原因，依据法定标准，判定事件性质，作出是否属医疗事故及何类、何级、何等事故的科学鉴定结论的过程。

医疗事故技术鉴定结论直接关系到医患双方当事人的切身利益。医疗事故技术鉴定可作为医患双方协商解决医疗纠纷的依据，是卫生行政部门处理医疗纠纷案件的法定依据，是卫生行政部门作出行政处罚的法定依据、诉讼中的证据作用（不是必然的定案依据）。

一、医疗事故技术鉴定专家库

（一）医学会

医学会是经县级以上人民政府民政部门审查同意、成立登记的医学社会团体，即由医学科学工作人员、医疗技术人员等中国公民自愿组成，为实现会员共同意愿、按照其章程开展活动的非营利性医学社会组织。

国家机关包括卫生行政机关以外的医学科研组织、医疗机构等可以作为单位会员加入医学社会团体。医学科研人员和医务人员可以作为个人会员加入医学社会团体。

医学会应当具备法人条件。有规范的名称和相应的组织机构，有固定的住所，有与其业务活动相适应的专职工作人员，有合法的资产和经费来源，有独立承担民事责任的能力，不得从事营利性经营活动，这有别于营利性的社会中介医学技术组织。

（二）负责医疗事故技术鉴定工作的医学会

设区的市级地方医学会和省、自治区、直辖市直接管辖的县（市）地方医学会负责组织首次医疗事故技术鉴定工作。

省、自治区、直辖市地方医学会负责组织再次鉴定工作。

必要时，中华医学会可以组织疑难、复杂并在全国有重大影响的医疗事故争议的技术鉴定工作。

医学会是一个独立存在的医学专业性社会团体法人，与任何机关和组织都不存在管理上的、经济上的、责任上的必然联系和利害关系，体现了医疗事故技术鉴定的专业性、中介性。

（三）建立医疗事故技术鉴定专家库

负责组织医疗事故技术鉴定工作的医学会具有建立医疗事故技术鉴定专家库的责任。负责组织医疗事故技术鉴定，是《条例》赋予负责医疗事故技术鉴定工作的医学会的一项特殊职能，也是其必须承担的法定义务。医学会要承担起这项工作，首先必须依法建立"适应鉴定工作需要的鉴定专家库"。否则无法开展医疗事故的技术鉴定工作。

专家库由具备下列条件的医疗卫生专业技术人员组成：

1. 有良好的业务素质和执业品德；

2. 受聘于医疗卫生机构或者医学教学、科研机构并担任相应专业高级技术职务3年以上。

符合前款第（一）项规定条件并具备高级技术任职资格的法医可以受聘进入专家库。

负责组织医疗事故技术鉴定工作的医学会依照《条例》规定聘请医疗卫生专业技术人员和法医进入专家库，可以不受行政区域的限制。可以在本地及本区域的范围外聘请符合前述条件的专家进入专家库。

二、专家鉴定组的产生

（一）专家鉴定组产生方式

医疗事故技术鉴定，由负责组织医疗事故技术鉴定工作的医学会组织专家鉴定组进行。专家鉴定组是医疗事故技术鉴定工作的主体。

参加医疗事故技术鉴定的相关专业的专家，由医患双方在医学会主持下从专家库中随机抽取。在特殊情况下，医学会根据医疗事故技术鉴定工作的需要，可以组织医患双方在其他医学会建立的专家库中随机抽取相关专业的专家参加鉴定或者函件咨询。

符合《条例》第二十三条规定条件的医疗卫生专业技术人员和法医有义务受聘进入专家库，并承担医疗事故技术鉴定工作。

（二）专家鉴定组组成

专家鉴定组进行医疗事故技术鉴定，实行合议制。专家鉴定组人数为单数，涉及的主要学科的专家一般不得少于鉴定组成员的二分之一；涉及死因、伤残等级鉴定的，并应当从专家库中随机抽取法医参加专家鉴定组。

（三）专家鉴定组成员回避制度

专家鉴定组成员有下列情形之一的，应当回避。当事人也可以口头或者书面的方式申请其回避：

1. 是医疗事故争议当事人或者当事人的近亲属的；

2. 与医疗事故争议有利害关系的；

3. 与医疗事故争议当事人有其他关系，可能影响公正鉴定的。

三、医疗事故技术鉴定的程序与注意事项

（一）医疗事故技术鉴定的程序

1. 医患双方协商解决医疗事故争议，需要进行医疗事故技术鉴定的，由双方当事人共同委托负责医疗事故技术鉴定工作的医学会组织鉴定；或卫生行政部门接到医疗机构关于重大医疗过失行为的报告或者医疗事故争议当事人要求处理医疗事故争议的申请后，对需要进行医疗事故技术鉴定的，应当交由负责医疗事故技术鉴定工作的医学会组织鉴定；或由人民法院根据当事人申请委托医学会鉴定。

2. 设区的市级地方医学会和省、自治区、直辖市直接管辖的县（市）地方医学会负责组织首次受理医疗事故技术鉴定委托。

3. 由申请一方或双方交纳医疗事故技术鉴定费用。

属于医疗事故的，费用由医疗机构支付；不属于医疗事故的，由提出医疗事故处理申请的一方支付。

4. 负责组织医疗事故技术鉴定工作的医学会应当自受理医疗事故技术鉴定之日起5日内通知医疗事故争议双方当事人提交进行医疗事故技术鉴定所需的材料。

当事人应当自收到医学会的通知之日起10日内提交有关医疗事故技术鉴定的材料、书面陈述及答辩。医疗机构提交有关医疗事故技术鉴定的材料。

5. 医学会组织专家鉴定组。医患双方查看相关专科专家名录并选出需回避的专家。

参加医疗事故技术鉴定的相关专业的专家，由医患双方在医学会主持下从专家库中随机抽取。专家鉴定组人数为单数，涉及的主要学科的专家一般不得少于鉴定组成员的二分之一；涉及死因、伤残等级鉴定的，应当从专家库中随机抽取法医参加专家鉴定组。

6. 召开鉴定会。

专家鉴定组认真审查双方当事人提交的材料，听取双方当事人的陈述及答辩。

专家鉴定组为查明争议事实，在鉴定过程中就有关的问题向医患双方进行询问、了解、并对医患双方的陈述及答辩进行核实。医患当事人应当积极配合调查。

在某些情况下，如涉及个人隐私、技术秘密、国家机密等，医疗事故争议双方当事人，特别是患者一方取证有困难甚至无法取证，医学会可以向双方当事人调查取证。调查取证不得少于2人；须出示有效证件；方式要合法；手续要完备等。

（二）医疗事故鉴定注意事项

1. 专家鉴定组在事实清楚、证据确凿的基础上，综合分析患者的病情和个体差异，依照医疗卫生管理法律、行政法规、部门规章和诊疗护理规范、常规，运用医学科学原理和专业知识，独立进行医疗事故技术鉴定。鉴定过程中，专家们对医患双方争议的事实，该事实形成原因，医疗机构及其医务人员施行的医疗行为是否违反了医疗卫生管理法律、行政法规、部门规章、诊疗护理规范和常规，医疗过失行为与患者人身损害后果之间是否存在因果关系，医疗过失行为在损害后果中的责任程度，医疗事故的等级等事项，进行鉴别和判定。

2. 专家鉴定组进行医疗事故技术鉴定，实行合议制。在充分讨论的基础上，通过表决，以专家鉴定组过半数成员的意见作为鉴定结论。鉴定过程应当如实记载。制作医疗事故技术鉴定书。

3. 负责组织医疗事故技术鉴定工作的医学会应当自接到当事人提交的有关医疗事故技术鉴定的材料、书面陈述及答辩之日起45日内组织鉴定并出具医疗事故技术鉴定书。

4. 鉴定结论送达。可采取通知医患双方当事人到鉴定机构领取、邮寄送达等形式。

5. 当事人对首次医疗事故技术鉴定结论不服的，可以自收到首次鉴定结论之日起15日内向医疗机构所在地卫生行政部门提出再次鉴定的申请。省、自治区、直辖市地方医学会负责组织再次鉴定工作。

四、医疗事故鉴定的原则

专家鉴定组在鉴定时的工作原则：以事实为依据，符合医学科学原理。

医疗事故的鉴定是一项科学性、技术性很强的工作，由于其鉴定结论是卫生行政部门作为处理医疗事故的依据，法院作为判案的重要证据，因此，专家鉴定组应本着对病员及其家属负责、对医务人员负责的态度，进行科学严谨的技术鉴定工作。专家鉴定组在进行技术鉴定时，必须依法办事，尊重客观事实，坚持原则，实事求是地对医疗事件作出科学、公正的鉴定结论。

专家鉴定组在鉴定过程中，对是否属于医疗事故，以及医疗事故的等级问题，每个委员充分发表自己的意见，然后进行集中，讨论作出结论。如果意见分歧，可由参加鉴定的委员进行表决，以多数人的意见为鉴定结论。但少数人的意见应当记录在案。讨论确定的鉴定结论笔录应由出席鉴定会的鉴定委员签名留存。

五、医疗事故技术鉴定的材料

负责组织医疗事故技术鉴定工作的医学会应当自受理医疗事故技术鉴定之日起5日内通知医疗事故争议双方当事人提交进行医疗事故技术鉴定所需的材料。

（一）医疗事故技术鉴定的材料

当事人应当自收到医学会的通知之日起10日内提交有关医疗事故技术鉴定的材料、书面陈述及答辩。

提交的材料包括：

1. 医疗事故技术鉴定申请书（以下称申请书），申请书应当载明：申请人姓名、与患者的关系（患者死亡的）、性别、年龄、民族、家庭地址、工作单位、联系电话、被申请人单位名称、住所地、法定代表人姓名、联系电话、申请鉴定的事实与理由、申请人签字、申请日期等内容；

2. 自己保存的原始病历资料；

3. 医疗机构复制或者复印的病历资料；

4. 进行了尸体解剖的，提供尸解报告；

5. 病历治疗的各项检验报告；

6. 其他相关证据。

（二）医疗机构提交的有关医疗事故技术鉴定的材料包括的内容

1. 申请书（医疗机构申请或者委托医疗事故技术鉴定）；

2. 答辩书；

3. 本《条例》第二十八条规定的材料：

（1）住院患者的病程记录、死亡病例讨论记录、疑难病例讨论记录、会诊意见、上级医师查房记录等病历资料原件；

（2）住院患者的住院志、体温单、医嘱单、化验单（检验报告）、医学影像检查资料、特殊检查同意书、手术同意书、手术及麻醉记录单、病理资料、护理记录等病历资料原件；

（3）抢救急危患者，在规定时间内补记的病历资料原件；

（4）封存保留的输液、注射用物品和血液、药物等实物，或者依法具有检验资格的检验机构对这些物品、实物作出的检验报告；

4. 病历资料以外的专项检验报告；

5. 与医疗事故技术鉴定有关的其他材料。

在医疗机构建有病历档案的门诊、急诊患者，其病历资料由医疗机构提供；没有在医疗机构建立病历档案的，由患者提供。

医疗事故技术专家鉴定组在审查双方当事人提交的材料时，还包括医疗事故技术鉴定自行调查取证的材料。属于再鉴定程序的，医患双方应当提供首次鉴定结论的影印件。

医患双方应当依照本条例的规定提交相关材料。医疗机构无正当理由未依照本条例的规定如实提供相关材料，导致医疗事故技术鉴定不能进行的，应当承担责任。

六、医疗事故技术鉴定的结论

专家鉴定组应当在事实清楚、证据确凿的基础上，综合分析患者的病情和个体差异，作出鉴定结论，并制作医疗事故技术鉴定书。鉴定结论以专家鉴定组成员的过半数通过。鉴定过程应当如实记载。

（一）医疗事故技术鉴定书应当包括下列主要内容

1. 双方当事人的基本情况及要求；

2. 当事人提交的材料和负责组织医疗事故技术鉴定工作的医学会的调查材料；

3. 对鉴定过程的说明；

4. 医疗行为是否违反医疗卫生管理法律、行政法规、部门规章和诊疗护理规范、常规；

（二）需记载医疗行为具体违反哪部法律、法规和哪条哪款

医疗过失行为与人身损害后果之间是否存在因果关系。是否具有因果关系是判断行为人的行为是否构成医疗事故的基础和前提。此处记载，当事医护人员在诊疗过程中，其医疗行为是否存在医疗技术过失，如果存在医疗技术过失，要从医学科学原理的角度分析这一过失与病员损害后果之间是否存在直接的因果关系。

（三）医疗过失行为在医疗事故损害后果中的责任程度及等级

1. 记载患者在接受发生事故的医疗行为之前，原有的疾病、损害及不良生理或病理基础与医疗事故最终后果的形成之间的因果关系，也就是医疗过失行为的程度和患者原有疾病的预期后果与最终损害后果之间的因果关系。如果过失行为是造成不良后果的因素，则应对原因力的大小进行分析，尽可能的将其量化，同时与疾病对后果的原因力的大小进行比较，从而科学和客观的判断行为人应承担多大责任。确认责任程度应根据医疗常规和医学科学原理和规律，设定为无医疗过失的情况下，该疾病预期后果为依据，客观、公正地进行评断。

2. 医疗事故等级；确认为医疗事故后，明确医疗事故的等级和责任程度。

3. 对医疗事故患者的医疗护理医学建议。

（四）医疗损害与不属于医疗事故的情形

有下列情形之一的，不属于医疗事故：

1. 在紧急情况下为抢救垂危患者生命而采取紧急医学措施造成不良后果的；

2. 在医疗活动中由于患者病情异常或者患者体质特殊而发生医疗意外的；

3. 在现有医学科学技术条件下，发生无法预料或者不能防范的不良后果的；

4. 无过错输血感染造成不良后果的；

5. 因患方原因延误诊疗导致不良后果的；

6. 因不可抗力造成不良后果的。

此外，在许多科研、教学医院，经常有经过国家有关部门批准用于临床试验的药物、试剂、治疗仪器等给患者试用，患者签字同意进行实验诊疗的，发生不良后果的医护人员不承担医疗事故责任。

第六节　医疗损害责任

医疗损害责任是指医疗机构及其从业人员在医疗过程中因过失，或者在法律规定的情况下无论有无过失，造成患者人身损害或者其他损害，应当承担的以损害赔偿为主要方式的侵权责任。《侵权责任法》第54条规定：患者在诊疗活动中受到损害，医疗机构及其医务人员有过错的，由医疗机构承担医疗损害赔偿责任。

一、医疗损害的责任类型

医疗损害责任可分为医疗技术损害责任、医疗伦理损害责任、医疗产品损害责任和医疗管理损害责任四种类型。

（一）医疗技术损害责任

是指医疗机构及医务人员在从事患者病情的检验、诊断、治疗方法的选择，对患者治疗措施的执行和病情发展过程的追踪及术后照护等医疗行为，有不符合当时既存的医疗专业知识或技术水准的过失行为，造成患者人身损害的医疗损害责任。证明医疗机构及医务人员的医疗损害责任的构成要件，须由原告即受害患者一方承担举证责任，实行过错责任原则。

（二）医疗伦理损害责任

是指医疗机构及医务人员在从事各种医疗行为的时候，没有对患者履行充分告知或说明其病情，没有给患者提供及时有效的建议，没有保守和患者病情有关的秘密，或者没有取得患者的同意就采取某些医疗措施或者停止继续治疗等，从而违反职业良知或者医疗职业伦理上应该遵守的规则，医疗机构所应承担的赔偿责任。在民事诉讼中，对责任构成的医疗违法行为、损害事实和因果关系证明，由患者即原告负责证明，实行过错推定原则。除此之外，法律规定把医疗过失的举证责任全部归于医疗机构承担，如医疗机构认为自己没有医疗过失，必须由医疗机构举证证明自己的主张成立，否则应负赔偿责任。

（三）医疗产品损害责任

是指医疗机构在医疗过程中使用有缺陷的药品、消毒药剂、医疗器械及血液和制品等医疗产品，造成患者人身损害，医疗机构或医疗产品的生产者和销售者应承担的医疗损害赔偿责任。医疗产品损害责任是无过错责任，这是确定医疗产品损害责任的中间责任的归责原则。医疗产品损害责任形态为不真正连带责任。

（四）医疗管理损害责任

是指医疗机构和医务人员违背医政管理规范和医政管理职责的要求，具有医疗管理过失，造成患者人身损害、财产损害的医疗损害责任。医疗管理过失的认定方式是原告证明；实行过错责任原则。赔偿责任形态是替代责任。

二、医疗损害责任的基本特征

（一）医疗损害责任的责任主体是医疗机构

且必须是合法的医疗机构。按《医疗机构管理条例》的规定，医疗机构为从事疾病诊断、治疗活动的医院、卫生院、疗养院、门诊部、诊所、卫生所（室）和急救站等机构及美容医疗机构。如执业助理医师个人从事诊疗活动的为非法行医，就不能适用医疗损害责任纠纷处理，而只能适用《侵权责任法》的一般规定。

（二）医疗损害责任的行为主体是医务人员

医务人员包括了医师和其他医务人员。按《职业医师法》的规定，医师包括了执业医师和执业助理医师，是指依法取得执业医师或执业助理医师资格，经注册在医疗、预防、保健机构中执业的专业医务人员。尚未取得执业医师或执业助理医师资格，经注册在村医疗卫生机构从事预防、保健和一般医疗服务的乡村医生也视为医务人员。执业助理医师如果独立从事临床诊断活动，发生了人身事故，构成医疗损害责任，以及未取得医师资格的医学毕业生，在上级医师的指导下从事相应的医疗活动，是可以构成法律规定的医务人员，成为医疗损害责任的行为主体。而关于护士是否可以成为医疗损害责任的主体，只有经注册登记的护理人员在护理活动中造成患者人身损害，才构成医疗损害责任。

（三）医疗损害责任发生在医疗活动中

按常人的理解，医疗活动是指有医疗的活动。其实不然，患者在医院进行的身体检查、医疗器械的植入、对患者的诊断、护理、康复和观察都属于医疗活动。但对于没有通过手术、药物、医疗器械和其他具有创伤性医学技术的美容活动不认为是医疗活动。

（四）医疗损害责任是因患者人身权益受损害而发生的责任

医疗损害责任是指因患者身体、健康、生命权被医疗机构损害而产生的责任，损害原因是过失。其中造成患者健康权损害是指造成患者的人身损害；造成患者生命权损害是指造成患者死亡；造成患者身体权损害是指患者的身体组成部分的实质完整性以及形式完整性的损害，即造成了患者人体组成部分的残缺，或是未经患者同意非法损害了患者身体。

（五）医疗损害责任的责任形态是替代责任和不真正连带责任

替代责任又称为间接责任、转承责任、延伸责任，是指责任人为他人的行为和自己管理的物件所致损害承担赔偿责任的侵权责任形态。替代责任的最基本特征是责任人和行为人分离，行为人实施侵权行为，责任人承担侵权责任。医疗损害责任就是典型的替代责任，实施医疗损害行为的是医务人员，但承担赔偿责任的是医疗机构。而且只有医疗机构在自己承担了赔偿责任后，对于有过失的医务人员才能对其行使追偿权。医疗产品损害责任的责任形态是不真正连带责任。在《侵权责任法》第59条规定"患者可以向生产者或者血液提供机构请求赔偿，也可以向医疗机构请求赔偿。患者向医疗机构请求赔偿的，医疗机构赔偿后，有权向负有责任的生产者或者血液提供机构追偿"。这就是不真正连带责任，承担产品责任的最终归属者是生产者或者血液提供机构，而不是医疗机构。

三、推定医疗机构有过错的情形和不承担赔偿责任的情形

（一）患者有损害，因下列情形之一的，推定医疗机构有过错

1. 违反法律、行政法规、规章以及其他有关诊疗规范的规定；
2. 隐匿或者拒绝提供与纠纷有关的病历资料；
3. 伪造、篡改或者销毁病历资料。

（二）医疗机构不承担赔偿责任的情形

患者有损害，因下列情形之一的，医疗机构不承担赔偿责任：
1. 患者或者其近亲属不配合医疗机构进行符合诊疗规范的诊疗；
2. 医务人员在抢救生命垂危的患者等紧急情况下已经尽到合理诊疗义务；
3. 限于当时的医疗水平难以诊疗。

前款第一项情形中，医疗机构及其医务人员也有过错的，应当承担相应的赔偿责任。

第七节　医疗事故争议的解决

发生医疗事故的赔偿等民事责任争议后，医疗机构和患者可以采取3条基本途径解决争议。医患双方可以协商解决；不愿意协商或者协商不成的，当事人可以向卫生行政部门提出调解申请；也可以直接向人民法院提起民事诉讼。

一、医疗事故争议的协商解决

医疗事故争议发生后，医疗机构和患者可通过协商的形式，达成谅解和协议，自行解决医疗事故争议问题。

（一）协商解决应当遵循以下原则

1. 双方自愿原则。

2. 平等、公平的原则。

3. 合法原则。

（二）双方可以协商的内容

是否构成医疗事故（医疗事故的原因）、构成哪一级医疗事故、赔偿的具体数额等。

协商解决医疗事故争议后，医疗机构应当自协商解决之日起7日内向所在地卫生行政部门作出书面报告，并附具协议书。

（三）报告是医疗机构接受卫生行政部门监督管理的一种重要形式和法律制度

听取和接受报告是卫生部门行使对医疗机构和医务人员监督管理职能和行使对医疗事故行政处理职责的一项重要的措施和手段。《条例》中关于对自行协商解决的医疗事故争议进行报告的规定，主要包括以下几项内容：

1. 对医疗事故争议自行协商解决的医疗机构是报告义务人。

2. 医疗机构所在地的县级卫生行政部门应当接受报告。如果发生医疗事故争议的医疗机构属于该卫生行政部门的上级卫生行政部门隶属或直接行使监督管理责任的，县级卫生行政部门应当将报告移送相应的卫生行政部门。

3. 报告的时间。医患双方自行协商解决医疗事故争议之日起7日内，逾期报告不能证明正当理由的，要承担相应的法律责任。

4. 报告的方式。向卫生行政部门报告自行协商解决医疗事故争议的情况，应当采取书面的形式，不能以口头形式报告。书面报告的内容应当包括：

（1）发生医疗事故争议案件的时间和科室；

（2）发生医疗事故争议的主要医务人员；

（3）在发生的医疗事故中，医疗机构和医务人员主要过失行为和造成过失行为的主要原因；

（4）确认的医疗事故的等级和对患者的损害程度；

（5）双方协商的结果、执行情况；

（6）医疗机构和医务人员的整顿措施，领导应当承担的责任；

（7）对主要责任者的处理方式，以及是否需要卫生行政部门追究其责任和追究责任程度的建议；

（8）医患双方达成的协议书副本；

（9）其他应当报告的内容。

（四）协议书内容

1. 医疗机构、患者的基本情况。

2. 医疗事故的原因、医患双方共同认定的医疗事故的等级。

3. 确定的具体赔偿数额，给付的时间和方式等。

4. 协议生效后，对双方涉及该医疗事故有关权利、义务的影响或履行责任。

5. 医疗机构盖章，法定代表人（负责人）、患者或者其监护人签字。如果患者死亡或无意识不能签字的，可以由患者的配偶、直系亲属等签字。

6. 协议签订的日期、协议生效的日期等。

需要说明的是，医患双方协商解决可以在医疗事故技术鉴定之前，也可以在医疗事故技术鉴定之后。

二、医疗事故争议的行政解决

在医患双方当事人对是否为医疗事故、医疗事故的等级没有异议的情况下，卫生行政部门应医疗事故争议双方当事人请求，根据自愿和合法的原则，可以进行医疗事故赔偿调解。

（一）医疗事故争议行政处理程序

当事人申请卫生行政部门处理的，应当提出书面申请。申请书应当载明以下内容：

1. 申请人基本情况。

（1）申请人是患者一方的，应包括患者和申请人的姓名、性别、年龄、民族、住址、工作单位、身份证号码；申请人与患者关系并附证明，申请时间。

（2）申请人是医疗机构的，应包括医疗机构名称、地址、《医疗机构执业许可证》复印件。

（3）申请人是医务人员的，应包括申请人姓名、性别、年龄、工作单位、身份证号码、专业、专业技术任职资格、具备合法执业资格的证书。

2. 有关事实。申请人要在尊重科学的基础上，详细、具体地写明事件经过，特别是与医疗事故争议有关的诊疗过程要做到事实清楚，证据确凿，有理有据。

3. 具体请求。申请人对诊疗过程的质疑，是否属于医疗事故；对过错方进行处理请求等。

4. 理由。申请人要阐明具体请求的法律依据和医学原理。

5. 当事人向卫生行政部门提出医疗事故争议处理申请的时效为从知道或应当知道其身体健康受到损害之日起1年内。

6. 当事人申请卫生行政部门处理的，由医疗机构所在地的县级卫生行政部门受理。

有以下情形之一的，由县级卫生行政部门自接到医疗机构的报告或者当事人提出医疗事故争议处理申请之日起7日内移送上一级卫生行政部处理：

（1）患者死亡；

（2）可能为二级以上医疗事故；

（3）国务院卫生行政部门和省、自治区、直辖市人民政府卫生行政部门规定的其他情形。

7. 卫生行政部门自收到医疗事故争议处理申请之日起10日内进行审查，作出是否受理的决定。对不符合条例规定，不予受理的，应当书面通知申请人并说明理由。对符合《医疗事故处理条例》规定的，予以受理。对需要进行医疗事故技术鉴定的，在作出受理决定之日起5日内将有关材料交由市医学会医疗事故技术鉴定工作办公室组织鉴定，同时将受理申请的决定和已经交由医学会组织鉴定等情况书面通知申请人和另一方当事人。

8. 卫生行政部门收到负责组织医疗事故技术鉴定工作的医学会出具的医疗事故技术鉴定书后经审核符合《医疗事故处理条例》规定的，及时送达双方当事人。

9. 当事人对首次医疗事故技术鉴定结论有异议的，可以自收到首次鉴定结论之日起15日内向原受理申请的卫生行政部门提出再次鉴定的申请。卫生行政部门应当自收到申请之日起7日内交由省医学会组织再次鉴定。

10. 当事人既向卫生行政部门提出医疗事故争议处理申请，又向人民法院提起诉讼的，卫生行政部门不予受理；如已受理的应当终止受理。

11. 患者死亡，医患双方当事人不能确定死因或者对死因有异议的，应当在患者死亡后48小时内进行尸检；具备尸体冻存条件的，可以延长至7日。拒绝或者拖延尸检，超过规定时间，影响对死因判定的，由拒绝或者拖延的一方承担责任。

12. 卫生行政部门受理调解申请后，应当认真审查有关材料，及时指定1～2名工作人员进行调解。经过调解，医患双方就医疗事故赔偿达成协议的，卫生行政部门制作调解书。调解书一式三份，医患双方当事人各一份，卫生行政部门存档一份。

（二）调解书应当包括的内容

1. 主持行政调解的卫生行政部门名称；

2. 医患双方当事人的一般情况。

3. 医患双方当事人争议的主要事实、双方提供的材料，如医疗事故技术鉴定书等；

4. 经过协商达成的一致协议，主要为医疗事故赔偿的具体数额、履行方式、生效时间、对双方今后与该争议有关权利、义务的影响等；

5. 医患双方签字，主持调解的卫生行政部门盖章。

卫生行政部门调解不成或者经过调解达成协议后，一方反悔，卫生行政部门不再进行调解，医患双方可以通过民事诉讼方式解决。

三、医疗事故争议的诉讼解决

提起民事诉讼，由人民法院通过审理委托或组织鉴定，裁决处理解决争议，是解决医疗事故争议的最终途径。医疗事故争议发生后协商不成，医患双方当事人不能同时选择行政程序和司法程序解决争议问题，只能选择一种途径解决双方争议的问题。在行政程序的进行过程中，无论处于哪一个阶段，当事人都可以要求终止行政处理程序，撤回要求行政处理的申请而改为选择司法程序解决医疗事故争议。选择进入司法程序，也意味着对行政程序的放弃。

司法程序解决医疗事故争议，是最具强制力的一种解决途径。司法程序的决定往往是终局决定。人民法院审理民事纠纷案件的结案方式有调解和判决两种。医疗事故争议经人民法院调解或者判决解决的，调解书一经送达、二审判决一经作出或者一审判决下达后15日内无人上诉，法律文书即产生效力。对于人民法院发生法律效力的判决书，当事人都必须履行。一方不履行的，另一方当事人可以申请人民法院强制执行。

最后，无论医疗事故争议问题采取哪一种途径得到了解决，医疗机构应当7日内向所在地卫生行政部门作出书面报告，并附具调解书或者判决书。卫生行政部门需要根据行政管理职能对医疗事故发生的原因和结果进行调查分析，对违法违规造成医疗事故发生的医疗机构和医务人员，依法给予行政上的处理，对发生医疗事故的有关因素采取必要的行政措施。加强和改善卫生行政管理，加强对医疗质量、医疗秩序、医疗秩序管理和医疗机构、医务人员遵纪守法情况的监督。县级以上地方人民政府卫生行政部门应当按照规定逐级将当地发生的医疗事故以及依法对发生医疗事故的医疗机构和医务人员作出行政处理的情况上报国务院卫生行政部门。

卫生行政部门报告的内容为：

1. 本行政区域内医疗事故发生的情况。如医患双方当事人协商解决、卫生行政部门调解解决和人民法院调解或者判决解决的医疗事故情况，医疗事故等级，医疗事故赔偿的数额等。

2. 卫生行政部门对发生医疗事故的医疗机构和医务人员作出行政处理的情况。

第八节　医疗事故的赔偿

医疗事故赔偿是指医疗机构及其医务人员在医疗活动中违反医疗卫生管理法律、行政法规、部门规章和诊疗护理规范、常规，过失造成患者人身损害后经医疗事故鉴定委员会鉴定构成医疗事故由医疗机构对患者进行的赔偿。

一、医疗事故赔偿步骤及确定赔偿数额应考虑的因素

（一）医疗事故赔偿步骤

第一步，鉴定医疗事故。

第二步，由医学会给出医疗事故鉴定报告。

第三步，根据《条例》规定的11项标准计算的医疗事故赔偿基数。

第四步，计算赔偿总额。计算公式为：赔偿总额=上述11项所加总额×医疗过失

行为责任程度的赔偿比例。

第五步，保险公司或医疗机构根据确定的赔偿总额给予赔付。

（二）确定医疗事故赔偿的具体赔偿数额，应当考虑下列因素

1. 医疗事故等级；

2. 医疗过失行为在医疗事故损害后果中的责任程度；

3. 医疗事故损害后果与患者原有疾病状况之间的关系。

不属于医疗事故的，医疗机构不承担赔偿责任。

这是确定医疗事故具体赔偿数额的基本原则，是贯穿于处理具体医疗事故争议案件中的赔偿问题过程中的基本准则。

二、医疗事故赔偿范围与标准

（一）医疗事故赔偿范围

根据《医疗事故处理条例》第五十条的规定，医疗事故赔偿的项目包括11项，具体为：医疗费、误工费、住院伙食补助费、陪护费、残疾生活补助费、残疾用具费、丧葬费、被扶养人生活费、交通费、住宿费、精神损害抚慰金等。此外还包括：参加医疗事故处理的患者近亲属所需交通费、误工费、住宿费；医疗事故造成患者死亡的，参加丧葬活动的患者的配偶和直系亲属所需交通费、误工费、住宿费等。

（二）医疗事故赔偿标准

医疗事故赔偿，按照下列项目和标准计算：

1. 医疗费　按照医疗事故对患者造成的人身损害进行治疗所发生的医疗费用计算，凭据支付，但不包括原发病医疗费用。结案后确实需要继续治疗的，按照基本医疗费用支付。

医疗费可以包括住院费、检查费、治疗费、（中西）药费、医疗机构的护理费等。

2. 误工费　患者有固定收入的，按照本人因误工减少的固定收入计算，对收入高于医疗事故发生地上一年度职工年平均工资3倍以上的，按照3倍计算；无固定收入的，按照医疗事故发生地上一年度职工年平均工资计算。

误工费是指患者因医疗事故就医而造成耽误工作而丧失的工资、奖金等合法收入。具体计算方法按照患者有无固定收入分为两种。

3. 住院伙食补助费　按照医疗事故发生地国家机关一般工作人员的出差伙食补助标准计算。

住院伙食补助费是指患者因发生医疗事故而在医疗机构住院时，对其膳食的一定补助费用。

4. 陪护费　患者住院期间需要专人陪护的，按照医疗事故发生地上一年度职工年平均工资计算。

陪护费是患者因医疗事故在住院治疗中，因缺乏生活自理能力而需要雇佣专人进

行生活护理的费用。这里的护理费用不包括医疗机构因医疗需要进行护理的费用。

5. 残疾生活补助费　根据伤残等级，按照医疗事故发生地居民年平均生活费计算，自定残之月起最长赔偿30年；但60周岁以上的，不超过15年；70周岁以上的，不超过5年。

残疾生活补助费是因医疗事故造成患者残疾，使其生活受到一定影响，而给予一定的生活补助费用。残疾生活补助费以伤残等级为基础，只有被鉴定为残疾等级的，才能根据此项规定，享有残疾生活补助费。

6. 残疾用具费　因残疾需要配置补偿功能器具的，凭医疗机构证明，按照普及型器具的费用计算。

残疾用具费是患者因医疗事故造成残疾，因残疾需要配置补偿功能器具而发生的费用。如假肢、义眼、助听器等辅助工具费用。配置残疾用具须医疗机构的证明，即证明该患者需要某种辅助残疾器具。

7. 丧葬费　按照医疗事故发生地规定的丧葬费补助标准计算。

对因医疗事故死亡者的丧葬费包括存尸费、尸体运转费、尸体整容费、火化费、寿衣费等费用。

8. 被抚养人生活费　以死者生前或者残疾者丧失劳动能力前实际抚养且没有劳动能力的人为限，按照其户籍所在地或者居所地居民最低生活保障标准计算。对不满16周岁的，抚养到16周岁。对年满16周岁但无劳动能力的，抚养20年；但60周岁以上的，不超过15年；70周岁以上的，不超过5年。

被抚养人生活费是患者在发生医疗事故前，对未成年子女或者没有经济来源的配偶提供的必要的生活费用，由于患者死亡或者残疾丧失劳动能力，无法抚养他人，需要对其进行补偿。抚养是夫妻之间、父母对子女在物质和生活上的互相扶助和供养。抚养的范围为没有经济来源的配偶、未成年子女。

对年满16周岁但没有劳动能力的，抚养到20年，这里的"没有劳动能力"是指被抚养人由于疾病、残疾等原因无法从事劳动，取得经济收入。如果被抚养人由于失业、不愿工作等原因没有经济收入的，不应当计算费用。

9. 交通费　按照患者实际必需的交通费用计算，凭据支付。

交通费是患者因发生医疗事故而实际必需的交通费。如患者就医时需要的乘车的费用等。交通费按照实际支出凭票据计算。

10. 住宿费　按照医疗事故发生地国家机关一般工作人员的出差住宿补助标准计算，凭据支付。

住宿费是患者因发生医疗事故而发生的必需的住宿费用。国家机关一般工作人员指处级以下工作人员。住宿费按照实际支出凭票据计算。

11. 精神损害抚慰金　按照医疗事故发生地居民年平均生活费计算。造成患者死亡的，赔偿年限最长不超过6年；造成患者残疾的，赔偿年限最长不超过3年。

发生医疗事故侵权同时给患者或其近亲属造成了精神损害。需要说明的是，具体年限的计算应当按照《条例》第四十九条规定的原则确定，并不是对每一例都计算为6年、3年。

12. 参加医疗事故处理的患者近亲属所需交通费、误工费、住宿费，参照本条例第五十条的有关规定计算，计算费用的人数不超过2人。

参加医疗事故处理包括亲属与医疗机构进行协商，应要求参加医疗事故技术鉴定陈述争议事实，应卫生行政部门要求参加赔偿调解等。如果当事人的自行上访、咨询、起诉或者非经约请自行到卫生行政部门、医学会、医疗机构查问、咨询等不属于参加医疗事故处理，不应计入赔偿范围。

患者近亲属包括配偶、子女、父母、兄弟、姐妹、祖父母、外祖父母、孙子女、外孙子女。一般应当是具有抚养、赡养关系的上述亲属。

对经鉴定以后不属于医疗事故的，其参加该争议处理过程的任何损失都不予赔偿。

13. 医疗事故造成患者死亡的，参加丧葬活动的患者的配偶和直系亲属所需交通费、误工费、住宿费，参照本条例第五十条的有关规定计算，计算费用的人数不超过2人。

直系亲属只包括患者的父母和患者所生的子女。赔偿费仅计算死者配偶或父母专程参加丧葬活动发生的费用支出，如其子女恰好出差、探亲在医疗事故发生地的，其有关支出费用不能计算在赔偿范围之内。未直接参加死者的丧葬活动或者派代表参加丧葬活动的支出不属于赔偿范围。

三、医疗事故赔偿方式

《条例》规定医疗事故赔偿费用，实行一次性结算。即医疗事故赔偿数额按照条例规定的标准和项目一次算清，医疗事故赔偿费用由承担医疗事故责任的医疗机构一次性支付。

◎思考题

1. 什么是医疗纠纷，产生医疗纠纷的原因在哪些？
2. 试述医疗纠纷的法律责任有哪些？
3. 试述医疗事故与医疗损害的关系两者有哪些差异？
4. 简述医疗事故技术鉴定的程序与注意事项。
5. 简述医疗损害责任的基本特征。

（岳阳职业技术学院　周煜杨　周　芳）

第二篇
基层公共卫生服务与疾病预防控制

第十一章 社区卫生诊断

第一节 社区卫生诊断概述

一、社区卫生诊断的概念

社区卫生诊断是运用社会学、流行病学、卫生统计学和管理学等学科理论和方法对一定时期内社区的主要健康问题及其影响因素、社区卫生资源配置、卫生服务的供给与利用以及社会资源环境进行客观、科学的评价，明确社区优先干预的健康问题、干预对象和主要危险因素，根据资源、环境和服务能力等约束条件，有针对性地制订社区卫生服务工作规划的过程，其目的是明确社区卫生服务的工作方向和工作计划，为下一步实施社区干预，逐步解决社区主要健康问题提供依据。

二、社区卫生诊断的意义

（一）社区卫生诊断是开展社区卫生服务工作的重要前提

通过社区卫生诊断，可以明确社区面临的主要健康问题，以及社区卫生资源、环境以及政策措施的缺陷，为政府在宏观上科学制订社区卫生工作计划、合理配置卫生资源、选择适宜的社区卫生保健措施提供重要依据。

（二）社区卫生诊断为评价社区卫生绩效提供基线资料

社区卫生服务工作的开展，体现在社区主要的健康问题是否得到了妥善的解决，居民健康水平和社会满意度是否得到提升。通过社区卫生诊断为今后社区卫生服务效果提供依据。

第二节 社区卫生诊断的内容

社区卫生诊断包括社会人口学、流行病学、行为与环境、教育与组织、管理与政策等5个方面的内容。在实际工作中，应该把这些内容有机贯彻到社区卫生诊断技术操作中，以体现社区卫生诊断工作的完整性和系统性。

一、社会人口方面

（一）人口分布

1.人口数量 社区人口的绝对数以及户数和人口的相对数。

2. 人口结构　年龄、性别、民族、职业、文化程度等。

3. 人口增长情况　包括出生率、死亡率、迁入率、迁出率等。

4. 特殊人口　包括儿童、妇女、老人、慢性病患者、残疾人等。

（二）人口社会学特征

包括人口就业、人口负担、性别比、老龄化程度、人均收入与家庭支出、恩格尔系数、卫生支出、医疗保险覆盖等。

二、流行病学方面

（一）主要疾病的发生

社区主要传染病、慢性非传染性疾病、各类伤害的发生率、死亡率、死因构成和死因顺位；主要健康问题分布以及疾病严重程度等；社会特殊健康问题，如地方病发生情况等。

（二）疾病负担状况

人均门诊费用、人均住院费用、医疗费用负担比例、疾病的社会和家庭负担状况、灾难性卫生支出发生等。

（三）卫生服务供给与利用

社区居民两周就诊率、年住院情况、病床周转和使用、卫生服务满意度和反应性等。

三、行为与环境方面

（一）行为因素方面

1. 居民主要慢性病的知识、态度、行为现状。

2. 与慢性病发生有关的危险因素分布：吸烟、饮酒、超重、体育锻炼、膳食结构等。

（二）环境因素方面

1. 自然环境：地理、地貌、气象、生物、自然灾害等。

2. 社会环境：经济发展、社会服务、居住条件、饮用水、生活燃料、环境污染等。

四、教育与组织方面

（一）教育方面

对影响健康相关行为的因素进行分析，识别出倾向因素、促成因素、强化因素。

（二）组织结构

1. 明确社区有关行政管理组织、机构及其功能分工。

2. 各类社区相关组织、机构之间的关系。

3. 参与慢性病防治工作的组织类型、数量等。

五、管理与政策方面

（一）管理方面

对解决主要健康问题的资源，包括物力资源、人力资源和财力资源可及性和适宜性进行分析，重点分析人员、设备和经费等方面的不足。

（二）政策层面

对国家社会政策、社区发展政策、社区卫生政策和慢性病防治政策进行收集和评价，分析政策的受益面、实际覆盖面、受损面和可能存在的潜在风险等。

第三节　社区卫生诊断的组织管理

社区卫生诊断需要政府主导，多部门配合，责任分工明确。社区卫生诊断以行政区（县）或街道（社区）为范围开展比较合适。

一、组织分工

（一）区政府责任

1. 将社区卫生诊断工作纳入公共卫生管理项目。

2. 负责成立区级社区卫生诊断领导小组，负责社区卫生诊断工作的统筹安排、组织协调、经费投入和监管评价等。

（二）区卫生局责任

1. 负责制定辖区社区卫生诊断计划。

2. 牵头组建技术指导组，聘请有关专家和管理干部，论证社区卫生诊断方案的可行性和科学性；培训、督导并解决社区卫生诊断工作中出现的技术疑难问题，对撰写社区卫生诊断报告和工作规划进行论证指导等。

（三）街道办事处责任

1. 负责本辖区社区卫生诊断的组织和协调工作，动员社区居民与相关单位广泛参与。

2. 成立街道社区卫生诊断领导小组，负责审核计划安排和实施方案，协调有关部门之间的合作，督导工作进度、质量与财务支出、社区卫生诊断报告和工作规划的撰写等。

（四）卫生专业机构责任

1. 在卫生行政部门统筹安排下，负责制订技术方案，培训指导区域内各社区开展社区卫生诊断现场工作。

2. 对实施过程进行监督指导、质量控制和结果考核评价。

3. 负责全区的社区卫生诊断报告和社区卫生服务规划的撰写。

（五）基层医疗卫生服务机构责任

1. 具体负责组织人员进行资料收集和汇总工作，做好质控，保证社区卫生诊断资料数据的真实性、可靠性。

2. 负责撰写社区卫生诊断报告和工作规划。

二、社区动员

社区卫生诊断需要加强部门间的合作，动员社区、家庭和个人的参与。社区动员方式和对象包括：

（一）召开动员会议

启动社区卫生诊断工作时，召开动员会，要求有关单位及有关人员如街道办事处领导、居委会主任等参加，讲明社区卫生诊断意义。

（二）开展培训

对直接参与社区卫生诊断专项调查的人员进行培训，使现场调查工作顺畅进行。

（三）宣传动员

社区居民是社区卫生诊断的直接调查对象，可以印制宣传资料和张贴海报告示，讲明社区卫生诊断意义，使居民理解和配合。

三、经费预算

社区卫生诊断具有公共性和公益性，需要大量人力、物力和资金的支持，仅凭社区卫生服务机构自身力量难以完成。需要政府部门经费支持，确保每一项工作都能有合理经费支出。

四、质量控制

社区卫生诊断工作要有质量控制。包括设计阶段质量控制、调查人员质量控制、调查阶段和资料整理阶段的质量控制以及最后的报告形成。其中，抓好现场实施阶段的质量控制尤为重要。调查初期，应定期召开调查员会议。在调查中，进行问卷审核，及时查漏补缺。结束后，随机抽取5%～10%的调查表，进行复核。

第四节 社区卫生诊断的步骤及方法

一、社区卫生诊断的步骤

完成社区卫生诊断，要经历四个阶段：设计准备阶段、资料收集、资料分析和报告形成阶段，见图11-1。

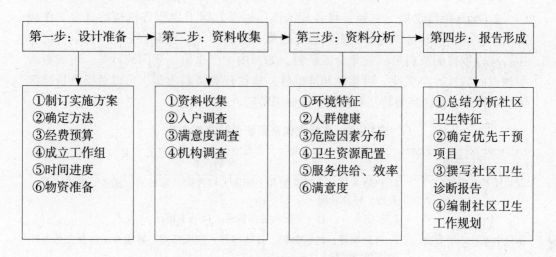

第一步：设计准备	第二步：资料收集	第三步：资料分析	第四步：报告形成
①制订实施方案 ②确定方法 ③经费预算 ④成立工作组 ⑤时间进度 ⑥物资准备	①资料收集 ②入户调查 ③满意度调查 ④机构调查	①环境特征 ②人群健康 ③危险因素分布 ④卫生资源配置 ⑤服务供给、效率 ⑥满意度	①总结分析社区卫生特征 ②确定优先干预项目 ③撰写社区卫生诊断报告 ④编制社区卫生工作规划

图11-1　社区卫生诊断步骤流程

（一）设计准备

社区卫生诊断工作是政府主导下的一项公共卫生项目，原则上以行政区为单位计划部署、以街道社区为范围具体实施。

1. 制订实施方案　包括诊断背景、目的和意义；诊断内容；调查对象与方法；组织领导；实施步骤、安排以及保障措施等。其中，经费预算应对每一项工作的花费和来源进行说明；质量控制要针对方案设计、调查人员培训、调查过程与汇总统计等各个环节制订控制措施；时间进行控制在6个月以内。入户调查应在1个月以内，选择气温适中的季节进行。

2. 成立社区卫生诊断工作组

（1）资料收集组：可由办公室或公共卫生技术人员组成；

（2）入户调查组：由基层医疗卫生机构的卫生技术人员、社区干部组成；

（3）居民满意度调查组：可请医学院学生或专门调查机构进行；

（4）汇总统计组：由熟悉计算机操作和卫生统计人员组成；

（5）质量控制组：可由技术负责人、现场调查专职人员组成负责日常质量控制工作。

3. 人员培训　基础培训内容：社区卫生诊断目的、意义与主要内容；社区卫生诊断流程与基本方法；资料收集方法及专项调查的内容与抽样方法、各类调查对象界定范围等；调查表设计、指标含义与填写说明、调查技术和询问技巧以及质控制度、方法与指标等。

4. 物资准备　所需设备物资包括调查表及其相关表格、身高体重计、软皮尺、血压计、计算机、各种耗材、交通工具及其他所需设备等。调查表要多印10%为宜。社区卫生诊断工作的经费来源，应以政府投入为主。

（二）资料收集

1. 现有资料收集　主要是将各相关部门以及社区卫生服务机构的日常工作报表、年度统计等社区卫生相关资料进行收集（表11-1），资料收集以本社区情况为主，难以取得的资料可以收集全区资料，如国内生产总值、死因统计等。现成资料要注意时效性、全面性、可靠性和准确性。通过现有资料收集，可以总结分析社区人口学特征、社区环境特征和社区卫生资源特征。

表11-1　资料收集来源和资料收集内容

资料来源	资料内容
派出所等公安部门	1. 户籍人口：人口总数和上年末人口性别、年龄别、民族等出生、死亡人数，迁移状况 2. 暂住人口：上一年度末社区暂停人口基本情况
街道办事处、居委会	1. 自然地理：社区面积、具体位置、地域特点、环境质量以及自然条件的优势和劣势 2. 文化设施：文化馆（站）、图书阅览室、社区健身站等 3. 社区经济：GDP总量和增长情况、财政收入等 4. 组织机构：社区可利用服务业、学校、机关、企事业单位等，社会福利机构，社区团体等 5. 流动人口：居住人数、务工和计划生育等 6. 社区建设：生活设施、小区安全以及社区建设发展成效 7. 社区服务、管理与建设的相关政策
民政与残联部门	主要收集社区的低保户、贫困人口和各类残疾人员的个人及家庭情况；精神残疾等
卫生行政部门	1. 机构性资源包括各级医院、企事业医院、社会办医机构以及护理院、疗养院等 2. 卫生人力资源包括社区内各类卫生技术人员 3. 社区卫生服务相关政策
疾病预防控制机构	疾病监测、传染病发病、死亡统计等资料
社区卫生机构	资源状况、供给与利用效率以及相关居民健康资料
相关统计年鉴	市（区）统计年鉴和市（区）卫生统计年报等
网络文献资料	近期全国或同类地区卫生资源分布、疾病或危险因素的流行水平等相关动态资料

2. 专题资料收集

（1）入户调查　根据统计学要求，每街道社区按人口比例的5%～10%随机抽取调查对象即可。对样本家庭中实际居住的家庭成员和居住半年以上其他人进行调查。调查内容：①家庭一般状况，包括居住条件、生活环境、卫生服务可及性以及卫生费用支出等情况；②家庭成员一般资料、慢性病患病史、两周患病以及年住院与家庭病床情况；③成年人一般资料、健康影响因素、自我保健与卫生知识水平以及对社区卫生服务利用情况；④老年人居住、经济、健康以及生活质量等状况；⑤已婚育龄妇女的常见健康问题、常见病防治和计划生育情况等；⑥儿童青少年的保健管理、健康行为以及家长保健知识等；⑦成人体格检查（血压、血糖，身高、体重等）。

（2）居民满意度调查 每街道社区调查人数50～100人，由第三方负责采取偶遇法进行。主要调查居民对社区卫生服务的有效性、安全性、方便性、经济性等方面的满意程度，测量总体满意度。

（3）社区卫生服务机构调查 包括：社区卫生服务机构概况，所有制形式、房屋设施、床位设置和主要设备资源情况；科室设置与卫生人力分布，包括人员总数，卫技人员数，卫技人员职称、学历与专业分布；服务项目和能力；基本医疗与公共卫生服务供给以及社会卫生服务机构收入与支出情况等。

（三）资料分析

资料收集完成后，对资料进行系统分析，包括资料的审核、输机与统计等工作，应在区领导小组统筹安排和专家组的技术指导下，由基层医疗卫生机构和卫生专业机构共同完成。要对收集到的社区卫生诊断资料进行质量评价工作，包括可靠性、完整性和准确性等；可以使用EPIDATA软件建立数据库，进行双人录入，确保数据录入质量；在数据录入结束后，要清洗数据，清除异常数值，直到达到分析要求。一般用SPSS或SAS统计分析软件，采取描述性和分析性方法，尽量使用统计表（图）来表达统计分析结果。

1. 社区环境特征分析及其指标：

（1）社区类型、地形、地理位置、气候与空气质量等指标；

（2）社区组织（街道、居委会）和社区内机构、单位状况；

（3）社区家庭与类型构成、常住与暂住人口数量；

（4）民族、宗教信仰与文化习俗特征；

（5）居民受教育水平，如成人识字率、文化程度构成；

（6）所在城区的国内生产总值和人均国内生产总值；

（7）居民家庭与人均收入以及消费支出构成；

（8）低保与特困家庭情况；

（9）居民人均住房居住面积等。

2. 社区人群特征分析及其指标：

（1）人口学指标 人口数、人口构成；重点人群中：成（老年人口、少年儿童、育龄妇女构成比）；常住人口；出生率；总生育率；人口自然增长率；人口构成变化和发展趋势分析等。

（2）死亡指标 总死亡率、年龄别死亡率、婴儿死亡率、新生儿死亡率、5岁以下儿童死亡率、孕产妇死亡率、死因构成比与死因顺位等。

3. 社区疾病流行特征分析及其指标：

（1）疾病发生情况 传染病发病率和病种构成及顺位；慢性病患病率；儿童常见病检出率；孕妇常见病检出率等。

（2）两周患病情况：两周患病率及其构成；两周患病严重程度，如两周患病卧床、休工、休学天数和卧床、休工、休学率等。

4. 健康影响因素分布特征分析及其指标：

（1）吸烟指标　吸烟率、平均吸烟量、戒烟比例及人口特征构成；

（2）饮酒指标　饮酒率、醉酒率及人口特征构成；

（3）超重/肥胖指标　体质指数、超重/肥胖率及人口特征统计；

（4）运动锻炼指标　体育锻炼率、锻炼类型、锻炼时间、静坐时间等；

（5）不合理膳食　食盐摄入量和油脂摄入量等；

（6）卫生知识知晓　单项卫生知识知晓率和基本卫生知识知晓情况。

5. 重点人群健康状况分析及其指标：

（1）老年人健康状况　老年人口健康状况不良人数及程度构成、老年人口体力活动受限人数及程度构成等；

（2）已婚妇女健康指标　常见妇科疾病患病率及疾病类别构成、乳腺癌和宫颈癌筛查率等；

（3）青少年儿童健康情况、儿童系统管理率、家长儿童保健知识知晓率等。

6. 社区卫生服务资源特征分析及其指标：

（1）社区卫生总资源指标　社区内医疗保健机构的数据、大型医疗设备数量、社会每千人口床位数、每千人口医生/护士数；

（2）社区卫生服务资源指标　建筑面积、科室设置、药品种类、服务设备等；在岗职工总数、卫生技术人员数量与构成比；医护人员数及学历、专业技术资格构成；每万居民的全科医师数；医护比例；收支情况：职工年人均收入等。

7. 基层医疗卫生服务机构供给与效率分析及其指标：

（1）供给指标　疫苗接种人次、接种率；儿童系统管理率，孕产妇系统管理率；新生儿访视人次、访视率，年诊疗人次，家庭病床和住院患者年收住人次等。

（2）工作效率指标　医生年人均接诊人次数、高血压/糖尿病管理人次数；人均计划免疫/儿童管理/孕产妇管理人次数；老年人、精神患者、残疾人保健管理人数和频次等。

8. 社区卫生服务利用与费用分析及其指标：

（1）两周就诊情况　两周就诊率；两周患病未就诊比例、原因及人口特征构成；住院与家庭病床卫生服务利用指标居民对社区卫生服务中心（站）利用率等。

（2）费用统计　居民家庭医疗费用负担及其占家庭收入比例、门诊次均费用、住院日均费用等。

（3）居民满意度分析　居民对社区卫生服务机构各项工作的满意度和总体满意度等。

（四）报告形成

1. 总结分析社区卫生特征

（1）健康问题与危险因素分析：从疾病的普遍性和严重性分析社区的主要健康

问题，列出本社区问题清单。找出社区存在的主要健康问题或主要疾病、危险因素以及受累人群及其特征。主要健康问题的确定原则如下：①引起大量死亡或死因顺位中的前几位。②受累人群多、伤残率高、危害性大。③本社区发病、患病以及死亡水平高于全国平均水平的疾病。④与上述疾病和死亡相关的主要危险因素、行为和生活方式因素、生物因素及卫生服务四个方面。

（2）社区卫生资源分析　总结分析社区卫生资源重点是社区卫生服务机构的人力、物力、财力资源状况，供给的效率及其可挖掘潜力。

（3）社区环境分析　总结分析社区卫生服务的政策保障和社区综合环境支持能力及其发展潜力。

2. 确定优先干预项目　得到了社区主要卫生问题的清单后，这时社区医务人员将面临新的问题：先解决哪个或哪些问题？以什么原则来确定这些问题的优先顺序呢？一般的做法是分析各种问题的重要性、普遍性、紧迫性、可干预性和效益性，从而做出综合判断。

（1）确定优先干预的重点疾病　确定原则包括对疾病的流行因素基本清楚，具有有效的预防措施、干预的成本较低等。

（2）确定优先干预的重点人群　针对重点疾病，确定重点保护人群，即具有发病、死亡危险或暴露于危险因素之中的人群。

（3）确定优先干预的重点危险因素：找出重点疾病的影响因素，根据重要性、可干预性和效益性原则进行优先排序。

3. 撰写社区卫生诊断报告　基本格式包括首页、目录摘要、正文、参考文献等部分。正文内容一般分为背景、资料来源与方法、结果、讨论、结论五部分。

（1）背景　包括本社区卫生服务发展基础概况，社区卫生诊断的必要性和目的，以及社区卫生诊断工作的组织领导与实施过程。

（2）资料来源与方法　包括现有资料和专项调查的类别、对象和内容、资料收集方法以及统计分析方法。

（3）结果　从社区人群、社区卫生资源以及社区综合环境三方面进行描述性分析。

（4）讨论　综合分析评价并发现居民、基层医疗卫生服务机构以及社区环境的主要问题与原因；针对主要问题结合社区实际情况确定优先干预项目；对解决问题的策略和方法提出意见和建议。

（5）结论　根据讨论内容，从居民、基层医疗卫生服务机构以及社区环境三方面作出明确结论。

4. 编制社区卫生服务工作规划　社区卫生服务工作规划是在社区卫生诊断报告的基础上完成，旨在明确今后3~5年内社区卫生服务工作目标。应包括规划背景、目标策略措施、组织保障以及监测评价等内容。

（1）规划背景　提炼本社区主要健康问题与危险因素、薄弱环节，指出规划期间内应解决的重点干预项目。

（2）规划目标　一般分为总目标和具体目标，目标要可行具体量化，便于考核。

（3）策略措施　围绕优先健康问题的解决，确定环境支持、社区卫生资源优化调整、健康教育和社区动员等策略与措施。

（4）组织保障　明确领导机构、执行单位、技术指导、协作与参与单位的组成与职能。

（5）监测评价　明确监测内容和方法，保证规划实施的进度与质量评价的机构、人员以及评价时间。

二、社区卫生诊断的方法

社区卫生诊断在资料收集阶段，宜采取定量和定性研究相结合的方法进行。社区卫生诊断要以定量研究为主，定性研究方法只能作为一种有效补充。

（一）社区卫生诊断的定量研究方法

定量调查方法有普查和抽样调查两种。但考虑到调查成本，多采取抽样调查方式进行。为保证样本人群具有代表性，使抽样调查的结果能客观的反应总体人群的真实情况，抽样必须遵循随机抽样的原则，同时保证适当的样本含量（样本含量计算方法可参阅有关的流行病学书籍）。

1. 随机抽样方法　常用的随机抽样调查方法有单纯随机抽样、系统抽样、分层抽样和整群抽样。社区卫生诊断中的入户调查一般采用多阶段整群随机抽样方法，即根据社区情况，先抽取居委会，在抽中的居委会中抽取家庭，最终的抽样单位是户。具体方法如下（表11-2）。

表11-2　社区卫生诊断入户调查随机抽样程序

阶段	抽样要求
1. 抽取居委会	确定居委会数，随机抽取
2. 登记家庭底册	对抽中的居委会核对居民登记簿，排除户在人不在的家庭，对住户进行家庭底册登记，然后对可以参加调查的家庭进行编号登记造册
3. 确定抽样间距	根据所需调查的总样本量，确定抽中的每个居委会应分配的调查户数，确定抽样间距（每个居委会登记户数除以该居委会分配的样本量）
4. 抽取住户	抽取随机数字，作为第一个被抽中的家庭编号，再依次累加抽样间距，获取样本户编号
5. 通知预约	对样本户的每个应调查的成员正式编号，通知预约工作

2. 调查表设计　定量研究通过设计调查表来获取数据。一个社区调查表不能包容一切，要考虑到居民最大承受能力。一般居民填写一份问卷的时间不应超过30分钟，如果要做较大范围的调查时，可在小范围人群测试，以进一步完善调查表。

调查表内容　包括问题与备选答案、体格检查项目与结果，调查表结尾要注明调查地点、日期和调查人签名等。调查内容包括：

（1）家庭一般情况；

（2）住户成员健康情况；

（3）成年人健康及影响因素；

（4）特殊人群(包括老年人、育龄妇女、少年儿童)；

（5）15岁以上人群体格检查情况。

调查问题设计　调查问卷的问题宜选择闭合式问题。闭合式问题又可分为直接填空法和选择填空法。直接填空法适合数值资料的询问，如年龄或出生日期、身高、体重等；选择填空法，要将问题答案预先编号，供调查对象选择，如性别、文化程度等问题。

调查编码设计　编码主要用于计算机录入。编码包括问卷、问题、答案、疾病编码等，编码可以用数字或字母表示，要符合计算机分析要求。

3. 资料收集的方式主要包括4种方式，各有优缺点。

（1）面访调查　是社区卫生诊断应首先考虑的调查方式，具有灵活性大，应答率高等特点，不足是入户难，且耗费成本较大。

（2）电话调查　简单、方便，其不足是容易单方终止调查。

（3）自我管理式调查　由调查员发放问卷，集中填写，统一回收。多用于知识分子人群的调查。

（4）通讯调查　就是邮寄调查问卷。这种调查具有省费用，省时间和匿名效果好，不足是回收率不高，社区卫生诊断不宜采用。

（二）社区卫生诊断的定性研究方法

1. 地图法　通过绘制地图直观显示社区的特征。绘图项目包括地形、道路交通、道路、河流、绿地、公共设施居民楼、工厂等。如果社区较小、绘制的内容可详细到水源、池塘、垃圾站、幼儿园、超市、邮局、银行等。

优缺点：优点是形象、直观、一目了然；可以用于不同社区之间的比较。绘图时首先要让人明白，其次才是美观。缺点是需要一定绘图技巧。

2. 观察法　是指研究者参与到研究对象的生活中，即生活在研究对象的社区文化氛围之中，观察、收集和记录研究对象在社区中日常生活的信息。采取观察法，一定要明确观察对象、观察要素和观察问题。还要准备必要的观察物品，如纸、笔照相机等，要注意不能面对面记录。

优缺点：获得的资料准确性高，避免一些调查偏倚，有时间弹性，费用低。缺点是结论不能外推，受到观察者的价值观和知识结构影响较大。

3. 个人访谈　指调查员用访谈提纲，对选中对象进行单独访谈。一般采取开放式，启发式的问题进行。

访谈对象：基层医疗卫生机构的主管领导，专家与学者；社区领袖以及热心支持社区活动的居民。

调查内容：社区主要疾病和健康问题、原因以及解决问题的思路和策略等。

记录内容：被调查者的年龄、性别、职务；被调查者回答问题时的态度（积极热情、一般、消极应付），被调查者社区中的角色，被调查者在本社区工作的年限及意见和建议。

优缺点：被采访者感到轻松自在，采访者可以控制谈话主题、提问顺序。可及时修正、调整问题，对复杂的问题可得到较好的结果。缺点是匿名性差，交谈容易离题，易受采访者态度影响产生偏差。

4. 专题组讨论　根据调查目的，由背景相似的8～10人组成一组，可形成多个小组，分别在规定时间内（1～2小时）围绕主题进行讨论。

对象：基层医疗卫生工作人员；居民代表；社区管理人员。

调查内容：个人或家庭中常见的健康问题；社区疾病防治中最大的困难和负担；改善现状需开展哪些工作，提供哪些服务等。

主持人：受过专门的人际交流技能训练并有一定经验；熟悉本项目工作，了解当地基本情况；具有较强的现场组织和控制能力；具有较强的亲和力。

记录：参加人数及人口学特征；座谈会的时间与地点；座谈对象参与讨论的态度；讨论中提出的主要问题和建议；必要时进行录音；记录讨论中非语言性行为。

优缺点：主持人和调查对象的直接交流，经济、容易实行，收集资料迅速，可以缩短研究人员与目标人群间的距离感。但容易偏离主题，一些参加者不善于表达，或迫于压力不表达观点。

◎思考题

1. 什么是社区卫生诊断？
2. 社区卫生诊断的内容包括哪些方面？
3. 社区卫生诊断的步骤是什么？
4. 开展社区卫生诊断如何收集资料？
5. 试述社区卫生诊断的定量与定性研究方法。

（长沙卫生职业学院　何清懿）

第十二章　社区健康管理

第一节　健康管理的概念、基本内容与步骤

健康管理是一门新兴的产业，也是一门新兴的学科，是将管理学的理念和方法应用于健康维护、疾病防治、临床治疗及康复领域。是管理学、预防医学以及临床医学结合与提炼后形成的一门交叉学科。健康管理与社区卫生服务的整合，是指在社区卫生服务中引入健康管理的理念、方法和技术手段，使之互相促进、协调发展，共同服务于居民的健康事业。

一、健康管理相关概念

（一）健康管理

健康管理是对个体或群体的健康进行全面监测、分析和评估，提供健康咨询和指导，并对健康危险因素进行干预、管理的过程。其核心是对健康危险因素的管理，也就是对健康危险因素的识别、评估与预测及干预。其宗旨是有效地利用有限的资源，调动个人及集体的积极性，为其提供规范化、系统化和个性化的医疗卫生保健服务，有效地降低健康风险、疾病负担和医疗费用的支出，使健康资源和健康效益最优化。

（二）健康危险因素

健康危险因素是指在机体内外环境中存在的与疾病发生、发展及死亡有关的诱发因素，即能使患病的危险性增加的因素。根据来源不同，将健康危险因素分为环境危险因素、生物危险因素、行为生活方式危险因素和卫生服务中的危险因素等四类。

健康危险因素的作用特点是：

1. 潜伏期长　人群长期、反复接触危险因素之后才能发生疾病，而且潜伏期不易确定。

2. 联合作用明显　多种危险因素常同时存在，可明显增加致病危险性。

3. 特异性弱　一种危险因素往往与多种疾病有联系，也可能是多种危险因素引起一种慢性病。

4. 广泛存在　危险因素广泛存在于人们日常生活之中，还没有引起人们的足够重视。

二、健康管理的步骤和内容

（一）健康管理的步骤

健康管理是一种前瞻性的卫生服务模式，它以较少投入获得较大的健康效果，从而增加了医疗服务的效益，提高了医疗保险的覆盖面和承受力。一般来说，健康管理有以下三个基本步骤。

第一步是了解和掌握个体的健康，开展健康状况检测和信息收集。只有了解个人的健康状况才能有效地维护个人的健康。因此，具体地说，第一步是收集服务对象的个人健康信息。个人健康信息包括：个人一般情况（性别、年龄等），目前健康状况和疾病家族史、生活方式（膳食、体力活动、吸烟、饮酒等），体格检查（身高、体重、血压等）和血、尿实验室检查（血脂、血糖等）。

第二步是关心和评价个体的健康，开展健康风险评估和健康评价。根据所收集的个人健康信息，对个人的健康状况及未来患病或死亡的危险性用数学模型进行量化评估。其主要目的是帮助个体综合认识健康风险，鼓励和帮助人们纠正不健康的行为和习惯，制订个性化的健康干预措施并对其效果进行评估。患病危险性的评估，也被称为疾病预测，可以说是慢性病健康管理的技术核心。其特征是估计具有一定健康特征的个人在一定时间内发生某种健康状况或疾病的可能性。

第三步是改善和促进个体的健康，进行健康干预。在前三步的基础上，以多种形式来帮助个人采取行动，纠正不良的生活方式和习惯，控制健康危险因素，实现个人健康管理计划的目标。与一般健康教育和健康促进不同的是，健康管理过程中的健康干预是个性化的，即根据个体的健康危险因素，由健康管理师进行个体指导，设定个人目标，并动态追踪效果。

（二）健康管理的内容

社区卫生服务内容如社区卫生诊断、健康档案管理、健康教育、慢性疾病防制、精神卫生、妇幼保健、老年保健、康复等诸多内容都可以看作是属于健康管理的范畴。这些服务中有些是针对亚健康人群和高危人群的健康管理，有些是针对疾患人群的健康管理。健康管理的主要内容有：

1. 健康体检　健康管理体检是以人群的健康需求为基础，按照早发现、早干预的原则来选定体格检查项目。检查的结果对后期的健康干预活动具有明确的指导意义。健康管理体检项目可以根据个人的年龄、性别、工作特点等进行调整。目前一般的体检服务所提供的信息应该能够满足这方面的要求。

2. 健康评估　通过分析个人健康史、家族史、生活方式和从精神压力等问卷获取的资料，可以为服务对象提供一系列的评估报告，其中包括用来反映各项检查指标状况的个人健康体检报告，个人总体健康评估报告，精神压力评估报告等。

3. 个人健康管理咨询　在完成健康体检和健康评估后，个人可以得到不同层次的健康咨询服务。个人可以去健康管理服务中心或社区卫生服务中心接受咨询，也可以由健康管理师通过电话、网络等与个人进行沟通。内容可以包括以下几个方面：解释个人健康信息及健康评估结果及其对健康的影响，制订个人健康管理计划，提供健康指导，制订随访跟踪计划等。

4.个人健康管理后续服务 个人健康管理的后续服务内容主要取决于被服务者和人群的情况以及资源的多少，可以根据个人及人群的需求提供不同的服务。后续服务的形式可以是通过互联网查询个人健康信息和接受健康指导，定期寄送健康管理通讯和健康提示，以及提供个性化的健康改善行动计划。监督随访是后续服务的一个常用手段，随访的主要内容是检查健康管理计划的实施状况，并检查和测量主要危险因素的变化情况。健康教育课堂也是后续服务的重要措施，在营养改善、生活方式改变与疾病控制方面有很好的效果。

5.专项的健康及疾病管理服务 除了常规的健康管理服务外，还可根据具体情况为个体和群体提供专项的健康管理服务。这些服务的设计通常会按疾病及健康来划分。对已患有慢性病的个体，可选择针对特定疾病或疾病危险因素的服务，如乙型肝炎、肾炎、糖尿病的管理，心血管疾病及相关危险因素管理，精神压力缓解、戒烟、运动、营养及膳食咨询等。对未患慢性病的个体，可选择的服务也很多，如个人健康教育、生活方式改善咨询、疾病高危人群的教育及维护项目等。

第二节 健康风险评估

一、健康风险评估的概念

健康风险评估（health risk appraisal）是通过所收集的大量的个人健康信息，分析建立生活方式、环境、遗传和医疗卫生服务等危险因素与健康状态之间的量化关系，预测个人在一定时间内发生某种特定疾病（生理疾患和心理疾患）或因为某种特定疾病导致死亡的可能性，即对个人的健康状况及未来患病或死亡危险性的量化评估。健康风险评估是健康管理过程中关键的专业技术部分，是健康管理的核心。

二、健康风险评估基本模块

健康风险评估包括3个基本模块：问卷、风险计算、评估报告。

（一）问卷

问卷是全面、准确、迅速进行健康风险评估的重要依据，是健康风险评估收集信息最基本的方法，可由个人自行填报或由知情的亲属、医护人员等协助提供。

问卷是健康风险评估进行信息收集的一个重要手段，根据评估的重点与目的不同，所需的信息会有所差别。一般来讲，问卷的主要组成包括：

1.生理、生化数据，如身高、体重、血压、血脂等。

2.生活方式数据，如吸烟、膳食与运动习惯等。

3.个人或家族健康史。

4. 其他危险因素，如精神压力。

5. 态度和知识方面的信息。

对具有特殊健康风险的人群，需要增添特别的内容，如职业病、地方病、工业污染、心理、运动等针对性的有关内容。

（二）风险计算

健康风险评估有两种应用较多的计算方法，即单因素加权计算法和多因素数理模型分析计算法。

单因素加权法是建立在单一健康危险因素与特定疾病发病率或死亡率的基础上，用相对危险性表示单一危险因素与疾病发病或死亡之间关系的强度，各相关因素相对危险性的加权分数即为某种疾病发病或死亡的危险性。此法简单实用，不需要大量数据分析，是健康风险评估发展早期主要的危险性评估方法。目前也能为很多健康管理项目使用。比较典型的有美国卡特中心（Carter Center）及美国糖尿病协会（ADA）的评价方法。

多因素数理模型分析法是采用流行病学、数学和统计学概率理论的方法，如多元回归法、模糊数学的神经网络法及基于Monte Carlo的模型等，建立疾病发病或死亡的危险性与各个健康危险因素之间关系的关系模型，得出某种疾病发病或死亡的危险性。此法包括多种健康危险因素，提高了健康风险评估的准确性，如研究心血管疾病风险的美国Framingham模型、德国Munster大学的Procam程序、中国的Cox比例风险模型等。

（三）评估报告

健康风险评估的最终目标是为了对危害健康的不良生活方式进行有效干预，与之相对应，评估报告的内容一般应包括个体或群体的人口学特征、健康危险因素的描述以及评估的结果或总结、健康干预的建议措施和方法等。群体健康风险评估的评估报告，应包括个体的和人群的评估报告。

三、健康风险评估的基本方法与步骤

健康风险评估在操作上通常采用IT（信息科技）支持技术，通过软件或各种信息系统平台来收集并跟踪反映个人健康状况的各种信息，为参加个体提供个人健康信息清单、个人疾病危险性评价报告、个人健康管理处方及如何降低和控制危险因素的个人健康改善行动指南。

（一）内容和方法

1. 个人健康信息管理　包括疾病史、家族史、膳食和生活史、体力活动、心电图检查和临床实验室检查等个人健康信息。

2. 个人疾病危险性评价　对个体患者主要慢性疾病（肥胖、高血压、冠心病、糖尿病、卒中等）的危险性进行定量评价，包括未来若干年内患某种疾病的可能性（绝对危险性）和与同年龄、同性别的人群平均水平相比，个人患病危险性的高低

（相对危险性）。

3. 个人健康指导　制定以降低及控制个人危险因素为目标的个体化健康管理处方及相应的健康促进措施并进行跟踪；按疾病危险程度分级，对高危、中危、低危的管理对象随访，跟踪危险因素的变化，对健康促进的效果进行评价。

（二）步骤

1. 采集个人健康有关信息，进行有关医学检查　服务对象在健康管理师、医师的指导下单独或共同填写"个人健康及生活方式信息记录表"，内容包括：疾病史、家族史、膳食和生活史、体力活动、心电图检查和临床实验室检查等。

2. 信息录入及报告打印　信息收集完成后，由健康管理师利用互联网评估或计算机软件进行核实录入并打印"个人健康信息清单"，按病种分类的"疾病危险性评价报告"及"个人健康管理处方"等报告。

3. 解释报告内容　由健康管理师或医师在完成报告打印后，即可向服务对象解释"个人健康信息清单""疾病危险性评价报告"及"个人健康管理处方"的有关内容及意义，服务对象也可咨询有关问题。

4. 跟踪指导　健康管理师或医师将评估的结果，包括个人健康信息清单、现患疾病及家族史、个人疾病危险性评价报告、疾病危险程度分级、个人健康管理处方及医师管理重点提示等信息提供给服务对象，定期与服务对象保持联系，提醒服务对象按健康管理处方及健康行动计划去做。服务对象也可通过电话、门诊咨询等方式与负责医师保持联系。

（三）随访（再次评价）

按服务对象的疾病危险程度分级，可以根据临床指南及疾病管理的原则制订随访时间。对高度危险的服务对象，随访时间一般为每3个月1次，中度危险的服务对象的随访时间为每6个月1次，低度危险的服务对象的随访时间为每年1次。

（四）健康风险评估的应用

健康风险评估按其应用的对象和范围，可以分为个体健康评估和群体健康评估。

1. 个体评估　健康风险的个体评估主要是通过比较评估对象的实际年龄、评估年龄和增长年龄三者之间的差别，了解健康危险因素对寿命可能损害程度，以及降低危险因素以后寿命可能延长的程度。一般来说，如果评估对象的评估年龄大于实际年龄，则表示其存在的危险因素高于平均水平，即死亡概率可能高于当地同性别年龄组人群的平均水平，反之则低。增长年龄与评估年龄的差数，表示评估对象接受医生的建议并采取降低危险因素的措施后可能延长寿命年数。

根据个体实际年龄、评估年龄和增长年龄三者间关系和量值，一般将个体评估结果分为4种类型：

（1）健康型　个体的评估年龄小于实际年龄，说明个体具有的危险因素较平均水平低，低于人群的平均水平，预期健康状况良好。如有一位实际年龄为47岁的评价对象，其评价年龄为43岁，说明该个体存在的危险因素低于平均水平，可能经历与43岁年龄组人群相同的死亡历程，预期健康状况良好。虽然还有进一步降低危险因素的可能，但延长预期寿命有限。

（2）自创性危险因素型　个体的评估年龄大于实际年龄，而且评估年龄与增长年龄的差值大。如一位男性，其实际年龄41岁，评估年龄43.5岁，增长年龄36岁，评价年龄大于实际年龄，多半是自创性危险因素。对于这种类型说明评价个体存在的危险因素高于人群的平均水平，通过降低危险因素的措施，如改变不良的行为和生活方式，能明显延长预期寿命。

（3）难以改变的危险因素型　个体的评估年龄大于实际年龄，评估年龄与增长年龄之差较小。如个体实际年龄41岁，评估年龄47岁，增长年龄为46岁，评估年龄与增长年龄仅相差1岁。这种类型说明个体存在的危险因素可能主要是遗传因素或既往疾病史，而这些危险因素难以降低或改变，即使有所改变，效果可能也不明显，因此，延长的预期寿命的余地不大。

（4）一般性危险型　个体的实际年龄与评估年龄相近，评估年龄与增长年龄相接近，说明这种类型个体预期死亡水平相当于当地的平均水平，个体存在危险因素类型和水平接近当地人群的平均水平，降低危险因素的可能性有限。

2. 群体评估　在个体评估的基础上，对群体的健康危险因素进行分析与评估。一般可以从2个方面进行。

（1）不同人群的危险程度评估　首先进行个体评估，根据实际年龄、评估年龄和增长年龄三者之间的关系，将被评估者划分为上述4种类型。进行不同人群的危险程度分析时，可以根据不同人群的危险程度的性质区分为健康组、危险组（含自创性危险因素型、难以改变的危险因素型）、一般危险组3种类型。然后根据人群中上述3种类型人群所占比重大小，确定不同人群的危险程度，将危险程度最高的人群列为重点防治对象。一般来说，某人群处于危险组的人越多，则危险水平则越高。可以进一步对不同性别、年龄、文化、职业、经济水平等人群特征分别进行危险程度分析。

（2）危险因素属性分析　危险因素一般分为难以消除的危险因素和可以消除的危险因素两大类。有些危险因素与人们的不良行为生活方式有关，属自创性的危险因素，是可以通过健康教育和行为干预发生转变和消除的。计算危险型人群中这两类危险因素人群的比例，可以说明有多大比重危险因素能够避免，以便有针对性地进行干预。

（3）单项危险因素对健康的影响分析　计算某一单项危险去除后，人群增长年龄与评估年龄之差的平均数，作为单项危险强度，以该项危险因素在评价人群中所占的比例作为危险频度，以危险强度乘上危险频度，得出危险程度指标，来表达危险因素对健康可能造成的影响。某一项危险因素对人群健康影响的程度，不但取决于危险因素可能影响预期寿命的大小，而且与危险因素在人群中的分布范围密切相关。

第三节　健康管理的基本策略

健康管理的基本策略是通过评估和控制健康风险，达到维护健康的目的。健康信息收集、健康风险评估旨在提供有针对性的个性化健康信息来调动个体降低本身健康风险的积极性，而健康干预则是根据循证医学的研究结果指导个体维护自己的健康，降低已经存在的健康风险。研究发现，冠心病、脑卒中、糖尿病、肿瘤及慢性呼吸系统疾病等常见慢性非传染性疾病都与吸烟、饮酒、不健康饮食、缺少体力活动等几种健康危险因素有关。慢性病往往是"一因多果、一果多因、多因多果、互为因果"。各种危险因素之间及与慢性病之间的内在关系已基本明确。慢性病的发生发展一般有从正常健康人→低危人群→高危人群（亚疾病状态）→疾病→并发症的自然规律。从任何一个阶段实施干预，都将产生明显的健康效果，干预越早，效果越好。健康管理的基本策略有很多，主要有生活方式管理、需求管理、疾病管理、灾难性病伤管理、残疾管理、综合性群体管理。

一、生活方式管理

（一）生活方式管理的概念

生活方式管理是以个人或自我通过健康促进技术，比如行为纠正和健康教育，来保护人们远离不良行为，减少危险因素对健康的损害，预防疾病，改善健康。与危害的严重性相对应，膳食、体力活动、吸烟、适度饮酒、精神压力等是目前对社区居民进行生活方式管理的重点。

（二）生活方式管理的特点

1. 以个体为中心，强调个体的健康责任和作用。
2. 以预防为主，有效整合三级预防。
3. 通常与其他健康管理策略联合进行。

（三）健康行为改变的技术

生活方式管理可以说是其他群体健康管理策略的基础成分。生活方式的干预技术在生活方式管理中举足轻重。在实践中，四种主要技术常用于促进人们改变生活方式。

1. 教育　传递知识，确立态度，改变行为；
2. 激励　通过正面强化、反面强化、反馈促进、惩罚等措施进行行为矫正；
3. 训练　通过一系列的参与式训练与体验，培训个体掌握行为矫正的技术；
4. 营销　利用社会营销的技术推广健康行为，营造健康的大环境，促进个体改变不健康的行为。

二、需求管理

需求管理包括自我保健服务和人群就诊分流服务。需求管理实质上是通过帮助健康消费者维护自身健康和寻求恰当的卫生服务，控制卫生成本，促进卫生服务的合理利用。需求管理的目标是减少昂贵的、临床并非必需的医疗服务，同时改善人群的健康状况。需求管理常用的手段包括：寻找手术的替代疗法、帮助患者减少特定的危险因素并采纳健康的生活方式、鼓励自我保健或干预等。

三、疾病管理

（一）疾病管理的概念

美国疾病管理协会（Disease Management Association of America，DMAA）对疾病管理的定义是："疾病管理是一个协调医疗保健干预和与患者沟通的系统，它强调患者自我保健的重要性。疾病管理支撑医患关系和保健计划，强调运用循证医学和增强个人能力的策略来预防疾病的恶化，它以持续性地改善个体或群体健康为基准来评估临床、人文和经济方面的效果。"该协会进一步表示，疾病管理必须包含"人群识别、循证医学的指导、医生与服务提供者协调运作、患者自我管理教育、过程与结果的预测和管理以及定期的报告和反馈"。

（二）疾病管理的特点

1. 目标人群是患有特定疾病的个体。如糖尿病管理项目的管理对象为已诊断患有1型或2型糖尿病的患者。

2. 不以单个病例和（或）其单次就诊事件为中心，而关注个体或群体连续性的健康状况与生活质量，这也是疾病管理与传统的单个病例管理的区别。

3. 医疗卫生服务及干预措施的综合协调至关重要。疾病本身使得疾病管理关注健康状况的持续性改善过程，而大多数国家卫生服务系统的多样性与复杂性，使得协调来自于多个服务提供者的医疗卫生服务与干预措施的一致性与有效性特别艰难。然而，正因为协调困难，也显示了疾病管理协调的重要性。

四、灾难性病伤管理

灾难性病伤管理是疾病管理的一个特殊类型，顾名思义，它关注的是"灾难性"的疾病或伤害。这里的灾难性可以是指对健康的危害十分严重，也可以是指其造成的医疗卫生花费巨大，常见于恶性肿瘤、肾衰竭、严重外伤等情形。

五、残疾管理

残疾管理是针对因工作而导致的伤残人员进行评估以及体能和心理恢复的过程。残疾管理的目的是减少工作地点发生残疾事故的频率和费用代价，根据伤残程度分别处理，以尽量减少因残疾造成的劳动和生活能力下降。

六、综合的群体健康管理

通过协调不同的健康管理策略来对个体和人群提供更为全面的健康管理。这些策略都是以人的健康需要为中心而发展起来的，有的放矢。健康管理实践中基本上应均考虑采取综合的人群健康管理模式。人群健康管理成功的关键在于系统性收集健康状况、健康风险、疾病严重程度等方面的信息，以及评估这些信息和临床及经济结局的关联以确定健康、伤残、疾病、并发症、返回工作岗位或恢复正常功能的可能性。

◎思考题

1. 什么是健康管理？
2. 试述健康管理的基本步骤和内容。
3. 开展健康风险评估要收集哪些资料？
4. 健康管理的基本策略有哪些？
5. 什么是疾病管理？疾病管理有哪些特点？

（长沙卫生职业学院　何清懿）

第十三章 分级诊疗制度与双向转诊

第一节 分级诊疗制度概述

一、分级诊疗制度的概念

所谓分级医疗，就是按照疾病的轻、重、缓、急及治疗的难易程度进行分级，不同级别的医疗机构承担不同疾病的治疗，以期不同级别的医疗机构各有所长，逐步实现"专业化"。常见病、多发病在基层医疗治疗；疑难病、危重病在大医院治疗。综合运用宣传、医保、价格、医疗等手段，逐步建立"基层首诊、双向转诊、急慢分治、上下联动"的就医制度，将大中型医院承担的一般门诊、康复和护理等分流到基层医疗机构，形成"健康进家庭、小病在基层、大病到医院、康复回基层"的新格局。大医院由此可"减负"，没有简单病例的重复，可将主要精力放在疑难危重疾病方面，有利于医学水平的进步。基层医疗机构可获得大量常见病、多发病患者，大量的病例也有利于基层医疗机构水平的提高，从而更好的为人们的健康服务，步入良性循环。

二、分级诊疗制度的目的和意义

分级诊疗制度，是合理配置医疗资源、促进基本医疗卫生服务均等化的重要举措，是深化医药卫生体制改革、建立中国特色基本医疗卫生制度的重要内容，对于促进医药卫生事业长远健康发展、提高人民健康水平、保障和改善民生有重要意义。

（一）推行基层首诊

分级诊疗制度的核心在于实现基层首诊。鼓励并逐步规范常见病、多发病患者首先到基层医疗卫生机构就诊，对于超出基层医疗卫生机构功能定位和服务能力的疾病，由基层医疗卫生机构为患者提供转诊服务。

（二）完善利益分配机制，减轻居民负担

通过改革医保支付方式、加强费用控制等手段，引导二级以上医院向下转诊诊断明确、病情稳定的慢性病患者，主动承担疑难复杂疾病患者诊疗服务，拓展和稳定基层医疗卫生机构收入来源渠道。完善基层医疗卫生机构绩效工资分配机制，向签约服务的医务人员倾斜。试行基本医保对象下调非基层首诊的报销比例。对于常见病、多发病在基层医疗机构诊治，医疗服务价格更低、起付线更低、报销比例更高，可极大地降低患者医疗费用负担。强化基金支出管理，降低参保职工和居民医药费用负担。

（三）推广急慢分治

明确和落实各级各类医疗机构急慢病诊疗服务功能，完善治疗—康复—长期护理服务链，为患者提供科学、适宜、连续性的诊疗服务。发挥三级医院在急危重症和疑难复杂疾病诊治方面的区域辐射和带动作用，逐步减少常见病、多发病和诊断明确病情稳定的慢性病等的普通门诊，分流慢性病患者，缩短平均住院日，促进患者有序流动，提高运行效率。通过三级医院专科医师与基层医疗卫生机构全科医生、护理人员共同组成医疗团队方式，对下转至基层医疗卫生机构的慢性病患者进行健康管理，引导诊断明确病情稳定的慢性病患者、康复期患者从三级医院及时转出至下级医疗卫生机构。对于需要功能锻炼或者长期看护的患者，由慢性病医疗机构提供专业化的康复、护理服务。充分发挥中医药在基层医疗卫生机构和慢性病诊疗服务中的作用。

（四）促进上下联动

以提升基层医疗卫生服务能力为导向，以业务、技术、管理、资产等为纽带，探索建立医疗联合体、对口支援、委托经营管理等多种分工协作模式，完善管理运行机制。上级医院对转诊患者提供优先接诊、优先检查、优先住院等服务。鼓励上级医院出具药物治疗方案，在下级医院或者基层医疗卫生机构实施治疗。对需要住院治疗的急危重症患者、手术患者，通过制定和落实入出院标准和双向转诊原则，实现各级医疗机构之间的顺畅转诊。基层医疗卫生机构可以与二级以上医院、慢性病医疗机构等协同，为慢性病、老年病等患者提供老年护理、家庭护理、社区护理、互助护理、家庭病床、医疗康复等服务。充分发挥不同举办主体医疗机构在分工协作机制中的作用。

（五）提高基层医疗卫生服务能力

通过政府举办或购买服务等方式，科学布局基层医疗卫生机构，合理划分服务区域，加强标准化建设，实现城乡居民全覆盖。通过组建医疗联合体、对口支援、医师多点执业等方式，鼓励城市二级以上医院医师到基层医疗卫生机构多点执业，或者定期出诊、巡诊，提高基层服务能力。合理确定基层医疗卫生机构配备使用药品品种和数量，加强二级以上医院与基层医疗卫生机构用药衔接，满足患者需求。强化乡镇卫生院基本医疗服务功能，提升急诊抢救、二级以下常规手术、正常分娩、高危孕产妇筛查、儿科等医疗服务能力。大力推进社会办医，简化个体行医准入审批程序，鼓励符合条件的医师开办个体诊所，就地就近为基层群众服务。提升基层医疗卫生机构中医药服务能力和医疗康复服务能力，加强中医药特色诊疗区建设，推广中医药综合服务模式，充分发挥中医药在常见病、多发病和慢性病防治中的传统优势。

（六）推进医保支付制度改革

强化医保基金收支预算，完善以按病种付费为主，按人头、服务单元等多种付费为辅的复合型付费方式，逐步减少按项目付费。探索高血压、糖尿病等慢性病按人头打包付费方式。继续完善居民医保门诊统筹等相关政策。将符合条件的基层医疗卫生机构和慢性病医疗机构按规定纳入基本医疗保险定点范围。加大医保政策向基层医疗卫生机构倾斜力度，提高基层医疗卫生机构门诊统筹、住院报销比例，拉开县以下基层医疗卫生机构和省、市医疗机构的起付线和报销比例差距。完善不同级别医疗机构的医保差异化支付政策，医疗机构级别越低医保基金起付标准越低、报销比例越高，对符合规定的转诊住院患者可以连续计算起付线，促进患者有序流动。规定病种（急诊、抢救除外）未经转诊到县级或城市二级以上医院就诊所发生的住院医疗费用，下调报销比例。

（七）推进医疗卫生信息化建设

分级诊疗制度要求加快实施人口健康信息化建设，实现电子健康档案和电子病历的连续记录以及不同级别、不同类别医疗机构之间的信息共享，确保转诊信息畅通。提升远程医疗服务能力，利用信息化手段促进医疗资源纵向流动，提高优质医疗资源可及性和医疗服务整体效率。鼓励二三级医院向基层医疗卫生机构提供远程会诊、远程病理诊断、远程影像诊断、远程心电图诊断、远程培训等服务鼓励有条件的地方探索"基层检查、上级诊断"的检查诊断远程一体化模式。促进跨地域、跨机构就诊信息共享。发展基于互联网的医疗卫生服务，充分发挥互联网、大数据等信息技术手段在分级诊疗中的作用。

第二节　双向转诊

一、双向转诊的概念

双向转诊是分级诊疗制度重要组成部分。根据患者病情需要，由基层医疗卫生服务机构（社区卫生服务中心/站、乡镇卫生院/村卫生室）与上级综合医院或专科医院之间互相转诊称其为双向转诊。双向转诊的实质是"全科医生负责制"转诊，即由全科医生首诊，将疑难、急重症患者向上级医院转诊，专科诊治结束后再由全科医生继续管理，此过程中全科医生需要承担相应的责任和义务。

二、双向转诊的目的和意义

双向转诊与分级诊疗类似，为患者提供的是连续性服务。双向转诊充分利用上级医院医疗资源解决基层医疗卫生机构实际面临的问题，使医疗资源合理配置，促进卫生事业健康有序的发展。

（一）保障作用

实施全科医生首诊负责制可以有效引导患者合理分流，既发挥基层医疗卫生服务机构的作用，方便患者就医，又可以节省医疗费用，减轻综合医院就医压力，充分发挥基层医疗卫生机构基本医疗网络的作用。

（二）规范分级诊疗

卫生计生行政部门制定不同级别医疗机构收治病种、入出院标准和转诊原则。根据各级各类医疗机构间服务能力的差异明确诊治范围，制定完善双向转诊标准、转诊程序，逐步实现不同级别和类别医疗机构之间的有序转诊。各级医疗机构应按照尊重患者就医习惯和就近便捷原则选择多家定点转诊医疗机构，签署转诊服务协议，并设置或指定专门机构，确定专人，负责转诊管理，提供预约转诊、病案交接和协调医保经办机构等服务。对需要采取紧急措施的急危重症患者、急诊患者和术后复诊患者，以及65岁以上老年人、5岁以下婴幼儿、孕产妇、精神病、重大传染病、急性感染性疾病患者、居住地和医保统筹地区分离等情况，可以就近选择具有相应技术能力的医疗机构就诊。对下转患者上级医院应明确接续治疗、康复治疗和护理方案，建立定期随诊制度。加快建设区域统一的双向转诊平台，逐步实行网上预约转诊、病案传送，并与医保经办机构信息网络互连互通，提供便捷高效服务。通过落实"首诊在基层，分级诊疗，双向转诊"机制，实现"小病不出村，常见病不出乡，大病不出县，急、危、重症和疑难杂症不出省"。对于疑难病、复杂病通过大型公立医院与基层联动的预约挂号、预约床位及绿色转诊通道，可明显缩短患者在大医院住院候床时间，节约患者时间和费用。

（三）促进卫生资源合理利用

形成层次结构分明、功能定位准确、相互配合密切的医疗卫生服务框架，即多发病、常见病、慢性病稳定期、康复期患者由基层医疗卫生服务机构负责，急危重、疑难病患者由全科医生转诊至上级综合医院。

（四）促进基层医疗卫生人才队伍建设

通过基层在岗医师转岗培训、全科医生定向培养、提升基层在岗医师学历层次等方式，多渠道培养全科医生，逐步向全科医生规范化培养过渡，实现城乡每万名居民有2~3名合格的全科医生。加强全科医生规范化培养基地建设和管理，规范培养内容和方法，提高全科医生的基本医疗和公共卫生服务能力，发挥全科医生的居民健康"守门人"作用。建立全科医生激励机制，在绩效工资分配、岗位设置、教育培训等方面向全科医生倾斜。加强康复治疗师、护理人员等专业人员培养，满足人民群众多层次、多样化健康服务需求。可以提升全科医生诊断治疗水平及临床服务能力。

第三节　双向转诊的原则、条件和转诊指征

一、双向转诊的原则

双向转诊的原则是以满足基层居民基本医疗卫生服务需求、提高基层卫生服务能力为出发点，开展符合基层实际、多种形式并存的双向转诊工作。遵循患者自愿

和确保医疗安全、有效、有序的原则。发挥全科医生和专科医生各自的优势和互助协同作用。

（一）患者自愿原则

从维护患者利益出发，充分尊重患者及家属的选择权，真正使患者享受到双向转诊的方便、快捷、经济、有效的医疗服务。

（二）分级管理原则

除按国家法律法规对传染病、危重急症等特殊疾病转诊救治有特别规定外，一般轻度常见病、多发病及各种康复期患者主要在基层医疗卫生机构诊治，基层接诊的危急重症、疑难杂症要及时上转至上级综合医院或专科医院。

（三）合理诊疗原则

推进合理检查、合理用药、推行检验检查结果"互认"，促进卫生资源共享和合理利用，切实减轻患者负担，为群众提供优质廉价的医疗服务。经实验室质控评价合格，"医联体"内互认临床检验报告。

（四）连续服务原则

利用卫生专网充分发挥远程诊疗咨询系统、远程会诊系统和双向转诊信息系统的作用，建立起科学合理、有效便捷畅通的上下级转诊治疗渠道，为患者提供整体性、连续性的医疗服务，尤其是经上级综合医院或专科医院治疗后病情稳定下转患者，基层医疗机构要做好后续治疗工作。

（五）科学引导原则

要根据"医联体"的发展方向和学科优势，在"医联体"内或"医联体"间科学合理引导患者转诊。

（六）共享分担原则

双向转诊涉及"医联体"内或"医联体"间同级或上下级医疗机构之间的业务连续或交叉，要本着互利互惠、利益共享、风险分担的原则，做好双向转诊过程中的各项工作。

（七）转诊备案原则

"医联体"各成员单位积极落实转诊备案制度，加强参加医疗保险人员在辖区外就医事前、事中及时报备的政策宣导，认真核实未经转诊直接到辖区外就诊患者的信息，切实维护辖区外就医患者利益。

（八）责任追究原则

加强对辖区外就诊患者费用核实工作，对通过各种行为骗取城乡居民合作医疗基金违法违规行为的，坚持发现一例曝光一例，造成城乡居民合作医疗基金损失的，纳入重点管理人员名单进行管理。例如某地对于重点管理人员在3年内其城乡居民合作医疗补偿比例按照标准比例的50%进行补偿。原则上，重点管理人员不得享受城乡居民合作医疗大病保险待遇。对于情节严重构成犯罪的，移送公安机关。

二、双向转诊条件

真正将双向转诊做到实处，充分发挥其优势，需要满足以下条件。

（一）形成"医联体"

以基层能力提升为核心，以重大疾病为切入点，充分利用大型医院优势专科、信息通信技术等平台，分区域、分层次组建"医联体"，建立和完善"医联体"内运行机制，促进"医联体"内部优质医疗资源上下贯通，打造专科专病专治联盟和专业医师服务团队，促进医疗机构之间由竞争关系向分工协作转变，提升医疗服务体系整体效能，推动"医联体"成为服务共同体、责任共同体、利益共同体、管理共同体。鼓励社会办医疗机构加入不同形式的"医联体"。

（二）全科医生要真正起到健康"守门人"角色的作用

1. 避免基层医疗卫生服务机构仅是初级诊所，对诊断和治疗有困难的患者简单建议上级医院就诊。整个转诊过程中，全科医生应当担任患者和上级医院之间的桥梁，既充分了解患者病史、家庭背景等，向患者及家属解释转诊原因和注意事项，又对上级医院提供充分的转诊记录。

2. 全科医生的能力是决定双向转诊成功的重要因素，把握转诊时机是每位全科医生需要学习和提高的技能。全科医生应不断提高基层医疗服务技能，具备对转回患者继续照顾的能力。既要了解患者在上级医院诊治经过，又要清楚对转回患者进一步治疗和管理，保证其得到连续性、可及性的基层医疗卫生服务。只有基层医疗卫生服务机构真正成为基本医疗卫生服务的网底，全科医生成为医疗保险系统和居民健康的守门人，患者才有可能自觉、自愿回到基层医疗卫生服务机构接受连续性照顾及保证双向转诊的畅通。

（三）完善分级诊疗服务体系

1. 明确各级各类医疗机构诊疗服务功能定位。城市三级医院主要提供急危重症和疑难复杂疾病的诊疗服务。城市三级中医医院充分利用中医药（含民族医药）技术方法和现代科学技术，提供急危重症、疑难复杂疾病、中医优势病种的中医诊疗服务和门诊服务。城市二级医院主要接收三级医院转诊的急性病恢复期患者、术后恢复期患者及危重症稳定期患者，提供常见病、多发病、部分疑难复杂疾病诊疗，以及超出功能定位和超过服务能力的疑难复杂疾病向上转诊服务。县级医院主要提供县域内常见病、多发病、部分疑难复杂疾病诊疗，以及急危重症患者抢救和超出服务能力的急危重症和疑难复杂疾病向上转诊服务。基层医疗卫生机构和康复医院、护理院等为诊断明确、病情稳定的慢性病患者、康复期患者、老年病患者、晚期肿瘤患者等提供治疗、康复、护理服务。基层医疗卫生机构同时提供常见病、多发病的诊疗以及超出功能定位和超过服务能力的疾病向上转诊服务。逐步建立不同级别医疗机构的疾病诊疗目录，将服务功能定位具体化，为分级诊疗提供患者科学、合理、有序分流的依据。

2. 全面提升县级公立医院综合能力。按照"填平补齐"原则，加强县级公立医院临床专科建设，重点加强县域内常见病、多发病相关专业，以及传染病、精神病、急诊急救、重症医学、肾脏内科（血液透析）、妇产科、儿科、中医、康复等临床专科建设，提升县级公立医院综合服务能力。县级中医医院重点加强内科、外科、妇科、儿科、针灸、推拿、骨伤、肿瘤等中医特色专科和临床薄弱专科、医技科室建设，提高中医优势病种诊疗能力和综合服务能力。在具备能力和保障安全的前提下，适当放开县级医院医疗技术临床应用限制。通过上述措施，将县域内就诊率提高到90%左右，基本实现大病不出县。

3. 整合推进区域医疗资源共享。整合二级以上医院现有的检查检验、消毒供应中心等资源，向基层医疗卫生机构和慢性病医疗机构开放。探索设置独立的区域医学检验机构、病理诊断机构、医学影像检查机构、消毒供应机构和血液净化机构，实现区域资源共享。加强医疗质量控制，推进同级医疗机构间以及医疗机构与独立检查检验机构间检查检验结果互认。

（四）建立健全分级诊疗保障机制

1. 完善医疗资源合理配置机制。强化区域卫生规划和医疗机构设置规划在医疗资源配置方面的引导和约束作用。制定不同级别、不同类别医疗机构服务能力标准。通过行政管理、财政投入、绩效考核、医保支付等激励约束措施，引导各级各类医疗机构落实功能定位。重点控制三级综合医院数量和规模，建立以病种结构、服务辐射范围、功能任务完成情况、人才培养、工作效率为核心的公立医院床位调控机制，严控医院床位规模不合理扩张。三级医院重点发挥在医学科学、技术创新和人才培养等方面的引领作用，逐步减少常见病、多发病复诊和诊断明确、病情稳定的慢性病等普通门诊，分流慢性病患者，缩短平均住院日，提高运行效率。支持慢性病医疗机构发展，鼓励社会力量举办慢性病医疗机构，鼓励医疗资源丰富地区的部分二级医院转型为慢性病医疗机构。

2. 建立基层签约服务制度。通过政策引导，推进居民或家庭自愿与签约医生团队签订服务协议。签约医生团队由二级以上医院医师与基层医疗卫生机构的医务人员组成。探索个体诊所开展签约服务。签约服务以老年人、慢性病和严重精神障碍患者、孕产妇、儿童、残疾人等为重点人群，逐步扩展到普通人群。明确签约服务内容和签约条件，确定双方责任、权利、义务及其他有关事项。根据服务半径和服务人口，合理划分签约医生团队责任区域，实行网格化管理。签约医生团队负责提供约定的基本医疗、公共卫生和健康管理服务。规范签约服务收费，完善签约服务激励约束机制。签约服务费用主要由医保基金、签约居民付费和基本公共卫生服务经费等渠道解决。签约医生或签约医生团队向签约居民提供约定的基本医疗卫生服务，除按规定收取签约服务费外，不得另行收取其他费用。探索提供差异性服务、分类签约、有偿签约等多种签约服务形式，满足居民多层次服务需求。慢性病患者可以由签约医生开具慢性病长期药品处方，探索多种形式满足患者用药需求。

3. 健全医疗服务价格形成机制。合理制定和调整医疗服务价格，对医疗机构落实功能定位、患者合理选择就医机构形成有效的激励引导。根据价格总体水平调控情况，按照总量控制、结构调整、有升有降、逐步到位的原则，在降低药品和医用耗材费用、大型医用设备检查治疗价格的基础上，提高体现医务人员技术劳务价值的项目价格。理顺医疗服务比价关系，建立医疗服务价格动态调整机制。

4. 加强绩效考核和监管。建立完善公立医院和基层医疗卫生机构绩效考核制度。将机构功能定位实现情况、转诊标准和出入院管理落实情况、双向转诊制度实施情况等作为考核内容。将基层首诊率、平均住院日、转诊率、县域就诊率、群众满意度等纳入考核指标。考核结果作为财政投入、医保支付、负责人任职的重要依据。建立医疗服务信息公开制度，引导群众合理就医。进一步完善医疗服务行为和医疗质量监管机制，指导各级各类医疗机构加强医疗质量安全管理，保障医疗质量安全。

三、双向转诊指征

（一）转上级医院参考指征

目前《国家基本公共卫生服务规范（第三版）》中已制定孕产妇、高血压患者、2型糖尿病患者、重性精神疾病患者、0～6岁儿童的转诊指征。其他疾病尚未制定统一的标准，指征可参考如下：

1. 疑难重症患者。

2. 因条件限制不能诊断、治疗的患者。

3. 治疗效果不佳或病情加重的患者。

4. 需上级医院进一步明确诊断者。

（二）上级医院转回的参考指征

目前尚未制定统一的转回基层医疗卫生服务机构的标准，结合基层医疗卫生服务机构的特点，指征可参考如下：

1. 急性期后病情稳定需继续管理和治疗的患者。

2. 诊断明确、病情平稳的常见病、多发病、慢性病患者。

3. 需继续行康复、中医等治疗的慢性病患者。

第四节　双向转诊的方法、流程与注意事项

一、双向转诊方法

（一）基层医疗卫生服务机构

1. 基层医疗卫生服务机构设专人负责双向转诊工作，加强与上级医院沟通，建

立双向转诊制度，制定统一的双向转诊条件和程序标准并加强监督和管理，保证双向转诊工作的顺利开展。

2. 全科医生对需要转诊患者，逐项填写"双向转诊存根"和"向上级医院转诊单"，详细填写病情并向患者交代注意事项，同时通知上级医院有关部门。对符合标准但不同意转诊患者，签字后记录在健康档案中。

3. 基层医疗卫生服务机构对接诊的急危重症患者，首先要采取必要的急救措施，尽快转入上级医院，并提供患者健康档案和相关抢救、检查资料。

4. 基层医疗卫生服务机构对转回患者及时建立或完善健康档案，结合上级医院的意见制定管理和治疗方案，保证其医疗服务连续性和有效性。

（二）上级医院

1. 上级医院设立专职机构或指定部门，统一协调管理双向转诊工作。制定具体实施方案，保证双向转诊的畅通。

2. 上级医院为基层医疗卫生服务机构转诊患者开辟绿色通道，使其得到及时、有效诊治。

二、双向转诊流程

（一）"医联体"内上转患者

基层医疗卫生机构的经治医生将需上转患者的相关信息转至上级综合医院或专科医院进行进一步诊治。

1. 患者由下级经治医生护送，填写双向转诊单转交上级综合医院或专科医院双向转诊服务科，由双向转诊服务科根据患者病情需要，与专科病房医生做好交接。

2. 患者自行转院，双向转诊单由患者或家属携带，下级转诊单位与上级综合医院或专科医院取得联系，减少患者就医环节，提倡"无缝转诊"。

（二）"医联体"内下转患者

1. 专科医生在患者出院时，将患者的检查治疗情况、出院诊断、病情转归、后续治疗、康复指导等情况及时汇总报上级综合医院或专科医院双向转诊服务科。

2. 上级综合医院或专科医院双向转诊服务科及时将双向转诊单相关信息分转给患者参合所在乡镇卫生院。

（三）辖区外转诊患者

经治医生根据参合患者病情填写《***县、区城乡居民合作医疗转诊单》，拟定转诊意见和转往医院，经患者和科室同意，审核同意后向外转诊。

双向转诊流程见图13-1。

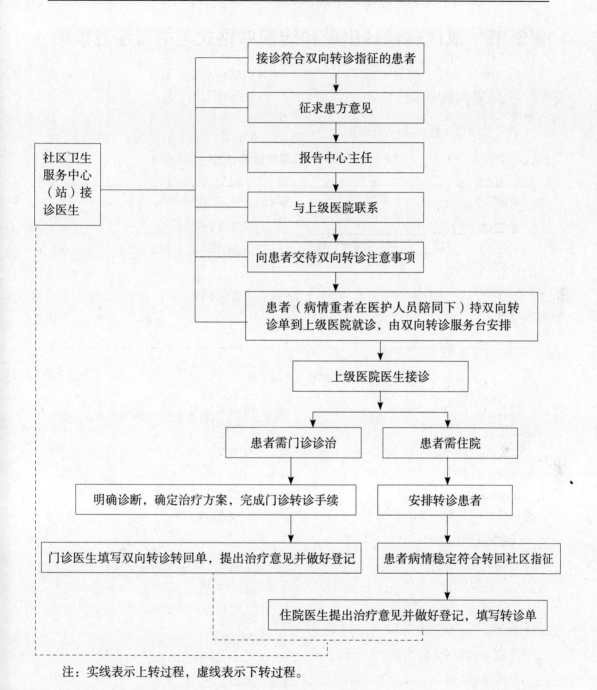

注：实线表示上转过程，虚线表示下转过程。

图13-1　双向转诊服务流程

第五节 双向转诊转出单和转回单格式与书写注意事项

一、双向转诊单

双向转诊单（转出）见表3-1。

表13-1 双向转诊单

患者姓名_____ 姓别_____ 年龄_____ 档案编号_____

家庭住址_____ 联系电话_____

于___年___月___日因病情需要，转入_____单位_____

科室接诊医生。

转诊医生（签字）：

年　　　月　　　日

双向转诊（转出）单

（机构名称）：

现有患者_____ 姓别_____ 年龄_____因病情需要，需转入贵单位，请予以接诊。

初步印象：

主要现病史（转出原因）：

主要既往史：

治疗经过：

转诊医生（签字）：
联系电话：
（机构名称）

年　　　月　　　日

书写注意事项：

1. 本表供居民双向转诊转出时使用，由转诊医生填写。
2. 初步印象：转诊医生根据患者病情做出的初步判断。
3. 主要现病史：患者转诊时存在的主要临床问题。
4. 主要既往史：患者既往存在的主要疾病史。

5. 治疗经过：经治医生对患者实施的主要诊治措施。

二、双向转诊单（回转）

双向转诊单（回转）见表13-2。

表13-2 双向转诊单（回转）

存根

患者姓名_____ 姓别_____ 年龄_____ 档案编号_____

家庭住址_____ 联系电话_____

于____年____月____日因病情需要，转回_____单位_____

科室接诊医生。

转诊医生（签字）：

年 月 日

双向转诊（回转）单

（机构名称）：

现有患者_____因病情需要，现转回贵单位，请予以接诊。

诊断结果_____ 住院病案号

主要检查结果：

治疗经过、下一步治疗方案及康复建议：

转诊医生（签字）：

联系电话：

（机构名称）

年 月 日

书写注意事项：

1. 本表供居民双向转诊回转时使用，由转诊医生填写。
2. 主要检查结果：填写患者接受检查的主要结果。
3. 治疗经过：经治医生对患者实施的主要诊治措施。
4. 康复建议：填写经治医生对患者转出后需要进一步治疗及康复提出的指导建议。

三、双向转诊转出单和转回单格式案例分析

患者李某，男，60岁，工人。发现高血压5年，最高可达180/110mmHg，一直在社区卫生服务站就诊，口服硝苯地平缓释片10mg每日2次，富马酸比索洛尔50mg每日

1次治疗，血压控制较满意，维持在120～130/60～70mmHg。近2周患者无诱因血压控制不佳，渐呈上升趋势，血压波动在160～170/90～100mmHg，因无症状，患者未就诊，今日常规来社区卫生服务站取药。查体发现血压170/100mmHg，体重指数26.4kg/m²，精神可，未闻及颈动脉血管杂音，双肺呼吸音清，未闻及干湿罗音，心界不大，心率68次/分，律齐，心音有力，各瓣膜区未闻及杂音，腹软，肝脾未及，未闻及腹主动脉血管杂音，可闻及左肾动脉血管2级收缩期杂音，双下肢轻度水肿。下面分七个部分展示完整双向转诊转出单、转回单及前后的工作。

1. 转诊原因：患者原血压控制平稳，近期无诱因出现血压升高，今日查体闻及左肾动脉血管杂音，出现新问题。

2. 确认患者符合转诊指征，填写双向转诊转出单，见表13-3。

表13-3　双向转诊（转出）单

存根

患者姓名　__李某__　　性别　__男__　　年龄　__60__　　档案编号　__123456__

家庭住址　__长沙市雨花区海拔东方小区联系电话15116306055__

于　__2016__　年　__9__　月　__9__　日因病情需要，转入　__长沙市中心医院__　单位　__心内科张某__　接诊医生。

转诊医生（签字）：王某

2016年9月9日

双向转诊（转出）单

__长沙市中心医院__　（机构名称）：

现有患者　__李某__　　性别　__男__　　年龄　__60__　　因病情需要，需转入贵单位，请予以接诊。

初步印象：高血压3级（高危），左肾动脉狭窄？

主要现病史（转出原因）：发现高血压5年，最高可达180/110mmHg，一直就诊于社区卫生服务站，服用硝苯地平缓释片和康欣治疗，血压控制较满意，维持在120～130/60～70mmHg。近2周患者无诱因血压控制不佳，血压波动在160～170/90～100mmHg，因无症状，患者未就诊，今日来社区卫生服务站常规取药时查体可闻及左肾动脉血管2级收缩期杂音，结合患者病史，高度可疑左肾动脉狭窄。因社区卫生服务站没有腹部超声检查设备，且为明确患者是否需进一步治疗，建议转上级医院。

主要既往史：糖尿病史4年，现服用二甲双胍0.5g每日3次，阿卡波糖30mg每日3次治疗，血糖控制尚可，空腹血糖控制在5～6mmol/L，餐后血糖控制在7～8.5mmol/L，1个月前测定糖化血红蛋白6%。无高脂血症史，无吸烟史。

治疗经过：近5年每个月就诊于社区卫生服务站，口服硝苯地平缓释片10g每日2

次、富马酸比索洛尔5g每日1次治疗，就诊时查体未见异常。每6个月行心电图、尿常规检查未见异常。每年行生化检查，除空腹血糖有时略增高外其他未见异常，最后一次化验时间为2016年3月8日。平素患者生活规律，无不良嗜好，饮食结构合理，每日有氧运动40分钟。近2周患者血压升高，追问病史，无明显劳累、情绪及生活改变等因素。

转诊医生（签字）：王某

联系电话：18073218090

　圭塘社区卫生服务中心　 （机构名称）

2016年9月9日

3. 向患者交代注意事项

（1）结合患者既往血压一直控制平稳，近期出现血压波动，查体发现左肾动脉血管有杂音，考虑患者可能存在肾动脉狭窄。因社区卫生服务站无检查设备，且这种高血压仅用药物控制疗效欠佳，建议去某上级医院进一步明确诊断和治疗。

（2）持转诊单去某上级医院，全科医生也可以帮助患者预约就诊。

（3）建议患者此期间避免激动、劳累等。

4. 上级医生会诊建议行腹部超声检查，结果显示左肾动脉狭窄、血流速度低，考虑近期患者血压升高可能与此肾动脉狭窄有关，建议患者住院行肾动脉支架治疗。患者要求暂时门诊调整降血压药物，2个月后血压仍控制不满意，患者同意住院。此期间全科医生通过电话了解患者目前诊治情况。

5. 患者住院治疗间期同行一系列检查，肾动脉造影示左肾动脉起始部位80%狭窄，植入支架1枚，随后患者血压开始下降，调整降压药物后患者血压稳定。判断病情，符合转回社区卫生服务站指征。

6. 由专科医生填写转回单，见表13-4。

表13-4　双向转诊（回转）单

存根

患者姓名　李某　　　性别　男　　　年龄　60　　　病案号　34789

家庭住址　长沙市雨花区海拔东方小区　　　　联系电话　15116306055

于　2016　年　12　月　9　日因病情需要，转回　圭塘社区卫生服务中心　单位　王某　接诊医生。

转诊医生（签字）：张某

2016年12月9日

双向转诊（回转）单

　圭塘社区卫生服务中心　 （机构名称）：

现有患者　李某　因病情需要，现转回贵单位，请予以接诊。

诊断结果　高血压3级，左肾动脉狭窄，支架术后　住院病案号　34789　主要检查结果：

生化指标正常（包括电解质、空腹血糖、肾功能、肝功能、血脂、高敏C-反应蛋白），血、尿常规检查正常，胸片结果正常，尿微量白蛋白检查正常，颈动脉超声示双侧颈总、颈内、颈外动脉管径内中膜增厚，右侧锁骨下动脉起始段可见8.2mm×2.7mm强回声斑块，左侧颈总动脉窦部后壁约8.4mm×1.8mm低回声斑块。超声心动图可见左心室肥厚，眼底检查示眼底动脉硬化Ⅱ度，腹部超声检查肝、胆、脾、胰、肾上腺未见异常，左肾动脉狭窄、血流速度低（可详见复印报告单）。

治疗经过、下一步治疗方案及康复建议：

（1）患者就诊医院后行腹部超声检查，示左肾动脉狭窄、血流速度低，左肾动脉狭窄诊断明确。与患者交代病情，考虑目前血压升高与肾动脉狭窄有关，建议患者住院治疗，但患者要求在门诊调整高血压药物。

（2）患者继续服用富马酸比索洛尔5g每日1次，将硝苯地平缓释片改为拜新同30mg每日1次，加用盐酸贝那普利10mg每日1次治疗，血压仍波动在160～170/90～100mmHg，遂将拜新同加至30mg每日2次、洛丁新加至10mg每日2次，并加用氢氯噻嗪25mg每日1次治疗，2个月后效果仍不佳，与患者商定后住院治疗。

（3）患者住院后行肾动脉造影检查示左肾动脉起始部位80%狭窄并植入支架1枚，支架术后患者血压开始下降，渐减患者降压药物，予拜新同30mg每日1次，盐酸贝那普利10mg每日1次治疗后患者血压一直平稳，维持在120～125/60～70mmHg。

（4）住院检查发现患者已有靶器官损害（颈动脉斑块、左心室肥厚），应积极控制血压，定期复查靶器官损害情况。

（5）根据患者有糖尿病、靶器官损害等情况，建议给予患者钙离子拮抗剂联合血管转换酶抑制剂治疗。患者既往长期应用β受体阻滞剂，目前停用注意有无停药反弹症状。

目前患者低密度脂蛋白胆固醇为3.15mmol/L，显示化验单值为正常范围，但结合患者为高危人群（高血压、糖尿病、周围血管动脉硬化），加用辛伐他汀及阿司匹林治疗，定期复查血脂、肝功能等。

接诊医生（签字）：张某

联系电话：13875213858

长沙市中心医院（机构名称）

2016年12月9日

7. 转回社区卫生服务机构进一步随诊和管理。

（1）若患者尚未建立健康档案，则需建立健康档案并纳入社区健康管理。

（2）仔细阅读回转单，了解患者住院治疗经过、各项检查结果、专科医生治疗建议等。

（3）重新制订社区治疗管理方案、随诊内容。

患者已出现靶器官损害，积极控制血压在130/80mmHg以下。遵照上级医院医嘱，高血压药物拜新同30mg每日1次、贝那普利10mg每日1次、阿司匹林0.1g每日1次、辛伐他汀20mg每晚1次。患者已停用康忻，注意有无心悸、心率增快等。服用辛伐他汀2个月后复查血脂和肝功能，遵照专科医生建议，低密度脂蛋白胆固醇应控制在2.1mmol/L以下。

目前患者支架术后服用拜阿司匹林和氯吡格雷，注意有无出血症状。积极控制危险因素，如体重、血糖等。积极的生活方式干预，制订详细干预计划。每年转上级医院复查靶器官情况。

备注：因氯吡格雷社区卫生服务站无药，此患者出院后前三个月一直在上级医院门诊就诊。全科医生始终电话随访，指导患者生活方式、控制血糖、血压等，指导患者规律服药及监测副作用等，三个月后患者又回到社区卫生服务站随诊，仅去上级医院取部分药物。

◎思考题

1. 什么是分级诊疗制度？试述分级诊疗的目的、意义。
2. 你认为哪些措施有利于实施双向转诊？
3. 分级诊疗与双向转诊制度有何异同点？
4. 试述双向转诊的流程。
5. 尝试为一名患者填写双向转诊转出单。

（长沙卫生职业学院　肖　竹）

第十四章 居民健康档案的建立与管理

第一节 健康档案的定义与建立健康档案的意义

一、居民健康档案的基本概念

居民健康档案是对居民的健康状况及其发展变化，以及影响健康的有关因素和接受卫生保健服务过程进行系统化记录的文件。居民健康档案为社区医生提供了完整的、系统的居民健康状况数据，是社区医生掌握居民健康状况的基本工具，也是进行社区卫生服务管理的重要前提。居民健康档案的概念在社会发展过程中逐步得到了完善。2009年12月，卫生部印发《关于规范城乡居民健康档案管理的指导意见》，对健康档案进行了近一步的明确界定，即"健康档案是医疗卫生机构为城乡居民提供医疗卫生服务过程中的规范记录，是以居民个人健康为核心、贯穿整个生命过程、涵盖各种健康相关因素的系统化文件记录。"其高度概括了健康档案的建档主体、建档内容。明确了健康档案涵盖生命过程及健康因素两个重要方面。

二、建立居民健康档案的目的和意义

健康档案是开展社区卫生服务的依据，是开展全科医疗的必需工具，是保障社区卫生服务工作的必备措施。建立居民健康档案，是全科医生的重要工作内容，也是全科医生循证医疗的基本工具之一。所以，建立完整而系统的健康档案是保障城乡居民健康的基本要求，具有十分重要的现实意义。

以居民健康档案为基础的社区卫生服务，可以为居民提供连续性、综合性、协调性的高质量的基本卫生服务，满足社区居民基本卫生服务需求。以社区为基础建立的居民健康档案可以对社区居民的生命全过程进行全面、系统的监察与管理，维护与增进社区居民的健康水平。包括居民背景资料在内的详细的健康档案记录可以帮助全科医生在接诊过程中正确理解患者提出的问题和鉴定病情症状，也是全科医生为患者做出正确的临床诊断选择正确的治疗方法的重要基础。社区全科医生和预防保健人员在为居民建立健康档案与之长期接触的过程中，可以有更多的机会发现居民现存的健康危险因素和病患，有利于为居民提供预防保健服务。建立居民健康档案，可以在客观上为社区卫生规范化服务创造必要的条件，为首诊制、双向转诊制的实现奠定基础。通过健康档案的系统分析，可以及时发现社区存在的卫生与健康问题，从而有针对性地调整社区卫生服务资源，增设服务项目，使社区卫生机构的人力、物力和财力得到合理利用。从健康档案中反映出来的居民健康状况、危险因素，以及卫生需求，也是卫生行政管理机构制定区域卫生规划，进行卫生服务效果、效益评价的重要依据。建立健康档案可以使居住地点分散的居民得到连续、科

学的卫生服务，并有助于对社区卫生计划实施效益的评估以及可以用于对全科医生服务质量和技术水平的评价。以问题为中心的健康记录，重视背景资料的作用，反映居民生理、心理、社会等方面的问题，具有连续性和逻辑性，也是医学、教学和科研的重要参考资料。

建立完整系统的社区居民健康档案，除了满足卫生服务需求、保障全科医疗实践、实施预防医学措施、建立全科医疗制度、规范社区卫生服务、合理利用卫生资源、评价医疗卫生质量、提供管理决策依据和科研教学九大功能之外，社区居民健康档案还有更深层次、更重要的社会学的意义，其真实性、科学性、完整性、连续性和可用性还将发挥不可估量的健康档案本身以外的社会作用。

第二节　社区建立居民健康档案的对象与建档步骤流程

一、居民健康档案建档步骤流程

对象为辖区内常住居民（指居住半年以上的户籍及非户籍居民），以0～6岁儿童、孕产妇、老年人、慢性病患者、严重精神障碍患者和肺结核患者等人群为重点。《国家基本公共卫生服务规范（第三版）》中确定了建档流程图。即向辖区内常住居民及重点人群首次就诊、访视或复诊时尚未建立健康档案者交代健康档案的用途及意义，遵循自愿与引导相结合的原则建立健康档案，并在医疗过程中不断使用、更新健康档案。居民健康档案建档流程（图14-1）。

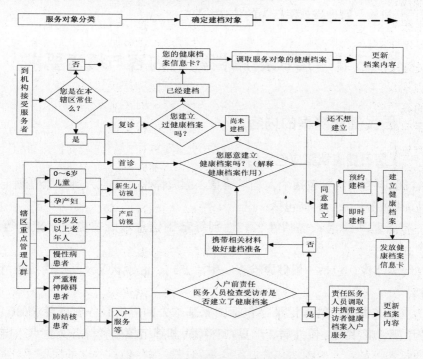

图14-1　居民健康档案建档流程图

二、建立居民健康档案的要求

（一）乡镇卫生院、村卫生室、社区卫生服务中心（站）

负责首次建立居民健康档案、更新信息、保存档案；其他医疗卫生机构负责将信息及时汇总、更新至健康档案；各级卫生计生行政部门负责健康档案的监督与管理。

（二）健康档案的建立要遵循自愿与引导相结合的原则

在使用过程中要注意保护服务对象的个人隐私，建立电子健康档案的地区，要注意保护信息系统的数据安全。

（三）按照国家有关专项服务规范要求记录相关内容

1. 已建立电子健康档案的地区应保证居民接受医疗卫生服务的信息能汇总到电子健康档案中，保持资料的连续性。对于同一个居民患有多种疾病的，其随访服务记录表可以通过电子健康档案实现信息整合，避免重复询问和录入。

2. 记录内容应齐全完整、真实准确、书写规范、基础内容无缺失。各类检查报告单据和转会诊的相关记录应粘贴留存归档，如果服务对象需要可提供副本。已建立电子版化验和检查报告单据的机构，化验及检查的报告单据交居民留存。

（四）电子健康档案

在建立完善、信息系统开发、信息传输全过程中应遵循国家统一的相关数据标准与规范。电子健康档案信息系统应与新农合、城镇基本医疗保险等医疗保障系统相衔接，逐步实现健康管理数据与医疗信息以及各医疗卫生机构间数据互联互通，实现居民跨机构、跨地域就医行为的信息共享。

第三节　居民健康档案的内容与填表要求

一、居民健康档案的内容

（一）居民健康档案应包括的内容

居民健康档案内容包括个人基本信息、健康体检、重点人群健康管理记录和其他医疗卫生服务记录。具体包括：

1. 个人基本情况：包括姓名、性别等基础信息和既往史、家族史等基本健康信息。

2. 健康体检：包括一般健康检查、生活方式、健康状况及其疾病用药情况、健康评价等。

3. 重点人群健康管理记录：包括国家基本公共卫生服务项目要求的0～6岁儿童、孕产妇、老年人、慢性病、严重精神障碍和肺结核患者等各类重点人群的健康管理记录。

4.其他医疗卫生服务记录包括上述记录之外的其他接诊、转诊、会诊记录等。

档案可以按照如下顺序排列：居民健康档案信息卡、居民基本资料、主要问题目录、健康体检记录、接诊记录或重点管理人群的随访记录、会诊和转诊记录、辅助检查资料等。

（二）居民健康档案信息卡

建立居民健康档案信息卡，可以了解居民信息、尽快找到档案，以备复诊或随访时使用。居民健康档案信息卡为正反两面，根据居民信息如实填写，应与健康档案对应项目的填写内容一致，表格见表14-1。

表14-1　居民健康档案信息卡

姓名		姓别		出生日期	
健康档案编号	□□-□□□□□				
ABO血型	□A　□B　□O　□AB		RH血型	□Rh阴性　□Rh阳性　□不详	

慎性病患病情况
□无　　　　□高血压　　　□糖尿病　　　□脑卒中　　　□冠心病　　　□哮喘
□职业病　其他疾病_____

过敏史：

家庭住址		家庭电话	
紧急情况联系人		联系人电话	
建档机构名称		联系电话	
责任医生或护士		联系电话	

其他说明

（三）居民基本资料

居民基本资料包括居民健康档案封面和个人基本信息表，多在居民首次建立健康档案时填写。个人基本信息表除姓名、性别等基础信息外，还包括既往史、家族史等基本健康信息，应按照要求逐项认真、准确填写。部分表格及填表说明见表14-2。

表14-2　个人基本信息表

性别	1男　2女　9未说明的性别　0未知的性别　□		出生日期	
身份证号		工作单位		

续表

本人电话		联系人姓名		联系人电话	
常住类型	1 户籍　2 非户籍□		民族	01汉族　99少数民族	□
血型	1 A型　2 B型　3 O型　4 AB型　5 不详 / RH：1阴性　2阳性　3不详				□/□
文化程度	1研究生　2大学本科　3大学专科和专科学校　4中等专业学校　5技工学校　6高中 7初中　8小学　9文盲或半文盲　10不详				□
职业	0国家机关、党群组织、企业、事业单位负责人　1专业技术人员　2办事人员和有关人员　3商业、服务业人员　4农、林、牧、渔、水利业生产人员　5生产、运输设备操作人员及有关人员　6军人　7不便分类的其他从业人员　8无职业				
婚姻状况	1未婚　2已婚　3丧偶　4离婚　5未说明的婚姻状况				□
医疗费用 支付方式	1城镇职工基本医疗保险　2城镇居民基本医疗保险　3新型农村合作医疗 4贫困救助　5商业医疗保险　6全公费　7全自费　8其他				□/□/□
药物过敏史	1无　2青霉素　3磺胺　4链霉素　5其他　□/□/□/□				
暴露史	1无　2化学品　3毒物　4射线				□/□/□

填表说明：

1. 本表用于居民首次建立健康档案时填写。如果居民的个人信息有所变动，可在原条目处修改，并注明修改时间或重新填写。若失访，在空白处写明失访原因；若死亡，写明死亡日期和死亡原因。若迁出，记录迁往地点基本情况、档案交接记录。0–6岁儿童无须填写该表。

2. 性别：按照国标分为男、女、未知的性别及未说明的性别。

3. 出生日期：根据居民身份证的出生日期，按照年（4位）、月（2位）、日（2位）顺序填写，如19490101。

4. 工作单位：应填写目前所在工作单位的全称。离退休者填写最后工作单位的全称；下岗待业或无工作经历者需具体注明。

5. 联系人姓名：填写与建档对象关系紧密的亲友姓名。

6. 民族：少数民族应填写全称，如彝族、回族等。

7. 血型：在前一个"□"内填写与ABO血型对应编号的数字；在后一个"□"内填写与"RH"血型对应编号的数字。

8. 文化程度：指截至建档时间，本人接受国内外教育所取得的最高学历或现有水平所相当的学历。

9. 药物过敏史：表中药物过敏主要列出青霉素、磺胺或者链霉素过敏，如有其他药物过敏，请在其他栏中写明名称。

10. 既往史：

（1）疾病　填写现在和过去曾经患过的某种疾病，包括建档时还未治愈的慢性病或某些反复发作的疾病，并写明确诊时间；如有恶性肿瘤，请写明具体的部位或疾病名称，如有职业病，请填写具体名称。对于经医疗单位明确诊断的疾病都应以一级及以上医院的正式诊断为依据，有病史卡的以卡上的疾病名称为准，没有病史卡的应有证据证明是经过医院明确诊断的。可以多选。

（2）手术　填写曾经接受过的手术治疗。如有，应填写具体手术名称和手术时间。

（3）外伤　填写曾经发生的后果比较严重的外伤经历。如有，应填写具体外伤名称和发生时间。

（4）输血 填写曾经接受过的输血情况。如有，应填写具体输血原因和发生时间。

11.家族史：指直系亲属（父亲、母亲、兄弟姐妹、子女）中是否患过所列出的具有遗传性或遗传倾向的疾病或症状。有则选择具体疾病名称对应编号的数字，可以多选。没有列出的请在"其他"中写明。

12.生活环境：农村地区在建立居民健康档案时需根据实际情况选择填写此项。

（四）主要问题目录

主要问题目录记录能够长期影响居民健康状况的慢性疾病、危险行为生活方式、不良心理状态、相关的家族病史和遗传病史，例如表14-3。

设立主要问题目录的目的，是为了方便医生在短时间内对居民健康状况进行快速有效回顾，迅速知晓其过去和现在健康问题，帮助全科医生在接诊和照顾居民时不仅考虑居民现存在问题或疾病，还要考虑居民整体、连续健康状况。

通常将主要问题目录制作成表格形式，按诊断日期顺序编号排序，放在健康档案开始部分，是健康问题的索引。

表14-3 主要问题目录

序号	问题名称	发生日期	记录日期	接诊医生	处理
1	高血压	2008.11.03	2011.05.25	张雄风	建议低盐饮食、运动指导、规律服药、定期监测血压
2	丧偶	2006.10.06	2012.03.15	张雄风	给予精神鼓励、多参加社交活动、尽快从失去亲人的困境恢复

（五）健康体检表

健康体检包括一般健康检查、生活方式、健康状况及其疾病用药情况、健康评价等，用于居民首次建立健康档案、老年人、高血压、2型糖尿病和重性精神疾病患者等的年度健康检查，部分表格见表14-4。

表14-4 健康体检表

体检日期	年 月 日		责任医生	
内 容	检查项目			
症状	1无症状 2头痛 3头晕 4心悸 5胸闷 6胸痛 7慢性咳嗽 8咳痰 9呼吸困难 10多饮 11多尿 12体重下降 13乏力 14关节肿痛 15视力模糊 16手脚麻木 17尿急 18尿痛 19便秘 20腹泻 21恶心呕吐 22眼花 23耳鸣 24乳房胀痛 25其他			
一般状况	体 温 ℃	脉 率 次/分钟		
	呼吸频率 次/分钟	血 压	左 侧 / mmHg	
			右 侧 / mmHg	
	身 高 cm	体 重 kg		
	腰 围 cm	体质指数（BMI） kg/m^2		

续表

老年人健康状态 自我评估	1满意　2基本满意　3说不清楚　4不太满意　5不满意	□
老年人生活自理 能力自我评估	1可自理（0～3分）　2轻度依赖（4～8分） 3中度依赖（9～18分）　4不能自理（≥19分）	□
老年人认知功能	1粗筛阴性　2粗筛阳性，简易智力状态检查，总分	□
情感状态老年人	1粗筛阴性　2粗筛阳性，老年人抑郁评分检查，总分	□

（六）接诊记录

记录居民每次就诊时资料，常采用SOAP形式。

1. S（subiective）即主观资料，是由居民所提供的主诉、现病史、既往史、家族史、健康行为等。

2. O（objective）即客观资料，是用各种方法获得的真实资料、包括体格检查、实验室检查、心理行为测量等。

3. A（assessment）即评价，包括诊断、鉴别诊断、目前存在的健康问题、健康问题轻重程度及预后等，是对居民健康问题的评估，它不单是以疾病为中心的诊断、还包括生理问题、心理问题、社会问题等，是接诊记录中最重要也是最难部分。

4. P（plan）即处理计划，针对目前存在问题而提出的处理计划，不仅限于开出药物处方，包括诊疗计划、治疗策略（用药和治疗方式）、对患者的教育等措施，体现以个人为中心、预防为导向、生物—心理—社会医学模式的全方位考虑。

5. SOAP书写要点，由于全科医学特有学科特色，全科医疗中的病历书写（SOAP）需要注意一些细节，见表14-5。

表14-5　SOAP书写要点

名称	问题描述特点	SOAP书写
主观资料	由患者本人陈述提供，涵盖所有个人资料	主诉、现病史中多种主要慢性疾病可同时出现、为清晰描述，可写成问题一：高血压……问题二：糖尿病……重点询问健康行为资料，诸如：运动方式、运动量、食盐量、热量摄入、心理问题、家庭资源、社区资源等
客观资料	体格检查、实验室检查、心理行为测量	体格检查包括视诊、触诊、叩诊、听诊结果，还包括辅助检查及各种量表等测试结果
评估	常为诊断明确疾病，体现全科医学的生物心理社会题、社会医学模式	重点评价目前患者存在的健康问题，包括生理疾病、心理问问题、生活方式等
处理计划	包括诊断、治疗和健康教育计划	计划要考虑多方面因素，不仅限于药物治疗、还要写明健康教育的计划和内容、药物可能发生的副作用、生活方式指导充分体现以人为中心、预防为导向、全科医学模式的全方位管理

（七）重点人群管理记录

包括国家基本公共卫生服务项目要求的0～6岁儿童、孕产妇、老年人、慢性病和重性精神疾病患者等各类重点人群的健康管理记录，多以随访表形式进行，根据居民具体情况填写相应的内容。

（八）会诊记录

服务的居民需要会诊服务时责任医生应填写会诊记录表，写明居民需会诊的主要情况及会诊原因，会诊后由责任医生在会诊记录表上填写会诊医生的主要处置及指导意见，填写会诊医生所在医疗卫生机构名称并由会诊医生签署姓名，保证具有法律效应。会诊记录表置入居民健康档案中保存，表格及填表说明详见表14-7。

表14-6　会诊记录表

会诊原因：

会诊意见：

会诊医生及其所在医疗卫生机构：

医疗卫生机构名称　　　　　　　　　　　　　　　　　　会诊医生签字

　　　　　　　　　　　　　　　　　　　　　　　　　　责任医生：

　　　　　　　　　　　　　　　　　　　　　　　　　　会诊日期：　　年　　月　　日

填表说明：

1. 本表供居民接受会诊服务时使用。
2. 会诊原因：责任医生填写患者需会诊的主要情况。
3. 会诊意见：责任医生填写会诊医生的主要处置、指导意见。
4. 会诊医生及其所在医疗卫生机构：填写会诊医生所在医疗卫生机构名称并签署会诊医生姓名。来自同一医疗卫生机构的会诊医生可以只填写一次机构名称，然后在同一行依次签署姓名。

二、居民健康档案填表要求

（一）基本要求

1. 档案填写一律用钢笔或圆珠笔，不得用铅笔或红色笔书写。字迹要清楚，书写要工整。数字或代码一律用阿拉伯数字书写。数字和编码不要填出格外，如果数字填错，用双横线将整笔数码划去，并在原数码上方工整填写正确的数码，切勿在原数码上涂改。

2. 在居民健康档案的各种记录表中，凡有备选答案的项目，应在该项目栏的"□"内填写与相应答案选项编号对应的数字，如性别为男，应在性别栏"□"内填写与"1男"对应的数字1。对于选择备选答案中"其他"或者是"异常"这一选项者，应在该选项留出的空白处用文字填写相应内容，并在项目栏的"□"内填写与"其他"或者是"异常"选项编号对应的数字，如填写"个人基本信息表"中的既往疾病史时，若该居民曾患有"腰椎间盘突出症"，则在该项目中应选择"其他"，既要在"其他"选项后写明"腰椎间盘突出症"，同时在项目栏"□"内填写数字13。对各类表单中没有备选答案的项目用文字或数据在相应的横线上或方框内据情填写。

3. 在为居民提供诊疗服务过程中，涉及疾病诊断名称时，疾病名称应遵循国际疾病分类标准ICD-10填写，涉及疾病中医诊断病名及辨证分型时，应遵循《中医病证分类与代码》（GB/T15657-1995，TCD）。

（二）居民健康档案编码

统一为居民健康档案进行编码，采用17位编码制，以国家统一的行政区划编码为基础，村（居）委会为单位，编制居民健康档案唯一编码。同时将建档居民的身份证号作为统一的身份识别码，为在信息平台下实现资源共享奠定基础。

第一段为6位数字，表示县及县以上的行政区划，统一使用《中华人民共和国行政区划代码》（GB2260）；第二段为3位数字，表示乡镇（街道）级行政区划，按照国家标准《县以下行政区划代码编码规则》（GB/T10114～2003）编制；第三段为3位数字，表示村（居）民委员会等，具体划分为：001～099表示居委会，101～199表示村委会，901～999表示其他组织；第四段为5位数字，表示居民个人序号，由建档机构根据建档顺序编制。在填写健康档案的其他表格时，必须填写居民健康档案编号，但只需填写后8位编码。

（三）各类检查报告单据及转诊记录粘贴

服务对象在健康体检、就诊、会诊时所做的各种化验及检查的报告单据，都应该粘贴留存归档。可以有序地粘贴在相应健康体检表、接诊记录表、会诊记录表的后面。双向转诊（转出）单存根与双向转诊（回转）单可另页粘贴，附在相应位置上与本人健康档案一并归档。

（四）其他

各类表单中涉及的日期类项目，如体检日期、访视日期、会诊日期等，按照年（4位）、月（2位）、日（2位）顺序填写。

三、居民健康档案常用考核指标

（一）健康档案建档率

健康档案建档率=（建档人数/辖区内常住居民数）×100%。

建档指完成健康档案封面和个人基本信息表，其中0～6岁儿童不需要填写个人基本信息表，其基本信息填写在"新生儿家庭访视记录表"上。

（二）电子健康档案建档率

电子健康档案建档率=（建立电子健康档案人数/辖区内常住居民数）×100%。

（三）健康档案使用率

健康档案使用率=（档案中有动态记录的档案份数/档案总份数）×100%。

有动态记录的档案是指1年内与患者的医疗记录相关联和（或）有符合对应服务规范要求的相关服务记录的健康档案。

（四）健康档案合格率

健康档案合格率=（抽查填写合格的档案份数/抽查档案总份数）×100%。

该指标已在《国家基本公共卫生服务规范（第三版）》移除，但仍然是居民健康档案常用考核指标。

第四节 居民健康档案使用与动态管理

居民健康档案只有成为"活"档案，才能体现价值，为确保居民健康档案的有效建立和使用，应采取相应的制度措施。

一、居民健康档案的使用、终止和保存

（一）居民健康档案的使用、终止和保存

1. 已建档居民到乡镇卫生院、村卫生室、社区卫生服务中心（站）复诊时，在调取其健康档案后，由接诊医生根据复诊情况，及时更新、补充相应记录内容。

2. 入户开展医疗卫生服务时，应事先查阅服务对象的健康档案并携带相应表单，在服务过程中记录、补充相应内容。已建立电子健康档案信息系统的机构应同时更新电子健康档案。

3. 对于需要转诊、会诊的服务对象，由接诊医生填写转诊、会诊记录。

4. 所有的服务记录由责任医务人员或档案管理人员统一汇总、及时归档。

5. 将医疗卫生服务过程中填写的健康档案相关记录表单，装入居民健康档案袋存放，也可采用以家庭为单位集中存放保管。居民电子健康档案数据存放在电子健康档案数据中心。

（二）居民健康档案的终止和保存

1. 居民健康档案的终止缘由包括死亡、迁出、失访等，均需记录日期。对于迁出辖区的还要记录迁往地点的基本情况、档案交接记录等。

2. 纸质健康档案应逐步过渡到电子健康档案。纸质和电子健康档案，由健康档案管理单位（即居民死亡或失访前管理其健康档案的单位）参照现有规定中的病历的保存年限、方式负责保存。

二、居民健康档案的制度化、规范化管理

建立居民健康档案的管理制度和办法，各级档案行政管理部门联合有关专业主管部门制定完善、科学、具有约束力的居民健康档案管理制度和办法，提出管理标

准和具体要求。

严格执行管理制度，按照居民健康档案管理的有关规定，依法收集文件材料，及时归档，科学分类管理、保管。健康档案管理要具备档案保管设施、设备，符合防盗、防晒等要求。指定专（兼）职人员负责管理工作，保证健康档案完整、安全。电子健康档案应有专（兼）职人员维护。加强对居民健康档案工作的督导检查，制定相应的对居民健康档案工作考核标准，加强督导检查，确保健康档案的安全性。

（一）规范化管理居民健康档案

《国家基本公共卫生服务规范（第三版）》中已制定城乡居民健康档案管理服务规范，以此为依据，系统、规范、务实地建立乡村和城镇社区居民的健康档案。

（二）提高居民和全科医生对居民健康档案的认识

通过宣传教育，加强全科医生和居民对健康档案的认识，明确其必要性和重要性，广泛参与健康档案的建立和利用。居民的理解、支持及全科医生的敬业精神、沟通能力是保证建档工作顺利进行的重要因素。

（三）建立居民健康档案责任制

建立居民健康档案是一项长期、系统工作，目前国家规定城市主要由社区卫生服务中心（社区卫生服务站）建立健康档案；农村主要依靠乡镇卫生院和村卫生室建档。农村地区要动员村乡两级医务人员，责任到人，分片包户，按村、组、户建立居民健康档案，充分发挥乡镇卫生院医务人员及村卫生室乡村医生在建立健康档案中的作用。

（四）分批建立居民健康档案

从长远来看，全体居民都应该建立健康档案，但当前基层医疗卫生机构能力有限，故应在遵循自愿和引导相结合原则下确定优先建档对象。首先，要为主动到基层医疗卫生机构就诊或寻求咨询服务的人在服务过程中建立健康档案；其次，按照国家要求为重点管理人群主动建档，主要包括高血压、糖尿病、重性精神病等慢性病患者和妇女、儿童、老年人等重点人群。在以上两类服务对象的基础上，再逐步扩大到全体人群。

（五）服务过程中随时建立健康档案

主要方式包括门诊服务、入户服务（调查）、疾病筛查、健康体检等。按照国家服务规范要求记录相关内容。记录应齐全完整、真实准确、书写规范、基础内容无缺失。检查报告单据和转会诊的相关记录粘贴留存归档，同时积极应用中医药适宜技术为城乡居民提供中医健康服务并记录相关信息，纳入健康档案管理。

三、居民健康档案动态管理

（一）实施健康档案动态管理

凡与健康有关的信息，如体检报告、病历等，不论以何种方式，健康档案管理人员都应该认真收集、整理、加工，以保证其连续性、完整性。居民健康档案管理流程见图14-2。

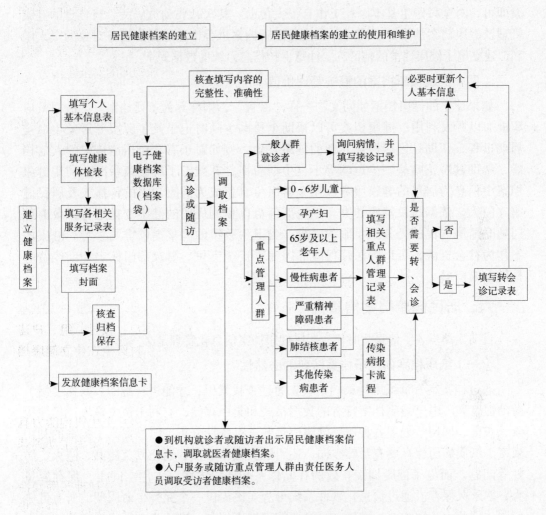

图14-2　居民健康档案管理流程图

（二）更新健康档案信息

为每一位建档居民建立一张信息卡，方便、及时查找建档病历，每次医疗活动中随时更新个人健康记录；死亡报卡、传染病访视卡、孕产妇访视卡随时增添相应信息；从上级医院转回患者，及时将其住院治疗等信息资料转入健康档案；慢性病随访管理中新发现的个人健康问题及时转入个人健康档案资料中；上门出诊或医疗服务中发现的个人健康问题随时记录至健康档案中。

（三）充分利用健康档案

增强医疗卫生机构、居民、卫生及其他行政部门主动利用健康档案的意识。首先，全科医生在医疗卫生服务活动中主动使用健康档案，认识其使用的方便性，是保证用活健康档案最关键环节。例如全科医生建档后在诊治过程中或健康管理中随时记录、归纳、整理健康档案，如果想了解居民健康管理状况，只需查看健康档案即可，对全科医生基本医疗工作有很大帮助。其次，要动员居民参与自身的健康管理及健康档案的维护。同时，在使用健康档案过程中注意保护服务对象的个人隐私，建立电子健康档案的地区，要注意保护信息系统的数据安全。

（四）实现健康档案的痕迹管理价值

如果建立的健康档案如同文物一样"保管"，则称其为"死档案"。故对其应积极加以开发利用。健康档案可以帮助全科医生随时记录及了解服务对象生命全周期过程，帮助社区居民建立新的健康观念。例如对于有高血压遗传史的人建档后，帮助其矫正嗜盐、少运动等不良生活习惯，并跟踪了解健康状况，利用健康档案中信息为居民的健康服务，使全科医生真正成为健康知识的传播人及居民健康守门人。依据居民健康档案，卫生部门可以预测居民的健康变化趋势，政府部门随时监测居民的公共卫生服务需求，为卫生政策的调整提供重要参考。健康档案作为社会资源，可以为医疗保险部门完善资金支付、财政部门核定补助经费等提供重要依据。

六、居民健康档案信息化

目前人类步入了信息化时代，居民健康档案信息化管理是必然趋势。

（一）纸质档案向电子档案转变的必然性

通过档案室查询纸质健康档案应先通过查找索引，才能进行翻阅。其速度慢，劳动强度大。电子健康档案特有的数据格式和集中存储，有利于快捷输入，迅速检索、查询、调用、处理各种居民健康信息并进行统计分析，明显提高了档案的利用效率。纸质病历保存要有足够空同，还要解决纸张磨损、老化以及防潮、防火、防蛀等问题。而电子健康档案有效的存储体系和备份方案，占用空间小，保存容量大，能永久保存。通过信息化软件系统可为居民提供一个完整生命周期的所有健康问题。因此，为更方便、准确、科学地管理健康档案，应逐步由纸张档案管理向电子档案管理模式转变。

（二）电子健康档案规范性

目前基层医疗卫生服务机构的信息化软件有待研发，需要在基层医疗卫生服务机构实现电子健康档案规范化，即遵循国家统一的相关数据标准和规范进行电子健康档案的建立、信息系统开发和信息传输。

（三）资源共享

电子健康档案信息系统与城乡基本医疗保险部门系统衔接，逐步实现数据互联互通、信息共享，使健康档案使用最大化。

◎思考题

1. 请尝试为一位亲人建立居民健康档案，并进行管理。
2. 试述建立居民健康档案的步骤与流程。
3. 哪些人群需要建立居民健康档案？
4. 电子健康档案有哪些优点？
5. 为什么居民健康档案中要包含会诊记录？

（长沙卫生职业学院　肖　竹）

第十五章 社区传染病预防控制技术

第一节 传染病的定义与传染病预防控制体系

一、定义

传染病是由各种致病病原体引起的能在人与人、动物与动物或人与动物之间相互传播的一类疾病。传染病在人群中发生流行必须具备三个基本条件，即流行过程的三个环节：传染源、传播途径和易感人群。这三个环节相互依赖、相互联系，缺少其中任何一个环节，传染病的流行就不会发生或者将终止。

二、传染病预防控制体系

（一）传染源

传染源是指在体内有病原体生长繁殖并可将病原体排出的人和动物。包括患者、病原携带者和受感染的动物。

1. 患者　传染病患者是重要的传染源，其体内有大量的病原体。病程的各个时期，患者的传染源作用不同，这主要与病种、排出病原体的数量和患者与周围人群接触的程度及频率有关。

2. 病原携带者　指已无任何临床症状，但能排出病原体的人或动物。病原携带者按其携带状态和疾病分期分为三类，即潜伏期病原携带者、恢复期病原携带者、健康病原携带者。

（1）潜伏期病原携带者　即在潜伏期内携带并排出病原体者。所谓潜伏期是指病原体侵入机体到最早临床症状出现这一段时间。不同传染病的潜伏期长短各异，但每种传染病的最短、最长潜伏期和平均潜伏期是相对恒定的。潜伏期的流行病学意义在于：①根据潜伏期判断患者受感染时间，用于追踪传染源，查找传播途径；②根据潜伏期确定接触者的留验、检疫和医学观察期限；③根据潜伏期确定免疫接种时间；④根据潜伏期评价预防措施效果；⑤潜伏期长短还可影响疾病的流行特征，一般潜伏期短的疾病，一旦流行常呈暴发态势，且疫情凶猛。

（2）恢复期病原携带者　指临床症状消失后继续携带和排出病原体者。如伤寒、白候、乙型肝炎等。恢复期病原携带状态一般持续时间较短，凡临床症状消失后病原携带时间在三个月以内者，称为暂时性病原携带者；超过三个月者，称为慢性病原携带者，少数人甚至可携带终身。

（3）健康病原携带者　指整个感染过程中均无明显临床症状与体征而排出病原体者。如流行性脑脊髓膜炎、脊髓灰质炎、流行性乙型脑炎、乙型病毒性肝炎等。

3. 受感染的动物。许多种动物的传染病可传染给人。如牛型结核、炭疽、狂犬病等，人类罹患以动物为传染源的疾病统称为动物性传染病。作为传染源的动物，通常以鼠类等啮齿类动物最为重要，与其有关的传染病有鼠疫、钩端螺旋体病、肾病综合征出血热、多种立克次体病等20余种，其次是家畜和家养动物，与其有关的传染病有布鲁杆氏菌病、狂犬病、炭疽、流行性乙型脑炎、肺结核、弓形体病等。

（二）传播途径

传播途径指病原体自传染源排出后，在传染给另一易感者之前，在外界环境中所行经的途径。一种传染病的传播途径可以是单一的，也可以是多个的。传播途径可分为水平传播和垂直传播两类。

1. 水平传播

（1）经空气传播 飞沫传染是许多感染原的主要传播途径，包括经飞沫传播、经飞沫核传播。患者咳嗽、打喷嚏、说话时，喷出温暖而潮湿的液滴，病原附着其上，随空气扰动飘散短时间、短距离地在风中漂浮，由下一位宿主因呼吸、张口或偶然碰触到眼睛表面时黏附，造成新的宿主受到感染。例如：细菌性脑膜炎、流行性感冒、结核等。

（2）经水传播 包括饮用水污染和疫水接触传播。①经饮水传播：饮水被污染可由自来水管网破损污水渗入所致，也可因粪便污物或地面污物等污染水源所致。流行特征：病例分布与供水范围一致；在水源经常受到污染处病例终年不断；除哺乳婴儿外，发病无年龄、性别、职业差别；停用污染水源或采取消毒、净化措施后，暴发或流行即可平息。②经疫水传播：经疫水发生的传播通常是由于人们接触疫水时，病原体经过皮肤、黏膜侵入机体。如血吸虫病、钩端螺旋体病等。流行特征：患者有疫水接触史；发病有季节性、职业性和地区性；大量易感者进入疫区接触疫水时可致暴发或流行；加强疫水处理和个人防护，可控制病例发生。

（3）经食物传播 当食物本身含有病原体或受到病原体的污染时，可引起传染病的传播。经食物传播的传染病包括许多肠道传染病和某些寄生虫病。流行特征：①发病与食物相关，患者有摄入同一食物史；②潜伏期短，病例短时间呈暴发出现；③多发生在夏秋季；④停止供应污染食物后，暴发即可平息。

（4）经接触传播 包括直接接触传播（直接触摸、亲吻患者）和间接接触（透过共享牙刷、毛巾等贴身器材）传播。流行特征：一般呈散发性，流行过程缓慢，无明显的季节性，全年均可发病；个人卫生习惯不良和卫生条件差地区的人易发病；加强传染源管理，严格消毒制度，注意个人卫生，可减少疾病的发生。

（5）经媒介节肢动物传播 传播方式包括机械携带和生物性传播，机械携带传播指媒介生物与病原体之间没有生物学依存关系，媒介生物对病原体仅起机械携带作用。如，伤寒、痢疾等肠道传染病的传播方式。生物学传播：指病原体进入媒介生物体内经过发育或繁殖，然后传给易感者。如疟疾、丝虫病、流行性乙型脑炎、登革热等，还有200多种病毒传染病。流行特征：地区性分布明显；具有职业性特征；有一定的季节性；暴露机会多的人群发病较多。

（6）经土壤传播 一些能形成芽胞的病原体（如炭疽、破伤风等）污染土壤后可保持传染性达数十年之久。经土壤传播的传染病往往与病原体在土壤中的存活时间、个体与土壤接触机会和个人卫生条件有关。如赤脚下地劳动与钩虫病，皮肤破损与破伤风等。

（7）医源性传播 指在医疗、预防工作中，未能严格执行规章制度和操作规程，而人为地造成某些传染病的传播。如医疗器械消毒不严，患者在输血时感染艾滋病、丙型肝炎等。

2. 垂直传播 专指胎儿由母体得到的疾病，通常透过此种传染方式感染胎儿的疾病病原体，多以病毒和活动力高的小型寄生虫为主，可以经由血液输送或是具备穿过组织或细胞的能力，因此可以透过胎盘在母子体内传染，如HIV和HBV。细菌、真菌等微生物虽较罕见于垂直感染，但是梅毒螺旋体可在分娩过程，由于胎儿的黏膜部位或眼睛接触到母体阴道受感染之黏膜组织而染病且有少数情况则是在哺乳时透过乳汁分泌感染新生儿。

（三）易感人群

易感人群是指有可能发生传染病感染的人群，是指对某种传染病病原体的易感程度或免疫水平。人群易感性是指人群作为一个整体对传染病的易感程度。人群易感性的高低取决于该人群中易感个体所占的比例。如果该人群中有免疫力的人数多，则人群易感性低，反之则高。一般情况下，人群易感性是以人群非免疫人口占全部人口百分比表示。

第二节 法定传染病的分类与传染病信息报告

一、传染病分类管理

《传染病防治法》根据传染病的危害程度和应采取的监督、监测、管理措施，参照国际上统一分类标准，结合中国的实际情况，将全国发病率较高、流行面较大、危害严重的39种急性和慢性传染病例为法定管理的传染病，并根据其传播方式、速度及其对人类危害程度的不同，分为甲乙丙三类，实行分类管理。

1. 甲类传染病 甲类传染病也称为强制管理传染病，包括：鼠疫、霍乱2种。对此类传染病发生后报告疫情的时限，对患者、病原携带者的隔离、治疗方式以及对疫点、疫区的处理等，均强制执行。

2. 乙类传染病 乙类传染病也称为严格管理传染病，共26种包括：传染性非典型肺炎、艾滋病、病毒性肝炎、脊髓灰质炎、人感染高致病性禽流感、麻疹、流行性出血热、狂犬病、流行性乙型脑炎、登革热、炭疽、细菌性和阿米巴性痢疾、肺结核、伤寒和副伤寒、流行性脑脊髓膜炎、百日咳、白喉、新生儿破伤风、猩红热、布鲁氏菌病、淋病、梅毒、钩端螺旋体病、血吸虫病、疟疾、人感染H7N9禽流感。对此类传染病要严格按照有关规定和防治方案进行预防和控制。其中，乙类传染病中传染性非典型肺炎和炭疽中的肺炭疽，须采取甲类传染病的预防、控制措施。

3. 丙类传染病　丙类传染病也称为监测管理传染病，包括：流行性感冒、流行性腮腺炎、风疹、急性出血性结膜炎、麻风病、流行性和地方性斑疹伤寒、黑热病、包虫病、丝虫病，除霍乱、细菌性和阿米巴性痢疾、伤寒和副伤寒以外的感染性腹泻病、手足口病，共11种。对此类传染病要按国务院卫生行政部门规定的监测管理方法进行管理。

二、传染病报告制度

传染病报告实行属地化管理，首诊负责制。传染病报告卡由首诊医生或其他执行职务的人员负责填写。现场调查时发现的传染病病例，由属地医疗机构诊断并报告。采供血机构发现阳性病例也应填写报告卡。传染病疫情信息实行网络直报或直接数据交换。不具备网络直报条件的医疗机构，在规定的时限内将传染病报告卡信息报告属地乡镇卫生院、城市社区卫生服务中心或县级疾病预防控制机构进行网络报告，同时传真或寄送传染病报告卡至代报单位。责任报告单位和责任疫情报告人发现甲类传染病和乙类传染病中的肺炭疽、传染性非典型肺炎等按照甲类管理的传染患者或疑似患者时，或发现其他传染病和不明原因疾病暴发时，应于2小时内将传染病报告卡通过网络报告。对其他乙、丙类传染病患者、疑似患者和规定报告的传染病病原携带者在诊断后，应于24小时内进行网络报告。不具备网络直报条件的医疗机构及时向属地乡镇卫生院、城市社区卫生服务中心或县级疾病预防控制机构报告，并于24小时内寄送出传染病报告卡至代报单位。

第三节　传染预防控制的三大措施

控制传染病最高效的方式在于预防。由于在传染病的三个基本条件中，缺乏任何一个都无法造成传染病的流行，所以对于传染病预防也主要集中在这三个方面。

一、控制传染源

这是预防传染病的最有效方式。对于人类传染源的传染病，需要及时将患者或病源携带者妥善的安排在指定的隔离位置，暂时与人群隔离，积极治疗，并对具有传染性的分泌物，排泄物和用具等进行必要的消毒处理，防止病原体向外扩散。对于动物传染源如无特别经济价值应实行捕杀和终末消毒。

（一）针对患者的措施应做到早发现、早诊断、早报告、早隔离、早治疗

患者一经诊断为传染病或可疑传染病，就应按传染病防治法规定实行分级管理。只有尽快管理传染源，才能防止传染病在人群中的传播蔓延。传染病疑似患者必须接受医学检查、随访和隔离措施，不得拒绝。甲类传染病疑似患者必须在指定

场所进行隔离观察、治疗。乙类传染病疑似患者可在医疗机构指导下治疗或隔离治疗。

（二）针对病原携带者的措施

对病原携带者，应做好登记、管理和随访至其病原体检查2~3次阴性后。在饮食、托幼和服务行业工作的病原携带者须暂时离开工作岗位，久治不愈的伤寒或病毒性肝炎病原携带者不得从事威胁性职业。艾滋病、乙型和丙型病毒性肝炎、疟疾病原携带者严禁做献血员。

（三）针对接触者的措施

凡与传染源有过接触并有受感染可能者都应接受检疫。检疫期为最后接触日至该病的最长潜伏期。

1. 留验　即隔离观察。甲类传染病接触者应留验，即在指定场所进行观察，限制活动范围，实施诊察、检验和治疗。

2. 医学观察　乙类和丙类传染病接触者可正常工作、学习，但需接受体检、测量体温、病原学检查和必要的卫生处理等医学观察。

3. 应急接种和药物预防　对潜伏期较长的传染病可对接触者施行预防接种，此外还可采用药物预防。

（四）针对动物传染源的措施

对危害大且经济价值不高的动物传染源应予彻底消灭。对危害大的病畜或野生动物应予捕杀、焚烧或深埋。对危害不大且有经济价值的病畜可予隔离治疗。此外，还要做好家畜和宠物的预防接种和检疫。

二、切断传播途径

对于通过消化道传染病、血液和体液传播的传染病，虫媒传染病和寄生虫病等，切断传播途径是最为直接的预防方式。主要方式在于对于传播媒介阻断，消毒或扑杀。消毒类型包括疫源地消毒和预防性消毒。

（一）疫源地消毒

指对有传染源（病者或病原携带者）存在的地区进行消毒，以免病原体外传。疫源地消毒又分为随时消毒和终末消毒二种。随时消毒是指及时杀灭并消除由污染源排出的病原微生物而进行的随时的消毒工作。终末消毒是指传染源住院隔离，痊愈或死亡后，对其原居地点进行的彻底消毒，以期将传染病所遗留的病原微生物彻底消灭。

（二）预防性消毒

指未发现传染源情况下，对可能被病原体污染的物品、场所和人体进行消毒措施。如公共场所消毒，运输工具消毒，饮水及餐具消毒，饭前便后洗手。

三、保护易感人群

保护易感人群也是传染病预防重要组成部分，而且往往是较为容易实现的预防方法。

（一）免疫预防

计划免疫是预防传染病流行的重要措施。对于已经有预防性疫苗的传染病，给易感人群接种疫苗是最为保险的方法，如婴儿在出生后进行的计划免疫，对传染科医生，护士，从事传染性疾病研究的科研人员和从事禽类养殖工作的人员等接种相应的疫苗。此外，当传染病流行时，被动免疫可以为易感者提供及时的保护抗体，如注射胎盘球蛋白和丙种球蛋白预防麻疹、流行性腮腺炎、甲型肝炎等。高危人群应急接种可以通过提高群体免疫力来及时制止传染病大面积流行，如麻疹疫苗在感染麻疹三天后或潜伏期早期接种均可控制发病。

（二）药物预防

也可以作为一种应急措施来预防传染病的传播。但药物预防作用时间短，效果不巩固，易产生耐药性，因此其应用具有较大的局限性。

（三）个人防护

触传染病的医务人员和实验室工作人员应严格遵守操作规程，配置和使用的必要的个人防护用品。有可能暴露于传染病生物传播媒介的个人需穿戴防护用品如口罩、手套、护腿、鞋套等。

第四节　预防接种服务规范

一、预防接种分类

（一）常规接种

常规接种是指接种单位按照国家免疫规划疫苗儿童免疫程序、疫苗使用指导原则、疫苗使用说明书，在相对固定的接种服务周期时间内，为接种对象提供的预防接种服务。

（二）临时接种

在出现自然灾害、控制疫苗针对传染病流行等情况，开展应急接种、补充免疫或其他群体性预防接种时，按应急接种、补充免疫或群体性预防接种方案，在适宜的地点和时间，设立临时预防接种点，对目标人群开展的预防接种服务。

（三）群体性预防接种

群体性预防接种是指在特定范围和时间内，针对可能受某种传染病威胁的特定人群，有组织地集中实施的预防接种活动。补充免疫（原称为"强化免疫"）是一种较常采用的群体性预防接种形式。

（四）应急接种

应急接种是指在传染病疫情开始或有流行趋势时，为控制传染病疫情蔓延，对目标人群开展的预防接种活动。

二、预防接种服务形式和周期

县级卫生计生行政部门应当根据人口密度、服务半径、地理条件和医疗卫生资源配置等情况，合理规划和设置接种单位，或按省级卫生计生行政部门的相关规定实施。

（一）定点预防接种

1. 预防接种门诊　城镇地区原则上每个社区卫生服务中心至少应当设立一个预防接种门诊，服务半径不超过5公里，实行按日（每周≥3天）预防接种。农村地区原则上每个乡（镇）卫生院至少应当设置1个预防接种门诊，服务半径不超过10公里，实行日、周（每周1~2天）预防接种。

2. 村级接种单位　农村地区根据人口、交通情况及服务半径等因素，设置覆盖1个或几个行政村的定点接种单位。村级接种点每月应当至少提供2次预防接种服务。

3. 产科接种单位　设有产科接种单位的医疗卫生机构承担新生儿出生时首针乙肝疫苗及卡介苗的预防接种服务。

4. 其他接种单位，主要指成人接种门诊、狂犬疫苗接种门诊等。

（二）入户预防接种

交通不便的边远山区、牧区、海岛等地区，可采取入户方式进行预防接种。实施入户接种的地区，每月应当至少提供1次预防接种服务。

（三）预防接种证、卡（簿）的管理

国家对儿童实行预防接种证制度。接种单位应按规定为适龄儿童建立预防接种证、卡（簿），作为儿童预防接种的凭证。其他人群的预防接种也要实行接种记录工作。

1. 预防接种证、卡（簿）的建立　预防接种证、卡（簿）按照受种者的居住地实行属地化管理。儿童出生后1个月内，其监护人应当到儿童居住地的接种单位为其办理预防接种证。未按时建立预防接种证或预防接种证遗失者应及时到接种单位补办。产科接种单位应告知新生儿监护人一个月内到居住地接种单位建立预防接种证、卡（簿），或直接为新生儿办理预防接种证。户籍在外地的适龄儿童暂住在当地时间≥3个月，由暂住地接种单位及时建立预防接种卡（簿）；无预防接种证者需同时建立、补办预防接种证。办理预防接种证的接种单位应在预防接种证上加盖公章。

2. 预防接种证、卡（簿）的使用管理　接种单位对适龄儿童实施预防接种时，应当查验预防接种证，并按规定做好记录。预防接种证、卡（簿）由接种单位的人员填写或打印。相关信息要求书写工整、文字规范、填写准确、内容齐全，时间（日期）栏（项）填写以公历为准。儿童迁移时，儿童监护人应在原接种单位办理儿童既往预防接种证明，转入迁入地接种单位；迁入地接种单位应主动向儿童监护人索查儿童既往预防接种证明；无预防接种证、卡（簿）或预防接种证明的要及时补建。接种单位至少每季度对辖区内儿童的预防接种卡（簿）进行1次核查和整理，对失去联系≥12个月或迁出、死亡的儿童的预防接种卡（簿）资料，由接种单位另行妥善保管。预防接种证由儿童监护人或受种者长期保管。预防接种卡（簿）在城市由社区卫生服务中心、接种单位保管，在农村由乡（镇）卫生院、接种单位保管。预防接种卡（簿）的保管期限应在儿童满6岁后再保存不少于15年。其他预防接种记录保存时间不得少于5年。

3. 儿童预防接种信息资料的使用和管理　儿童预防接种电子档案由乡（镇）卫生院、社区卫生服务中心或接种单位保管，保管期限要求同预防接种卡（簿）。乡（镇）卫生院、社区卫生服务中心或接种单位应在完成每次预防接种信息录入和上报的当天，对儿童预防接种信息的电子档案进行备份，并妥善保存。已全面实施儿童预防接种信息化管理地区，可以用儿童预防接种信息的电子档案逐步取代预防接种卡（簿），但不得代替儿童预防接种证。如为异地建档儿童，可通过联网下载该儿童的既往预防接种资料。疾控机构、接种单位及相关工作人员对儿童预防接种个案信息负有安全管理和隐私保护责任，不得擅自向其他任何单位和个人提供儿童相关信息。

三、预防接种实施

（一）预防接种前准备工作

根据国家免疫规划疫苗的免疫程序、群体性预防接种、应急接种或补充免疫方案等，确定受种对象。受种对象包括：本次受种对象、上次漏种者和流动人口等特殊人群中的未受种者。清理预防接种卡（簿）或通过信息系统建立的儿童预防接种个案信息，根据预防接种记录核实受种对象。主动搜索流动人口和计划外生育儿童中的受种对象。通知儿童监护人或受种者，采取口头预约、书面预约、电话联系、手机短信（微信）告知、邮件通知、广播通知、公示告知等方式，通知儿童监护人或受种者，告知接种疫苗的种类、时间、地点和相关要求。接种单位根据各种疫苗受种人数计算领取或购进疫苗数量，做好疫苗领发登记。运输疫苗的冷藏箱（包），应根据环境温度、运输条件、使用条件放置适当数量的冰排。冷藏箱（包）中疫苗的放置：脊灰减毒活疫苗、含麻疹成分疫苗、甲肝减毒活疫苗、乙脑减毒活疫苗等放在冷藏箱（包）的底层；卡介苗放在中层，并有醒目标记；百白破疫苗、白破疫苗、乙肝疫苗、脊灰灭活疫苗等严禁冻结，要放在冷藏箱（包）的上层，不能直接接触冰排；其他疫苗按照使用说明规定的温度，按要求放置。预防接种器材，按受种对象人次数的1.1倍准备相应规格的注射器材，注射器使用前要检查包装是否完好并在有效期内使用，准备药品、器械、75%乙醇、镊子、棉球杯、无菌干棉球或棉签、治疗盘、体温表、听诊器、压舌板、血压计、1：1000肾上腺素、注射器毁型装置或安全盒、污物桶等。

（二）预防接种时的工作

1. 预防接种场所要求　预防接种场所室外要设有醒目的标志，室内清洁、光线明亮、通风保暖，并准备好预防接种工作台、坐凳以及提供儿童和家长留观、等候的条件。预防接种门诊应当按照咨询/登记、预防接种、留观等内容进行合理分区，确保预防接种有序进行。村级接种单位和产科接种单位应根据预防接种的需要合理进行功能分区。

预防接种室、接种工作台应设置醒目标记。做好室内清洁，使用消毒液或紫外线消毒，并做好消毒记录。接种人员穿戴工作衣、帽、口罩，双手要洗净。在预防接种场所显著位置公示相关资料，包括：

（1）预防接种工作流程；

（2）国家免疫规划疫苗的品种、免疫程序、预防接种方法等，第二类疫苗除公示上述内容外，还应公示疫苗价格、预防接种服务价格；

（3）预防接种服务时间、咨询电话；

（4）科普宣传资料。

2. 核实受种对象　预防接种工作人员应查验儿童预防接种证、卡（簿）或儿童预防接种个案信息，核对受种者姓名、出生日期及预防接种记录，确定本次受种对象、接种疫苗的品种。预防接种工作人员发现原始记录中受种者姓名、出生日期、联系方式等基本信息有误或变更的，应及时更新。对不符合本次预防接种的受种者，向儿童家长或其监护人做好解释工作。对因有预防接种禁忌而不能预防接种的受种者，预防接种人员应对受种者或其监护人提出医学建议，并在预防接种证、卡（簿）或儿童预防接种个案信息上记录。

3. 预防接种前告知和健康状况询问　预防接种工作人员在实施预防接种前，应当告知受种者或其监护人所接种疫苗的品种、作用、禁忌、可能出现的不良反应以及注意事项，并如实记录告知情况。预防接种工作人员在实施预防接种前，应询问受种者的健康状况以及是否有预防接种禁忌等情况，并如实记录询问的内容；当对受种者的健康状况有怀疑时，应建议其到医院进行检查后，决定是否预防接种。受种者或其监护人自愿选择预防接种第一类疫苗同品种的第二类疫苗时，接种单位应当告知费用承担、预防接种异常反应补偿方式及接种疫苗的品种、作用、禁忌、可能出现的不良反应以及注意事项。

4. 预防接种现场疫苗管理　预防接种前将疫苗从冷藏设备内取出，尽量减少开启冷藏设备的次数。核对接种疫苗的品种，检查疫苗外观质量。凡过期、变色、污染、发霉、有摇不散凝块或异物、无标签或标签不清、疫苗瓶有裂纹的疫苗一律不得使用。疫苗使用说明规定严禁冻结的疫苗，如百白破疫苗、乙肝疫苗、白破疫苗等，冻结后一律不得使用。检查含吸附剂疫苗是否冻结的方法：将被检和正常对照的疫苗瓶同时摇匀后静置竖立，如被检疫苗在短时间（5~10分钟）内与对照疫苗相比，出现分层现象且上层液体较清，即可判断被检疫苗曾被冻结。

5.预防接种操作　预防接种工作人员在预防接种操作前再次进行"三查七对"，无误后予以预防接种。三查：检查受种者健康状况和接种禁忌证，查对预防接种卡（簿）与儿童预防接种证，检查疫苗、注射器外观与批号、有效期；七对：核对受种对象姓名、年龄、疫苗品名、规格、剂量、接种部位、接种途径。

（1）口服法：①适用疫苗：口服脊灰减毒活疫苗等。②操作方法：液体剂型疫苗直接将规定剂量的疫苗滴入儿童口中；糖丸剂型疫苗用消毒药匙送入儿童口中，用凉开水送服。对于小月龄儿童，喂服糖丸剂型时可将糖丸放在消毒的小药袋中，用手碾碎后放入药匙内，加少许凉开水溶解成糊状服用，或将糖丸溶于约5ml凉开水中，使其完全溶化后口服。

（2）注射剂型疫苗的使用：①将疫苗瓶上部疫苗弹至底部，用75%乙醇棉球消毒开启部位。②在乙醇挥发后将注射器针头斜面向下插入疫苗瓶的液面下吸取疫苗。③吸取疫苗后，将注射器的针头向上，排空注射器内的气泡，直至针头上有一小滴疫苗出现为止。④自毁型注射器的使用方法参见相关产品使用说明。⑤使用含有吸附剂的疫苗前，应当充分摇匀。使用冻干疫苗时，用一次性注射器抽取稀释液，沿疫苗瓶内壁缓慢注入，轻轻摇荡，使疫苗充分溶解，避免出现泡沫。⑥开启减毒活疫苗的疫苗瓶和注射时，切勿使消毒剂接触疫苗。⑦疫苗瓶开启后应尽快使用。如不能立即用完，应盖上无菌干棉球冷藏。当疫苗瓶开启后，活疫苗超过半小时、灭活疫苗超过1小时未用完，应将剩余疫苗废弃。⑧采用预充式注射器分装的疫苗，按其使用方法进行注射。

（3）接种部位皮肤消毒：①确定接种部位。接种部位要避开疤痕、炎症、硬结和皮肤病变处。②用灭菌镊子夹取75%乙醇棉球或用无菌棉签蘸75%乙醇，由内向外螺旋式对接种部位皮肤进行消毒，涂擦直径≥5cm，待晾干后立即预防接种。

（4）皮内注射法：①适用疫苗：卡介苗。②接种部位：上臂外侧三角肌中部略下处。③操作方法。监护人固定儿童，露出儿童接种部位。用注射器吸取1人份疫苗，排尽注射器内空气，皮肤常规消毒，待乙醇干后，左手绷紧注射部位皮肤，右手以平执式持注射器，食指固定针管，针头斜面向上，与皮肤呈10°～15°角刺入皮内。再用左手拇指固定针栓，然后注入疫苗，使注射部位形成一个圆形隆起的皮丘，皮肤变白，毛孔变大，注射完毕，针管顺时针方向旋转180°角后，迅速拔出针头。

（5）皮下注射法：①适用疫苗：麻疹疫苗、麻风疫苗、麻腮风疫苗、乙脑疫苗、A群流脑多糖疫苗、A群C群流脑多糖疫苗、甲肝减毒活疫苗、钩体疫苗等。②接种部位：上臂外侧三角肌下缘附着处。③操作方法。监护人固定儿童，露出儿童接种部位。预防接种人员用相应规格注射器吸取1人份疫苗后，排尽注射器内空气，皮肤常规消毒，左手绷紧皮肤，右手持注射器，针头斜面向上，与皮肤成30°～40°角，快速刺入皮下，进针深度1/2～2/3，松左手，固定针管，缓慢推注疫苗，注射完毕后用消毒干棉球或干棉签轻压针刺处，快速拔出针头。

（6）肌内注射法：①适用疫苗：百白破疫苗、白破疫苗、乙肝疫苗、脊灰灭活疫苗、甲肝灭活疫苗、出血热疫苗等。接种部位：上臂外侧三角肌、大腿前外侧中部肌肉。②操作方法：监护人固定儿童，露出儿童接种部位；用相应规格注射器吸取1人份疫苗，排尽注射器内空气，皮肤常规消毒，左手将注射肌肉部位绷紧，右手持注射器，与皮肤呈90°角，将针头快速垂直刺入肌肉，进针深度约为针头的2/3，松左手，固定针管，缓慢推注疫苗，注射完毕后用消毒干棉球或干棉签轻压针刺处，快速拔出针头，观察有无渗血或药液渗出，若有渗出，应将消毒干棉球或干棉签按压片刻。

（7）预防接种记录、观察与预约 预防接种后及时在预防接种证、卡（簿）记录接种疫苗品种、规格、疫苗最小包装单位的识别信息（或批号）、时间等。预防接种记录书写工整，不得用其他符号代替。使用儿童预防接种信息化管理地区，需将儿童预防接种相关资料录入信息系统。告知儿童监护人，受种者在预防接种后留在预防接种现场观察30分钟。如出现不良反应，及时处理和报告。与儿童监护人预约下次接种疫苗的种类、时间和地点。产科接种单位在为新生儿预防接种第1剂乙肝疫苗和卡介苗后，应填写"新生儿首剂乙肝疫苗和卡介苗疫苗预防接种记录单"，告知儿童监护人在1个月内到居住地的接种单位办理预防接种证、卡（簿）；产科接种单位也可直接在预防接种证记录首剂乙肝疫苗和卡介苗预防接种情况。

（三）预防接种后的工作

清洁冷藏设备。使用后的自毁型注射器、一次性注射器及其他医疗废物严格按照《医疗废物管理条例》的规定处理，实行入户接种或临时接种时应将所有医疗废物带回集中处理。镊子、治疗盘等器械按要求灭菌或消毒后备用。记录疫苗的使用及废弃数量，剩余疫苗按以下要求处理：废弃已开启疫苗瓶的疫苗；冷藏设备内未开启的疫苗做好标记，放冰箱保存，于有效期内在下次预防接种时首先使用；清理核对预防接种通知单，预防接种卡（簿）或儿童预防接种个案信息，确定需补种的人数和名单，下次预防接种前补发通知；统计本次预防接种情况和下次预防接种的疫苗使用计划，并按规定上报。

四、适龄儿童预防接种管理

适龄儿童预防接种管理实行居住地属地化管理。县级卫生健康行政部门应明确辖区各接种单位及其人员在适龄儿童预防接种管理中的任务和责任区域，并督促落实。承担预防接种服务的乡（镇）卫生院、社区卫生服务中心（站）、村卫生室应定期主动搜索责任区域，及时将辖区新生儿和未建卡适龄儿童纳入预防接种管理。承担基本公共卫生服务但不承担接种工作的乡（镇）卫生院、社区卫生服务中心（站）、村卫生室，应定期在责任区域巡回通知、调查、核实和登记适龄儿童信息，发现新生儿和未建卡儿童应及时报辖区接种单位。县级疾控机构、乡（镇）卫生院、社区卫生服务中心应定期收集辖区医院产科新生儿出生信息，及时将新生儿纳入预防接种管理。

五、流动儿童预防接种管理

流动儿童是指户籍在外县或无户口，随父母或其他监护人在流入地暂时居住的儿童。对流动儿童的预防接种实行现居住地管理，流动儿童与本地儿童享受同样的预防接种服务。接种单位要积极争取基层社会管理组织的支持，通过多种途径及时了解流动儿童的分布和流向信息。流动人口相对集中的地方，可设立预防接种点，增加预防接种门诊开放的频率和服务时间等，提供便利的预防接种服务。接种单位至少每季度进行一次流动儿童主动搜索，到流动人口集居地、出租房等地，掌握流动儿童情况。县级疾控机构定期对流动儿童的预防接种情况进行调查、考核和评价。

流动儿童预防接种登记。在暂住地居住≥3个月的流动儿童，由现居住地接种单位负责预防接种并建立预防接种卡（簿），无预防接种证者需同时建立或补办预防接种证。在暂住地居住<3个月的流动儿童，可由现居住地接种单位提供预防接种服务，并出具预防接种证明。接种单位对主动搜索到的适龄流动儿童，应当及时登记，按规定建立预防接种卡（簿），实行卡（簿）的分类管理，无预防接种证者需补办建立或补办预防接种证，并及时接种或补种疫苗。接种单位应做好本地外出儿童的管理，掌握儿童外出、返回期间的预防接种情况，及时转卡登记；可利用春节等节假日期间检查外出返乡儿童预防接种情况，并给予查漏补种。开展儿童预防接种信息化管理的接种单位，对流动儿童通过信息化管理系统共享（下载）预防接种个案信息；对无法共享（下载）预防接种个案信息的流动儿童，必须在本地建立该儿童的预防接种个案信息，并做到儿童基本信息和接种信息完整、准确。

六、入托、入学儿童预防接种证查验

负责入托、入学儿童预防接种服务和管理的接种单位，应在儿童入托、入学报名前审核儿童的预防接种证、预防接种卡或预防接种个案信息等资料，为托幼机构和学校开展接种证查验工作提供技术支持。接种单位根据国家免疫规划疫苗的免疫程序和儿童年龄，确定需查验的疫苗种类和接种次数。接种单位在审核入托、入学儿童预防接种情况时，对于需要补办接种证的儿童，接种单位应根据接种记录为儿童补办预防接种证。对于需补种疫苗儿童，接种单位应根据儿童漏种疫苗和剂次，为漏种儿童提供疫苗补种服务，并在儿童预防接种证、预防接种卡或预防接种信息系统进行记录。实施预防接种信息管理的接种单位和疾控机构，可利用预防接种信息系统开展入托、入学儿童接种完成情况审核工作。

第五节　预防接种的风险防范及异常反应的监测与处理

一、报告

疑似预防接种异常反应（Adverse Event Following Immunization，AEFI）是指在预

防接种后发生的怀疑与预防接种有关的反应或事件。医疗机构、接种单位、疾控机构、药品不良反应监测机构、疫苗生产企业及其执行职务的人员为AEFI的责任报告单位和报告人。

具体报告程序为：责任报告单位和报告人发现AEFI（包括接到受种者或其监护人的报告）后应当及时向受种者所在地的县级卫生健康行政部门、药品监督管理部门报告。发现怀疑与预防接种有关的死亡、严重残疾、群体性AEFI、对社会有重大影响的AEFI时，责任报告单位和报告人应当在发现后2小时内向所在地县级卫生计生行政部门、药品监督管理部门报告；县级卫生健康行政部门在2小时内逐级向上一级卫生健康行政部门报告。责任报告单位和报告人应当在发现AEFI后48小时内填写AEFI个案报告卡向受种者所在地的县级疾控机构报告。发现怀疑与预防接种有关的死亡、严重残疾、群体性AEFI、对社会有重大影响的AEFI时，在2小时内填写AEFI个案报告卡或群体性AEFI登记表，向受种者所在地的县级疾控机构报告。有网络直报条件的乡级接种单位应当直接通过中国免疫规划信息管理系统进行网络报告；不具备网络直报条件的，应当由县级疾控机构代报。县级疾控机构接到上述报告后，将属于本辖区预防接种后发生的AEFI立即通过中国免疫规划信息管理系统进行网络直报；不属于本辖区预防接种后发生的AEFI，应将AEFI个案报告卡立即转报至其预防接种所在地的县级疾控机构，由预防接种所在地的县级疾控机构进行网络直报。各级疾控机构应当通过中国免疫规划信息管理系统实时监测AEFI报告信息。属于突发公共卫生事件的死亡或群体性AEFI，同时还应当按照《突发公共卫生事件应急条例》的有关规定进行报告。

二、调查诊断

（一）核实报告

县级疾控机构接到AEFI报告后，应核实AEFI的基本情况、发生时间和人数、主要临床表现、初步临床诊断、疫苗预防接种等，完善相关资料，做好深入调查的准备工作。

（二）组织调查

除一般反应（如单纯发热、接种部位红肿、硬结等）外的AEFI均需调查。县级疾控机构对需要调查的AEFI，应当在接到报告后48小时内组织开展调查，收集相关资料，在调查开始后3日内初步完成AEFI个案调查表的填写，并通过中国免疫规划信息管理系统进行网络直报。对于不属于本辖区预防接种后发生的AEFI，也应当收集相关资料，填写AEFI个案调查表，并及时转报至受种者预防接种所在地的县级疾控机构，由预防接种所在地的县级疾控机构进行网络直报。怀疑与预防接种有关的死亡、严重残疾、群体性AEFI、对社会有重大影响的AEFI，市级或省级疾控机构在接到报告后应立即组织预防接种异常反应调查诊断专家组进行调查。属于突发公共卫生事件的死亡或群体性AEFI，同时还应当按照《突发公共卫生事件应急条例》的有关规定进行调查和报告。

（三）资料收集

临床资料：了解患者的预防接种史、既往健康状况（如有无基础疾病等）、家族史、过敏史，掌握患者的主要症状和体征及有关的实验室检查结果、已采取的治疗措施和效果等资料。必要时对患者进行访视和临床检查。对于死因不明需要进行尸体解剖检查的病例，应当按照有关规定进行尸检。预防接种资料：疫苗供应渠道、供应单位的资质证明、疫苗批签发报告和购销记录；疫苗运输条件和过程、疫苗储存条件和冰箱温度记录；疫苗的种类、生产企业、批号、出厂日期、有效期、来源（包括分发、供应或销售单位）、领取日期等；预防接种服务组织形式、预防接种现场情况、预防接种时间和地点、接种单位和预防接种人员的资质；知情或告知相关资料；预防接种实施情况、接种部位、途径、剂次和剂量、打开的疫苗存放时间；安全注射情况、注射器材来源、注射操作情况；预防接种同批次疫苗其他人员的反应情况、当地相关疾病发病情况等。

（四）病例诊断

省、市和县级疾控机构成立预防接种异常反应调查诊断专家组，调查诊断专家组由流行病学、临床医学、药学等专家组成，负责对AEFI调查诊断。县级卫生健康行政部门接到AEFI报告后，对需要进行调查诊断的，交由受种者预防接种所在地的县级疾控机构组织预防接种异常反应调查诊断专家组进行调查诊断。发生死亡、严重残疾、群体性AEFI，或对社会有重大影响的AEFI，由受种者预防接种所在地的市级或省级疾控机构组织预防接种异常反应调查诊断专家组进行调查诊断。AEFI的调查诊断结论应当在调查结束后30天内尽早作出。预防接种异常反应调查诊断专家组应当依据法律、法规、部门规章和技术规范，结合临床表现、医学检查结果和疫苗质量检验结果等，进行综合分析，作出调查诊断结论，出具预防接种异常反应调查诊断书。调查诊断怀疑引起AEFI的疫苗有质量问题的，应及时提交药品监督管理部门。省级预防接种异常反应调查诊断专家组对市、县级预防接种异常反应调查诊断进行技术指导。任何医疗单位或个人均不得作出预防接种异常反应诊断。

（五）调查报告

对发生死亡、严重残疾、群体性AEFI，或对社会有重大影响的AEFI，疾控机构应当在调查开始后7日内完成初步调查报告，及时将调查报告向同级卫生健康行政部门、上一级疾控机构报告，并向同级药品不良反应监测机构通报。县级疾控机构应当及时通过中国免疫规划信息管理系统上报调查报告。调查报告包括以下内容：对AEFI的描述、诊断、治疗及实验室检查；疫苗和预防接种组织实施情况；发生AEFI后所采取的措施、原因分析；对AEFI的初步判定及依据；撰写调查报告的人员、时间等。

（六）分类

AEFI经过调查诊断分析，按发生原因分成以下5种类型：

1. 一般反应　在预防接种后发生的，由疫苗本身所固有的特性引起的，对机体只会造成一过性生理功能障碍的反应，主要有发热和局部红肿，同时可能伴有全身不适、倦怠、食欲不振、乏力等综合症状。

2. 异常反应　合格的疫苗在实施规范预防接种过程中或者实施规范预防接种后造成受种者机体组织器官、功能损害，相关各方均无过错的药品不良反应。

3. 预防接种事故　由于在预防接种实施过程中违反预防接种工作规范、免疫程序、疫苗使用指导原则、预防接种方案，造成受种者机体组织器官、功能损害。

4. 偶合症　受种者在预防接种时正处于某种疾病的潜伏期或者前驱期，预防接种后巧合发病。

5. 心因性反应　在预防接种实施过程中或预防接种后因受种者心理因素发生的个体或者群体的反应。

三、数据审核与分析利用

中国免疫规划信息管理系统AEFI监测模块由各级疾控机构维护管理。县级疾控机构应当根据AEFI调查诊断进展和结果，随时对AEFI个案报告信息和调查报告内容进行订正和补充。各级疾控机构对AEFI报告信息实行日审核、定期分析报告制度。中国疾病预防控制中心和省级疾控机构至少每月进行1次分析报告，市、县级疾控机构至少每季度进行1次分析报告。

四、处置原则

因预防接种异常反应造成受种者死亡、严重残疾或者器官组织损伤的，依照《疫苗流通和预防接种管理条例》有关规定给予补偿。当受种方、接种单位、疫苗生产企业对疑似预防接种异常反应调查诊断结论有争议时，按照《预防接种异常反应鉴定办法》的有关规定处理。因疫苗质量不合格给受种者造成健康损害的，以及因接种单位违反预防接种工作规范、免疫程序、疫苗使用指导原则、预防接种方案给受种者造成健康损害的，依照《中华人民共和国药品管理法》及《医疗事故处理条例》有关规定处理。建立媒体沟通机制，积极、主动、及时、客观回应媒体和公众对预防接种异常反应的关切。开展预防接种异常反应科普知识的宣传，做好与受种者或其监护人的沟通，增进公众对疫苗安全性的信任。

五、常见反应的处置

接种人员对较为轻微的全身性一般反应和接种局部的一般反应，可给予一般的处理指导；对接种后现场留观期间出现的急性严重过敏反应等，应立即组织紧急抢救。对于其他较为严重的AEFI，应建议及时到规范的医疗机构就诊。

（一）全身性一般反应

1. 临床表现　少数受种者接种灭活疫苗后24小时内可能出现发热，一般持续1~2天，很少超过3天；个别受种者在接种疫苗后2~4小时即有发热，6~12小时达高峰；接种减毒活疫苗后，出现发热的时间比接种灭活疫苗稍晚，如接种麻疹疫苗后

6～10天可能会出现发热，个别受种者可伴有轻型麻疹样症状。少数受种者接种疫苗后，除出现发热症状外，还可能出现头痛、头晕、乏力、全身不适等情况，一般持续1～2天。个别受种者可出现恶心、呕吐、腹泻等胃肠道症状，一般以接种当天多见，很少超过2～3天。

2. 处置原则　受种者发热在≤37.5℃时，应加强观察，适当休息，多饮水，防止继发其他疾病。受种者发热＞37.5℃或≤37.5℃并伴有其他全身症状、异常哭闹等情况，应及时到医院诊治。

（二）局部一般反应

1. 临床表现　少数受种者在接种疫苗后数小时至24小时或稍后，局部出现红肿，伴疼痛。红肿范围一般不大，仅有少数人红肿直径＞30mm，一般在24～48小时逐步消退。接种卡介苗2周左右，局部可出现红肿浸润，随后化脓，形成小溃疡，大多在8～12周后结痂（卡疤），一般不需处理，但要注意局部清洁，防止继发感染。部分受种者接种含吸附剂的疫苗，会出现因注射部位吸附剂未完全吸收，刺激结缔组织增生，而形成硬结。

2. 处置原则　红肿直径和硬结＜15mm的局部反应，一般不需任何处理。红肿直径和硬结在15～30mm的局部反应，可用干净的毛巾先冷敷，出现硬结者可热敷，每日数次，每次10～15分钟。红肿和硬结直径≥30mm的局部反应，应及时到医院就诊。接种卡介苗出现的局部红肿，不能热敷。

第六节　应急接种的时间、对象和注意事项

一、应急接种时间

应急预防接种是在传染病爆发或预测可能有传染病流行或大量的外来人口进入或外来传染源进入的区域时，对一定的人群采取的一种紧急预防接种措施，以在短期内提高易感人群对某病的免疫水平，达到预防、控制或终止某病传播蔓延的目的。应急预防接种强调快速，接种对象范围较宽，常常是整个人群或在一特定人群中针对预防某种疾病进行单一疫苗一次性接种。一旦决定采取应急预防接种后，就要迅速确定接种时间。对于处在某种传染病流行期或暴露后，应急预防接种越快越好；对于有明显季节性的传染病则应安排在流行期前进行，使易感人群恰在流行期产生保护性抗体。应急预防接种应集中在短时间内完成，以便迅速形成保护屏障。

二、应急接种对象

应急预防接种人群应该明确，主要依据疫区的大小及所要预防传染病的易感人群确定，其目的是保护该地区易感人群免受某种传染病的威胁。应急预防接种的范

围要根据所要预防传染病可能波及的范围大小而定，可以是一个村、一个乡或一个县；一条街道、一个区或一个市；也可以是一个单位、一所学校等一个划定区域。不同疾病易感人群不同，因而应急预防接种的对象也不同。应急预防接种地点的选择必须方便群众，可选在常年接种点进行，接种点室内光线应充足明亮，通风良好，地面清洁，防蝇防尘。应配备必要的桌椅，冷藏设备，消毒设施，急救药品，预防接种卡片和登记表格等。紧急情况或在交通不便的情况下，也可在现场设临时接种点，但必须确保室内光线明亮，通风良好，备有冷藏包和急救药品等。针对传染病暴发、流行时，县级及以上人民政府或者其卫生健康行政部门组织开展的应急接种或群体性预防接种所使用的疫苗，疫苗的使用原则依照有关部门制定的方案执行。

三、注意事项

（一）应急接种的疫苗

必须在接种于人体后免疫产生快；所需的时间短于该病的潜伏期，且对潜伏期的患者注射后没有危险。

（二）接种范围和接种对象选择要适当

通过流行病学调查划分疫区范围，一般是以患者活动的范围来划分，如患者所在的村（居委会）、托儿所、幼儿园、学校的年级或班级等。应急接种对象应是疫区内的易感人群，如不能确定易感者，则对无免疫史的密切接触者和易感年龄组的儿童进行应急接种。

（三）接种的时间要及时

在首发病例出现后1～10天进行应急接种，愈早愈好。应在疫情尚未蔓延之前接种完毕，否则将达不到预期的效果。

第七节　社区、家庭消毒与隔离技术

一、消毒与隔离在基层医疗中的重要性

消毒是指通过物理、化学或生物学方法，消除或杀灭体外环境中病原微生物的一系列方法。其目的在于通过清除病原体来阻止其向外界传播，达到控制传染病发生与蔓延的目的。传染病消毒以切断传播途径，阻止和控制传染的发生。其目的：

（1）防止病原体播散到社会中，引起流行发生。

（2）防止病者再被其他病原体感染，出现并发症，发生交叉感染。

（3）同时也保护医护人员免疫感染。

不同的传播机制引起的传染病，消毒的效果有所不同。肠胃道传染病，病原体

随排泄物或呕吐物排出体外，污染范围较为局限，如能及时正常地进行消毒，切断传播途径，中断传播的效果较好。呼吸道传染病，病原体随呼吸、咳嗽、喷嚏而排出，再通过飞沫和尘埃而播散，污染范围不确切，进行消毒较为困难。须同时采取空间隔离，才能中断传播。虫媒传染病则采取杀虫灭鼠等方法。疫源地消毒：指对目前或曾经存在传染源的地区进行消毒。目的是杀灭由传染源排到外界环境中的病原体。疫源地消毒又分为：①终末消毒　即患者痊愈或死亡后对其居住地进行的一次彻底消毒；②随时消毒　指对传染源的排泄物、分泌物及其污染物品进行随时消毒。预防性消毒：指在未发现传染源的情况下，对可能受病原体污染的场所、物品和人体所进行的消毒。如饮用水消毒、餐具消毒、空气消毒、手术室及医护人员手的消毒等。

隔离是指把处在传染期的患者或病原携带者，置于特定医院、病房或其他不能传染给别人的条件下，防止病原体向外扩散和传播，以便于管理、消毒和治疗。隔离是预防和控制传染病的重要措施，一般应将传染源隔离至不再排出病原体为止。单独隔离传染源避免与周围人群尤其易感者不必要的接触，必须与传染源接触时应采取防护措施，如戴口罩、帽子、穿隔离衣、手清洁与消毒等，还要严格执行陪伴和探视制度。根据不同传染病传播途径的不同，采取相应的隔离与消毒措施。如呼吸道传染病患者的隔离应注意室内空气消毒、痰液等呼吸道分泌物的消毒，消化道传染病应注意水源、食物等的消毒。根据隔离期或连续多次病原检测，确定隔离者不再排出病原体时才能解除隔离。

二、隔离患者的适用指征和隔离方法

（一）肠道隔离

又称消化道隔离，适用于病原体通过污染食物、食具、手及水源，并经口引起传播的病症所给予的隔离方法。如甲型肝炎、伤寒、细菌性痢疾等。

隔离方法：

1. 不同病种患者最好分室居住，如条件不允许时，也可同住一室，但必须做好床边隔离，每一病床应加隔离标志。患者之间禁止交换书报及用物和互赠食品。

2. 接触不同病种的患者时，应更换隔离衣，消毒双手。

3. 病室应有防蝇设备，保持无蝇、无蟑螂。

4. 患者的食具、便器各自专用，严格消毒。剩下的食物或排泄物均应消毒处理后再排放。

（二）接触隔离

适用于病原体经皮肤或黏膜进入体内的传染病所采取的隔离方法。如破伤风、炭疽、狂犬病等。

隔离方法：

1. 患者应住单间病室，不接触他人。

2. 接触患者时，须穿隔离衣，必要时戴手套。如手有破损，不宜护理此种患者。

3. 凡患者接触过的一切物品，如被单、衣物、换药器械等均应先行灭菌处理，然后再行清洁、消毒、灭菌。

4. 被患者伤口分泌物污染的敷料应焚烧。

（三）昆虫隔离

适用于病原体通过蚊、虱、蚤等昆虫传播的疾病所进行隔离的方法。如流行性乙型脑炎、疟疾、斑疹伤寒等。

隔离方法：病室应有蚊帐及其他防蚊设施。斑疹伤寒患者入院时，应经灭虱处理后，才能住进同病种病室。

（四）保护性隔离

适用于抵抗力低下或易感染的患者，如大面积烧伤患者，早产婴儿、白血病患者及脏器移植患者等所采取的保护性措施，避免由他人（包括医护人员）将病室外的致病菌带进病室内而采用的隔离方法。

隔离方法：

1. 患者住单间病室或隔离单元内。

2. 接触患者前，戴口罩，帽子，穿隔离衣（外面为清洁面，内面为污染面）。

3. 病室内空气、地面、家具等均应严格消毒。

4. 患呼吸道疾病或咽部带病原菌者，避免接触患者。禁止探视患者。

（五）血液-体液隔离

血液—体液隔离主要用于预防直接或间接接触传染性血液或体液传播的感染性疾病，如乙型肝炎、艾滋病、梅毒等。

隔离方法：

1. 同种病原体感染者可同室隔离。

2. 为防止血溅，应戴口罩及护目镜。

3. 若血液或体液可能污染衣服时，需要穿隔离衣。

4. 接触血液或体液时应戴手套。

5. 注意洗手，若手被血液、体液污染或可能被污染，应立即用消毒液洗手，接触另一个患者前也应洗手。

6. 被血液或体液污染的物品，应装入标记污染袋，送出销毁或消毒处理。

7. 血液污染的室内表面物品，立即用5.25%氯酸钠溶液消毒。

（六）呼吸道隔离

主要用于防止通过空气中的气溶胶（飞沫）短距离传播的感染性疾病，如流感、流脑、麻疹等。

隔离方法：

1. 同种患者可住一室。通向走廊的门窗关闭，防止病原体随空气向外传播。

2.接触患者时戴口罩，并保持口罩干燥，必要时穿隔离衣。

3.保持室内空气流通。用紫外线照射或过氧乙酸喷雾消毒，1次／d。

4.为患者准备痰杯，口鼻分泌物须经严格消毒处理后方可排放。

（七）严密隔离

适用于传染性强或传播途径不明的疾病，死亡率高的传染病均需严密隔离，切断其传播途径。适用于经飞沫、分泌物、排泄物直接或间接传播的烈性传染病，如霍乱、鼠疫、SARS（传染性非典型性肺炎）等。

隔离方法：

1.患者应住单间病室，通向走廊的门窗须关闭。室内物品力求简单并耐消毒，室外挂有醒目标志。禁止患者出病室，禁止探视患者。

2.接触患者时，必须穿隔离衣、鞋，戴口罩、帽子，必要时戴手套。消毒措施务须严格。

3.室内空气及地面用消毒液喷洒或紫外线照射消毒，1次／天。

4.患者的排泄物、分泌物须经严格消毒处理后方可排放。

三、患者排泄物消毒的方法

稀薄的排泄物或呕吐物，每1000mL可加漂白粉50g，搅匀放置2小时。无粪的尿液每1000mL加入干漂白粉5g或次氯酸钙1.5g或10000mg/L有效氯含氯消毒剂溶液100mL混匀放置2小时。成形粪便不能用干漂白粉消毒，可用20%漂白粉乳剂（含有效氯5%），或50000mg/L有效氯含氯消毒剂溶液2份加于1份粪便中，混匀后，作用2小时。

四、患者衣物被褥消毒的方法

被细菌繁殖体或病毒污染时，耐热、耐湿的纺织品可煮沸消毒30min，或用流通蒸汽消毒30min，或用250～500mg/L有效氯的含氯消毒剂浸泡30min；不耐热的毛衣、毛毯、被褥、化纤尼龙制品等，可采取过氧乙酸薰蒸消毒。薰蒸消毒时，将欲消毒衣物悬挂室内（勿堆集一处），密闭门窗，糊好缝隙，每立方米用15%过氧乙酸7mL（$1g/m^3$），放置瓷或玻璃容器中，加热薰蒸1～2小时。被细菌芽胞污染时，也可采用过氧乙酸薰蒸消毒。薰蒸消毒方法与被繁殖体污染时相同，用药量为每立方米15%过氧乙酸20mL（$3g/m^3$）；或将被消毒物品置环氧乙烷消毒柜中，在温度为54℃，相对湿度为80%条件下，用环氧乙烷气体（800mg/L）消毒4～6小时；或用高压灭菌蒸汽进行消毒。

五、空气消毒的方法

（一）适用环境

儿科病房，妇产科检查室，注射室、换药室、治疗室、急诊室、化验室、各类普通病室和房间，这类环境要求空气中的细菌总数≤500cfu/m³，可采用下述方法。

（二）人员活动状态消毒方法

1. 循环风紫外线空气消毒器　消毒器由高强度紫外线灯和过滤系统组成，可以有效地滤除空气中的尘埃，并可将进入消毒器的空气中的微生物杀死。按产品说明书安装消毒器，消毒器必须采用低臭氧紫外线灯制备，消毒环境中臭氧浓度低于0.1mg/m³。

2. 静电吸附式空气消毒器　这类消毒器采用静电吸附原理，加以过滤系统，不仅可过滤和吸附空气中带菌的尘埃，也可吸附微生物。在一个20～30m²的房间内，使用一台大型静电式空气消毒器，消毒30min后，应可达到国家卫生标准。可用于有人在房间内空气的消毒。

3. 光催化空气消毒器　消毒器采用半导体氧化物通过特种光源催化在设备内消毒反应区对空气中微生物杀灭，同时可消毒有机化学污染和异味，安装方式可采用单机或中央空调通风系统使用。适用于人员活动状态下的持续动态消毒。

（三）无人状态消毒方法

1. 臭氧消毒　市售的管式、板式和沿面放电式臭氧发生器均可选用。要求达到臭氧浓度≥20mg/m³，在RH≥70%条件下，消毒时间≥30min。消毒时人必须离开房间。消毒后待房间内闻不到臭氧气味时才可进入（大约在关机后30min）。

2. 紫外线消毒　可选用产生较高浓度臭氧的紫外线灯，以利用紫外线和臭氧的协同作用。一般按每立方米空间装紫外线灯瓦数≥1.5W，计算出装灯数。空气消毒照射时间一般均应大于30min。新灯的辐照强度不得低于90μw/cm²，使用中紫外线的辐照强度不得低于70μw/cm²。测定紫外线强度应采用经过计量部门检定的紫外线强度计。

3. 熏蒸或喷雾消毒　可采用化学消毒剂或中草药空气消毒剂喷雾或熏蒸消毒，常用的化学消毒剂有：

（1）过氧乙酸：将过氧乙酸稀释成0.5%～1.0%水溶液，加热蒸发，在60%～80%相对湿度，室温下，过氧乙酸用量按1g/m³计算，熏蒸时间2h。

（2）过氧化氢复方空气消毒剂：市售品以过氧化氢为主要成份，配以增效剂和稳定剂等，一般用量按过氧化氢50mg/m³计算，采用喷雾法，在相对湿度60%～80%，室温下作用30min。

（3）季铵盐类消毒液：采用双链和单链季铵盐，配以增效剂和稳定剂制成的空气消毒剂。1.2mL/m³（折合药物浓度10mg/m³左右）喷雾，作用30min。

（4）中草药空气消毒剂喷雾消毒。按生产厂家的使用说明书进行操作。

（5）注意事项：所用消毒剂必须有卫生许可批件且在有效期内；消毒时室内不可有人；甲醛不宜用于空气消毒，因有致癌作用。

六、医生和陪护人员洗手消毒的方法

（一）洗手

1. 洗手指征

（1）直接接触患者前后，接触不同患者之间，从同一患者身体的污染部位移动到清洁部位时；

（2）接触患者黏膜、破损皮肤或伤口前后，接触患者的血液、体液、分泌物、排泄物、伤口敷料之后；

（3）穿脱隔离衣前后，摘手套后；

（4）进行无菌操作前后，处理清洁、无菌物品之前，处理污染物品之后；

（5）当医务人员的手有可见的污染物或者被患者的血液、体液等蛋白性物质污染后。

2. 洗手方法

（1）采用流动水洗手，使双手充分淋湿；

（2）取适量肥皂或者皂液，均匀涂抹至整个手掌、手背、手指和指缝；

（3）认真揉搓双手至少15秒钟，应注意清洗双手所有皮肤，包括清洗指背、指尖和指缝和大拇指。

（4）在流动水下彻底冲净双手，擦干，取适量护手液护肤。

（3）注意事项：医务人员洗手时应彻底清洗容易污染微生物的部位，如指甲、指尖、指甲缝、指关节及配戴饰物的部位等。

（二）手消毒

1. 手消毒指征

（1）检查、治疗、护理免疫功能低下的患者之前；

（2）出入隔离病房、重症监护病房、烧伤病房、新生儿重症病房和感染性疾病科病房等重点部门前后；

（3）接触具有传染性的血液、体液和分泌物以及被传染性致病微生物污染的物品后；

（4）双手直接为传染病患者进行检查、治疗、护理或处理传染患者污物之后；

（5）需双手保持较长时间抗菌活性时。

2. 手消毒方法：

（1）取适量的速干手消毒剂于掌心；

（2）严格按照洗手揉搓的步骤双手相互揉搓，揉搓时保证手消毒剂完全覆盖手部皮肤，直至手部干燥，使双手达到消毒目的。手被感染性物质污染以及直接为传染病患者进行检查、治疗、护理或处理传染病患者污染物之后，应当先用流动水洗手、擦干，然后使用速干手消毒剂消毒双手。进行侵入性操作时应戴无菌手套，戴手套前、脱手套后应洗手。一次性无菌手套不得重复使用。

（三）注意事项

1. 洗手时应用肥皂/皂液和流动水将手洗净。

2. 当手与患者接触前后或微生物污染源接触后（包括脱掉手套后）必须用肥皂/皂液和流动水洗净双手或用速干手消毒剂消毒双手，包括手部皮肤和指甲的所有表面。

（四）常用手消毒剂

1. 75%乙醇溶液或70%异丙醇溶液。

2. 醇类和胍类{醋酸氯己定等}复配的手消毒液。

3. 有效碘含量为5000mg/L的碘伏溶液。

4. 卫生行政部门批准用于手消毒的其他消毒剂。

七、患者垃圾污物的处理

（一）液体污物

主要指患者吃过的剩饭剩菜、排泄物、呕吐物等。

1. 可作动物饲料的剩饭剩菜，须煮沸30min后才能运出；

2. 没有利用价值的剩饭剩菜和排泄物、呕吐物，加1/5量的漂白粉，搅匀后作用2h，倒入专用化粪池或运出；

3. 特殊传染病患者的排泄物、呕吐物参照传染病的类型分类执行。

（二）固体污物

1. 无利用价值的可燃性污物，在条件允许的情况下可采用焚烧处理。

2. 非可燃性固体污物应先消毒，然后根据物品的再利用价值，送废旧物品收购站或城市垃圾处理站。消毒方法可选用含有效氯或有效溴500～1000mg/L的消毒液、含1000～2000mg/L二氧化氯的消毒液或0.5%过氧乙酸消毒液浸泡60min。

（三）感染症患者污物的消毒处理

1. 患者的粪便加2倍量10%～20%漂白粉乳液；呕吐物加1/5量干漂白粉，搅匀后加盖作用2h，再倒入厕所。

2. 伤寒患者的尿液每100ml加漂白粉3g，搅匀后加盖，作用2h。

3. 患者使用过的便器用1%漂白粉上清液、含有效氯2000mg/L的消毒液、0.5%过氧乙酸浸泡30min。

4. 结核患者的痰盒收集后焚烧；也可加等量10%～20%漂白粉乳液（或1/5量的干粉），作用2～4h或加等量1%过氧乙酸作用30～60min。

5. 无经济价值的可燃性污物采用焚烧处理。

（四）炭疽患者污物的消毒处理

1. 尽可能都采用焚烧处理。不能焚烧的，用含有效氯或有效溴2000mg/L的消毒液或2%戊二醛浸泡、擦拭30～60min。

2. 肠炭疽患者排泄物处理。患者所用便器用含有效氯4000mg/L的消毒液，排泄物用1%过氧乙酸浸泡30min。

（五）艾滋病患者污物的消毒处理

1.无经济价值的可燃性污物采用焚烧处理。

2.病毒携带者和患者分泌物、排泄物用20%漂白粉乳液1∶2混合后作用2h。

3.液体污物可煮沸30min；也可加入含氯消毒剂（使混合液中有效氯达到1000mg/L），或过氧乙酸（使混合液中达到5000mg/L）作用30min。

第八节　突发公共卫生事件的应急处理

一、突发公共卫生事件的概念、分类、分级

（一）概念

突发公共卫生事件是指突然发生、造成或可能造成社会公众健康严重损害的重大传染病疫情、群体性不明原因疾病、重大食物中毒以及其他影响公众健康的事件。突发公共卫生事件具有突发性、意外性、群体性、社会危害性、传播的广泛性、种类的多样性、处理的综合性和系统性等特点。事件的发生往往不易预测，突如其来，很难在较短时间内获取相关准确、全面的信息，从而影响其做出正确判断；危及的对象不是特定的人群，而是牵涉到社会群体，特别是在事件影响范围内的人群都有可能受到伤害；在全球化的时代，某一种疾病可以通过现代化的交通工具实现跨国的流动，容易成为全球性的传播，另外，引起公共卫生事件的因素多种多样，比如生物因素、自然灾害、食品药品安全事件、各种事故灾难等；突发公共卫生事件不仅仅是一个公共卫生问题，还是一个社会问题，需要各有关部门共同努力，甚至全社会都要动员起来参与这项工作。治理需要技术层面和价值层面的结合、直接的任务和间接的任务相结合、责任部门和其他的部门结合、国际和国内结合。

（二）突发公共卫生事件分类

1.重大急性传染病、群体不明原因疾病和新发传染病的暴发流行；

2.预防接种性群体性反应和药物反应；

3.重大食物中毒和急性职业性中毒；

4.重大环境污染、放射污染和辐照事故；

5.生物、化学、核辐射恐怖袭击；

6.重大动物疫情以及由于自然、事故灾难或社会治安等突发事件引起的严重影响公众健康的卫生事件。

（三）突发公共卫生事件分级

根据我国《国家突发公共卫生事件应急预案》的规定，我国将突发公共卫生事件划分为特别重大（Ⅰ级）、重大（Ⅱ级）、较大（Ⅲ级）和一般（Ⅳ级）四级，

依次用红色、橙色、黄色、蓝色进行预警标识。

1. 有下列情形之一的为特别重大突发公共卫生事件（Ⅰ级）：肺鼠疫、肺炭疽在大中城市发生并有扩散趋势，或肺鼠疫、肺炭疽疫情波及2个以上省份，并有进一步扩散趋势；发生传染性非典型肺炎、人感染高致病性禽流感病例，并有扩散趋势；涉及多个省份的群体性不明原因疾病，并有扩散趋势；发生新传染病或我国尚未发现的传染病发生或传入，并有扩散趋势，或发现我国已消灭的传染病重新流行；发生烈性病菌株、毒株、致病因子等丢失事件；周边以及与我国通航的国家和地区发生特大传染病疫情，并出现输入性病例，严重危及我国公共卫生安全的事件；国务院卫生行政部门认定的其他特别重大突发公共卫生事件。

2. 有下列情形之一的为重大突发公共卫生事件（Ⅱ级）：在一个县（市）行政区域内，一个平均潜伏期内（6天）发生5例以上肺鼠疫、肺炭疽病例，或者相关联的疫情波及2个以上的县（市）；发生传染性非典型肺炎、人感染高致病性禽流感疑似病例；腺鼠疫发生流行，在一个市（地）行政区域内，一个平均潜伏期内多点连续发病20例以上，或流行范围波及2个以上市（地）；霍乱在一个市（地）行政区域内流行，1周内发病30例以上，或波及2个以上市（地），有扩散趋势；乙类、丙类传染病波及2个以上县（市），1周内发病水平超过前5年同期平均发病水平2倍以上；我国尚未发现的传染病发生或传入，尚未造成扩散；发生群体性不明原因疾病，扩散到县（市）以外的地区；发生重大医源性感染事件；预防接种或群体性预防性服药出现人员死亡；一次食物中毒人数超过100人并出现死亡病例，或出现10例以上死亡病例；一次发生急性职业中毒50人以上，或死亡5人以上；境内外隐匿运输、邮寄烈性生物病原体、生物毒素造成我境内人员感染或死亡的；省级以上人民政府卫生行政部门认定的其他重大突发公共卫生事件。

3. 有下列情形之一的为较大突发公共卫生事件（Ⅲ级）：发生肺鼠疫、肺炭疽病例，一个平均潜伏期内病例数未超过5例，流行范围在一个县（市）行政区域以内；腺鼠疫发生流行，在一个县（市）行政区域内，一个平均潜伏期内连续发病10例以上，或波及2个以上县（市）；霍乱在一个县（市）行政区域内发生，1周内发病10～29例或波及2个以上县（市），或市（地）级以上城市的市区首次发生；一周内在一个县（市）行政区域内，乙丙类传染病发病水平超过前5年同期平均发病水平1倍以上；在一个县（市）行政区域内发现群体性不明原因疾病；一次食物中毒人数超过100人，或出现死亡病例；预防接种或群体性预防性服药出现群体心因性反应或不良反应；一次发生急性职业中毒10～49人，或死亡4人以下；市（地）级以上人民政府卫生行政部门认定的其他较大突发公共卫生事件。

4. 有下列情形之一的为一般突发公共卫生事件（Ⅳ级）：腺鼠疫在一个县（市）行政区域内发生，一个平均潜伏期内病例数未超过10例；霍乱在一个县（市）行政区域内发生，1周内发病9例以下；一次食物中毒人数30～99人，未出现死亡病例；一次发生急性职业中毒9人以下，未出现死亡病例；县级以上人民政府卫生行政部门认定的其他一般突发公共卫生事件。

二、社区突发公共卫生事件的监测、报告、预警与应急处置

（一）突发公共卫生事件报告和管理

突发公共卫生事件与传染病疫情监测信息报告，坚持依法管理，分级负责，快速准确，安全高效的原则。国务院卫生行政部门对全国突发公共卫生事件与传染病疫情监测信息报告实施统一监督管理。县级以上地方卫生行政部门对本行政区域突发公共卫生事件与传染病疫情监测信息报告实施监督管理。任何单位和个人必须按照规定及时如实报告突发公共卫生事件与传染病疫情信息，不得瞒报、缓报、谎报或者授意他人瞒报、缓报、谎报。各级疾病预防控制机构按照专业分工，承担责任范围内突发公共卫生事件和传染病疫情监测、信息报告与管理工作。按照属地化管理原则，当地疾病预防控制机构负责，对行政辖区内的突发公共卫生事件和传染病疫情进行监测、信息报告与管理；负责收集、核实辖区内突发公共卫生事件、疫情信息和其他信息资料；设置专门的举报、咨询热线电话，接受突发公共卫生事件和疫情的报告、咨询和监督；设置专门工作人员搜集各种来源的突发公共卫生事件和疫情信息。获得突发公共卫生事件相关信息的责任报告单位和责任报告人，应当在2小时内以电话或传真等方式向属地卫生行政部门指定的专业机构报告，具备网络直报条件的要同时进行网络直报，直报的信息由指定的专业机构审核后进入国家数据库。不具备网络直报条件的责任报告单位和责任报告人，应采用最快的通讯方式将《突发公共卫生事件相关信息报告卡》报送属地卫生行政部门指定的专业机构，接到《突发公共卫生事件相关信息报告卡》的专业机构，应对信息进行审核，确定真实性，2小时内进行网络直报，同时以电话或传真等方式报告同级卫生行政部门。

接到突发公共卫生事件相关信息报告的卫生行政部门应当尽快组织有关专家进行现场调查，如确认为实际发生突发公共卫生事件，应根据不同的级别，及时组织采取相应的措施，并在2小时内向本级人民政府报告，同时向上一级人民政府卫生行政部门报告。不同类别的突发公共卫生事件的调查应当按照《全国突发公共卫生事件应急预案》规定要求执行。

（二）突发公共卫生事件现场应急处置

1. 重大环境污染事件的危害　在发生重大环境污染事故时，可能出现大量急性中毒人员，救援人员必须采取自我防护措施，并对中毒人员进行正确的早期诊断和采取及时的急救措施。

（1）立即终止接触毒物，阻止毒物吸收。如果是气体中毒，应离开现场移至新鲜的环境；吸氧，保持呼吸道通畅；如果是接触性中毒，应脱去污染的衣服，彻底清洗皮肤。

（2）清除体内毒物。许多毒物经肾脏排泄，强化利尿是加速毒物排泄的重要方法。另外，通过血液透析亦能清除体内毒物或其代谢产物，并纠正水、电解质及酸碱平衡失调。对于严重中毒并经其他治疗或透析治疗效果不佳者，还可以考虑进行血液灌流。

（3）使用特效解毒剂。诊断明确的急性中毒应尽早使用特殊解毒剂，以降低死亡率。

（4）对症及支持治疗。许多急性中毒至今无特效的治疗方法和药物，对症支持治疗则成为抢救成功的关键。治疗重点是维护心、肺、脑、肝、肾等重要脏器功能，防治并发症。

2. 自然灾害的应急处理方法

（1）制定严格的、针对性、实用性强的工作制度　要制定应急预案和工作流程。由于自然灾害的突发性和巨大的破坏性，卫生部门必须制定应对突发事件的各项制度，并且重点在于把握住各个相关环节，重在落实，常抓不懈，防患于未然。

（2）伤亡人员的现场救治　自然灾害发生后医疗卫生服务部门的工作十分繁重，有大量的伤员需要进行救助，既要进行就地处理又要进行院内救治，因此做好计划和组织对具体工作的开展有极大的帮助。大多数自然灾害造成的伤亡需要在24小时内进行紧急处理，应该先给予充分的就地治疗，以免在转送过程中耽搁治疗时机。根据损伤的严重程度立即给予相应的处理，在现场对伤者标记清楚，按照严重程度、所需治疗和转送的优先级分类，必须把伤员的识别鉴定作为营救工作的一个重点，分类时采用国际上普遍接受的颜色编码系统。所有的伤病员均须用标签标明姓名、年龄、性别、籍贯，并按伤势轻重及估计疗效分类处理、诊断及做出的治疗。

（3）医院对伤员的收治　医院需要建立一个管理和协调工作的组织机构，并根据自身特点及本地区抗击自然灾害计划的内容制订相应的救治计划，建立职责明确的管理组织机构。医院在组织机构的统一指挥下对患者分开救治，并协助疾控中心开展相关工作，患者如需转院医院应按标准化转院规定执行。

（4）尸体处理　自然灾害遇难者的尸体通常不会引起传染病的流行，但应认真做好人与动物尸体的卫生处理。一般来说对逝者的处理应按照充分尊重逝者的原则、及时就地清理和尽快掩埋处理的原则进行。对需要辨明身份而不能马上处理的遇难者，存放时间应尽量缩短。尸体存放地点应远离水源、避开人员活动区，避开低洼地。根据当地气温条件，一般自然存放不宜超过4天，放入存尸袋的可适当延长存放时间。对甲乙类传染病死亡者，以最快速度运出火化或者2米以下深埋，对疫源地进行终末消毒。尸体埋葬的场所应由当地政府指定，不得随意乱埋。清理和运输尸体人员应掌握一定的卫生防护技能，并佩戴适当的防护用品，如医用防护口罩、工作服、手套、胶鞋等。

（5）疾病监测与控制　灾害发生后，应尽快恢复或建立可靠的疾病报告制度和网络，以便及时判断疫情变化和采取相应控制措施。医院是突发公共卫生事件的责任报告单位，应当在2小时内向所在地县级人民政府卫生行政主管部门报告。同时，疾控中心应迅速调查所有疾病的暴发事件，及早掌握疾病发生的动态变化有利于在资源相对不足的情况下有效地控制疫情。

（6）环境卫生管理　自然灾害发生后，尽快恢复环境卫生服务是紧急情况下卫生管理的首要任务。根据健康危险性的高低考虑恢复环境卫生服务的先后。一般卫生管理机构不能直接负责营地和临时定居点的建立和管理。但是营地管理的许多方面影响着居民健康，卫生机构需承担相应的责任。临时定居点或营地建立后，首先应该解决保证有充足、安全的饮用水，基本的卫生设施，粪便污水和垃圾处理；其次是提供食物保洁措施，确立控制传播媒介的措施，促进个人卫生。卫生部门应该从配水管网到水源进行一次全面的供水系统调查，这对于查明供水系统各部的物理结构、现存的功能、细菌和化学指标是非常必要的。主要的供水安全问题是微生物污染，在紧急情况下，为了保证饮水质量，可优先考虑氯化消毒饮水并适当增加余氯量（紧急情况下饮水中余氯保持0.7mg/L）和尽可能保持水管内正压，防止从水管外倒吸污染物。其次要考虑的饮水问题是化学污染和毒性问题，如污染应重新寻找水源。备用水源按优先顺序分别为：深井水、浅井水、雨水、地表水。现有和新设的水源需要有下列保护措施：禁止人或动物进入水源地区，必要时设立隔离墙或警卫；保证垃圾、粪便处理场所距离水源有一定安全防护距离；在河流或溪流取水点上游禁止洗浴、游泳、清洗、饲养动物等可能污染水体的活动；提高水井质量，溢水和渗水应与水井保持一定距离；估计最大的用水量及井水涌出量，必要时应定量供水。运输饮用水的车辆和储水设备应符合卫生学的要求，条件允许时可以采用移动净水设备。

（7）食品与营养的保障　根据受灾人群的数量提供食品，并监测受灾群众的营养状况。在自然灾害发生后，按优先次序应该考虑的问题为：对那些紧急需要的人群立即供应食品，如隔离孤立的被洪水包围的人群；初步估算本地区所需的食品量，进行调集、运输、分配；确定储存粮食的种类（符合当地消费特点）和地点；监测食品需求信息，以便修改计划。灾难发生后应尽早开始分配食品，先要让群众有吃的，其次才是预防营养问题。足够的食品（每人3～4kg/星期）可以保证高危人群的存活下来，但是要考虑到可能缺乏燃料而尽可能给予熟食。食品的定量要尽可能简单，选择不易腐败非散装的食品，同一类食品中允许不同食品相互交换。任何情况下，只要有可能都要对弱势群体补充食品，包括孕妇、哺乳妇女和5岁以下儿童。在适宜的样本人群中进行定期的体格测量来完成监测，在紧急情况下，身高和体重（上臂围测量）是营养状况急性变化的最好指标。而灾害情况下发生的食物性疾病主要是食品卫生的问题。食品生产加工的任何一个环节发生失误都可以引发食物性疾病。

（8）保证基本的卫生条件和个人卫生　很多污染病是因为粪便污染饮用水或食物引起的。灾害发生后，往往不太注意个人卫生，尤其是在人口稠密和缺水地区，建议采取如下措施：要提供洗手设备；提供清洗和沐浴设施；有足够的饮用水；进行有关个人卫生、公共卫生和废弃物处理等的卫生知识宣教活动。污水常用渗水坑进行处理。

（9）固体废弃物的处理　自然灾害发生后，固体废弃物的处理是一个特殊问题，不仅要处理废品、垃圾、建筑物残留、公共设施、植物、动物尸体，而且消除这些废物对于恢复工作很重要。垃圾和废弃物的卫生处理也是最有效控制虫媒疾病的方法。应该避免开放式垃圾堆积，建立焚烧炉焚烧尸体；临时设立的垃圾处理场不能长期使用；处理危险性材料时要小心。危险废弃物必须安全地存放在回收后的能够进行鉴定、处理或处置的地方。

（10）动物传播媒介的控制　应尽快按卫生要求开始收集和处理垃圾；开展卫生宣教，讲究个人卫生；确定节肢动物、啮齿类或其他动物传播媒介的孳生地；坚持不懈地消灭传播媒介；喷洒杀虫剂；食物保存在安全的地点。在自然灾害发生的早期要想成功地控制动物传播媒介几乎是不可能的，必须主要依靠加强环境卫生和个人卫生。

（三）突发公共卫生事件报告途径与时限

1. 报告途径　建立由省、市、县（市、区）级和乡镇卫生院或社区卫生服务中心（站）及村卫生室组成的监测网络，通过实行网上直报、核实报告和热线电话报告三种方式积极开展突发公共卫生事件的监测和报告。国务院卫生行政主管部门制定突发事件应急报告规范，建立重大、紧急疫情信息报告系统。

有下列情形之一的，省、自治区、直辖市人民政府应当在接到报告1小时内，向国务院卫生行政主管部门报告：发生或者可能发生传染病暴发、流行的；发生或者发现不明原因的群体性疾病的；发生传染病菌种、毒种丢失的；发生或者可能发生重大食物和职业中毒事件的。

国务院卫生行政主管部门对可能造成重大社会影响的突发事件，应当立即向国务院报告。

突发事件监测机构、医疗卫生机构和有关单位发现有以上规定情形之一的，应当在2小时内向所在地县级人民政府卫生行政主管部门报告；接到报告的卫生行政主管部门应当在2小时内向本级人民政府报告，并同时向上级人民政府卫生行政主管部门和国务院卫生行政主管部门报告。县级人民政府应当在接到报告后2小时内向设区的市级人民政府或者上一级人民政府报告；设区的市级人民政府应当在接到报告后2小时内向省、自治区、直辖市人民政府报告。任何单位和个人对突发事件不得隐瞒、缓报、谎报或者授意他人隐瞒、缓报、谎报。接到报告的地方人民政府、卫生行政主管部门依照本条例规定报告的同时，应当立即组织力量对报告事项调查核实、确证，采取必要的控制措施，并及时报告调查情况。国务院卫生行政主管部门应当根据发生突发事件的情况，及时向国务院有关部门和各省、自治区、直辖市人民政府卫生行政主管部门以及军队有关部门通报。突发事件发生地的省、自治区、直辖市人民政府卫生行政主管部门，应当及时向毗邻省、自治区、直辖市人民政府卫生行政主管部门通报。接到通报的省、自治区、直辖市人民政府卫生行政主管部门，必要时应当及时通知本行政区域内的医疗卫生机构。县级以上地方人民政府有关部门，已经发生或者发现可能引起突发事件的情形时，应当及时向同级人民政府卫生行政主管部门通报。

2. 报告时限及程序　获得突发公共卫生事件相关信息的责任报告单位和责任报告人，应当在2小时内以电话或传真等方式向属地卫生行政部门指定的专业机构报告，具备网络直报条件的同时进行网络直报，直报的信息由指定的专业机构审核后进入国家数据库。不具备网络直报条件的责任报告单位和责任报告人，应采用最快的通信方式将《突发公共卫生事件相关信息报告卡》报送属地卫生行政部门指定的专业机构，接到《突发公共卫生事件相关信息报告卡》的专业机构，应对信息进行审核，确定真实性，2小时内进行网络直报，同时以电话或传真等方式报告同级卫生行政部门。

◎思考题
1. 什么是传染病，传染源有哪些？
2. 经空气传播的传染病的流行特征有哪些？
3. 促使人群易感性升高的因素有哪些？促使人群易感性降低的因素有哪些？
4. 试述预防控制传染病的三大措施。
5. 简述突发公共卫生事件的现场应急处理。

（湖南中医药高等专科学校　李治伟）

第十六章　社区健康教育与健康促进

第一节　健康教育与健康促进的概念与内容

一、健康教育

（一）健康教育的概念

健康教育（health education）是卫生保健的首要内容，是一项有效的治疗手段和高效益的医疗保健措施，也是最根本的医疗预防保健措施。有关健康教育概念有多种描述，目前较为大众接受的表述是：健康教育是指通过有计划、有组织、有系统的社会教育活动，使人们自觉地采纳有益于健康的行为和生活方式，消除或减轻影响健康的危险因素，预防疾病，促进健康，提高生活质量，并对教育效果作出评价。因此，健康教育不同于其他教育，其实质是一个干预过程，其最终目的是预防疾病，促进健康，提高生活质量，它是一种有计划、有目的、有评价的教育活动。

（二）健康教育的研究领域

健康教育的研究领域非常广泛，可分为两大类。

1. 按目标人群或场所分类　分为学校健康教育、职业人群健康教育、医院健康教育、社区健康教育。

2. 按教育目的或内容分类　分为防治疾病的健康教育、营养健康教育、环境保护健康教育、心理卫生教育、生殖健康教育（包括性传播疾病、艾滋病、安全性行为等）、安全教育、死亡教育等。

（三）健康教育的内容

1. 一般性健康教育内容　帮助学习者增强个人和人群健康的基本知识，如住宅区域的公共卫生与环境保护，个人卫生知识，计划生育知识，营养卫生知识，一般疾病防治知识，家庭常用药品和健康保健物品的使用和管理，精神心理卫生知识等。

2. 特殊健康教育内容　针对社区特殊人群常见的健康问题进行教育，如妇女健康保健，儿童保健，中、老年人的健康知识保健，残疾人的自我保健和康复知识等。

3. 卫生管理法规的教育内容　帮助社区个人、家庭以及群体学习和了解城乡健康有关的政策与法规，树立良好的道德观念，提高社区人群维护公共卫生的责任心和自觉性。自觉遵守卫生管理法规，维护社会健康。目前，我国主要的卫生管理法规有《中华人民共和国环境保护法》《中华人民共和国食品卫生法》和《公共场所卫生管理条例》等。

二、健康促进

（一）健康促进的概念

健康促进（health promotion）概念也有多种描述，1986年，世界卫生组织（WHO）在渥太华召开的第一届国际健康促进大会上发表的《渥太华宣言》中指出："健康促进是指促进人们提高、控制和改善他们自身健康的过程"。1995年，WHO西太平洋区发表的《健康新地平线》中指出："健康促进是指个人与家庭、社区和国家一起采取措施，鼓励健康行为，增强人们改进和处理自身健康问题的能力"。

美国著名健康教育专家劳伦斯·格林（Lawrence·Green）博士将健康促进定义为："健康促进是指一切能促使行为和生活条件向有益于健康改变的教育与环境支持的综合体。"其中环境包括社会的、政治的、经济的和自然的环境；支持指政策、立法、财政、组织、社会开发等各个系统。

我国学者认为"健康促进"是以教育、组织、法律（政策）和经济等手段干预那些对健康有害的生活方式、行为和环境，以促进健康。健康促进的目的在于努力改变人们不健康的行为，改进预防性服务以及创造良好的社会与自然环境，其内容包括政府立法，解决有害的生产、生活环境；支持和促进个人、家庭和社会共同承担卫生保健工作；增加与改善预防性服务设施，投入更多的资源以促进人民的健康；建立社会主义精神文明，提倡文明、健康、科学的生活方式；加强信息交流与人员培训，提高人们的自我保健意识和技巧。

事实上，我国于20世纪50年代在全国全民范围开展的以"爱国卫生运动"为代表的健康干预活动，就是一次基于当时我国实际情况的非常成功的伟大健康促进实践，中华民族的健康水平和人民的期望寿命那时得以迅速地大幅度提高。

（二）健康促进涉及活动领域

首届国际健康促进大会上通过的《渥太华宣言》将5个方面的活动列为优先领域：

1. 制定促进健康的公共政策　健康促进的含义已超出卫生保健的范畴，把健康问题提到各个部门、各级政府和组织的决策者的议事日程上。

2. 营造促进健康的支持环境　健康促进需创造安全的、满意的和愉快的生活和工作环境，系统地评估环境对健康的影响，以保证社会和自然环境有利于健康的发展。

3. 加强促进健康的社区行为　充分发动社区力量，积极有效地参与卫生保健计划的制定和执行，挖掘社区资源，帮助他们认识自己的健康问题，并提出解决问题的办法。

4. 发展促进健康的个人技能　通过培训和教育，帮助人们提高社区健康相关的技能，以达到支持个人和发展社会的目的。

5. 调整卫生服务方向　健康促进中的卫生服务责任由个人、社会团体、卫生专业人员、卫生部门、工商机构和政府共同分担。他们必须共同努力，朝着一个方向迈进，建立一个有助于健康的卫生保健系统。

1998年7月发表的关于指导21世纪健康促进发展的《雅加达宣言》又提出5个需

优先考虑的方面：

（1）提高对健康的社会责任；

（2）增加对健康发展的资金投入；

（3）扩大健康促进的合作关系；

（4）增强社团及个人能力；

（5）保护健康促进工作的基层组织。

显然，无论是《渥太华宣言》的5个活动领域还是《雅加达宣言》的5个优先考虑方面都体现了健康促进的战略性质。影响健康的因素可分为环境因素、人类生物学因素、行为与生活方式因素和卫生服务因素。健康促进的5个活动领域全面针对除人类生物学因素外的所有影响健康的因素。也可将健康促进视作对生物、心理和社会医学模式的进一步阐述。实现这个意义上的健康促进不可能由某一组织、某一部门的专业活动单独完成，它需要全社会的共同努力。从公共卫生和医学角度来推动这一战略的实现，则必须依靠健康教育的具体活动。

三、健康促进与健康教育的关系

从以上内容可以看出，健康教育与健康促进是两个紧密相联系的不同概念，它们最终的目标都是为了提高整个社会人群的健康水平，但它们又各有不同。

（一）健康促进的涵义比健康教育更为广泛

健康促进涉及整个人群和人们社会生活的各个方面，而健康教育则侧重于影响有改变自身行为愿望的人群。与健康教育相比，健康促进将客观的支持和主观参与融为一体。"客观支持"包括政策和环境的支持，"主观参与"则侧重于个人与社会的参与意识和参与水平。因而健康促进不仅包括了健康教育的行为干预内容，还强调了行为改变所需的组织、政策、经济、法律支持等各项策略。这表明健康促进既注重发挥人们的主观能动作用，又注重调动社会的客观推动力量，这是两者的根本区别。

（二）健康教育与健康促进相互依托，不可分割

健康教育的作用是激发领导者的重视与支持。促进公众的积极参与，寻求社会的全面支持，扩大健康促进的成效。而健康促进则对健康教育起维护和推动作用。因此，健康教育是健康促进的基础，没有健康教育，健康促进则是无源之水、无本之木。而健康教育若不向健康促进发展，其作用就会受到极大限制。健康促进是为实现21世纪人人享有卫生保健而采取的行为目标，健康教育则是实现这一目标的具体方法和手段。因此健康教育与健康促进是相互依托，不可分割的。

第二节 社区开展健康教育和健康促进的目的意义

一、社区健康教育与健康促进的目的

1. 主动争取和有效促进领导和决策层转变观念，对各项促进健康的政策予以支持制定。

2. 促进个人、家庭和社区对预防疾病、促进健康、提高生活质量的责任感。提高和发展社区自助能力，实现社区资源开发和公平利用。

3. 创造有益于健康的外部环境。

4. 积极推动医疗部门作用，向社区卫生服务方向发展。

5. 开展全民健康教育，提倡文明、健康、科学的生活方式，提高全民的健康素质和科学文化水平。

二、社区健康教育与健康促进的意义

社区健康教育与健康促进是卫生事业发展的战略举措，其意义主要体现在以下几个方面：

（一）实现初级卫生保健的开路先锋

《阿拉木图宣言》把健康教育列为初级卫生保健各项任务之首，并指出健康教育是所有卫生问题、疾病预防方法及控制中最为重要的任务。是实现初级卫生保健任务的关键。

（二）卫生保健事业发展的战略举措

健康教育与健康促进的核心是促进人们建立新的行为和生活方式，制定一系列使行为和生活方式有益于健康发展的策略和措施，减低危险因素，预防各种慢性病。据中国有关专家预测，未来中国如加大健康教育与健康促进的投入，有望使心脑血管疾病的死亡率下降25% ~ 50%。所以健康教育与健康促进具有核心战略地位，是卫生保健事业发展的必然趋势。

（三）一项投入低、产出高、效率高的保健措施

健康教育与健康促进引导人们自愿放弃不良的行为和生活方式，减少自身制造的危险，追求健康的目标。从成本-效益的角度看是一项投入少、产出高、效率高的保健措施。它所需的资源投入与高昂的医疗费用形成鲜明的对照，有效的健康教育与健康促进可以预防疾病的发生，节约大量的社会财富。如美国医药协会指出，每花一美元用于患者的教育服务，可以节省6美元的医疗费用支出。

（四）提高广大人民群众自我保健意识的重要渠道

自我保健是指人们为维护和增进健康，为预防、发现和治疗疾病，自己采取的卫生行为以及作出的与健康有关的决定。只有通过健康教育与健康促进才能提高广

大人们群众的自我保健意识的能力，增强其自觉性和主动性，以达到躯体上、心理上、行为与生活方式上的调整，提高全民健康素质。

第三节　健康教育的常用方法及实施步骤

一、社区健康教育的方法

一般而言，健康教育的方法可根据不同的健康教育目标、不同的教育对象及不同的社区现有可利用资源而确定，以达到有效的教育目的。健康教育的常用方法有：

（一）专题讲座

专题知识讲座可系统地将有关健康信息进行传递，帮助学习者对一般健康知识或有关疾病的防治措施有基本了解，为实现学习者观念、态度、行为的转变打下基础。它的优点是健康教育者可通过一定的语言表达能力感染较大规模的听众；缺点是对讲演者专业知识、控制场面的能力等具有较高的要求，同时由于讲座是以讲演为主，使反馈受到一定的限制。较适合进行专题讲座的健康教育有糖尿病患者的饮食治疗、脑栓塞患者的功能恢复、高血压患者的家庭用药指导、哮喘患者的冬季自我保健等。

（二）印刷资料

印刷资料是指将一般的健康教育内容用大众化语言进行陈述解释，并印刷成册的文字资料。对于学习者来说，文字资料便于知识的长久保留和反复查阅，且不受时间限制、可随时学习，但它在学习效果反馈方面具有相当的局限性，使用时应注意配合其他健康教育形式、增强教育效果。印刷资料的具体实例有科普读物、健康教育手册、健康教育资料、患者出入院指导等。

（三）板报或宣传栏

它是将较多的健康教育信息浓缩成精练的科普短文的一种健康教育形式。要求文字简练、通俗易懂、重点突出、图文并茂、便于记忆。适合通过板报或宣传栏进行健康教育的有：如胰岛素注射的操作步骤、正确母乳喂养、胸外心脏按压的基本步骤及方法等。它的优点是便于制作、经济、更换方便，值得大力推广。

（四）现场演示

现场演示是一种详细展示某一具体行为操作过程或操作步骤的教学方式，它是具体操作技能培训不可缺少的方式之一。它的优点是使学习者可真实地感受和体会教学内容的内在联系，达到更容易理解和记忆的目的。

（五）照片、图画、幻灯

它们为学习者提供静止的视觉感官刺激，与文字说明互为补充。它的优点是可满足不同健康教育内容的具体需要；便于使用、保管和存放；为学习者提供较为深刻的印象。它的局限性是幻灯片需要特殊设备。

（六）音像教材

通过视听刺激进行信息和知识传递，为学习者提供活动的画面，使健康教育更加丰富多彩；它还可作为远程教学的教学手段，将普及型健康信息向更广的区域传递，扩大健康教育对社会人群的影响。它的优点是影响面大，传递健康教育信息效率较高；它的局限性是传递的信息难以达到个体化，初期制作需要较多经费投入。

（七）交谈

通过面对面的方式传播健康教育知识，同时解决患者或学习者的特殊、个性化的问题。交谈的优点是内容容易个体化，互动效果佳。其局限性是要求主持交谈者必须具备丰富的关于主题的知识和沟通技巧。

（八）讨论

讨论是针对学习者共同的学习需求，或因学习者存在相似的健康问题而组织的以小组或群体沟通的形式进行的有关健康信息的沟通。它为全体成员提供了参与的机会，达到相互促进、共同提高、解决问题的目的；其缺点是较费时，有时会出现个别或少数人操纵小组的局面。

（九）健康咨询

健康咨询是针对患者或学习者特定的健康疑问给予解答或指导。咨询的方式有面对面咨询、电话咨询、网络咨询。它的优点是满足个体需求，方便快捷。它的局限性是咨询人员必须具有较全面的健康知识和语言表达能力。

（十）案例学习

案例学习是将一个或多个详细事例提供给学习者，根据相关内容进行讨论而达到健康教育目的的活动。它能帮助发展学习者掌握解决问题的技能，培养学习者考虑和选择解决问题的方案的基本原则和方法。但对教育者来说，有时难以找到相关案例供教育使用；有时不是所有成员均能参加。

二、健康教育的实施步骤

健康教育是社区公共卫生工作的重要内容之一，是有组织、有计划、有目的的健康教育活动。健康教育实施过程是护理程序在健康教育工作中的应用，其基本步骤包括评估、诊断、计划、实施及评价，现分别介绍如下：

（一）健康教育（需求）评估

1. 学习需要评估　在健康教育过程中，以健康教育学习需要的评估是非常重要的，因为评估的结果直接关系到具体教育内容和教育方法的选择。一般而言，从社区现实存在的不足或缺乏，如与健康相关的知识、技能、态度、行为的不足或缺乏可反映出社区对健康教育的需求。

2. 教育对象评估　教育对象的评估包括进行学习能力的评估、学习态度和动机的评估以及学习准备情况的评估。在社区中，教育对象可以是人群、小组或个人。

对教育对象的评估主要有三方面：学习准备、学习的能力、学习态度和动机。

（1）教育对象的分类　社区健康教育面向社区的全体居民。为了使健康教育的内容更加有针对性和有效性，在进行社区健康教育时可将社区居民分为四类：①健康人群：在社区中所占比例最大的是健康人群，他们由各个年龄阶段的人群组成，他们往往认为自己离疾病的距离还很遥远，接受健康教育对于他们来说是多此一举。因此这一人群往往对健康教育知识最为缺乏。作为基层医务人员，重点要向他们传播卫生保健知识，使他们在日常生活中建立良好的健康观，养成良好的生活习惯，维持健康。同时，要教育他们时刻保持对一些常见疾病的警惕性，定期进行体检，做到早发现、早诊断、早治疗。②具有某些致病危险因素的高危人群：具有某些致病危险因素的高危人群是指那些目前尚健康，但本身存在某些致病的生物因素或不良行为及生活习惯的人群。致病的生物因素包括个体遗传因素，如高血压、糖尿病、乳腺癌等疾病的家族史；不良行为及生活习惯包括高盐、高糖及高脂饮食，吸烟、酗酒等。这类人群中有一部分人对自己的不良行为或生活习惯不以为然，甚至认为那是洒脱的生活，把健康教育当作是形式主义，不屑一顾，依然我行我素地坚持原有的不良行为或生活习惯，全然不知自己已在逐步走向疾病。而另一部分人可能对疾病过于恐怖，因其家族中曾有遗传所致的严重疾病，导致其过分焦虑担忧，甚至杞人忧天。针对这类人群，基层医务人员应侧重于预防性卫生宣教，帮助他们掌握一些自我护理、自我保健的技能，如乳腺癌的自我检查方法及一些疾病的早期自我监测方法等；或帮助他们自觉纠正某些不良行为和生活习惯，以减少对有家族史的疾病的过分疑虑，保持其心理健康。③患病人群：患病人群包括急性疾病、慢性疾病的患者。根据疾病的分期可将患病人群分为临床期患者、恢复期患者、残障期患者及临终患者。对于临床期患者、恢复期患者、残障期患者来说，他们对健康教育比较感兴趣，因为他们都不同程度地渴望获得专业的预防及治疗疾病的健康相关知识，早日摆脱疾病的困扰，恢复健康。因此，对于这三类患病人群，应侧重于疾病的防治及康复知识，使他们积极配合治疗，自觉参加康复训练，提高治愈率，减少残障率。对于临终患者，健康教育的实质是死亡教育，其目的是帮助他们正确认识死亡、面对死亡，以减少对死亡的恐惧，最后安详、宁静地走完人生的最后阶段。④患者亲属及照顾者：患者亲属和照顾者与患者接触时间最长，他们很关注患者健康及预后，很希望能了解到患者所患疾病的相关情况，目的是能更好地照顾好患者。社区医务工作者应侧重于对疾病的防治、自我监测技能及家庭护理技能等的宣传与教育，满足亲属及照顾者的学习需求，提高他们对家庭护理重要性的认识，坚定持续治疗和护理的信心，同时通过对相关护理技能的掌握，使其更科学、有效地照顾好患者，提高患者的生活质量；但也有少部分亲属及照顾者由于长期护理患者而产生心理上和躯体上的疲惫不堪，甚至厌倦，此时，社区医务工作者应予以充分地肯定和正确的引导，避免一些因身心疲惫而致的意外发生。

（2）教育对象的评估　①学习的准备：包括愿意学习并有能力接受教育。是否愿意学习是评价教育对象接受健康教育的思想准备；是否有能力学习是评价教育对象的教育背景、经历、生活经验等。②学习能力：可通过观察、测量、考核等方式评估，它受诸多因素影响，如年龄、成熟度、以往学习经历、生理心理健康状态、环境等。③学习态度和动机：教育对象对健康教育所持有的态度和学习动机对健康教育效果有直接影响。教育对象期望学习并认为学习对自己的健康是重要的，是进行健康教育的先决条件。期望和动机使人产生行动，如果没有学习对象学习的愿望和动机，则健康教育的所有工作都不会收到好的效果。

3. 教育环境评估　社区健康教育的环境应该是适应和有利于教育对象学习的环境。健康教育环境包括物理环境、人际环境和外部环境。物理环境是指进行健康教育的具体场所。它应该是舒适、干扰少且为教育者和教育对象提供舒适座位的环境。人际环境是指教育者与学习者建立的良好的相互信任、相互尊重、相互关怀的关系，这对提高健康教育的有效性是不可或缺的。外部环境包括健康教育资源和对健康教育有促进作用的社会支持系统。

4. 教育者评估　健康教育是基本公共卫生服务实践的重要组成部分和基层医务工作者的责任。但是，并不是所有的基层医务工作者都具备了提供社区健康教育的条件和能力。基层医务工作者可通过各种途径发展和提高自己的健康教育能力，同时，社区可选择具有专业实践经验和健康教育经验的医务人员承担健康教育任务来保证社区健康教育的质量。对健康教育者的评估主要包括教学能力、教学态度、专业知识和技能、教师的精力四个方面。

（二）健康教育（需求）诊断

所谓诊断即确定健康问题。健康教育诊断是指社区健康教育者或社区医务人员根据已收集的资料，进行认真分析，从而确定教育对象现存的或潜在的健康问题及相关因素。健康教育诊断可以分为六步进行：

1. 找出教育对象现存或潜在的健康问题　教育者可根据收集的资料，找出教育对象现存的和可能出现的健康问题。

2. 选出可通过健康教育解决或改善的健康问题　教育者在列出的所有健康问题中，排除由生物遗传因素所导致的健康问题，挑选出可通过健康教育改善的健康问题。

3. 分析健康问题对教育对象健康所构成的威胁程度：教育者将挑选出的健康问题按其严重程度加以排列。

4. 分析开展健康教育所具备的能力及资源　教育者对社区内及本身所具备开展健康教育的各种人力、物力资源及能力进行分析，决定所能开展的健康教育项目。

5. 分析受教育者对象　教育者应对教育对象及其环境进行认真的分析，找出与健康问题相关的行为因素及环境因素和促进教育对象改变行为的相关因素。

6. 确定健康教育的首选问题　根据以上一系列分析，教育者最后确定健康教育的首选问题。

（三）制定健康教育计划

在确定健康教育诊断（问题）后，即可制定健康教育计划。社区医务人员应在其他社区卫生服务人员、社区基层组织领导及教育对象的共同商讨下制定切实可行的健康教育计划，它一定要以教育对象为中心。计划应包括：

1. 内容　包括与健康相关的基本知识、特殊健康教育内容、卫生管理法规；实施社区健康教育的时间、地点；对受教育者的培训方案；社区健康教育教材的选择等。

2. 目标　目标可分为长期目标和短期目标。确定学习目标后，可帮助社区护士确认健康教育需进行的活动、内容和采取的教学手段；向患者或学习对象强调什么是期望的结果；为健康教育评估提供依据；促进健康教育活动的持续进行；有助于以学习者为中心，满足其学习需要；为护理活动实践提供指南等。需要注意的是，在制定学习目标时，一定要有个人、家庭或特定的受教育人群的参与；社区医务工作者应注意对健康教育结果期望学习者达到的行为和测量标准进行描述；一定要切实可行，不可盲目夸大。

3. 形式　由于社区居民来自不同的文化阶层，不同的教育内容适宜于不同的教育形式，社区护士应采取最容易被居民接受、教育效果最佳的一种教育方式，如语言教育、文字教育、信息化教育等。

（四）实施健康教育计划

所谓实施，即将计划中的各项措施变为实践。在制定了完善的社区健康教育计划后，即可付诸实施。在具体实施社区健康教育计划的过程中应注意以下几点：

1. 通过交流获得社区基层领导及管理者的支持是社区健康教育成功的关键。

2. 营造良好的社会环境，加强宣传，有助于社区健康教育的成功。

3. 选择适当的教育内容、形式和时间，安排知识丰富、语言能力强的社区医务人员承担健康教育工作。

4. 不断调查研究，探讨新的教育形式和方法。

5. 及时对教学活动进行评价与总结，并交流推广好的经验。

6. 鼓励教育对象积极参与健康教育活动，努力改变教育对象的不良生活方式和行为。

（五）健康教育评价

健康教育评价是对社区健康教育活动进行全面的监测、核查和控制，是保证社区健康教育计划设计、实施成功的关键措施。

1. 健康教育评价的分类　健康教育评价贯穿于计划实施的全过程。根据评价的内容、指标和方法的不同，可将社区健康教育评价分为形成评价、过程评价、效果评价、总结评价。

（1）形成评价　是指在计划执行前或执行早期对计划内容所作的评价。其评价内容包括为制订干预计划所作的需求评估及为计划设计和执行提供所需的基础资料。它评估现行计划目标是否明确合理、指标是否恰当；执行人员是否具备完成该计划的能力；资料收集的可行性等。它可使计划更完善、更合理、更可行、更易被群众所接受。具体内容包括：①了解目标人群对于各种措施的看法；②选择教育信息并做预试验；③了解教育资料发放系统，包括生产、储存、批发、零售及免费发放渠道；④通过调查获得有价值的信息，为制定评价问卷提供依据；⑤问卷的项目通过预调查作修改；⑥提供定性资料为定量资料作解释或补充说明；⑦计划实施早期阶段可能出现的问题。

（2）过程评价　是指对计划的全过程进行的评价。包括监测、评价各项教育活动是否按计划要求进行；计划实施是否取得预期效果；及时发现计划执行中的问题，从而有针对性地对计划及干预方法、策略等进行修订，进而保证计划执行的质量和目标的实现。过程评价内容主要包括：①教育干预是否适合教育对象并被他们所接受；②教育干预是否按照教育计划中的方法、时间、频率进行，其质量如何；③教育材料是否按计划方案要求发放至目标人群，教育覆盖率是否达到要求；④目标人群是否按计划要求参与健康教育活动，实施过程中存在哪些问题以及相关原因；⑤信息反馈系统是否健全，各项监测记录是否全面、完整、系统，是否符合质量要求；⑥计划实施过程有无干扰因素和重大环境变化，对计划实施有何影响。

过程评价常用的指标包括项目干预活动的类型、干预次数、每次持续的时间等；健康教育材料拥有率、干预活动的覆盖率、人群参与率或活动暴露率。计算方法如下：

健康教育材料拥有率=拥有某种健康教育材料的人数/目标人群总人数×100%

干预活动覆盖率=接受某项干预活动的人数/目标人群总人数×100%

干预活动暴露率=实际参加某项干预活动的人数/应参加该项干预活动的人数×100%

（3）效果评价　是评价学习者在接受健康教育干预后发生的变化，即对健康教育效果的评价。它包括近期效果评价、中期效果评价、远期效果评价。

①近期效果评价：主要评价学习者知识、信念态度的变化。主要指标有卫生知识知晓率、卫生知识合格率、卫生知识平均分数、健康信念形成率等，计算方法如下：

卫生知识知晓率=知晓某项卫生知识人数/被调查的总人数×100%

卫生知识合格率=卫生知识测试（考核）达到合格标准的人数/被测试（考核）的总人量×100%

卫生知识平均分数=被调查者卫生知识测试总分之和/被调查测试的总人数×100%

健康信念（态度）形成率=形成某信念的人数/被调查者总人数×100%

②中期效果评价：主要评价目标人群的行为改变，评价的指标有健康行为形成率、行为改变率，计算方法如下：

健康行为形成率=形成某种特点健康行为的人数/被调查的总人数×100%

行为改变率=在一定时期内某项行为发生定向改变的人数/观察期开始时存有该行为的人数×100%

③远期效果评价：主要评价学习者接受一定帮助的健康教育干预后，健康状况、生活质量的变化情况，反映健康状况的指标有：

生理指标：包括身高、体重、血压、白细胞、红细胞等；

心理指标：包括人格测量指标、智力测验指标、症状自评量表等；

疾病与死亡指标：包括发病率、患病率、死亡率、病死率、平均期望寿命等。

生活质量指标：生活质量指数、美国社会健康协会（ASHA）指数、日常生活功能等。

（4）总结评价　是对综合形成评价、过程评价、效果评价及各方面资料作出的总结性概括。

2. 评价方法　社区健康教育评价的方法多种多样，常用的方法有座谈会、家庭访视、直接观察法、卫生学调查、问卷调查、卫生知识小测验及卫生统计方法等。

3. 影响评价的因素　评价贯穿于社区健康教育的整个过程中，是确保社区健康教育成功的重要保证，但在评价时要防止一些偏倚因素的影响，常见的偏倚因素有以下五种：

（1）历史性因素：指在评价过程中发生的重大的、可能对目标人群产生影响的事件，如新卫生政策的颁布与实施、自然灾害或社会灾害等，在评价时，可通过设立对照组和过程追踪来排除历史性因素对评价结果正确性的影响。

（2）测试或观测因素：在评价过程中，评价者本身的态度、对相关知识和技能的熟练程度、测试工具的有效性和准确性及目标人群的成熟性对评价结果均有一定的影响。

（3）回归因素：指由于偶然因素，个别被评价者的某特征水平过高或过低，但在以后的评价中可能又恢复到原有的实际水平的现象。在评价中，可采用重复测量或改变测试的方法来减少回归因素对评价结果正确性的影响。

（4）选择因素：在评价阶段，如果干预组和对照组选择样本量不均衡，可引起选择偏倚，影响观测结果的正确性。可通过随机化或配对选择来防止或减少选择偏倚对评价结果正确性的影响。

（5）失访：指在实施健康教育过程中或评价阶段，目标人群或受教育者由于各种原因中断被干预或被评价。如果目标人群失访比例过高（超过10%），便可造成偏倚。

◎思考题

1. 什么是健康教育？健康教育的内容有哪些？

2. 何谓健康促进？健康促进有哪些优先领域？

3. 简述健康教育与健康促进的关系？

4. 简述健康教育的方法。

5. 如何进行健康教育效果评价，影响健康教育评价的因素有哪些？

（湖南中医药高等专科学校　蒋建平）

第十七章　常用社区卫生统计指标

第一节　概述

统计指标反映某类社会经济现象总体数量特征的范畴及其具体数值。统计指标包括绝对指标、相对指标、平均指标、变异指标，构成要素包括指标名称、计量单位、计算方法、统计时间界限、统计空间范围、指标数值等。卫生统计指标反映一定时期、一定地区居民健康状况、健康影响因素、公共卫生服务、医疗服务、药品与材料供应保障、医疗保障、卫生资源和计划生育的统计指标。

在公共卫生中，卫生统计学作为一种认识事物数量特征的重要工具，已越来越被人们所接受。例如：将实际工作中的原始数据转变成有价值的信息，需要统计；做流行病学调查，研究各种危险因素与疾病的关系，也需要统计；阅读医学杂志评价别人的研究结果，需要懂统计；进行两组样本数据的比较或两组动物实验结果的比较时，需用统计。在临床医学、预防医学和公共卫生各个方面的科学研究以及防治工作计划的拟定和成果评价中，只要做数量分析都要用到统计。卫生统计学是运用数理的基本原理和方法对预防医学和公共卫生领域中的科学研究进行设计，以及研究资料的收集、整理和分析的一门应用科学。具体地讲，是将按照设计方案收集的数据进行整理分析、透过众多偶然的、次要的因素阐明事物客观存在的规律性，辨别事物间在数量上的差别是否仅是偶然现象、从而得出比较正确的结论。

反映人群健康、公共卫生服务的质量和公共卫生系统的绩效常常是通过测量指标来实现的。公共卫生系统是一个致力于全社会人群健康的、综合复杂的卫生服务体系。要全面准确的反映公共卫生系统服务的质量和绩效，一个或几个指标是不够的，需要多个指标有机组合起来的指标体系来全面综合地反映公共卫生系统的状况和变化。卫生统计指标基于卫生统计的汇总数据，用于衡量国家或地区人群健康状况、卫生系统绩效及健康相关因素，使卫生统计数据转化为可用于指导实践的"产品"。通过卫生统计指标，管理者和决策者能够在较高层次上监测目标人群的健康水平和卫生服务的供给情况，对人群的健康需求和卫生干预措施效果进行评估，对卫生服务活动的趋势进行分析，为卫生政策制定和卫生资源合理分配提供支持。卫生统计指标要实现其功能，指标的选择过程应该是适宜而有用的；方法应该是客观的。如果不考虑所用的方法，就无法评估所选的指标是否能够满足特定用户和特定项目的需求，无法确认所选指标是否能够真实的测量事物或现象的本质特性。卫生统计学的基本内容包括三个方面：

（1）卫生统计学的理论和方法。包括研究设计和数据分析中的统计理论和方法。

（2）健康统计，包括医学人口统计、疾病统计和生长发育统计等。

（3）卫生服务统计，包括卫生资源、医疗卫生报务的需示求和利用、医学保健制度和管理等的统计问题。

在社区卫生系统中，统计工作是十分重要的组成部分，社区卫生统计工作的运行效果会受到统计分组工作开展效果的影响，统计工作的效果将直接影响到信息数据的传递。统计工作其实就是检查、整理和总结原始数据，进而开展统计工作的过程。只有进行统计与分析才能够明确统计信息数据中的不足，因此统计工作是卫生系统中必不可少的重要组成部分。医院管理中，统计工作能够通过相应的数据、信息等及时发现管理系统中的问题，并进一步优化工作质量与效果，进而推动医院的持续发展。统计工作也能够为医疗卫生工作的开展提供原始数据，为工作顺利推进提供保障。开展科学、详细的卫生统计工作，能够使管理者明确当前医疗卫生单位发展的实际情况，对卫生统计信息进行分析和判断，完善工作计划，制定科学的目标，进而强化自身的实力与竞争力。统计信息也能够及时准确反映患者的住院信息，科学分配科室资源，保证医疗卫生工作的质量，更好的为患者提供服务。

第二节　人口统计指标

一、人口数

一般是指一定时点、一定地区范围内的人口数总和。按照惯例一般以一年的中点7月1日零时作为标准时点统计。国际上统计人口数有两种办法：

1. 实际制　即只统计标准时刻某地实际存在的人口数（包括临时在该地的人）。卫生领域的很多工作，如传染病的防治、计划免疫等都采用实际人口数。

2. 法定制　只统计某地的常住人口数。

由于人口数处于波动状态，某一时点的人口数只能达标单一时点，不能代表某一时期（如一年）的人口规模。在实际应用中也使用某一期间平均人口数来代表人口总数，平均人口数通常采用相邻两年年末人口数（指每年12月31日24时的人口数）的平均值或者年中（7月1日零时）人口数。平均人口数常用作计算死亡率、发病率等指标的基数。

二、出生率

一定时期内出生人数与同期人口总数之比。又称总出生率或粗出生率。它反映人口的出生水平，一般以千分数表示。

公式：$出生率 = \dfrac{年出生人数}{年平均人数} \times 1000‰$

出生人数是指活产，即离开母体时有生命现象的活婴儿总和。年平均人口数是年内各时点人口数的平均数，也就是年内全体人口所活人年数。年平均人口数也可用期中人口数代替。出生率通常以年为单位计算。若出生人数的计算期不足一年或大于一年，需折算为年出生人数，例如，将半年的出生人数乘以2，五年的出生人数除以5。出生率是就全体人口计算的，故称总出生率或粗出生率。根据研究任务的不同，就人口中某一类别来计算的出生率，称特殊出生率。如各年龄的出生率，城乡人口出生率，各民族人口出生率和不同行业、职业的出生率等。出生率水平取决于各年龄妇女生育率和人口的性别年龄构成。各年龄妇女生育率越高，出生率便越高。生育旺盛年龄的妇女比重越高，出生率也会越高。妇女生育率高低受社会经济条件的影响。所以不同国家或地区的出生率有很大差别。对不同地区和国家或不同时期的出生率进行静态和动态分析时，要考虑性别和年龄构成的影响。出生率高低是决定人口自然变动的两大因素之一。有计划地控制人口增长，实质上就是控制人口出生率的水平。出生率是研究和分析人口再生产趋势，制定文化教育、妇幼保健、社会福利等各项政策的重要依据。

三、人口自然增长率

反应生育水平的指标是人口发展趋势的基础，是确定人口再生产类型的重要依据。包括指标有出生率、生育率和人口再生产指标。其中人口自然增长率属于测量人口再生育率的统计指标，是指在一定时期内（通常为一年）人口自然增加数（出生人数减死亡人数）与该时期内平均人数（或期中人数）之比，一般用千分率表示。人口自然增长率是反映人口发展速度和制定人口计划的重要指标，用来表明人口自然增长的程度和趋势。

公式：人口自然增长率＝粗出生率－粗死亡率

当全年出生人数超过死亡人数时，人口自然增长率为正值，当全年死亡人数超过出生人数时，则为负值。因此，人口自然增长水平取决于出生率和死亡率两者之间的相对水平。它是反映人口再生产活动的综合性指标。

第三节　疾病统计指标

一、发病率

发病率表示在一定期间内，有可能发生某病的一定人群中某病新发生的病例出现的强度。观察可以以年、月、日、周作为一个观察区间，通常以年为单位。

特别注意可能发病的定义，它是指对于某病具有发病危险的人，即暴露人口数，而不包括不可能发病的人，如患者或疫苗保护人群。发病率用于探讨疾病的危险因素，评价疾病的防治效果。当描述某地区的某病发病率时，分母多以该地区该时间内的平均人口，这时应注明分母是平均人口。如观察时间以年为单位时，可为年初人口与年终人口相加再除以2，或以当年年中（7月1日零时）的人口数表示。发病率可按不同特征，如年龄、性别、职业、民族、婚姻状况、种族、病因等分别计算，称之为发病专率。

发病率可用来反映疾病对人群健康的影响，发病率高说明疾病对健康影响大，发病率低说明疾病对健康影响较小。发病率可用作描述疾病的分布情况。通过比较不同特征人群的某病发病率，可探讨病因和对防治措施进行评价。

$$公式：发病率 = \frac{一定期间内某人群中某病新病例数}{同时期暴露人口数} \times K$$

K＝100%，1000/千，或10000/万

二、罹患率

定义：在某一局限范围，短时间内的发病率，观察时间可以日、周、旬、月为单位，属于累计发病率。

$$公式：罹患率 = \frac{特定期间内某病新发病例数}{观察期初的暴露人口数（精确计数）} \times K$$

应用：局部地区疾病的暴发、食物中毒、传染病、职业中毒等暴发

三、患病率

所谓的患病率也称现患率，其实质是一个比例而不是率。一般用来表示被研究人口中患某疾病或处于某种状态的人口比例。可以用于描述风险因素、疾病或其他情况。患病率主要用于描述病较长的慢性病的发生或流行情况，如冠心病、糖尿病、肺结核等。可为制定卫生政策、医疗卫生设施规划、合理分配医疗卫生资源等提供科学的依据。

定义：某特定时间内一定人口中某病新旧病例所占比例。此外还可计算时点患病率、期间患病率

$$公式：时点患病率 = \frac{某一时点一定人口中现患某病新旧病例数}{该时点人口数（被观察人数）} \times K$$

$$期间患病率 = \frac{某观察期间一定人口中现患某病的新旧病例数}{同期的平均人口数（被观察人数）} \times K$$

K＝100%，1000/千，或10000/万

应用：

（1）病程较长的慢性病流行情况。

（2）反映人群对某一疾病的疾病负担程度。

（3）为卫生资源的合理配置提供科学的依据。

第四节 死亡统计指标

一、死亡水平统计指标系统

死亡统计主要研究人群的死亡水平、死亡原因及其变动规律，常用的死亡统计指标包括粗死亡率，年龄别死亡率、婴儿死亡率、新生儿死亡率、围生期死亡率是用来衡量人群因病伤死亡危险（机会）大小的指标。

（一）死亡率

粗死亡率，简称死亡率，指某地某年平均每千人口中的死亡数数，反映当地居民总死亡水平。一般情况下，老人和婴儿的死亡率较高，男性死亡率高于女性。因此分析比较不同时期或不同地区的粗死亡率时，要注意所比较资料的人口年龄和性别构成比是否相同。死亡率可以按照不同性别、年龄、疾病等特征分别计算死亡率。如年龄别死亡率，指某年某年龄别平均每千人口中的死亡数。

$$公式：死亡率 = \frac{某期间内（因某病）死亡总数}{同期平均人口数} \times K$$

K＝100%，1000/千，或10000/万，100000/10万

应用：

（1）衡量某一时期，一个地区人口死亡危险性大小。

（2）反映一个地区不同时期人群的健康状况和卫生保健工作的水平。

（3）为该地区卫生保健工作的需求和规划提供科学依据。

（4）病因探讨的指标。

（5）评价防治措施。

（二）婴儿死亡率

婴儿死亡率：反映一个国家或地区医疗卫生条件、社会经济实力、人民生活水平以及科技发展水平的重要指标，也是衡量人口素质的重要依据之一。婴儿死亡率是反映一周岁以内婴儿死亡水平的指标，可用一周岁以内死亡的婴儿数与未满周岁的婴儿平均人数比较。

$$公式：婴儿死亡率 = \frac{本年未满一周岁死亡的人数}{本年未满周岁的婴儿平均人数} \times 100‰$$

因为一年内婴儿的出生密度不同，死亡水平波动较大，所以，本年未满周岁的婴儿平均人数是一个很难统计的指标。况且，分子中本年死亡的未满一周岁婴儿数由两部分组成，即包括上一年出生本年死亡的未满周岁婴儿数和本年出生本年死亡的未满周岁婴儿数。

二、死亡原因统计指标系统

（一）死因死亡率

死因死亡率：某种死因在该年该地所有死亡人数中的比例；如孕产妇死亡率=孕产妇死亡数/活产婴儿数×100000‰；

（二）死亡构成比与死因顺位

死因构成比，也称比例死亡比或相对死亡比，指全部死亡人数中，死于某死因者所占的百分比。说明各种死因的相对重要性。

$$公式：死因构成比 = \frac{同年某死因死亡数}{同年内死亡总数} \times 100‰$$

死因顺位是将各大类或各项死因按其构成的百分比大小的顺序排列。它可以反映主要死因及各类死因顺位的变化。一个地区死因顺位的变化，可以反映出这个地区社会经济、环境和医疗卫生条件的变化。例如发展中国家在死因顺位中，传染病常常排在死因顺位的前列；而在发达国家中，心血管病和肿瘤病常常排在死因顺位的前列。死因顺位是指按各类死因构成比的大小由高到低排列的位次，说明各类死因的相对重要性。

三、反映疾病治疗效果的指标

（一）治愈率

治愈率，指报告期内出院人数中治愈人数和其他人数所占的比重。治愈率是反映医疗质量的常用指标之一，治愈患者是医疗工作的根本目的，一般来说治愈的患者越多，说明医疗质量越高。治愈率的高低，受医院等级、住院患者的病种、病情、病型、年龄、职业等因素的影响。另外治疗效果的标准掌握因人而异，主观因素太大。因此，不能单凭治愈率来评价治疗质量。但是可以根据单病种治愈率进行横向和纵向的对比分析。

$$公式：治愈率 = \frac{报告期内（治愈人数）}{同期出院人数} \times 100\%$$

（二）有效率

治疗有效率：指报告期内出院人数中治愈人数、好转人数和其他人数所占的比重。该指标可弥补治愈率和好转率分别计算之不足，可反映对疾病治疗的有效程度，能够比较准确的反映医疗质量的变动情况。

$$公式：治疗有效率 = \frac{报告期内（治愈人数+好转人数+其他人数）}{同期出院人数} \times 100\%$$

（三）生存率

定义：指接受某种治疗的患者或某病患者中，经若干年随访（通常为1、3、5年）后，尚存活的患者数所占的比例。

公式：n年生存率 $= \dfrac{\text{随访满}n\text{年尚存活的病例数}}{\text{随访满}n\text{年的病例数}} \times 100\%$

应用：

（1）反映疾病对生命的危害程度。

（2）用于评价某些病程较长疾病的远期疗效或不同治疗方法的效果比较。

（3）在某些慢性病的研究中经常使用，如恶性肿瘤、心血管疾病、结核病等。

（四）保护率

通过比较接种组和对照组人群，经过一个疫苗预防疾病的流行周期（一般为一年），观察登记两组疫苗目标疾病的发病情况，比较组间的发病率，计算疫苗保护率，进行流行病学效果评价。

公式：疫苗保护率 $= \dfrac{\text{对照组发病率} - \text{接种组发病率}}{\text{对照组发病率}} \times 100\text{‰}$

（五）效果指征

治疗效果统计指标是指出院患者经过住院诊疗后的转归情况，分为治愈、好转、未愈和死亡人数，用以反映医院住院医疗质量的高低。治疗效果等级由主管医生根据住院患者主要疾病的诊断和治疗结果按照各级卫生行政机关制定的《住院患者疾病治疗效果评定标准》加以评定。

1. 治愈人数　指报告期内疾病经治疗后，疾病症状消失，功能完全恢复的患者数。当疾病症状消失，但功能受到严重损害者，只能计为好转，如：肝癌切除术，胃毕式切除术。如果疾病症状消失，功能只受到轻微的损害，仍可以计为治愈，如：胃（息肉）病损切除术。

2. 好转人数　指报告期内疾病经治疗后，疾病症状缓解或得到控制，功能有所恢复，但尚未达到临床治愈标准的患者数。

3. 未愈人数　指报告期内病情无变化或恶化的患者数。

4. 死亡人数　指报告期内住院患者中死亡人数。凡已办住院手续并收容入院后死亡的以及虽未办完住院手续，但实际已收容入院后死亡的，均计算在内。包括24小时内死亡人数，不包括门诊和急诊科（室）、门诊观察室内的死亡人数。

5. 其他人数　指入院后未进行治疗的自动出院以及因其他原因而离院的患者数。包括：正常分娩、人工流产、绝育、移植器官提供、取骨折内固定物、住院经检查无病出院、住院健康体检人数和未治人数（指住院者未经任何诊疗而出院的人数）。不包括入院治疗一段时间后因无钱等原因终止治疗而自动出院者等。

6. 治疗效果统计指标之间的关系　出院人数=出院患者数+其他人数

出院患者数=治愈人数+好转人数+未愈人数+死亡人数

四、寿命指标系统

寿命表：是根据特定人群的年龄组死亡率编制出来的一种统计表。编制时，假定同时出生的一代人，按照某人群年龄组死亡率陆续死亡，计算出这一代人在不同年龄组的死亡概率、死亡人数、尚存人数，及其预期寿命等指标，来评价居民的健康状况。寿命表的编制需要完整的人口资料与死亡资料。

（一）寿命表的分类

现时寿命表：是指假定有同时出生的一代人，按照某种人群现时人口实际年龄组死亡率陆续死去，计算出这一代人按年龄的一系列指标。

分为：完全寿命表：年龄分组的组距是1岁；简略寿命表，年龄分组的组距一般是5岁；其中简略寿命表更常用；定群寿命表：是指研究某特定的人群中的每一个人，从出生到死亡的实际过程。因为人的生命周期很长，这种方法实现起来难度很大。

（二）寿命表的编制原理与方法

（1）年龄：寿命表中的年龄是指"实足年龄"（周岁）。

（2）年龄组死亡率：$_nm_X = \dfrac{_nD_X}{_nP_X}$

（前下标n：年龄组距，后下标x：年龄组初始年龄）

（3）年龄组死亡概率：是指X岁尚存者在今后一年或n年内死亡的可能性（理论死亡率）。

$$_nq_X = \frac{2 \times n \times {}_nm_X}{2 + n \times {}_nm_X}$$

（三）生存人数

生存人数：表示同时出生的一代人中刚满X岁时存活的人数。

$$l_{X+n} = l_X - {}_nd_X$$

（四）死亡人数

死亡人数：是X岁时尚存人数按死亡概率去死，在$X \sim X+n$岁中死亡的人数。

$$_nd_X = l_X \times {}_nq_X$$

（五）死亡概率

年龄组死亡概率：是指X岁尚存者在今后一年或n年内死亡的可能性（理论死亡率）。

$$_n q_X = \frac{2 \times n \times _n m_X}{2 + n \times _n m_X}$$

（六）平均预期寿命

平均预期寿命：表示X岁尚存者预期平均尚能存活的人年数。

$$e_x = \frac{T_x}{l_x}$$

◎思考题

1. 什么是人口数？什么是出生率？

2. 什么是发病率？什么是患病率？

3. 什么是治愈率？什么是效率？

4. 某市卫生部门抽样调查了1998年1月1日至2000年12月31日为止部分城乡居民脑卒中的发病与死亡情况，年平均人口为1958368人，其中城镇987554人，农村为970814人，城镇病例1317人，死亡911人。农村病例833人，死亡731人。

　（1）计算城镇居民脑卒中的年发病率和病死率。

　（2）计算农村居民脑卒中的年死亡率。

　（3）计算该市城乡居民脑卒中的年死亡率。

5. 在2017年对某地区作病因调查中，对1573名老年人进行了调查，结果是患心血管病有16名，恶性肿瘤5名，呼吸系统疾病有11名，患其他疾病的有21名，求病因构成的百分比和各种病的患病率。

（湖南中医药高等专科学校　李治伟）

第十八章　基层医疗卫生服务机构管理

第一节　基层医疗卫生服务机构

一、城市社区卫生服务机构

社区卫生服务机构是社区卫生服务工作的主要载体，它是非营利性、公益性的医疗卫生机构，主要由社区卫生服务中心和服务站组成。

（一）城市社区卫生服务中心设置

1. 床位根据服务范围和人口合理配置。至少设日间观察床5张；根据当地医疗机构设置规划，可设一定数量的以护理康复为主要功能的病床，但不得超过50张。

2. 科室设置至少设有以下科室

（1）临床科室：全科诊室、中医诊室、康复治疗室、抢救室、预检分诊室（台）。

（2）预防保健科室：预防接种室、儿童保健室、妇女保健与计划生育指导室、健康教育室。

（3）医技及其他科室：检验室、B超室、心电图室、药房、治疗室、处置室、观察室、健康信息管理室、消毒间。

3. 人员

（1）至少有6名执业范围为全科医学专业的临床类别、中医类别执业医师，9名注册护士。

（2）至少有1名副高级以上资格的执业医师；至少有1名中级以上任职资格的中医类别执业医师；至少有1名公共卫生执业医师。

（3）每名执业医师至少配备1名注册护士，其中至少具有1名中级以上任职资格的注册护士。

（4）设病床的，每5张病床至少增加配备1名执业医师、1名注册护士。

（5）其他人员按需配备。

4. 房屋

（1）建筑面积不少于1000m^2，布局合理，充分体现保护患者隐私、无障碍设计要求，并符合国家卫生学标准。

（2）设病床的，每设一床位至少增加30m^{2}建筑面积。

5. 设备

（1）诊疗设备　诊断床、听诊器、血压计、体温计、观片灯、体重身高计、出诊箱、治疗推车、供氧设备、电动吸引器、简易手术设备、可调式输液椅、手推式抢救车及抢救设备、脉枕、针灸器具、火罐。

（2）辅助检查设备　心电图机、B超、显微镜、离心机、尿常规分析仪、生化分析仪、血糖仪、电冰箱、恒温箱、药品柜、中药饮片调剂设备、高压蒸汽消毒器等必要的消毒灭菌设施。

（3）预防保健设备　妇科检查床、妇科常规检查设备、身长（高）和体重测查设备、听（视）力测查工具、电冰箱、疫苗标牌、紫外线灯、冷藏包、运动治疗和功能测评类等基本康复训练和理疗设备。

（4）健康教育及其他设备：健康教育影像设备、计算机及打印设备、电话等通讯设备，健康档案、医疗保险信息管理与费用结算有关设备等。

（5）设病床的，配备与之相应的病床单元设施。

（二）城市社区卫生服务站设置

1. 床位至少设日间观察床1张，不设病床。

2. 科室至少设有以下科室：全科诊室、治疗室、处置室、预防保健室、健康信息管理室。

3. 人员

（1）至少配备2名执业范围为全科医学专业的临床类别、中医类别执业医师。

（2）至少有1名中级以上任职资格的执业医师，至少有1名能够提供中医药服务的执业医师。

（3）每名执业医师至少配备1名注册护士。

（4）其他人员按需配备。

4. 房屋建筑面积不少于$150m^2$，布局合理，充分体现保护患者隐私、无障碍设计要求，并符合国家卫生学标准。

5. 设备

（1）基本设备：诊断床、听诊器、血压计、体温计、心电图机、观片灯、体重身高计、血糖仪、出诊箱、治疗推车、急救箱、供氧设备、电冰箱、脉枕、针灸器具、火罐、必要的消毒灭菌设施、药品柜、档案柜、电脑及打印设备、电话等通讯设备、健康教育影像设备。

（2）有与开展的工作相应的其他设备。

二、乡村卫生所（室）

村卫生室是指由村民委员会或镇卫生院（防保站）举办，经县级卫生行政部门批准，在县级行政村区域内依法设置，并取得《医疗机构执业许可证》的农村非营利性医疗卫生机构。规范化村卫生室是指经市级以上卫生行政部门验收合格，已达到规范化标准的村卫生室。

（一）设置

1. 设置乡村卫生所（室）应因村制宜，原则上一村一室。

2. 村卫生室的设置，由村民委员会提出书面申请、镇卫生院（防保站）审核，县卫生行政部门审批；也可根据实际需要，经村民委员会同意，由镇卫生院（防保站）直接设置，县卫生行政部门审批。

3. 乡村卫生所（室）须符合以下建设标准

（1）房屋　建筑面积不少于40m²，业务用房独立设置，至少设有诊室、治疗室、药房，且各室独立。规范化村卫生室，须达到建筑面积80m²以上，砖混结构；诊断室、治疗室、观察室、药房四室分离。

（2）基本设备　诊断桌、检查床、观察床、处置桌（台）、听诊器、血压计、体温表、压舌板、出诊箱、带盖方盘、镊子、剪刀、缝合包、消毒液贮存器、高压锅、紫外线灯、氧气瓶、污物桶、药橱（柜）、输液架、资料橱等。未经县卫生行政部门批准，村卫生室的业务用房、设施设备不得擅自变更用途。由上级配备的仪器、设备等物资，村卫生室仅有使用权，没有所有权，由镇卫生院（防保站）代行管理职能。

4. 村卫生室的任务

（1）宣传执行国家法律法规和政策，开展群众性健康教育。

（2）疫情报告，传染病、地方病管理和规划免疫等工作。

（3）村民常见病、多发病的医疗保健，急、危、重、疑难患者的应急处理和转诊任务。

（4）妇幼保健和计划生育、优生优育的宣传和技术指导。

（5）有关资料的收集、统计、管理和上报，承担卫生行政部门交办的其他业务工作。

（6）新农合定点村卫生室应当严格遵守各项规章制度，认真完成新农合工作任务。

5. 村卫生室应当在许可的执业范围内开展诊疗活动。不得设置手术室、制剂室、产房及病床，不得开展医学检验、放射及功能检查。

（二）村卫生室规范化管理

主要围绕依法执业、业务培训、规章制度建设、年度考核等展开，具体内容是：

1. 依法执业　做到人员资质、技术条件、管理规范达标，确保技术安全可靠，质量优良。

2. 业务培训　县卫生局根据农村医疗卫生实际和业务发展需求，对乡村医生开展全员业务培训，主要内容为临床基本理论、实践技能、流行病防治、农村卫生政策动态、卫生法规、中医实用技术等。通过制定全县培训计划、编制培训资料、培训师资力量、落实培训方案等，建立县、乡两级培训管理机制，确保每位乡村医生均能得到实用性较强的继续医学教育，不断提高乡村医生的业务素质。

3. 规章制度　建设以各项规章制度的落实为重点，大力推进和不断完善村卫生室各项规章制度建设，提高村卫生室服务的规范化水平。要重点落实处方管理制度、病历书写制度和门诊登记制度。各村卫生室要按照县卫生局制定的标准，认真推行和落实，卫生院要做好工作指导和日常性监管工作。

4. 年度考核　年度综合考核，按照省卫生厅的统一要求进行。主要完成业务水平考核、工作质量考核、村民评议、继续医学教育等四个方面的考核工作。其中，业务水平考核分为《社区医学杂志》刊登的理论考试和实践技能操作考试；工作质量考核分为依法监督情况记录和重点规章制度落实情况考核等。这些考核均由县卫生局负责组织实施。

（三）乡村医生执业要求

乡村医生实行执业注册制度。按照《执业医师法》《乡村医生从业管理条例》规定，具备条件的卫生专业人员由村民委员会推荐，镇卫生院（防保站）审核，经县卫生行政部门注册，依法取得《乡村医生执业证书》或《医师（助理医师）执业证书》后方可执业。乡村医生职责包括：

1. 负责门诊、出诊、巡诊、转诊等工作；
2. 负责本村的疾病普查、规划免疫等相关工作；
3. 做好初级卫生保健知识的宣传，完成初级卫生保健的有关任务；
4. 做好妇幼保健和计划生育技术指导工作；
5. 做好各种表、册、卡、簿填报，按规定及时报告传染病疫情和中毒事件。

乡村医生不得出具与执业范围无关或与执业范围不相符的医学证明，不得进行实验性临床医疗活动。实行乡村医生培训和考核制度。按照《乡村医生从业管理条例》规定，对乡村医生进行定期业务培训和综合考核。对乡村医生的考核应当客观、公正，充分听取乡村医生本人、镇卫生院、所在村村民委员会和村民的意见。乡村医生经考核合格的，可以继续执业；考核不合格的，在6个月之内可以申请再次考核。逾期未提交申请或经再次考核仍不合格的乡村医生，县卫生行政部门注销其执业注册，并收回《乡村医生执业证书》。

第二节 基层医疗卫生服务机构绩效考核

一、基层医疗卫生服务机构绩效考核的原则

概念 依据绩效考核指标体系，运用科学适宜的方法，对基层医疗卫生服务机构的运行管理、功能实现、服务模式和服务效果等进行客观、公正的综合评价。

（一）科学、规范、有序

科学制订基层医疗卫生服务机构绩效考核内容及标准，规范绩效考核工作流程与方法，有序开展考核工作。

（二）公平、公正、公开

不同举办主体的基层医疗卫生服务机构平等参与考核。统一考核内容、标准与方法，公开考核结果，接受社会监督。

（三）简便、适宜、高效

简化考核程序，将日常考核与年终考核相结合，采用适宜方法，提高工作效率。

（四）激励、促进、有效

发挥考核作用，奖励先进、改进不足，调动工作人员积极性，促进机构持续、健康发展，保证基层群众受益。

二、绩效考核的内容

（一）机构管理

1. 机构环境

（1）机构布局　包括诊查室和治疗室等体现保护服务对象隐私、符合无障碍设计要求。设置无障碍通道；医疗、保健分区合理；科室设置规范；服务流程方便患者；机构标识和标牌规范、清楚、醒目等5项指标。

（2）服务环境　①服务环境和设施清洁、舒适、温馨，卫生间设施良好，干净整洁、无异味；②挂号、收费、药房、检验等科室设立开放式服务窗口；③设立服务等候区，并配备适当座椅；④机构内全面禁烟，有醒目、规范的戒烟标识，无人员吸烟、无烟蒂等。

2. 人力资源管理

（1）人员配置　①执业范围为全科医学专业的临床和中医等类别执业（助理）医师达到3名/万人口，公共卫生医师达到1名/万人口，注册护士达到3名/万人口；②卫生技术人员具备与岗位相适应的资质条件；③中心至少具有1名副高级以上任职资格的执业医师，至少有1名中级以上任职资格的中医类别执业医师，1名中级以上任职资格公共卫生执业医师，1名中级以上任职资格的注册护士；④实行人员聘用制度和岗位管理制度。

（2）人员绩效考核　①制订绩效考核制度和方案；②有绩效考核记录；③根据考核结果发放绩效工资。

（3）人员培训　①根据中心发展需要制订中长期培训规划和年度培训计划；②在中心注册的各类在岗医护人员中，所有人员应当取得省级及以上相应培训合格证书（不包括2年内的应届毕业生）。合格证书比例=取得省级及以上全科医学培训合格证书的卫生技术人员数/卫生技术人员总数；③卫生技术人员按照要求完成继续教育。继续教育达标率=实际达标的卫生技术人员数/卫生技术人员总数×100%。

3. 财务资产管理

（1）会计核算　①按照《会计法》《基层医疗卫生机构会计制度》和《基层医疗卫生机构财务制度》及国家有关规定，设置会计科目、建立账簿和进行会计核算；②财务报告编制准确、完善、及时。

（2）预算管理　①按照《预算法》和财政部门预算管理的相关规定，科学、合理、真实、完整地编制预算；②严格执行预算。

（3）资产管理　①建立固定资产登记册；②建立耗材专用账册；③按规定开展各项设备的检查工作。

（4）收支管理　①财政专项收入专款专用；②严格执行国家药品价格政策和医疗服务项目价格；③收支结余比=（业务收入＋财政投入＋其他收入－支出）/收入

×100%（收入和支出不包含基建和设备等财政专项收入和支出）。

4. 药品管理

（1）一般药品管理　①按时编制药品分期采购计划，经有关领导研究和批准后进行采购，保证药品具有一定的库存量；②严格验收购进、调进或退库药品；③按相关规定严格保管药品，储备一定数量的急救药品，并及时更新；④执行查对制度，经核对后进行药品调配。

（2）特殊药品管理　①购用麻醉药品、精神药品、放射性药品必须经药品监督部门批准；②特殊药品的采购和保管应当由专人负责；③建立完善的特殊药品报废销毁制度。

（3）基本药物配备　①按照地方规定，全部配备基本药物；②实行零差率销售。

5. 文化建设：

（1）工作制度　①人员职业道德规范与行为准则；②人员岗位责任制度；③人员聘用、培训、管理、考核与奖惩制度；④技术服务规范与工作制度；⑤服务差错及事故防范制度；⑥服务质量管理制度；⑦财务、药品、固定资产、档案、信息管理制度；⑧医疗废物管理制度；⑨社区协作与民主监督制度；⑩当地卫生部门规定的其他有关制度。

（2）医德医风　①医务人员着装整洁、佩戴胸牌、举止文明、统一出诊服饰；②建立医德医风管理档案，有计划、措施、检查、总结和培训记录；③建立医患沟通制度，专人负责投诉及纠纷处理，并有处理记录。

6. 信息管理

（1）信息公开　以各种形式公开以下信息：①依法执业登记信息、服务辖区范围和辖区居民基本情况；②业务科室名称、布局，门急诊挂号、就诊、取药、交费等事项的流程与服务地点，医疗纠纷投诉电话；③卫生技术人员名录，服务团队及负责区域，支援专家姓名和专长；④门诊服务内容、免费公共卫生服务项目，残疾人、老年人、现役军人等特殊人群优先服务措施，各类项目的服务时间等；⑤诊疗项目、各种检查、药品等服务价格；⑥向职工公开相关信息。

（2）信息化建设　建立并运用社区卫生服务与管理综合信息系统（该综合信息系统应当采用国家卫计委公布的相应数据集标准和基本架构编制），并能实现以下功能：①提供居民健康档案服务与管理；②提供基本公共卫生服务项目管理；③提供基本医疗服务管理；④提供社区卫生统计信息服务和管理。

7. 服务模式

（1）社区参与　①与街道办事处、社区居委会、驻区单位等有关方面建立沟通协调机制；②社区居民参与社区卫生服务机构组织的活动；③患者参与患者小组活动。

（2）协同服务　①医院与社区卫生服务机构分工协作、建立双向转诊机制；②预防保健机构与社区卫生服务机构分工合理、业务指导到位；③中心对所属的社区卫生服务站实行一体化管理，对非所属的辖区内社区卫生服务站进行指导，及时、全面收集汇总辖区内有关社区卫生服务信息。

（3）主动服务 ①根据居民健康需要提供上门服务；②提供连续的跟踪随访，及时主动进行分类干预；③开展疾病筛检、早期发现患者。

（4）责任制服务 ①组建全科团队、明确责任区域，全面覆盖中心所辖社区；②全科团队的服务辖区责任落实，服务到位。

（二）公共卫生服务

1. 居民健康档案管理

（1）健康档案建档率 健康档案建档率=建档人数/辖区内常住居民数×100%。

（2）电子健康档案建档率 电子健康档案建档率=建立电子健康档案人数/辖区内常住居民数×100%。

（3）健康档案使用率 健康档案使用率=档案中有动态记录的档案份数/档案总份数×100%。

2. 健康教育 健康教育活动包括：

（1）每个机构每年提供不少于12种内容的印刷资料，并及时更新补充，保障使用；

（2）每个机构每年播放不少于6种的音像资料；

（3）每个乡镇卫生院、社区卫生服务中心每年至少开展9次面向公众的健康咨询活动；

（4）按照标准设置健康教育宣传栏，每个机构每2个月最少更换1次宣传栏内容；

（5）每个乡镇卫生院和社区卫生服务中心每月至少举办1次健康知识讲座，村卫生室和社区卫生服务站每两个月至少举办1次健康知识讲座；

（6）乡镇卫生院、村卫生室和社区卫生服务中心（站）的医务人员在提供门诊医疗、上门访视等医疗卫生服务时，要开展有针对性的个体化健康知识和健康技能的教育。

3. 预防接种

（1）建证率 建证率=年度辖区内建立预防接种证人数/年度辖区内应建立预防接种证人数×100%。

（2）某种疫苗接种率 某种疫苗接种率=年度辖区内某种疫苗实际接种人数/年度辖区内某种疫苗应接种人数×100%。

4. 0~6岁儿童健康管理

（1）新生儿访视率 新生儿访视率=年度辖区内按照规范要求接受1次及以上访视的新生儿人数/年度辖区内活产数×100%。

（2）儿童健康管理率 儿童健康管理率=年度辖区内接受1次及以上随访的0~6岁儿童数/年度辖区内0~6岁儿童数×100%。

5. 孕产妇健康管理

（1）早孕建册率 早孕建册率=辖区内孕13周之前建册并进行第一次产前检查的产妇人数/该地该时间段内活产数×100%。

（2）产后访视率 产后访视率=辖区内产妇出院后28天内接受过产后访视的产妇人数/该地该时间内活产数×100%。

6. 老年人健康管理　老年人健康管理率=年内接受健康管理人数/年内辖区内65岁及以上常住居民数×100%。

7. 高血压患者健康管理

（1）高血压患者规范管理率　高血压患者规范管理率=按照规范要求进行高血压患者健康管理的人数/年内已管理的高血压患者人数×100%。

（2）管理人群血压控制率　管理人群血压控制率=年内最近一次随访血压达标人数/年内已管理的高血压患者人数×100%。

注：最近一次随访血压指的是按照规范要求最近一次随访的血压，若失访则判断为未达标。血压控制是指收缩压<140mmHg和舒张压<90mmHg（65岁及以上患者收缩压<150mmHg和舒张压<90mmHg），即收缩压和舒张压同时达标。

8. 2型糖尿病患者健康管理

（1）2型糖尿病患者规范管理率　2型糖尿病患者规范管理率=按照规范要求进行2型糖尿病患者健康管理的人数/年内已管理的2型糖尿病患者人数×100%。

（2）管理人群血糖控制率　管理人群血糖控制率=年内最近一次随访空腹血糖达标人数/年内已管理的2型糖尿病患者人数×100%。

9. 严重精神障碍患者管理　严重精神障碍患者规范管理率=年内辖区内按照规范要求进行管理的严重精神障碍患者人数/年内辖区内登记在册的确诊严重精神障碍患者人数×100%。

10. 肺结核患者健康管理

（1）肺结核患者管理率　肺结核患者管理率=已管理的肺结核患者人数/辖区同期内经上级定点医疗机构确诊并通知基层医疗卫生机构管理的肺结核患者人数×100%。

（2）肺结核患者规则服药率　肺结核患者规则服药率=按照要求规则服药的肺结核患者人数/同期辖区内已完成治疗的肺结核患者人数×100%。

规则服药：在整个疗程中，患者在规定的服药时间实际服药次数占应服药次数的90%以上。

11. 中医药健康管理　老年人中医药健康管理率=年内接受中医药健康管理服务的65岁及以上居民数/年内辖区内65岁及以上常住居民数×100%。

注：接受中医药健康管理是指建立了健康档案、接受了中医体质辨识、中医药保健指导服务记录表填写完整。

12. 传染病及突发公共卫生事件报告和处理

（1）传染病疫情报告率　传染病疫情报告率=网络报告的传染病病例数/登记传染病病例数×100%。

（2）传染病疫情报告及时率　传染病疫情报告及时率=报告及时的病例数/报告传染病病例数×100%。

（3）突发公共卫生事件相关信息报告率　突发公共卫生事件相关信息报告率=及时报告的突发公共卫生事件相关信息数/报告突发公共卫生事件相关信息数×100%。

（4）传染病和突发公共卫生事件的处理　协助开展以下工作：①患者医疗救治

和管理；②传染病密切接触者和健康危害暴露人员的管理；③流行病学调查；④疫点疫区处理；⑤应急接种和预防性服药；⑥宣传教育。

13. 卫生计生监督协管服务

（1）卫生计生监督协管信息报告率　卫生计生监督协管信息报告率=报告的事件或线索次数/发现的事件或线索次数×100%。

注：报告事件或线索包括食源性疾病、饮用水卫生安全、学校卫生、非法行医和非法采供血、计划生育。

（2）协助开展的食源性疾病、饮用水卫生安全、学校卫生、非法行医和非法采供血、计划生育实地巡查次数。

（3）卫生监督协管　协助开展以下工作：①食源性疾病及相关信息报告；②饮用水卫生安全巡查；③学校卫生服务；④非法行医和非法采供血信息报告；⑤计划生育相关信息报告。

（三）基本医疗服务

1. 医疗工作效率　机构工作人员年均门急诊人次数：

（1）机构在岗职工人年均门急诊人次数=过去1年的门诊和急诊人次数/机构全部在岗工作人员数；

（2）如有病床，则病床使用率>50%。

2. 医疗质量

（1）医疗文书合格率　合格率=病历、门诊日志、处方、各种申请单书写合格的文书数/抽查医疗文书数×100%，严格执行查对制度，规范输液管理。

（2）检验质量　①各项检验试剂质量符合要求；②开展实验室室内质控和室间质控工作。

（3）院内感染管理　①一次性医疗物品管理落实情况；②医疗废弃物处理合规情况；③消毒隔离措施落实情况；④无菌技术操作执行情况。

3. 合理用药

（1）抗生素处方比例　抗生素处方比例=含有抗生素处方数/抽查处方总数×100%。

（2）静脉滴注处方比例　静脉滴注处方比例=含有静脉滴注处方数/抽查处方总数×100%。

4. 医疗费用门诊次均诊疗费用

（1）门诊次均诊疗费用绝对值=门诊业务总收入/年门诊总人次数。

（2）过去3年门诊次均诊疗费用增长幅度。

5. 康复服务

（1）康复条件　有专用场所及相关设备、设施：①有合格的专用康复场所；②有残疾人轮椅行走通道；③有残疾人活动场所以及过道、卫生间有扶手；④配备经济实用、便于社区使用或家庭租借的康复器材和辅助用具等。

（2）开展以下康复服务　①开展残疾筛查及诊断；②开展躯体运动功能以及生活自理能力和社会适应能力评估；③开展躯体运动功能以及生活自理能力和社会适

应能力训练；④开展运动治疗、理疗、作业治疗、传统康复治疗等。

（3）康复服务内容　①全面掌握辖区内残疾人的数量和康复对象的服务需求动态；②辖区内90%以上残疾人建立健康档案，并有完整的工作记录；③为社区内残疾人及其亲属举办康复知识与技能讲座，开展康复咨询活动，发放康复科普读物；④开展康复知识与技能、康复器具应用等知识传授与训练以及心理疏导等。

（四）中医药服务

1. 中医治未病

（1）中医药健康教育　①中心每年开展不少于4次中医药内容的健康教育；②发放中医或中西医结合健康教育处方和宣教资料，宣传中医药防病和保健知识，每年不少于6种中医健康教育处方。

（2）重点人群中医药健康管理　①制订中医特色保健方案，并开展2种以上中医特色的养生保健、食疗药膳、传统体育等服务；②对重点人群开展2种以上的常见慢性病(高血压、糖尿病等）中医药预防保健服务；③运用中医药知识和方法开展优生优育、生殖保健和孕产妇保健等服务。

2. 中医医疗服务

（1）中医药适宜技术服务　开展中药、针灸、推拿、火罐、敷贴、刮痧、熏洗、穴位注射、热熨、导引等6种以上中医药服务。

（2）中医连续性管理服务　提供中医责任医师服务。

（3）中医药康复服务　利用中药、针灸、按摩、熏蒸等方法开展卒中后遗症、肢体残疾等2种以上康复工作。

（五）满意度

1. 服务对象综合满意度=综合满意（安全性、经济性、舒适性、方便性、有效性）调查人数/调查总人数×100%。

2. 卫生技术人员综合满意度=综合满意的卫技人员数/调查总人数×100%。

3. 综合满意=工作环境+机构管理+工资待遇+培训机会+职称晋升+发展前景，匿名问卷调查全体在岗卫生技术人员。

第三节　基层医疗卫生服务团队工作模式

一、基层医疗卫生服务团队建设

（一）团队的概念及构成要素

团队是由员工和管理层组成的一个共同体，它合理利用每一个成员的知识和技能协同工作，解决问题，达到共同的目标。或者说，团队就是为实现某项共同目标而组成的工作小组，其基本特点是有一个明确的目标，每人都有清晰的角色和各自的技能，成员之间互相信任，并能良好沟通。团队的构成要素有以下5方面：

1. 工作目标。

2. 团队成员。

3. 团队定位。

4. 团队权限。

5. 工作计划。

（二）团队建设的步骤

1. 明确工作目的、任务　团队工作目的一定要具体、清楚、明确，团队工作任务一定要围绕目的而分配。

2. 确定团队成员　根据工作任务选择团队成员，基本原则是既要有个人志愿，又要有组织推荐。团队成员的技能、业务专长要能够覆盖所有任务。依据对工作量的判断，确定团队成员数量。要选好一名能被团队成员认可的指挥人员，即团队队长。

3. 团队内达成共识　通过召开团队会议，将工作目的和任务呈现给大家，并作明确解释。鼓励团队成员展开讨论，畅所欲言，任何人不可阻止嘲笑别人的发言，哪怕发言有偏差。团队成员在发表个人意见时都有平等机会，没有人可凌驾于他人之上指手划脚。经过热烈而无限制的讨论后，团队形成一致看法，从而凝聚共识，集思广益。

4. 制订工作规则和计划：在团队内要制订一个大家共同认可并遵守的工作规则。如出现问题向谁报告，改变细节经谁批准，出现分歧如何解决等。同时，要按照时间顺序制订出一份工作计划。

5. 分工与协作　将工作任务分配给每一位成员，并得到其踊跃的接纳。明确哪项活动由一个人去做，哪些活动需要由他人协助去做，自己需协助他人做哪些工作。每个成员手上都要有一份详细并标明谁来干、在哪干、何时干的具体列表。

6. 执行任务　每个成员按计划要求开展工作、执行任务。

7. 监督　团队内要指定负责工作过程监督的成员，该成员要按照工作任务和指标逐项对工作计划进行审查、检验，以判断其是否按照团队规则和计划执行，有无偏离目标。有时，监督是相互的，即执行A任务的成员对执行B任务成员的工作情况进行监督，下一工序的成员对上一工序的成员进行监督，指挥人员对全部工作计划执行情况进行监督。这种监督只是为保障工作按标准完成，从中发现问题，及时纠正偏差和解决问题。

8. 评估　对团队总体工作和每个成员的工作进行评估，可分两个层面进行。首先是团队自评，全面考量所有任务的完成结果，团队工作目标是否实现，每个成员完成任务的结果如何；其次是外部评估，即由团队以外人员对团队工作进行评估。

二、基层医疗卫生服务团队工作设计与运行

（一）团队工作总目标

团队目标是团队工作要取得的结果。目标要具有可实现、可测量性。如6个月内使全乡80%以上的居民接受一次肠道传染病预防知识健康教育，2018年底完成全乡常住人口健康档案建立等。

（二）制订工作计划

工作计划是对未来一段时间工作活动的具体安排。工作计划包括由团队工作总目标分解出的若干具体目标和实现各个具体目标的若干具体活动。每项具体活动要描述其活动名称、工作步骤、活动时间、活动地点、任务分工、工作指标、活动所需资源（人财物等）。

（三）团队成员分工及岗位职责任务

根据团队目标开展各项工作所需的专业和角色，组成工作团队。确定团队领导和各岗位成员，对每个岗位的职责与工作任务要具体，并对胜任岗位人员的能力和条件进行说明。

（四）制订团队工作监督指标

根据团队工作目标制订出标志阶段性工作任务完成的若干指标（包括完成任务的数量和质量）。针对这些措施，由第三方对指标的实现情况进行监督检查，同时，也要对团队工作计划的落实情况进行检查。通过检查，发现存在问题，提出解决问题的措施，以保障项目工作继续前进。

（五）采取激励措施

根据监督检查和评估结果，对团队成员进行激励或惩罚。

（六）修订工作计划

一个跨度时间较长的团队工作计划，要在执行一段时间后对前期工作进行评估，以发现团队工作是否偏高目标及团队工作遇到哪些困难和问题，从而，对工作计划作出更加有效和有利于实现目标的调整，保障项目按预定目标发展。

（七）评估总结

为了说明团队绩效和团队工作任务完成与目标实现程度，要对团队工作进行评估。评估可分别在工作中期和任务完成后进行，最好由第三方按照团队工作目标进行全面检测，最后对团队全部工作作出总结。评估和总结要回答六方面的问题：一是团队工作目标实现的程度；二是团队任务指标完成的程度；三是团队工作的产出和效果；四是完成全部工作的投入（人财物）；五是工作中有哪些经验和教训；六是对改进今后工作的建议。

第四节　家庭医生签约服务管理

一、家庭医生签约服务概述

（一）家庭医生签约服务是以人为中心

面向家庭和社区，以维护和促进整体身心健康为方向，为签约居民提供长期的综合性、连续性以及个性化健康照顾的签约式服务形式。

（二）对象

签约服务可以涵盖普通人群，其中重点签约人群为老年人、慢性病患者、精神障碍和稳定期肺结核患者、孕产妇、儿童、残疾人等。

（三）内容

家庭医生签约团队主要提供基本医疗、基本公共卫生以及个性化健康管理方面的服务内容，其中基本医疗卫生服务和基本公共卫生服务被称为基础性签约服务内容。

1. 基础性签约服务内容　基本医疗卫生服务涵盖常见病和多发病的中西医诊治、合理用药、就医路径指导和转诊预约等。基本公共卫生服务涵盖国家基本公共卫生服务项目和规定的其他公共卫生服务。具体来说，应包含以下工作内容：①建立并使用健康档案（病历）；②常见病、多发病的医疗及适宜的会诊与转诊；③急危重患者的院前急救与转诊；④健康人群与高危人群的健康管理，包括疾病筛查与咨询；⑤慢性病患者的连续性管理；⑥开设家庭病床；⑦重点人群保健（包括老人、妇女、儿童、残疾人等）；⑧健康宣传教育；⑨基本的精神卫生服务（包括初步的心理咨询与治疗）；⑩预防接种服务；⑪中医药健康管理服务；⑫肺结核健康管理服务；⑬传染病及突发公共卫生事件报告及处理；⑭社区康复；⑮卫生计生监督协管服务。

2. 个性化健康管理服务　健康管理服务是以现代健康概念（生理、心理和社会适应能力）和新的医学模式（生物—心理—社会模式）以及中医"治未病"理论为指导，从维护健康的角度出发，针对签约居民的健康状况和需求进行全面监测、分析和评估，提供健康咨询和指导，对健康危险因素进行前瞻性干预，制定不同类型的个性化签约服务内容。实施健康管理是变被动的疾病治疗为主动的管理健康，是符合现代医学模式要求的有效手段，是保证全民健康的有效途径，也是推广家庭医生签约服务工作开展的重要方法。

二、家庭医生签约服务的政策

（一）政策引导和综合激励

家庭医生签约服务实施的关键主要取决于居民是否接受这种服务模式，以及全科医生是否有能力及动力提供有效的签约式服务，因此针对居民和全科医生分别制定的相关激励政策引导起到关键作用。

1. 针对居民的签约优惠政策　签约服务会在就医、转诊、用药、医保等方面对签约居民实行差异化的政策，增强签约服务的吸引力和居民对签约服务的有效利用。如北京市，签约居民可在享受基本公共卫生和基本医疗卫生服务的基础上，还可享受到以健康管理为主要内容、主动服务为形式的5类个性化服务和优惠措施：

（1）"健康状况早了解"个人健康评估及规划；

（2）健康"点对点"管理服务，及时将健康教育讲座等健康活动信息和季节性、突发性公共卫生事件信息发放到签约家庭；

（3）"分类服务我主动"，根据居民不同健康状况和需求，以慢性病患者为首要服务对象，提供主动健康咨询和分类指导服务；

（4）"贴心服务我上门"，对空巢、行动不便并有需求的老年人提供上门健康咨询和指导服务；

（5）"慢病用药可优惠"，对于医疗保险社区目录新增用于治疗高血压、糖尿病、冠心病、脑卒中的29种药品，取消个人先行负担的10%费用。

2. 针对家庭医生的签约激励、提升政策　调动全科医生团队服务积极性需要采取多方面的激励措施，合理分配家庭医生收入，关键因素是构建和完善有效的政策机制，对家庭医生工作的数量与质量进行科学的测量与考核，并据此给予有效的报酬与奖励。良好的激励政策会强化全科医生对自身职业价值的认同感，使其同时意识到参加职业培训与技能提升在本质上是一种人力资本投资，其最终可以通过更好的职业表现从而获得更多的经济报酬。

（1）在提高家庭医生收入方面，综合考虑包括签约服务在内的绩效考核等因素，合理确定基层医疗卫生机构绩效工资总量，使家庭医生通过提供优质签约服务提高收入水平。可以采取家庭医生津贴等形式向提供签约服务的一线家庭医生倾斜，医疗机构收支结余部分按规定提取奖励基金，鼓励多劳多得、优绩优酬。另外，可以对通过相应评价考核的家庭医生团队和参与签约服务的二级以上医院医师予以资金支持引导。

（2）在编制、人员聘用、职称晋升、在职培训、评奖推优等方面重点向家庭医生倾斜，加快全科医生队伍建设，提升签约服务水平。一是将优秀人员纳入各级政府人才引进优惠政策范围，增强全科医生职业吸引力。二是合理设置基层医疗卫生机构全科医生高、中级岗位的比例，扩大职称晋升空间，将签约服务评价考核结果作为职称晋升的重要因素。三是对成绩突出的全科医生及其团队，按照国家规定给予表彰表扬，大力宣传先进典型。四是拓展国内外培训渠道，建立健全二级以上医院医生定期到基层开展业务指导与全科医生定期到临床教学基地进修制度，加强全科医生及团队成员的继续医学教育，提高签约服务质量。

（二）政府、机构间支撑保障政策

1. 加强政府、街道对家庭签约服务的支持保障

（1）家庭医生签约服务是社会公益事业，积极推进实施是各级政府的重要责任。要把积极推进家庭签约服务列入政府工作目标，纳入当地经济与社会发展总体规划和城市社区两个文明建设规划，作为社区建设和社区发展的一项重要内容予以统筹规划、组织实施。成立协调小组，组织卫生、发改、财政、物价、劳动和社会保障、民政、人事、教育、建设、中医药等有关部门，按照各自职能，完善有关配套政策与措施，为全科医生服务工作提供良好的环境，及时协调解决签约服务工作中所遇到的各种具体问题和困难。

（2）街道办事处作为政府派出机构，对推进社区卫生服务、提高本社区全体居民健康水平负有重要责任。积极协调辖区内各方力量，在卫生行政部门指导下，支持和帮助社区卫生服务机构解决必需的业务用房和工作中遇到的困难，切实支持发展家庭医生签约服务。

（3）全科医生与管辖居委会建立合作伙伴关系，参加居委会工作会议和社区活动，在沟通交流中增进居委会对全科医生的认识和理解，提高居委会对全科医生的支持和协作力度，为全科医生工作的开展提供助力。

2. 为家庭医生签约服务提供技术保障和设备支持　家庭医生签约服务的顺利推进、签约双方的良性互动，离不开资源的协同共享和技术的有力支持。积极促进不同医疗卫生机构间资源共享，整合二级以上医院现有的检查检验、消毒供应中心等资源向基层医疗卫生机构开放。探索设置独立的区域医学检验机构、病理诊断机构、医学影像检查机构等，实现区域资源共享。完善家庭医生签约服务必需设施设备的配备，有条件的地方可为全科医生配备统一的着装、出诊装备、交通工具等。

3. 发挥信息化平台支撑作用　利用"互联网+"、远程医疗等新技术，提高全科医生、二级以上医院医生和签约居民之间服务、互动的效率，节约成本、改善体验、提升绩效。构建完善的区域医疗卫生信息平台，实现签约居民健康档案、电子病历、检验报告等信息共享和业务协同。通过远程医疗、即时通讯等方式，加强二级以上医院医师与全科医生的技术交流与业务指导。通过智能客户端等多种方式搭建全科医生与签约居民的交流平台，为信息咨询、互动交流、患者反馈、健康管理等提供便利。积极利用移动互联网、可穿戴设备等为签约居民提供在线预约诊疗、候诊提醒、划价缴费、诊疗报告查询、药品配送和健康信息收集等服务，增强居民对于签约服务的获得感。

（三）健全医保控费政策

全科医生团队通过签约服务维护好签约居民的健康，是从源头控制医疗费用的重要措施。同时，完善医疗保险费用的支付方式，提高全科医生待遇，可以探索将签约居民的门诊基金按人头支付给基层医疗卫生机构或全科医生团队，对经基层向医院转诊的患者，由基层或全科医生团队支付一定的转诊费用，进一步增强全科医生团队控费的动力。另外还可以探索纵向合作的医疗联合体等分工协作模式，签约服务费用主要由医保基金、签约居民付费和基本公共卫生服务经费等渠道解决。

签约医生或签约医生团队向签约居民提供约定的基本医疗卫生服务，除按规定收取签约服务费外，不得另行收取其他费用。实行医保总额付费，发挥全科医生在医保付费控制中的作用，合理引导双向转诊。

◎思考题
1. 怎样进行村卫生室规范化管理？
2. 简述基层医疗卫生服务机构绩效考核的基本原则有哪些？
3. 简述基层医疗卫生服务机构绩效考核的内容有哪些？
4. 家庭医生签约的对象有哪些？签约后主要提供哪些基本医疗服务？
5. 基层医疗卫生服务团队的构成要素有哪些？

（湖南中医药高等专科学校　蒋建平）

第三篇
医患沟通与技巧

第十九章 医患沟通的性质、特点与目的

第一节 医患关系的性质与特点

在当今社会，"医患关系"已成为民众关注的焦点。作为医务工作者，和谐的医患关系究竟有多么重要，可想而知。近几年来的各种医闹现象无疑突出"医患关系"的种种影响。

从世界范围来看，医学或医疗活动在人们的社会中所起的影响力越来越大、越来越明显，成为左右人们社会生活"巨大的力量"；从我国目前的现实状况看，医疗纠纷呈现快速上升趋势，医患之间的信任急剧滑坡，医患关系已经成为社会焦点问题、热点问题。无论是何种情况、何种问题，对其理解和解决的关键都不能离开医疗活动中最基本的关系单位——医患关系。医患关系是贯穿整个医学发展、医疗活动开展始终的核心，对医患关系的把握不能仅仅从概念获得，还必须分析医患关系的性质、特点，以及医患关系的发展趋势。

一、医患关系的内涵

医患关系是人类文化特有的一个组成部分，是医疗活动的关键、医疗人际关系的核心。著名医史学家西格里斯曾经说过："每一个医学行动始终涉及两类人群：医师和患者，或者更广泛地说，医学团体和社会，医学无非是这两群人之间多方面的关系。"所以医患关系是指以医务人员为一方，以患者及其社会关系为另一方在医疗诊治过程中产生的特定人际关系。现代医学的高度发展更加扩充了这一概念的原有内涵，"医"已由单纯医生、医学团体扩展为参与医疗活动的医院全体职工；"患"也由单纯求医者、患者扩展为与之相联系的社会关系比如家属、单位甚至朋友。

二、医患关系的特点及性质

对医患关系的把握主要通过医患关系的特点及其性质来实现。目前社会学的研究相对清楚地分析了医患关系的特点，而对医患关系性质的研究在理论上则尚无十分令人信服的结论。

（一）医患关系的特点

美国功能学派社会学家帕森斯和福克斯认为医患关系和父母与子女的关系有相似性，故此他们将医患关系的特点归纳为四点：支持、宽容、巧妙地利用奖励和拒绝互惠。

1. 支持　在医患关系中，由于接受了对患者提供保健照顾的义务，医生变成了

在患者生病期间依靠的支柱。支持包括使自己可以被患者利用，并且尽力为处于依赖状态的患者提高所需要的保健照顾。

2. 宽容　在医患关系中，患者被允许有某种方式的行为举止，而这些举止在正常情况下是不允许的。患者的某些行为和举止之所以得到宽容是因为，生病期间患者对他的疾病不负责任，只要他继续承担患者角色并承担希望和尽力恢复健康的义务。

3. 巧妙地利用奖励　在医患关系中，为了在获得患者的服从时提供另外的支持，医生有能力建立并巧妙地利用一种奖励结构。通过控制患者非常重视的奖励，就可以增加医生的权威和患者的依赖性。

4. 拒绝互惠　在医患关系中，尽管医生给患者以支持，并且比较宽容患者的偏离常规的行为，但医生通过在人际反应中保持一定的距离来保证医患关系的不对称性。也就是说，医生了解患者的真实感情，但不以允许患者了解自己的真实感情作为回报。

（二）医患关系的性质

医患关系既是一种人际关系，也是一种历史关系。医患之间建立的人际关系在社会发展的不同历史时期，所呈现于人们的及人们对其性质的认定是不一样的。从最初服务于氏族部落的巫医，到具有独立行医能力的职业者，再到失去部分独立性而成为医院、承担社会功能之一部分的职业群体，医生和患者之间的关系始终处在不断变动的状态中，基于这种变动，人们对医患关系的性质也在作着不同的解释。例如：将医患关系定位为信托关系或契约关系等等。医患关系决不是、也不等同于消费关系，从而医患关系的性质也决不是消费关系。作为一般人际关系存在的医患关系有其特殊性，特别是特殊的道德要求。

三、医患关系的内容

在医疗活动中医患关系的内容由技术性关系和非技术性关系两大部分组成。技术性关系是指在医疗过程中以医务人员提供医疗技术、患者接受医疗诊治为纽带的医患之间的人际关系。非技术性关系是指求医过程中医务人员与患者（及其家属）之间在社会、心理、伦理、法律等诸多非技术方面形成的人际关系。技术关系是构成医患关系的核心，非技术关系是在技术关系的基础上产生或形成的。技术关系在诊疗效果上起关键性作用，而非技术关系在医疗过程中对医疗效果同样有着无形的作用。

（一）技术关系及内容

针对医患之间的技术关系，国内外学者基于医务人员和患者之间的不同地位和角色以及权利和责任等提出对医患关系的不同划分方式，称之为医患关系模式。目前比较公认的关于医患关系模式的理论主要有三种：萨斯-荷伦德模式、维奇模式和布朗斯坦模式。

（二）非技术关系及其内容

在传统医学中技术关系和非技术关系是非常紧密的融和在一起，但是随着医学的发展，非技术关系渐渐从技术关系中分离出来，具有了一些相对的独立性，并且具有了自己的内容。现代一般认为非技术关系包括：道德关系、价值关系、法律关系、文化关系和利益关系等。

1. 道德关系　医患关系是人际关系，人际关系的协调需要道德原则和规范的约束，医患关系由于其信息的不对称性等特点，需要双方特别是医务人员更高水平上对道德要求的遵守。诊疗的效果如何，医疗工作完成好坏并不完全取决于医务人员的技术水平，医患双方特别是医务人员的道德品质状况有时甚至对医疗结果和医患关系的和谐起决定性作用。所以说，医患之间的关系又是道德关系。

2. 价值关系　在医疗过程中，医患双方通过医疗活动本身都在实现着各自价值。对医生而言，这一点是非常明显的，医生通过自己的技术给患者提供高质量的医疗服务以期患者籍此恢复健康，医生的价值即可得以实现；而患者价值的实现则必须是建基在上述活动的顺利完成，否则其价值就无法实现。所以，医患关系建立的同时也奠基了医患之间的价值关系。

3. 利益关系　医疗活动本身为医患双方满足各自的需要——物质利益和精神利益提供可能。对医生而言，通过医疗行为活动而从患者处获得报酬并得到自身价值实现的满足感就是医务人员的利益；对患者来说，通过医生提供服务而恢复健康就是患者的利益。故此医患关系包含着利益关系。

4. 文化关系　医疗活动中的医生和患者都是一定文化中的个体，当这种关系建立时，必然形成一种文化关系，并影响着医患关系的进一步展开和医疗行为活动的结果。由此可见，医患关系不可避免地也是一种文化关系。

5. 法律关系　之所以说医患关系同时也是法律关系，是因为现代的医患关系不仅依靠道德调节，也越来越依赖法律的调节力量，有越来越多的医患关系中的细节被纳入了法律规约的范围之内。这一点是现代医学与传统医学非常不同的方面，虽然在传统医学中也存在着对医疗活动的法律形式的制约情况，但是这种现象并不普遍化，而医患关系的法律化则已是当代的普遍现象。医患关系又是法律关系，是当代社会和医学发展的产物。

第二节　医患沟通的目的与意义

一、构建和谐医患关系实现医患共同目标

医学以保护和促进人的健康为目的。医生与患者的目标是一致的，都是以治愈疾病、保持健康为目的的，而医患沟通则是实现这一目标的前提。医患沟通是一种信息传递的过程，是为促进患者健康的需要而进行的，目的是使医患双方能充分有效

地表达对医疗活动的理解、意愿和要求。医患沟通的过程不仅仅是知识的互动，也包括心灵的交流、情感的交融。良好的医患沟通有助于提升医务人员自己或患者的医学观念，也有助于医患双方相互理解，协调关系，保证医疗活动的顺利进行。

（一）沟通是医学诊断和临床治疗的需要

医疗活动的各个环节都需要医患间的有效沟通和配合。沟通是医患之间最重要的交往方式，在医患关系中，沟通运用得好，能起到事半功倍的作用。从医护人员角度看，通过沟通，可以询问病情、了解病史。相反，如果没有充分的沟通，就很难采集到确切的症状与病史资料，有可能制定出错误的诊断与治疗方案。从患者角度看，遵从医嘱、积极配合是治疗成功的关键，有效的沟通可以提高患者对医生的信任度，进一步提高患者的治疗依从性。此外，预防和康复往往涉及改变患者的生活方式，如果没有有效的沟通，患者将很难合作和长期坚持治疗。因此，在疾病的诊断，治疗过程中，沟通具有举足轻重的作用。

常言说："良言一句三冬暖，恶语伤人六月寒"。患者忍受着病痛的折磨，他们不仅需要从医生那里得到医疗技术上的帮助，以摆脱疾病的折磨，也非常需要从医生那里获得心理上的满足和情感上的慰藉，患者最紧迫的心理需求是同情、鼓舞、安慰、信心、心理舒适和平静以及安全感等。因此，医务人员要学习和掌握言语交谈的技巧，注意因人因病而异，因时因地而异，因事因情而异，使用美好的语言，处理好医患关系。有了良好的沟通，患者既可从医生的医疗技术帮助上获益，又可在心理需求上获益。如果患者在心理和情感上的需求得不到满足，医疗技术的帮助作用也会大打折扣。

案例一：张女士，43岁，患有抑郁症4年，患病初期病情特别严重，经常没有原因的情绪低落、哭泣，多次有过自杀的念头，感觉生活没有任何乐趣，人也变得比较懒散，工作能力也明显下降。家人越来越担心张女士的情况，便带到医院诊治。坐到医生面前还未开口，张女士便泪流满面，但是李医生并没有因此不耐烦，而是亲切地和张女士聊了起来。在一问一答的对话中，不仅李医生得到了诊断疾病所需要的证据，张女士也终于感觉找到了一个可以了解自己内心的人，长久压抑的情绪终于得到了释放。李医生耐心给张女士解释病情并安慰她说：经过正规的诊治，大部分患者可以得到明显的改善。这下张女士不仅对自己的病情有了充分的了解，而且重新燃起了对生活的希望。在正规的诊治后，张女士的病情得到了明显的改善。她常常特别期盼复诊，用她的话说，"即使不用吃药，单单和李医生倾诉一下，自己的病情就会好三分。"

在医疗实践中常可见到，良好的医患关系气氛下，患者对医生是亲近的、信任的、满意的，患者觉得医生对其是关心的、负责的、了解的。患者会因此而得到安慰，增加信任感，并从医生那里获得战胜疾病的力量。这样一来，患者就能形成一种积极的情绪状态，配合医生的要求，不折不扣地遵从医嘱，使治疗方案得以顺利实施，大大地提高治疗效果。因此良好的医患沟通本身就是一种治疗的手段，它不仅可以促进患者的康复，而且对患者的心理健康也是有益的。

（二）沟通是促进医学发展的需要

虽然现代医学科技高速发展，但仍有很多疾病未能攻克，这就需要医务人员不断探索新的治疗方法，充分的医患沟通可以为疾病的治疗提供新的线索，为疑难杂症的治疗找到新的突破口。

在现代医疗活动中，医疗仪器发挥的作用越来越大，临床医务人员对仪器的依赖性也越来越大，而诊疗过程中的科学分析、逻辑思维和推理、归纳能力却越来越欠缺。良好的沟通不仅有利于疾病的诊治，也有利于促进医务人员自身诊疗水平的提高。医务人员有高超的医疗技术，通过认真诊断及治疗，可以从本质上促进医患沟通，可以赢得患者的尊重与信任，给患者带来安全感：面对医技高超的医务人员，患者的心理防御较少，更愿意把自己生活中的隐私、隐情告诉他，从而使医生能全面地了解患者的情况，帮助患者更好地诊治疾病：患者更相信具有良好医疗技术的医务人员的权威性、正确性，愿意积极主动配合治疗，忠实地执行医嘱。所以，医务人员必须加强业务学习，学习新知识，掌握新理论及新技术，不断提高医疗技术水平。

案例二：医学生小王刚刚被分配到神经内科实习，为了锻炼临床技能，小王每次都会虚心地跟着老师问诊、查体，而且在闲暇时间小王还经常去和患者聊天。在聊天过程中，小王发现很多脑卒中患者的生活方式不健康，比如饮食口味偏重，爱吃油腻的食物，抽烟，缺乏锻炼，过量饮酒等，小王认为，给大家进行一下健康生活方式的宣讲活动是很有必要的。为此，小王课后认真地查阅文献，收集资料，将难懂的专业词汇转化成大家容易理解的通俗用语，并制作了一些宣传手册和幻灯片资料，组织大家进行宣讲，经过几次的宣讲活动后，患者及家属的反响都很不错，大家不仅认识到了不健康生活方式的危害，而且也知道了如何去改正。在整个过程中，小王不仅对课本上的知识有了更深刻的理解而且对临床治疗也有了更直观的认识，这不仅对患者疾病的康复有利，更为小王未来的行医实践打下了坚实的基础。

（三）沟通是良好人文环境的保障

人文关怀有助于改善医患关系，医疗活动的对象是人，是疾病痛苦甚至生命危险的患者，他们不仅要求医护人员掌握专业知识与技能外，更有一种心理上的期望，如对患者的尊重、关心、同情等。医患关系是一种特殊的服务关系，是情感关系，应将患者看成一个完整生理、精神、社会需要的综合体，维护其自尊及人格。努力发现患者性格中积极的因素，鼓励患者说出自己的想法与意见，尊重患者一切合理的看法，对患者倾注一片真诚，营造良好的医患氛围。提高医疗质量，提供优质服务关键是情感转变。真正确立关心、尊重、理解患者，主动热情地为患者服务的态度和行为，才会在感情上视患者如亲人，急患者之所急，想患者之所想，给患者安慰和亲切的感觉，减轻患者的痛苦，促进患者的康复。

医护人员要提供全方位的服务，以患者为中心是医疗工作的宗旨，为患者提供全程优质服务是医护工作的核心。医护人员通过对患者的人文关怀，有助于全面了解患者，系统的解决患者不断出现的各种有利健康恢复的问题。在与患者沟通的过程中，要灵活地运用自己所掌握的沟通技巧：可通过换位思考来感受患者的生理、心理问题，设身处地的为患者着想，理解并体谅患者，对他们的需要及时做出反应，并提供信息做好保密工作；恰如其分的使用书面、口头语言等沟通方式，努力做到耐心倾听，适时的沉默，极大的共情。运用语言要注意保护性、科学性、艺术性、灵活性、安慰性、解释性、鼓励性相统一的原则；通过温和的目光、同情的表情、适当的动作和空间距离等进行与患者之间的非语言交流方式，可在沟通中起到潜移默化的作用。

医护人员都应具有良好的心理素质，有敏锐的观察力、感知力，处事果断灵活，善于调节自己，保持积极向上的工作情绪，使自己的心境在工作中保持最佳状态，时时保持对健康的执着、追求及对患者的高度热诚、爱护、尊重。对工作认真乐观、自信，使每位患者和家属都受到这种精神的感动与鼓舞。

营造良好的人文氛围，医院应努力营造一种充满人情，以及关心患者、尊重患者以患者利益和需要为中心的人文环境。医护人员在工作中的情绪对患者有很大的感染力、医护人员的积极情绪能使患者乐观开朗，消极情绪会影响患者，使其变的悲观焦虑，因此我们应以积极情绪去感染患者，为患者提供一个舒适、安全、优美、令人愉快的环境。医护人员还应通过广泛学习医学、哲学、心理学、逻辑学、法律学、伦理学、语言学、美学等人文科学，提高自己的知识结构，自觉接受重视人文精神及中国传统文化和优良传统医德熏陶，同时了解西方近现代文化的发展，提高个人修养。随着社会的发展，科学的进步，对医护人员的工作提出了更高的要求。营造良好的人文环境是医患的共同目标之一，然而随着医疗科技的发展，医学正日益变成一个复杂的、依赖器械设备的、按患病器官划分的专门技术。患者到医院治疗，医生只是从学术的角度来审视患者，要求患者进行一系列化验或检查，然后是各种"高科技"的，甚至"侵入性"的治疗，医疗的行为被"质化""物质化"的结果固然在一定程度上提高了治疗效果，但也拉开了医生与患者之间的情感距离，疏远了医患关系。一些医生对患者所患疾病的研究十分尽心，但对患者的态度却非常冷淡。

良好的医患沟通体现了医疗活动中浓浓的人文情愫，有助于避免医患关系简单化、唯技术化、功利化以及只追求医学价值利润最大化的弊端。医患沟通有效保证人与人之间的平等以及医疗服务的公正性和公平性，最大化地满足患者的自主性要求。

二、沟通是医务人员的职责和义务

（一）医务人员的职责

《中华人民共和国执业医师法》第三条规定：医师应当具备良好的职业道德和医疗执业水平，发扬人道主义精神，履行防病治病、救死扶伤、保护人民健康的神圣职责。"救死扶伤"是对医疗工作内容和工作性质的高度概括，对每个医务人员来说，掌握救死扶伤需要的所有知识技能、职业道德是自己的天职。原卫生部颁发的《医院工作人员职责》对医院各级各类医务人员的职责作了详细的规定，归纳起来，基本可以分为两类：一是针对常规医疗工作的各个细节，强调遵守各项规章制度，确保诊疗流程顺畅实施，预防差错事故，目的是从制度上保障患者利益；二是针对医务人员的学习培训和教学的要求，强调上级对下级的指导，及时开展病例讨论，医务人员定期学习，适当运用国内外医学先进经验，开展新技术、新疗法，开展科研工作等，目的是提高医务人员的学术水平，更好地为患者服务。

（二）医务人员的义务

医师的义务是指医师执业依法履行的职务性义务，即在执业活动中应当实施一定行为或不实施一定行为的范围和限度。在医患关系中，医师的义务对应于患者的权利。鉴于医师处于行业垄断地位，患者处于弱者和不利地位，为了平衡医患关系，实现社会公平正义，各国医师法一般着重规定甚至专门规定医师的义务。根据我国《执业医师法》第22条的规定，医师在执业活动有如下法定义务：遵守法律、法规，遵守技术操作规范：树立敬业精神，遵守职业道德，履行医师职责，尽职尽责为患者服务；关心、爱护、尊重患者，保护患者的隐私：努力钻研业务，更新知识，提高专业技术水平；宣传卫生保健知识，对患者进行健康教育。以上几条规定涵盖范围较广，而在医疗纠纷中，对实际情况的界定需要依据更详细条文。

有的学者将医务人员的义务分为法定义务和道德义务两类。职业医师法中明确界定的归为法定义务，如对急危患者有不得拒绝抢救，不得出具虚假医疗证明，不得违规使用麻醉药品、剧毒药品、精神药品及放射性药品等。而较难以明确界定的"应当"归为道德义务，如在告知患者病情及风险时，有应该注意避免对其产生不良后果的义务；也有精益求精，不断更新知识，提高专业技术水平的义务等。还有一些法律工作者在处理大量医疗纠纷后总结指出，医务人员在诊疗常规中的义务可归纳为"注意义务""预见义务""告知义务"及"取得同意义务"四项义务。

"注意义务"是指在诊断、治疗、病情观察等过程中，用现代医学标准衡量应注意的事项是否注意到了。"预见义务"是指按照医学科学的规律及医务人员应该掌握的医学知识，在疾病的病程发展过程中或者治疗过程中，应当预见到可能出现的各种情况，并采取相应的措施加以避免或者做好预防准备工作。"告知义务"是指法律法规规定的医疗机构及其医务人员对病情、治疗措施、医疗风险等方面应当履行的告知义务。"取得同意义务"是指医务人员采取法律法规规定进行手术、特殊治疗、特殊检查时，必须取得患者或者其家属的同意。

（三）沟通是实现医务人员职责和义务的桥梁

综观以上提到的医务人员的职责和义务，不难发现，虽然措辞不同，但是每一条款都指向尊重和保护患者，都为了更好地完成救死扶伤的根本任务，而且每一项职责和义务都离不开患者。注意义务、预见义务、告知义务和知情同意义务贯穿在医疗行为的每个环节，而且这四个义务本身也是不可分割的：注意是预见的基础，没有细致的观察、准确的判断就没有预见结果的可能：预见到了病程中能够可能出现的情况就必须履行告知义务，取得患者或家属的同意才能在出现情况时采取应对措施。有效告知，取得患者方的理解与合作依赖医患双方有效的沟通，沟通是实现医务人员职责和义务的必要桥梁。从掌握救死扶伤需要的知识技能和职业道德的角度来看，沟通也是医务人员的职责和义务。良好的沟通可以促进医疗过程顺利进行，不良的沟通则会阻碍医疗过程甚至引发医疗纠纷。下面两个案例都涉及治疗的费用，有没有设身处地为患者着想和及时沟通，效果截然不同。

案例一：

患者家属（破口大骂）："怎么才住了一天院，费用就八百多啦！！！

医生："主要是各种化验和检查的费用，第二天开始就不用那么贵了。"

患者家属："就感冒，化验费要八百块啊？你们敲诈啊？

医生："他这个病不是感冒这么简单，我们当初就跟你们讲过了，他有慢支房颤、高血压糖尿病，年纪又这么大……"（开始分析各项检查的必要性）患者家属：（打断）"你讲那么多我听不懂的没有用！！我们就一个感冒，化验费要八百块的啊？"

医生（不耐烦状）："这是住院治疗的常规检查！不查明白那你来住院干什么？是感冒你们干嘛来住院？"

患者家属："我们住院是要你们治疗，又不是叫你们化验检查！"

医生："你们说得简单，我们以前遇到过这样的患者，什么检查都不想做，去了出现什么情况又来医院闹……"

患者家属："那我们怎么知道检查费要八百块的啊？早知道这么贵就不住进来了。"

医生："那你们为什么住进来啊，想把毛病看好才住进来，那你们干嘛不去门诊配点药回家去吃啊？"

患者家属："出院！我们现在就出院！"

医生："那就出院吧，签个字出院！"

患者家属："出院！出院！！人民医院为人民，你们这算是什么人民医院啊？（骂声响彻整个病区）

医生（心里嘀咕）："什么人嘛，什么素质！"

案例二：

医生："您父亲一直高烧不退的原因终于找到了，细菌培养结果出来了，您父亲不是普通的细菌感染，而是真菌感染，所以得换用抗真菌感染的药。您父亲在家已经烧了半个多月，身体消耗很大。为了尽快控制感染，我们打算用一种进口的药，不过这个药医保不报销，得自费，而且确实比较贵，一天得七八百块，估计得用一周左右，您看……"

患者儿子："没问题，没问题，只要能退烧不报销也得花啊，再这么烧下去，人真是受不了啊！不过我们家的条件您也知道，还请您多照顾。"

医生："这您放心，只要体温控制住，老人脱离了危险，能不用就不用。自费药物的使用会给您增加不小的经济负担，还得请您在自费协议上签个字。"

患者儿子："好的。"

医生："谢谢您的配合，我们一定尽全力，争取让老人家早日康复，药物起效也需要一定的时间，您也别太着急，病情有任何变化我们都会及时通知您的。"

儿子："谢谢，我父亲就拜托您了！"

通过这两个案例，我们可以得知良好的沟通能够帮助医务人员实现职责履行义务，也能改善医疗关系，从而圆满完成诊治工作。

第三节　影响医患关系的主要因素与医患沟通的作用

一、影响医患关系的因素

医患关系的质量主要受医务人员和患者两个方面的影响，是医务人员与患者之间相互沟通、充分互动的过程。医患关系的重要作用在于其与疾病的转归有着密切的联系。良好的医患关系对疾病本质的了解和治疗效果均能起到积极的作用，同时也能提高医疗的依从性和患者的满意度，增加患者对医务人员的信任度，提高战胜疾病的信心，有利于疾病的治疗和康复。影响医患关系的因素主要来自医方和患方两个方面。

（一）医方因素

1. 医务人员对医患沟通的重要性认识不够　很多医务人员仍然习惯于在那种信息不对称的方式下开展医疗服务工作，将医患关系视为主动—被动型的关系，觉得患者是来求医的，缺乏服务意识，有"居高临下"的思想。医务人员认为患者只能被动地听从指令，而忽视患者的心理和情感需求，不重视倾听患者的诉说和提问。他们没有认识到医患沟通可以通过影响患者的心理因素，从而影响疾病的康复，影响医患关系。这样会导致医疗实践中医患之间缺乏信息交流，医患沟通不顺畅。

2. 医务人员人文素养、沟通技巧的缺乏　医学的服务对象是人，医学本身蕴涵着丰富的人文精神，医学与人文融为一体才能更有效地为人类服务。医学人文精神强调尊重患者的情感世界，尊重患者意愿。由于一些医务人员缺乏人文精神，人文知识贫乏，对患者没有同情心，缺乏关怀、关爱，在医患沟通中不能敏锐地觉察和尊重患者的心理感受，不会根据患方的情绪、表情、心理反应，运用不同的语言和非语言的沟通方式使患者获得精神、心理的慰藉和改善，从而影响了医患沟通的效果。

3. 医务人员的业务知识水平不高　医患沟通中医务人员需要丰富的医学知识和经验，而医疗实践中有的医务人员业务知识水平却不高。由于医学业务知识和经验的限制，沟通中难以全面详尽地介绍诊疗情况、告知患病风险和预后，难以说清要说明的问题，也不能较好地解答患方提出的疑问。这样医方就难以取得患方的信任，导致医患沟通不良，进而影响医患关系。医疗过程中一旦出现不满意后果，极易引发医疗纠纷。

4. 不良医德医风、医疗机构形象的影响　由于少数医务人员的不良医德，不合理用药、滥施检查、不合理收费等，使医疗机构和医务人员的形象严重受损，在群众中留下了不良的印象。部分患者及家属由此对医疗机构、医务人员抱有成见，影响了医患沟通效果。

5. 医学的特殊性　医学具有高科技、高风险性，且其发展也有阶段局限性，有许多未知的领域需要通过临床实践不断探索、总结。因此医务人员很难全面认识每个患者与疾病相关的所有状况，也不可能预知患者可能会出现的还未被认识的病症。医学的特殊性影响了医患沟通中的信息交流，医患沟通中存在的这些不可能全面告知患方的情况，一旦出现，患者及其家属就难以理解，就可能导致医患关系恶化，引发医疗纠纷。

（二）患方因素

1. 患方的健康意识与维权意识不断增强　患方作为弱势群体，对医疗过程缺乏专业性了解和认识，且在病态下对事物的承受能力相对不足。随着健康意识和维权意识的不断增强，很容易将医疗过程中出现的不满意转化为对医疗机构及医务人员的质疑而引发医疗争议。随着社会主义市场经济的快速发展和医疗卫生体制改革的不断深入，患方处处注意维护自己的权益是社会文明进步的体现。患方以消费者的角色对医院提出较高层次的服务要求符合事物发展的客观规律。

2. 患方对医疗工作的特殊性缺乏应有的认同　绝大多数患者及家属对医学专业的了解带有一定片面性，这种认识上的固有缺陷先期成为医疗纠纷的导火索，后期则成为医疗纠纷处理相持不下的困扰。故患方不遵循医学科学规律，对医疗工作缺乏必要的理解与宽容，甚至个别人试图将医疗纠纷作为获取不正当经济利益的工具，有其深刻的社会原因。加之医疗卫生事业发展与社会经济的快速发展不相适应，医疗保健制度不完善与风险分担机制不健全，看病难、看病贵问题在某些地方较为突出，患方在期望值过高的情况下一旦出现治疗效果不满意，便会造成医患关系紧张，医疗争议事件增加。

二、医患沟通的内涵

（一）医患沟通的内涵

相关研究显示，许多医务人员认为患者的无理取闹是引发医患矛盾的主要原因，而相当一部分患者则将候诊时间过长、医生态度冷漠视为主要原因，这种认识上的不同，使得医患之间不能达成共识。如果又缺乏及时、恰当的沟通常会成为医患关系不和谐的导火线。因此，良好医患关系的建立需要以顺畅有效的沟通为基础。

医患沟通是为了实现医疗目的，建立良好的医患关系所进行的特定的人际交流，不仅包含医疗和疾病方面知识的交流，也包括医患双方在情感上的互动医患关系的建立以治疗疾病、恢复和促进患者的健康为目的，在这个过程中医患双方需要对与疾病相关的信息进行必要的传递和交流。此外，患者在接受医疗服务的过程中，也有相应的情感和心理需求，如希望得到足够的关注，希望得到良好的服务态度等。而医生承担的高风险、高强度的劳动也需要患者的理解。

　　良好的医患沟通，至少需要具备以下基础：首先，医患双方都要有沟通的愿望；其次，要有沟通的信息、合适的沟通方式和交流场所。在医疗活动中，医患双方在职业、知识、需求、生理和心理等方面都是不对称的，尤其是在医学相关知识和对医学的理解方面。而对于不同社会文化背景的患者，对医疗活动会有不同的理解，对医疗服务的需求也会不同。对于医务人员面言，医患沟通要求他们及时了解并满足患者被理解、受重视和受尊重的需求，同时也要求医务人员掌握患者对医疗服务的期望、医疗活动中的疑虑以及对医疗服务的满意度等，以便于医院提供和改善相关服务；对于患者而言，他们需要把关于自己疾病的信息准确传达给医务人员，要让医务人员了解自己的需求，并配合医务人员的治疗。

（二）医患沟通的作用

　　现代社会的一个主要特征是人类倾向于追求一种重视自主性和负责任的生活，尊重患者自主原则就是在现代社会的语境中提出的。但是，尊重患者自主的目的并不是要医生保持价值上的中立，而是为了找出患者到底得了什么病，对患者所患疾病能够做什么，以及应该做什么，这个过程就是一个沟通的过程。

　　1. 医患沟通的必要性　首先，要找出患者到底得了什么样的病并不是一件容易的事，只有生物医学的知识是不够的。虽然我们可以从教科书上找到对疾病的分类以及它们可能产生的症状。人的习惯、饮食、体质等诸如此类的因素会在很大程度上影响疾病的发生以及患者对某种疾病的反应，这是医学的现实。所以医生必须重视患者的患病经历，包括对患者的病史、身体感受、情绪以及生活习惯的了解，而这些信息主要通过与患者的沟通去获得，这就要求医生掌握倾听和对话的艺术，这也是与生物-心理-社会医学模式所倡导的医学观相适应的。由于患者对患病经历的描述主要是通过叙述的方式来表达的，这就要求医生不仅要组织患者的"故事"，而且要具备解释它的能力。患者和家属都有可能不能完整、准确地进行叙述，所以要求医生与患者进行反复的对话，在反复的对话中，不仅医生要找出患者患的是什么病，而且也要帮助患者理解他患的是什么病，这是因为虽然患者自己经历着患病的过程，但缺乏专业的知识去理解他所患疾病。事实上，通过医生与患者的反复对话，医患双方不仅会在关于"患者得的是什么病"方面达到一个一致的理解，与此同时也拉近了医生与患者之间的距离，有利于医患信任关系的建立。

　　2. 医生要通过与患者进行沟通　搞清楚能为患者提供什么样的帮助，以及应该提供什么样的帮助。因此，医生应该了解患者个体的需要和优先看重的东西，这涉及患者的最佳利益。关于患者最佳利益一直没有得到清楚的界定，如果按照世界卫生组织对健康的定义，认为健康不仅是没有疾病或不受伤害，而且还有生理、心理和社会幸福的完好状态，那么医生对患者最佳利益关注的范围就要宽泛得多。鉴于此，医生有责任利用自己掌握的专业知识去和患者一起去对价值观进行反思，尽量在患者的非医疗价值与医疗价值之间达到平衡。实际上，叙述医学的兴起正说明了沟通对于达到这一目的重要性。瑞塔·凯伦（Rita Charon）发展了医学实践的叙述方法，她认为传统中大夫通常用一个非常客观、非常科学、并且没有任何感情色彩的方法去处理医患关系，几乎没有关注过任何一个患者的"故事"，这种情况可从千篇一律的病例书写中反映出来，而叙述医学反对这种忽略对患者病情的理解的方法，并认为如果大夫写病例时有一列写出他个人的意见，个人的观察，这些意见及观察主要跟患者的感受以及对患者家属的理解有关系，医生可能会发现，在这样做之后，不仅对患者的理解超过他们以前的想象，同时对自己的理解也会有很大的进步。总之，叙述医学强调叙述能力，因为人与人的感情是通过故事讲出来的，通过叙述把心底的话讲出来，医生和患者的视野达到一种融合，才有可能在关于采取什么样的行动方面达成一致意见。

3. 沟通不仅是医生与患者对"疾病"与所选择的治疗方式达到"共同"理解的关键，而且也可以建立积极的医患关系。良好的沟通可以增长医生的道德敏感性，通过倾听并理解患者的故事，一方面可以加强医生对所使用的医学伦理规范的信心，或者使他们认识到现有规范可能有的缺陷。另一方面，有利于增加患者的满意度，减少患者的抱怨，增长患者对治疗的服从，减少患者心里的困惑和焦虑。

4. 当前的医患关系迫切需要有效的沟通。伴随社会和经济的发展，医学技术也有了很大的发展，患者从中受益匪浅，但也带来了一些负面的影响。①医患关系的分散化：伴随医学分科的细化，医生也更加专科化，一名医生只负责某一种疾病或患者的某一器官病变的相关诊治。然而，患者疾病的治疗和健康的恢复需要由多名医生、护士和其他医务人员共同努力，患者需要与许多岗位的医务人员接触和交流，在这种情况下，患者和医生的联系只是患者与医院联系中的一个部分，双方的情感联系相对减弱。②医患关系的物质化：由于科技的发展和进步，现代医学越来越多地采用各种物理、化学等诊疗手段，使用各种先进的仪器设备。这些设备的使用固然提高了诊疗效果，但是也在一定程度上拉远了医患双方的距离，减少了双方相互交流的机会，淡化了医患双方的感情。③患者与疾病的分离：现代医学的发展越来越注重探究引起疾病的生物学因素，许多医生往往只看到患者的某些器官或提取的某些样本，把注意力集中到患者的某个部位或身体组织上，而忽视了把患者作为一个整体的人去看待。人为地使疾病从患者身上分离出来，医患双方人与人之间的关系被疾病与医术的关系所取代。

5. 沟通有利于缓解医患双方的利益观念冲突　当前，社会上有许多人认为医疗机构和医务人员"一心向钱看"，唯利是图，只看重物质利益，职业道德水平严重滑坡。但是现实情况是，医疗机构和医务人员承担的责任重、压力大、风险高，而且作为知识密集型和需要高科技投入的医疗服务，同样需要体现市场经济的价值，必须要有相应的社会回报。除此之外，医院需要支撑先进的高科技设备、高素质的人才以及其他的运行成本，这些都要以强大的经济实力作保证，而且经济实力也是医院向社会提供高质量的医疗服务的前提条件。所以，很多医疗机构和医务人员认为现行的收费标准是建立在对成本和风险的评估基础的，是有理有据的。但是，很多患者抱怨医疗费用过高而难以承受，认为"医院只认钱不认人"，这两方面存在的冲突很容易成为医患纠纷的导火索。有效的沟通能够让医患双方换位思考，相互理解和尊重，从而有利于建立良好的医患关系。

6. 沟通有利于医疗信息的传递　医患双方对于医疗信息的掌握是不对称的。对于医务人员而言，他们经过了系统的学习和培训，掌握着专业的医学知识。一般来讲，他们比患者更清楚如何对疾病作出科学的诊断和治疗。患者是疾病的主体，忍受着病痛的折磨，他们同样需要得到与疾病相关的足够的信息，而患者受限于医学知识的缺乏以及对医务人员的信任程度等原因，他们提供给医务人员的与疾病相关症状信息，可能会有偏差或不够全面。医务人员如果能够将与疾病相关的知识和信息适当告知患者，善用沟通技巧，表达对患者的理解和尊重，同时患者也能将自己真实的感受和症状全面地告知医务人员，就能更顺利地促进医疗信息的传递，推动构建和谐的医患关系。在医院接受医疗服务的患者中，很多人只是与医务人员进行短暂的接触，他们没有足够的时间和机会对医务人员的技术水平高低进行评价，所以通常会非常看重医务人员的态度，此时沟通对于医患关系的建立显得尤为重要。从医患双方开始接触的那一刻起，医患沟通就对医患关系产生了影响。因此，医患沟通是建立医患关系的第一步，良好的医患关系需要医务人员和患者共同的努力。

三、医患沟通对医疗质量的影响

医患沟通的三大目标是建立和谐的医患关系、医患之间充分交流信息、促使患者参与临床决策。良好的医患沟通有利于调整患者情绪，促进患者对治疗信息的理解，更好地确定患者的需求、观念和心理期望；良好的医患沟通有益于提高医患双方的满意度，有利于医生产生更高的工作满意度，使自身工作的压力感和疲劳感减轻。研究证明，医务人员的传播技术与患者对治疗建议的依从性、慢性病的自我管理和采纳预防性健康行为之间存在显著的正相关关系。同时，过去30年的研究也证实，医务人员的解释、倾听和同情心在患者生理性和功能性行为表现方面，以及患者满意度和就医感受方面，会对患者造成显著影响。

（一）诊断的准确性

除了使用仪器和设备对患者的病理和生化指标进行检测和化验，大多数临床诊断依赖于医患之间开展的病史晤谈。在诊疗过程中，如果患者的谈话被频繁打断，患者会认为自己所说的话对疾病诊疗并不重要，从而不愿提供更进一步的信息，最终影响诊断的准确性。

（二）依从性

依从性是指患者行为与医患双方商定的诊疗方案的一致程度，依从性是治疗效果和预后的重要影响因素。研究表明，医患之间信息分享活动开展得越多患者关于自身疾病的知识越多，患者越可能遵守医嘱。美国的一项医疗质量研究显示，25%的患者没有遵从医生的建议，主要原因包括：

1. 根本不同意医生的治疗方案；
2. 根据医生的治疗方案进行治疗费用太高；
3. 理解医生的指导很困难；
4. 治疗方案与自己长期持有的观念有冲突；
5. 根本不知道为什么要这么做。

（三）患者满意度

医患沟通较好，尤其是在分享准确的诊断、遵从建议、坚持治疗等方面的相关信息交流较好的患者，更易于产生对治疗措施的满意度。研究表明，医生的结果导向性行为，特别是信息的提供，与患者的满意度显著相关。研究证明，医生对诊疗信息提供得越充分，医生与患者在预防治疗方面的讨论花费的时间越多，与患者讨论的时间越长，越有可能增加患者的满意度。而医生的态度越强势、控制感越强，患者的满意度越小。有专家研究认为，情感性行为（特别是非语言行为，如目光接触、专注等）对患者的满意度起着决定性的作用。另一项针对癌症患者的研究表明，称呼患者的名字（而省去姓）在问诊过程中努力建立私人关系，坐下来说话以及倾听等日常社交技巧，协商确定下一步检查和治疗方案，讨论出院方案等医生行为，可有效改进患者满意度。患者的满意度主要表现在以下9个方面。

1. 心理预期　为患者提供讲故事的机会会明显改善患者对生的心理预期。
2. 沟通　医护人员严肃对待患者的健康问题，进行清楚的解释说明，努力去理解患者的感受，并且提供可行的治疗方案会增加患者的满意度。
3. 自控感　如果患者得到鼓励去表达他们自己的想法、关切和期望，患者满意度会得到改进。
4. 决策　如果患者的社会、心理功能的重要性与生理功能一样得到承认，满意度增加。
5. 沟通时间　与患者沟通时间越长，患者满意度越高。
6. 医护团队　患者不仅关注自己的主治医生，也看中医生所在的集体。
7. 会诊　邀请其他医生进行会诊会增加患者满意度。
8. 治疗持续性　如果患者能够得到同一个医生的长期性随访，满意度会增高。
9. 尊重　患者得到尊重并被作为医护人员的伙伴，共同讨论决定治疗方案，会明显增加患者满意度。

（四）患者的理解和回顾

研究发现，身体接触、身体前倾的坐姿、花时间与患者讨论治疗建议，有助于患者对诊疗信息的理解，但过多的肢体触碰动作反而不利于患者对信息的理解。把治疗方案或措施用画图表的方式向患方解释治疗方案和进展，可以加深患者对治疗信息的理解，可能是因为画图表减少了目光接触和直接的交流。另外，和患者一起回顾发病因素，发病过程、患病后的心情感受，治疗经过等，并讨论现阶段治疗方案，提出建议，尊重患者，征求患者意见有助于加深医患沟通，提高患者满意度。

（五）患者安全感

研究表明，三分之一的医疗事故源自人为或机构差错。美国开展的研究示，1995～2005年的10年间，66%的医疗差销源自无效的医患沟通，在不能进行清楚和有效的医患沟通的情况下，医生工作压力和负担过重，也是医疗差的重要原因。医院是一个特殊的社会场所，是人们不愿意来而不得不来的地方，也是患者必须接受各种检查，甚至决定命运的地方。因此，患者来到医院大多担心害怕，缺乏安全感。安全感是患者最重要的心理需求。一切影响患者安全感的活动都要避免。如任何新的治疗措施、诊断手段、饮食安排等都要向患者解释清楚，以消除其顾虑。医护人员要热情、认真、负责，使患者感到医院可以信赖，可以安心接受治疗与护理，从而主动与医护人员配合。这种积极的心理状态有利于治疗和康复。

（六）医护满意度

纽约东北部的撒拉纳克湖畔的特鲁多医生的墓志铭："有时是治病，常常是帮助，却总是安慰"。满意是一种预期、一种认知，不能与疗效划等号。优质服务，不是超过患方所付的金钱、超过目前医疗水平的疗效，每个医师都有高超的本领，全部患者都起死回生，才叫优质服务。

"优质的医疗服务"的定义是：超过患方预期的，正面的，有帮助的服务及结果（而不是负面的服务或结果），就是优质服务。很多病员家属以及职工分不清广告用语与服务的辩证关系，患方常常将我们的服务承诺，当成疗效的保证，广告是良好"服务"的承诺，而不是狭义的"疗效"承诺，是为了让患方选择服务优良的医院，不是疗效的保证（当然，不排斥好的疗效）；有的医生也不懂这个道理，患者来院，不能主动履行降低患方对疾病疗效及转归的"预期"，也不能很好的履行医院的服务承诺，忘了特鲁多医生的忠告：总是安慰、常常帮助，只有部分时候是治愈。不管是"疗效"、还是温馨便捷的"服务"，都可能出现双方的想法和结果不一致，于是就出现了矛盾。

医护人员之间的沟通情况影响人际关系的质量、医护人员对工作的满意度，并严重影响患者的安全感。医护人员之间关于医疗任务和职责方面的良好沟通能够显著降低护理差错，改进医护人员对工作的满意度，促进医护人员之间互帮互助的文化氛围建立。研究表明，医护人员对工作的满意度有利于他们与患者建立和谐的医患关系、对患者表达关爱，以及展示温暖的态度。医护人员满意度的影响因素包括被支持感、被尊重、被重视、被理解、被倾听、清楚自己的职责、与其他员工平等对待，以及合理的薪酬。与患者进行有效、良好的沟通是现代医生必须具备的能力。

（七）病情预后

研究表明，在诊疗过程中，医生干预得越少（如疑问和打断），患者越有自主性，情感性互动越多（如问候、亲切地打招呼、身体前倾、表情专注等），越能够根据患者的需求提供治疗信息，患者的病情预后越好。研究结果提示，医生的行为对患者可能会在心理上产生社会支持的作用，医生的上述行为会改善患者的自信心、积极性以及对自身健康状况的乐观性。例如，在肿瘤诊疗的过程中不良的医患信息交流会导致患者的不安、焦虑、抑郁和心理应对问题。一项研究表明，在乳腺癌术后12个月的患者中，那些认为医患信息交流不充分的患者出现抑郁和焦虑的概率是那些认为交流充分的患者的两倍。研究发现，患者对病情的自主性和掌控感与忍受疼痛的能力、自感症状的恢复、肿瘤增长的抑制和日常活动的改善有着密切的关系。也有报道认为，医患沟通有益于改善患者的心理状况和精神健康，并可减少患者住院天数，从而减少费用支出。

（八）医患纠纷

近年来，医患纠纷有增加趋势，医患矛盾作为社会矛盾激化的一个焦点备受关注。医患矛盾激化有多种因素，其中，长期以来医患之间缺少有效的沟通是重要因素之一。2005年2月6日卫生部首次公布了对一批国家级大型医院医疗服务、费用状况和综合管理情况的调查结果。认为导致医患纠纷的主要原因中：医患沟通不足占50.56%；医疗费用过高占49.72%；服务态度不佳占33.61%；技术水平欠缺占17.56%。医患沟通几乎涉及当今医患关系领域的所有问题。强调医患关系，不可能不涉及医患沟通；改善医患关系，首先要改善医患之间的沟通状态。根据　Huntington和Kuhn的调查，患者投诉的根本原因是医患沟通出现问题，更进一步的研究发现，"刺儿头"患者常感觉他们的主治医生不够专心，14%的医疗纠纷是因为治疗信息提供不良，13%认为医生没有倾听患者的述说。

第三节　医患沟通存在的问题

有关资料显示，真正因为医疗事故引起的医患纠纷仅占3%左右，而绝大多数源于医疗服务过程中的医患沟通不足。一项关于医患关系紧张的调查表明，48%的医生认为医患关系紧张的原因在于沟通太少，50%的患者认为缺少沟通或沟通时间太短。医患之间不能沟通就无法相互理解，因此，要想解决医患矛盾，首先要找出沟通中存在的问题。

一、医疗资源有限易引发沟通缺失

近年来，医患关系仍然不理想，医患关系紧张和医疗纠纷不断，其形成的原因是多方面的，主要原因在于医患双方的沟通存在问题，其中医患沟通不充分是重要因素。一些医务人员的沟通意识不强，态度不积极，技巧不熟练，沟通形式单一，效率低，且缺乏制度保障。而患者对沟通不理解、对医生缺乏信任也容易导致医患矛盾。

案例一：老王是一位脑梗死患者，经过急性期积极治疗后，仍遗留了左侧肢体不利、言语不清的症状，平时生活尚能自理。今天是他出院后第一次到医院复诊，却跟大夫吵了起来。"烟彻底戒了吗？"医生问。"住院的时候没有抽，现在还抽。""不是告诉您要戒烟嘛，怎么还抽啊？""我现在处于康复阶段了，又不是急性期治疗阶段。怎么不能抽啊？"老王不解地反问道。"在您住院的时候，病房医生早就告诉过您要戒烟了。""是说过戒烟啊，可是没跟我说以后都得戒啊，我以为在脑梗死的急性期才需要戒烟的，以后就不用了呢。"老王愤愤地说到。

由于医疗工作的特殊性，对患者的诊疗工作一般要由一位或几位医生主持、其他医护人员共同参与完成。目前综合医院的患者多，医生少，医务人员工作量大，门诊的常见情景往往是一名患者在就诊，几十位患者排队等，造成每次就诊时间短暂，这就使得有效的沟通显得极其重要，需要临床医务人员具备熟练、高效的传播技巧，并因人而异，灵活把握。

二、专业知识差距易引发沟通错位

医患双方在对医学的理解和相关知识的拥有上优劣势明显。同样，社会文化背景不同的患者，对医疗活动的理解和医疗服务的需求也存在差异，正是这些优劣势和差异影响了医患沟通。临床医疗技术是一门复杂的科学技术，医生是这门技术的所有者，他用这门技术为患者服务，但所有医务人员都十分清楚医学技术并非万能，许多疾病并不能治愈，或不能完全治愈，在治疗的过程中还可能给患者带来这样或那样的损害。而患者是一个处于身体或心理上发生了障碍，需要得到帮助的人，他就医的目的是寻求医生的帮助。他的初衷自然是治愈，而且最好是没有风险，当然费用也是越低越好。这并非患者的苛求，而是人的本性所致。可见医生与患者在对医疗行为和后果的认识上，有明显的不同。只有进行充分的医患沟通，才能减少因知识和认识差异造成的矛盾。

案例二：周先生因突发左侧肢体麻木、无力，被收住神经内科病房，诊断为脑梗死。被给予了抗血小板、改善循环、营养神经等治疗，并进行了头部磁共振、CT等相关检查。经过十余天的住院治疗，病情得到较好的控制，已经符合出院标准。但是当医生通知周先生可以出院时，周先生却火冒三丈："我的血管还没有通开呢！我的手还麻呢！凭什么让我出院！花了这么多钱都干嘛了！"一听这话，李大夫明白了周先生生气的原因，便耐心地给他解释："脑梗死就像是我们灌溉麦田的沟渠堵死了，时间长了麦苗就会枯死，即使再努力将沟渠再疏通，枯死的麦苗也已经不能完全再生，这片麦苗就是我们因为缺血而坏死的组织，经过输液等治疗并不能让它们死而复生，而治疗的目的是防止病情进一步发展。肢体麻木，无力是因为神经组织坏死后遗留的症状，经过长时间的康复后才会有所改善，但是很多人会终生遗留。"医生的解释使周先生明白了自己的误区所在，不好意思地向医生道歉。

案例三：小徐，医学研究生，目前在心内科实习，第一天上班就收治了一位胸前区不适的患者陈女士，入院后给予了相关检查，排除了冠心病的可能，但是陈女士仍然不放心，每天让小徐给她上下午各测量2次血压，并将血压生记录下来，只要血压数值与上次相差大于10mmHg，就开始担心紧张，追着小徐问："为什么差别这么大？""是不是治疗有问题？""是不是根本就没有诊断正确"。小徐不厌其烦地给陈女士解释：人的血压波动是正常的，只要是在正常范围内就没关系。陈女士这下可不乐意了，认为是医生护士在糊弄自己，骗自己早点出院，一气之下就将小徐告到了医务处。

上述两个结果截然不同的沟通案例清楚地说明，在诊疗过程中，因为患者缺乏基本的医学专业知识，在病情的认识上自然会存在偏差，需要医务人员耐心地与患者沟通，将难懂的专业词汇转化成通俗易懂的言语给患者解释，以减少因为专业知识和认识上的差异而造成的沟通错位。

三、应对能力缺乏易引发沟通障碍

医务人员的工作对象是患病的人，而不仅仅是病。需要提高的不仅仅是医疗技术，更要具备人文素养，提高沟通技能，与患者建立融洽的人际关系。可以说，在医疗行为中加强有效沟通，注重医患关系的处理，是做好医疗工作的基础。加强医患沟通，既能及时了解患者的需求，又能疏导患者的心理、情绪，解惑释疑，使患者负面情绪得以及时解决，减少医患间不必要的误会。

案例四：老田，男，55岁，因为突发心痛被送到了医院，为了确诊，需要行冠状动脉造影术，必要时需要行支架植入术治疗。一听说要做手术，老田和家人都紧张的不得了。经过医生详细的讲解后，老田和家人明白了手术过程并没有想象的那么复杂，在充分了解到了手术的必要性以及手术存在的风险后，老田和家人同意进行此项检查和治疗。尽管术后老田的伤口一直在出血，但是他和家人并没有过分的紧张和担心，也没有因此去找医生理论，原因就是术前医生详细的沟通，让老田明白了这是术后的常见并发症，只要进行正确的压迫就没问题了。

案例五：黄女士是一位焦虑症患者，长期感到紧张不安，做事时容易心烦意乱，凡事都喜欢往坏处想，性格急躁，即使是遇到小的事情也容易坐立不安、彻夜难眠，在就诊过程中多次和医生吵，原因就是黄女士感觉自己还没有把病情说完就被医生打断了，医生每次都是简单地问几句之后就给开药，这让她感到医生非常不负责任、没有耐心，而她对最近给她看病的李大夫印象特别好。这位李大夫根据黄女士的性格特点，制定了一个小小的方案，那就是让黄女士每次就诊之前把要讲述的病情按条目写下来，就诊时拿出来给医生看一下，这样一来黄女士既清晰完整地表达了自己的意思，也消除了自己的焦虑紧张，同时也节省了就诊时间，对医生的不满情绪当然也就大大减少。

医患沟通是为了满足医患关系、医疗目的以及医疗服务情景的需要所进行特定的人际交流。做好医患沟通，才能增进医患理解，减少医患纠纷，构建和谐的医患关系，世界医学教育联合会《福网宣言》曾指出：所有医生必须学会交流和人际关系的技能，缺少共鸣（同情）应该被看作与技术不够一样，是缺少能力的表现。总之，加强医患沟通，能把医疗纠纷消灭在萌芽状态，可以增加患者对医务人员的信任和理解，并能最大限度地取得患者的支持和配合，是化解医患矛盾、减少医疗纠纷的重要措施，也是建立良好医患关系、维系社会稳定、构建和谐社会的根本需要。

四、患方要求过高，患者不良情绪和对医方的不理解引发沟通障碍

近年来，我国的医患矛盾十分突出并呈愈演愈烈之势，医患矛盾的激化也成为了现阶段大众关注的焦点之一，极少数患者及其家属的偏激行为对医护人员及其家人人身安全造成严重威胁，也影响了医护工作者对医疗事业的积极性和信心，纵观近年来发生的医患纠纷事件，医方，患方，社会方面都占一部分原因。由于对医学本身不了解，患方普遍存在对医疗服务期望值过高的现象，对于不良的疾病预后难以接受，医患之间对疾病本身及预后常难以达成共识。由于医保覆盖程度及支付比例有限、医疗费用上涨等原因，对患方形成较大经济负担，如疾病预后欠佳，甚至人财两空的状况出现，患方往往难以接受。社会普遍的诚信危机，在被直接、间接恶化的医师职业形象背景下，患方对医方"将信将疑"，如有不良预后出现，患方易将不良后果归于医方赚了"黑心钱"所致。患者的维权意识增强，对于权益受到侵犯不会像过去那样忍气吞声，而是会采取手段维护自己的权益。

某些患者及其家属由于自身素质不高，不尊重医务人员的劳动，在诊疗过程中会提出一些不合理或无法满足的要求，甚至无理要求，对医务人员的解释说明不理解不信任，从而导致医患关系紧张。患者对医疗服务期望值进一步提高，法律意识、维权意识也在不断增强，同时过高的医疗费用让不少患者不堪重负，因此患者有可能在某方面不满意或在发生医疗纠纷时全盘否定医生的治疗效果，以获取医院更多赔偿，甚至敲诈勒索、冲砸医院、殴打医护人员。患者无法理智规避道德风险，从而进一步激化了医患关系；另外，患方有时在医疗保险、交通意外等第三方付费的情况下，为谋取私利，极力隐瞒病史，使医方难以掌握病情，导致诊疗结果不理想，影响了医患关系。患者对医学的认识缺乏或不够，由于患者大多为非医务人员，对疾病的发生、发展、转归的理解认识不清，对死亡更多为恐惧、无奈、怀疑等非理性情绪反应，以致产生过极行为。

案例一：患者吴某系孕妇，因得急性肠炎前往广州市某医院门诊就诊，当晚住院留院观察治疗。第二天，吴某认为病情好转，便要求出院，医生为其开了处方药，胃乃安胶囊等三种药。出院第二天，吴某服药后出现呕吐并晕倒现象，其家属便打120急救，并送到广州市另一医院抢救无效死亡。患者家属认为某医院开的处方药胃乃安胶囊等三种药属于孕妇慎服药品，家属认为该医院存在过错，索赔50万元未果。根据当事人的要求，请广州市医学会进行医疗事故鉴定。经鉴定，某医院不构成医疗事故，该医院为了妥善解决问题，主动提出给予死者家属1万元的安抚费，但死者家属不同意，认为责任在医院。几天后，数名死者亲友来到医院大厅闹事，再次提出要求该院赔偿死者家属50万元，否则将纠集人员到该院拉横幅、静坐进行抗议，并威胁该医院，如不按死者家属的要求赔偿，将实施暴力打砸行为，让医院无法正常工作。

患者也不能是上帝，也不能凌驾于医生之上，也不能提出不合乎科学的无理要求，更不能依权或依钱仗势，歧视、打闹、污辱医务人员。

案例二：我的朋友眼角不停流血，送到眼科急诊。眼科医生在看其他人，让我们等了三四分钟，我们催了他才给看，说眼球没有事，只是表皮受伤，我们在治疗室又等了三四分钟。请问，急诊患者和普通患者有什么区别呢？

点评：一个处在焦虑、恐惧状态的人，容易把事物夸大。在着急的情况下，等待一分钟会觉得有10分钟这么长。患者着急时，告知你的去向并估计需要的时间，给他一个明确的期待目标，可以减少焦虑情绪。

◎思考题

1. 试述医患关系的性质与特点。
2. 医患沟通的目的和意义是什么？
3. 医患沟通对医疗质量的影响有哪些？
4. 医患沟通存在的问题主要有哪些？
5. 为什么说大多数的医患矛盾是因为医患双方沟通不到位造成的，请举例说明。

（湖南环境生物职业技术学院　夏　霖）

第二十章 医患沟通能力与技巧

第一节 医务人员应具备的医患沟通能力

良好的医患关系是保证高质量医疗服务的基础，而医患沟通是建立良好医患关系的前提。沟通是指为了设定的目标，把信息、思想和情感在个人和团队之间传递，最终实现相互理解的过程。沟通是心灵的交流、情感的交融和知识的互动。医患沟通是在医疗卫生和保健中，医患双方围绕伤病、诊疗、健康及相关因素，以医方为主导，通过全方位、多途径的信息交流，使医患双方形成共识并建立信任合作关系，达到指引诊疗患者伤病，维护人类健康，促进医学发展和社会进步的目的。医患沟通是贯穿于整个医疗活动过程中的，并在较大程度上决定了医院服务质量的特殊的人际交往过程。

一、医患矛盾发生原因分析

医务人员服务意识不强，缺乏主动沟通意识，是常见的引起医患纠纷的原因。在医患地位上，虽然在法律意义上是平等的，但在技术方面，医务人员是强势一方，患者是弱势一方。因此，在医患沟通中医务人员起主导作用，是保持良好医患沟通的主要责任者。这就要求医务人员主动与患者沟通，理解患者，指导和帮助他们解决现实中的困难。但是，在临床诊疗过程中，存在着医务人员过分关心疾病的诊治，不够重视患者心理与情感的需求，缺乏主动沟通意识的情况。这使患者感觉缺乏被关注、被关爱，容易引起患者误解，从而引发医疗纠纷。我们从医务人员的自身角度分析，在日常诊疗活动中，因为医患沟通不到位而引发的医患矛盾主要包括以下几方面。

（一）医务人员不重视医患沟通，导致人文关怀缺失

案例：2009年某日，5个月大的"徐宝宝"被双亲送至某儿童医院。医院初步诊断病症为眼眶蜂窝织炎。住院后至4日凌晨，患儿病情迅速恶化，经抢救无效死亡。事后"徐宝宝"亲属在网络上发帖，称值班医务人员当晚打网络游戏而疏于治疗，对患儿母亲下跪哀求抢救态度冷漠。后来，该医院对此做出反应，否定了"医务人员打游戏"和"家属下跪"等事实。对于患儿的死亡原因，该医院的初步分析为眼眶蜂窝织炎，重度感染，海绵窦血栓。

该市卫生局对诊疗情况的调查结果称："急诊接诊医师、管床医师诊断明确，治疗措施符合规范；患儿生命垂危时多科参与的联合抢救措施符合规范"。

此后，医院方面的自行调查结果被网民质疑。涉及本案例的持续跟帖超过65

页，有3000多位网民跟帖留言。

后该市市政府及卫生局宣布，成立第三方调查组对此事进行重新调查。12日中午，包括媒体记者、网民代表等在内的14人组成的调查组成立。调查组分头问讯了医患双方当事人共33人次，并调阅了相关录像资料，检查了值班医务人员使用的计算机等，形成了最终调查结果。当事医务人员在QQ上玩了两盘游戏，每盘持续约半个小时，正是在这一个多小时的时间段中，他没有理睬婴儿家属要求查看病情的请求。

案例分析：在此案例中，医务人员在接诊过程中存在三点不足。

1. 对待患儿及家属的态度冷淡。患儿身患重病，家属万分焦急，可是医务人员却闲若无事地在QQ上玩了一个多小时游戏，无疑使患者家属的心情雪上加霜。

2. 医务人员在接诊过程中未对患儿机体状态进行充分的综合评估，未科学预测推断疾病转归及预后。

3. 医务人员缺乏沟通意识，未尊重患者的知情同意权，没有向患儿家属进行治疗方案、疾病转归的详细沟通，使其对疾病发展有所了解。

针对此案例，医务人员在接诊过程中，应该做到以下几点：

1. 医务人员在接诊过程中应该对患儿家属秉持关爱之心，体贴患者、尽心尽力救治患者。

2. 在急诊接诊过程中，医务人员应该向患儿家属详细交代、告知病情。

3. 急诊医师接诊时，应在规范接诊的基础上，就疾病诊疗的有关情况向患儿父母做必要的告知，争取患儿家属对诊疗的理解。必要时，要将沟通的关键内容记录在病历上，请患儿家属签字。

（二）医务人员沟通方法不当，沟通艺术缺乏

案例：有一位三十岁的患者就诊某大医院，各项检查完毕后，医务人员向其交代病情："你的病已到了肝癌晚期，像你这种情况死亡率为百分之七八十！"听到这些话后，这位患者心情极度消沉，最终从医院病房二十一楼跳楼身亡。

在此案例中，医务人员主要存在两个问题：

1. 语言生硬，缺乏艺术性，文字表达能力不强。如此交代病情，对一些重症患者来说，更加重了他们的心理负担，会被活活"吓死"。

2. 缺乏人文医学素养，缺乏"以人为本"的人文精神。很多医务人员治病时只讲"生物至上"，只看病不管人，忽视了患者的心理情绪。但实际上，关心患者应该比关心疾病更重要。

在此案例中，虽然面对的是肝癌晚期患者，虽然告诉患者的是一个坏消息，但由于医务人员表达方式的不同，带给患者的感受会有天壤之别。

正确的医患沟通方法应该是：

1. 表达同情、鼓励与希望。如"很遗憾，你的病情已到了肝癌晚期，情况确实不容乐观。但有20%的希望能战胜病魔，希望你不要轻易放弃！"

2. 告知患者下一步应该怎么做，医务人员应该告知患者具体的治疗方案，以及

各种治疗方法的大概费用，请患者自行选择是以提高生命质量为主还是以延长生存期为主。

3. 为患者提出进一步治疗的建议，可以告知患者哪家医院或者专家擅长治疗晚期肝癌，或者治疗晚期肝癌有较为丰富的经验。请患者根据自身情况主动选择治疗的医院和专家。

（三）医务人员在沟通过程中过于自信

案例：某患者因骨性关节炎就诊于某大型专科医院。医务人员为患者体检以后，开了1000多元的药，拍着胸脯说："放心吧，你吃了我给你开的药肯定能好！"患者服了三个月的药后，病情得不到好转，感到受到了欺骗，投诉至12320公共卫生服务热线。

案例分析：在接诊患者时，医务人员往往为了安抚患者焦虑的情绪，对患者说："放心吧，你吃了我给你开的药肯定能好！"这么做的确能激起患者的共鸣，使患者的心理需求得到满足，鼓励患者获得战胜疾病的勇气。但是，如果医务人员在接诊患者时用了"肯定"等过于自信的字眼，过度承诺，往往会使患者产生盲目信任的感觉，这为医患关系埋下了冲突的隐患。

在此案例中，医务人员可以对患者说："骨性关节炎确实是一种很痛苦的疾病。我们是专科医院，对此类疾病的治疗已经积累了很多经验，如果你能按照我的方案去做的话我相信病情会有好转。这是两周药量，你可以先服用一段时间，如果半个月以后症状没有明显改善，复诊时我会再为你调整治疗方案。我相信通过咱们的共同努力，疾病的治愈是完全有可能的。"

（四）医务人员在与患者沟通过程中给予患者的信息不全面

案例：在某医院耳鼻喉科，患者李某挂的是一位刘姓医务人员的普通号。医生首先对李某进行了病情询问，随后用一块消毒过的医用棉布夹住李某的舌头，检查咽喉。看了几眼便得出了"你的咽喉炎已经很严重了"的结论。但刘姓医务人员并未询问李某的生活习惯，患者询问："自己平时不吸烟不喝酒，为何会得咽喉炎？"刘姓医务人员笑称："在广州，这很有可能。"患者又问："是空气太差，还是气候湿热引起？"然而该医务人员并未再作进一步解释。在出诊全程没有对患者使用过任何礼貌用语，在治疗方式上，也没有询问患者的意见，而是直接开处方，这让患者心生"医务人员不太负责"的感觉。

案例分析：刘医生未对患者做较详细的解释，可能与看病时间较短，以及病情较轻有关。但我们要意识到医患间的沟通很重要，因此要给每个患者一定的看病时间，保证质量。医务人员的价值不在于不停地看病，而是认真地看好每个患者，解答他们的疑问。在解释医学问题时，医患沟通存在着许多问题。

实际上，医务人员和患者见面后，通过病史采集和体格检查以及辅助检查，已经基本了解了患者的病情，那么接下来如何把病情告知患者，如何给患者解释，如何回答患者关于疾病的一些问题，如何制订一个医务人员和患者都能接受的治疗方案，这是医务人员在接诊患者过程中经常面临的问题。要成功地完成上述任务，既需要基于患者疾病方面的病史采集，又需要考虑到患者的想法。

在解释问题时医务人员需要具备三个方面的技能。首先了解患者对其问题的看法；再向患者解释问题；保证患者能够理解。

（五）医务人员法律意识淡薄，自费项目检查未详细告知

案例：据经济之声《天天3·15》报道，这几年，看病贵一直是社会关注的焦点，虽然国家正在采取措施，努力地改变这种局面，但是一些医生开大处方，开自费药的行为还是屡禁不止，尤其是医生在不告诉患者的情况下多开自费药，加重了患者的经济负担。最近节目接到张女士的投诉，反映其母亲住院期间，医生没有经过患者和家隔的同意便多开了6万多元的自费药。

张女士称，其母亲是医保患者，医保患者用药要用医保范围内的药，这是一般常识，如果使用其他药物的话，医疗机构必须让患者或者家属事先知情，结果花了20万元人民币，医保报销了11万元，其母亲自费9万元，其中医生在未提前告知的情况下，多开了6万元。

案例分析：医患沟通不仅涉及疾病的诊治，也会涉及费用报销等问题。医务人员应当提高法律意识和自我保护意识，在与患者沟通过程中将涉及患者自身利益的问题及时向患者及家属表达清楚。在本案中，医务人员应该告诉患者所开的药品哪些可能不在医保里面；患者如果需要得到较好的治疗，那么在医保外需要多花多少钱。

（六）沟通意识不足，术中情况有变而未事先向患者家属说明

案例：不足3岁的小男孩果果因先后被两家医院诊断患有先天性心脏病——法洛四联征，到其中某一家医院住院治疗，经诊断，医院决定对果果行根治术。在向患者家属交代了手术同意书上所载明的术中或术后可能发生的常见并发症和术中或术后可能发生的意外后，果果的父亲在手术同意书上签了字。

手术中，主治医生切开肺动脉，见肺动脉瓣增厚，呈二瓣畸形，瓣膜狭窄，考虑到果果的肺动脉瓣仍有狭窄，无法保留瓣膜，医生便切除了肺动脉瓣，并用牛心包片跨环补片加宽右室流出道及肺动脉。从该院印制的宣传手册上了解到，人工瓣膜目前分为两大类：机械瓣和生物瓣。机械瓣更具有耐磨特性，不足之处需终生抗凝治疗。生物瓣不需要终身抗凝，但平均工作寿命十年左右，需要再次换瓣。一般大于60岁的老年患者、需生育子女的妇女、有抗凝禁忌者无法定期进行血凝检查者，应选用生物瓣。而医生切除果果的肺动脉瓣置换人工瓣膜的手术，在术前并未向果果父母告知和征得同意，术后也未向他们展示被切除的标本。果果在经过近一个月的住院治疗后，医疗费支出近3万元。手术一年后，果果在该院再次进行心脏彩超检查，诊断结果为多切面可见房间隔中部连续中断3毫米，卵圆孔未闭，而一年前手术前的检查结果未显示该疾病的存在。随后果果家人认为医院没有尽到告知义务，术前、术中没有和患者家属进行医患沟通，遂将医院诉讼至法院。

案例分析：该院根据果果住院前数月在另外一家医院行CT检查和在本院所做的心脏超声检查的诊断意见，确定小男孩果果患有先天性心脏病和法洛四联征。果果住院后，该医院对手术并发症和手术中的意外事故情形向患者家属履行了告知义务。但在诊疗过程中有三处未尽到告知义务，医患沟通不足。第一，对于术中有可能切除肺动脉瓣置换人工瓣的医疗措施术前未向患者家属告知；第二，在擅自切除肺动脉瓣后亦未将标本向果果的家属出示；第三，在选择人工瓣类型上没有征得患者家属的同意，擅自选用生物瓣进行置换，严重剥夺了患者家属的知情权和自主选择决定权。

通过以上各方面可以看出，医患沟通需贯穿于整个治疗过程，医务人员应树立随时与患者或其家属沟通的意识，避免医患矛盾的发生。

二、提高自我情绪觉察能力

很多不良事件的发生与当事双方的情绪管理有着密不可分的关系。情绪是指人对客观事物的态度体验及相应的行为反应。医务人员在职业活动中，要提高自我情绪觉察能力，妥善应用积极情绪的协调作用，避免消极情绪的破坏作用。

（一）觉察自身情绪，避免工作倦怠带来的负面影响

案例：一位患者去医院做B超，坐在电脑前的女医生冷冷地说："把你的项链摘掉。"其实患者戴的不是项链，就是一个小挂件，摘掉很麻烦，于是就说："我拽到一边行吗？"女医生突然把手里的鼠标一放，冷冷地说："我等你，什么时候摘了，咱们什么时候做。"患者吓了一跳，急忙说："对不起，我以为不摘也可以。"

案例分析：2007年，有学者采用多阶段分层抽样方法，用MBI-HSS量表对市属三家三甲医院的256名医生进行调查。结果表明，有81.2%的被试者有一定程度的情感衰竭现象；有66.4%的被试者有一定程度的去人性化现象；76.2%的被试者没有个人成就感；男性医生在去人性化和个人成就感（缺乏）方面要显著高于女医生；低学历被试者的个人成就感要低于高学历的被试者；未婚医生在去人性化方面显著高于已婚医生；低职称者在去人性化方面显著高于高职称者，其个人成就感低于高职称者。

结论表明医务人员的职业倦怠状况较为普遍，且严重程度堪忧，由于职业倦怠而产生的不良情绪有可能会变成医患矛盾的导火索。所以，医务人员当出现工作效率下降、患者满意度下降等状况时，应及时寻找原因，积极调整心态，及时察觉自身身心疲惫的感受。必要时，应通过休假、倾诉、运动、音乐、阅读等方式发泄积聚的压力。同时也要在工作中不断找到乐趣及成就感，避免职业倦怠情绪带来的负面影响。

（二）缓解工作压力，避免过度焦虑

2010年的一项调查数据显示，我国有80%的医务人员有疲劳感，40%以上的医务

人员缺乏工作成就感，28%的医务人员有焦虑感、烦躁感，还有12%医护人员已经患有不同程度的抑郁症。

专家表示，长期的心理压力导致了医务人员的"五高"：第一，离婚率高，尤其是护士；第二，服用安眠药的比例高；第三，过量抽烟的人多；第四，患慢性病，尤其是消化性疾病的人多；第五，自杀率高。在55种社会职业中医务人员的自杀率排在第一，护士的自杀率排在第三，男性医务人员的自杀率是普通男性的3.7倍。

消除与职业相关的不良情绪，应从保持和促进自身心理健康开始。心理健康是指生活在一定社会环境中的个体，在高级神经功能和智力正常的情况下，情绪积极稳定、行为适度，具有协调关系和适应环境的能力，以及在自身及环境条件许可的范围内所能达到的心理上的良好功能状态。

（三）及时调整家庭的不良情绪，以高水平职业素养做好医患沟通工作

案例：小张是一名刚刚参加工作的护士，又正值新婚燕尔，每天沉浸在幸福的甜蜜生活当中，这种幸福的甜蜜也让她在工作中热情而又温柔地对待每个患者，得到了大家的一致好评。然而，婚后一年，夫妻二人逐渐发现各自的生活习惯有诸多不同，思想上的分歧越来越大，经常吵架，并开始影响到自己工作。慢慢地，小张的夫妻关系几乎成了对待患者态度的晴雨表。夫妻关系好时，对患者热情细致，夫妻关系不好时，对患者冷漠粗暴，为此，经常遭到患者投诉。

案例分析：医务人员也是普通人，除了工作本身的因素之外，个人的情绪会受到家庭、生活、婚姻、恋爱等多种因素的影响，家庭不和、情感受挫、人际关系紧张等都可能导致烦恼的心情和不良情绪，要坚决杜绝将这些不良情绪带入工作中。

医务人员要提高职业素养，培养敬业精神。职业素养是指职业内在的规范和要求，是在职业活动中表现出来的综合品质，包括职业道德、职业行为、职业作风和职业意识。要认识到，在工作岗位上就是职业人，要树立忘我的职业精神排除一切私心杂念，生活上也要努力营造良好关系，为自己创造一个美好的生活空间。

三、感知患者情绪变化的能力

医疗纠纷的发生和发展与医务人员、患者及家属的心理情绪状况密切相关，特别是在应激状态下，医患双方的负性心理情绪都会对医疗纠纷的升级和矛盾的扩大起到推波助澜的作用。为此，医务人员要学会察言观色，做到积极感知、发现和引导患者的情绪，妥善化解医疗纠纷的情绪隐患。

（一）患病可能引不良情绪，应及时发现患者的精神心理问题

案例：连某曾于2012年到某医院进行鼻内镜下鼻腔微创手术，主刀医生为该院耳鼻咽喉科副主任医师蔡医生，手术成功。但患者在术后时常感到鼻子通气不畅，影响正常休息，情绪烦躁。后连某多次找到医院，医院组织医务人员为其先后两次进行会诊，但未找出原因。连某又前往另外两家医院就诊，两次诊断结果都表明不需要再做手术。

2013年某日，手持榔头、尖刀的连某直奔五楼蔡某所在门诊室，里面的5名患者发现后，死死抵住办公室门。连某用榔头敲碎门上玻璃窗，随后进入另一间开着门的门诊室，坐诊的是主任医师王某某。看见王某某后，连某不由分说，直接用匕首行刺，王某某胸口被刺中，流着血跑出门诊室，跑向口腔科病室。59　岁的主治医师王某听到对面门诊室的吵闹声，随即起身察看，正好看到被刺伤的王某某跑出门诊室，而连某紧追其后。口腔科医务人员和患者不少，但都来不及反应。连某一把扭住王某某，刀口直刺其心脏。王某在夺刀的过程中，右上胸也被捅了一刀。紧接着，连某不顾王某的追赶，又跑进放射手科，把副主任医师江某捅成重伤，最后被赶来的医院保安制服。

案例分析：在接诊患者过程中，医务人员应及时判别患者心理状态，并且合理应对，这对预防严重医患冲突和化解纠纷有着极为重要的作用。躯体性疾病常常可以造成患者的精神障碍，如耳鼻喉科常见症状变异性鼻炎、耳鸣、失音、耳聋、咽异感症等10余种极易导致精神心理障碍的病症会令人极度紧张和焦虑。鉴于耳鼻喉科患者多数伴有心理问题，而患者根本不承认自己有心理问题，所以医务人员在治疗的同时，对患者情绪变化的觉察尤为重要。

（二）患者病情突然变化时医务人员应该关注患方情绪变化

案例：某日，某三甲医院急诊科陈医生（女）值班时，一位70多岁的老太太在家属的陪件下前来就诊。经过问诊，陈医生获知，老太太此前已在医院住了一个星期，当日早上刚出院。当晚病情复发，所以再次来检查。那位老太太患有多种疾病，此前经过一个星期的治疗后病情有所好转，但医院分析认为，患者有主动脉夹层，这种病例病情严重，死亡率很高，为此，医院告知患者家属要做进一步检查。但家属放弃了，并同意办了出院手续。当晚患者来了后，陈医生的学生先就患者情况开了一系列常规检查。但在此过程中患者病情迅速恶化，学生不知如何是好。陈医生当时正在查看患者此前的就诊情况，知道情况后，就立刻赶了过去，实施抢救。但是经过一个多小时的抢救，患者还是去世了。于是患者家属就开始骂骂咧咧，陈医生还来不及反应，一个女家属就开始对她一阵拳打脚踢。

案例分析：针对此案，患方家属心理变化情况应该为四个层面。首先，患者是一位70岁老太太，在家属的陪同下就诊。就是常人说："走着来医院的。"其次，急诊医务人员人数太少，首先接诊的是陈医生的学生，患者家属心生疑虑，认为接诊医生年龄太轻，经验少，在接诊之初已经心生不快。最后，患者病情突然发生变化，其学生过去后，发现自己对目前病情变化无法应对。医患矛盾再次加深。最后，经过一个多小时的抢救，患者还是去世了，也就是"躺着出去了"。于是医患纠纷彻底爆发。

医务人员应该积极察觉患方的负面情绪，并帮助其排解，这可能就会最大程度地避免伤医事件的发生。第一，医务人员在抢救进行的同时，应及时与家属就患者的病情进行深入细致的沟通，及时反馈病情变化、抢救情况和预后转归；第二，对于那些情绪激动的家属，应设法稳定他们的情绪，纠正其不良认知，疏导其焦虑心理，最大限度地为患者减轻痛苦；第三，患者家属不良情绪加重时，应该请保卫处工作人员到场，对医务人员进行保护，对就医环境进行维护。

（三）患者对治疗效果心理预期过高时医务人员应该关注患方情绪变化

案例：某医院住院部二楼一间医务人员办公室内，有一张病床，一位老者躺在病床上无法动弹，家人在一旁照料。而办公室内锅碗瓢盆等生活用具一应俱全，墙上还挂了些腌鱼腊肉。从凌乱的环境可以看出，该患者已经在办公室居住了很长时间。据了解，躺在病床上的老人今年81岁，是一名退休教师。去年，老人在家不慎摔伤右腿来该院治疗。后经检查发现是"右股骨转子间粉碎性骨折"。经过一个月的牵引治疗后，院方决定对其实施"股骨切开复位内固定"手术。在固定材料的选择上，患者家人要求用更昂贵、效果更好的钛合金，征得患者家属同意后，医院还邀请来外院专家联合手术。手术完毕后，患者的儿子从外院专家那里意外获悉，父亲手术中所采用的固定材料，不是此前口头约定的钛合金，而是不锈钢。感觉受到欺骗的家属随后找到主治医务人员质问，但没有得到满意的答复。而术后患者右腿股骨部分是好了，但是膝关节和踝关节出现僵直肿胀，无法下地行走，更让家属认为这是医院更换了固定材料所导致的结果。"我们问过一些专家，钛合金材料体积小强度高，并且与人体相容性好，运用在人体内无须取出，而不锈钢体积大强度差，若干年后需要将其取出"，患者的儿子表示，他们在手术前预付款也交了，材料也选择好了，不存在缺钱而舍不得用好材料的情况，所以医院得为现在的状况负责。由于对治疗效果不满意，找医院交涉存在的分歧也很大，患者一怒之下决定就住在医院讨说法。

案例分析：针对此案，患方家属心理情绪变化情况可分为三个层面。首先，治疗效果未达到患方心理期望值，使患者家属产生失望的情绪。其次，医院违反了术前口头约定，应该使用钛合金材料，却使用了不锈钢材料，而在术中也未向患者家属进一步沟通，使患方认为自己的知情同意权未被尊重，自己被轻视；第三，医疗纠纷发生以后，医院没有采取积极的沟通措施，与患方交涉存在的分歧巨大，放任患方的非理性维权，以致其在医院办公室住了2年。

医方需要总结的经验教训的主要有以下三个方面。第一，术前，医务人员应该详细告知患者术后可能出现的并发症和风险。患者的高龄、骨折情况"右股骨转子间粉碎性骨折"均属于功能康复不佳的因素；第二，术中更改内固定材料也应该与患者家属作进一步沟通，并需要取得家属的同意、签字；第三，出现纠纷后，医院应该及时采取积极的措施，做好说服和解释工作，化解医疗纠纷。

（四）医务人员应该关注反复多次手术患者情绪变化

案例：某患者，男，42岁，1996年因化脓性胆管炎动了第一次手术，取出胆囊。1999年又复发胆管结石，再次手术取石，2002年再次复发肝内胆管结石，手术切除了部分左肝叶。2008年胆总管结石引发肝脓肿，又做了一次T管手术。2013年5月患者再次因肝内外多发结石入住某医院。术前谈话，患者反复询问医务人员："做完这次手术还会再长结石吗？"医务人员反复说明、解释，仍不能令患者满意，最终患者情绪失控，砸坏医院公共设施。

案例分析：在此案例中，引起医患矛盾的原因主要有以下几个方面：第一，患者自身疾病因素，患者患多发肝内胆管结石；第二，手术预期不确定性。一次手术不能确定以后手术预期，导致患者产生焦虑情绪。手术焦虑是指在手术前期产生的焦虑反应。有研究显示：患者术前会存在不同程度的焦虑情绪，这种情绪在手术前的不同阶段是不断变化的。术前一天的焦虑值最高，说明越接近手术，患者焦虑程度越高。国外有研究表明，术前针对患者的心理特点开展心理准备，可以有效地减轻患者的应激反应。有心理准备的患者焦虑、恐惧、抑郁、疼痛及痛苦程度均较轻，心率、血压和血或尿中儿茶酚胺含量减少，术后并发症也较少。因此医务人员在术前谈话中，应体会患者的焦虑情绪，积极安抚患者，以达到顺利沟通的效果。

（五）医患沟通中应该关注经济条件差的恶性疾病患者的情绪变化

案例：2014年某日，某癌症患者手持20厘米的砍刀进入某医院，先后砍伤1名医务人员和2名护士，5分钟后被民警制服。据介绍，该患者患有淋巴癌，70余岁。这名患者过去一个月因左下肢水肿住了两次院，第一次不愿配合检查要求出院；第二次做活检提示肿瘤腹腔转移可能。此后，患者在住院期间有要跳楼自杀的冲动行为，但被两位医务人员救了下来。医务人员已告知他可行化疗、放疗等治疗，但均遭拒绝。后患者解释原因是自己经济条件差，觉得在医院即便花大量的费用仍旧治不好病，会加重儿女的经济负担。

案例分析：恶性肿瘤患者均会出现焦虑情绪。此案例主要特点有：第一，该患者经济状况差，担心治病花钱，成为家庭的负担，而深感内疚，这是导致焦虑的主要原因；第二，患者知道真实病情后，认知反应产生"我患了不治之症""癌症等于死亡"等认识，内心感到非常恐惧；第三，放化疗不良反应大，治疗只能带来痛苦，不能痊愈，也是患者产生焦虑的原因之一。

医务人员应该做好恶性肿瘤患者的入院指导工作。第一，需要了解其经济状况，根据经济状况和患者要求安排合适的病房。向患者及家属详细介绍医院及科室环境、主管医务人员、责任护士及医疗制度；第二，医务人员应该以热情诚恳的态度、亲切柔和的语言来接待患者，使其尽快熟悉医院环境，消除陌生感，产生安全感；第三，医务人员应该给患者正性的情感支持，减轻其焦虑情绪；第四，应做好健康教育和卫生宣教，利用座谈会、发放健康小册子等形式。在护理过程中，用通俗易懂的语言讲解有关肿瘤方面的知识，对于不便沟通的患者，可让其家属参加，帮助患者正确认识疾病，指导他们学会对心理障碍进行自我调节和控制。第五，应该尽量为患者节约经费开支，在做到适度检查、合理用药的前提下，减少其大型检查项目，尽最大可能把患者的检查、治疗的时间安排好，减少其住院天数。

（六）医务人员应提高医患之间的关系觉察能力

著名医史学家西格里斯曾经说过："每一个医学行动始终涉及两类当事人——医师和病员，或者更广泛地说，医学团体和社会，医学无非是这两群人之间多方面的关系。"所以，医务人员与患者的关系首先是人与人的关系，需要所有医务人员认真对待。在进行各项检查和治疗之前，应就诊治方案与患者及其家属进行详细的沟通，特别要关注患者的心理禁忌、宗教信仰、文化背景等信息。

案例：患者张某，女性，18岁，因脊柱侧弯到某专科医院就诊。门诊医务人员热情接诊，详细询问病情、症状，进行常规体格检查和影像检查，最终确诊为脊柱侧弯，建议先期佩戴矫形器矫正，定期复查矫正效果，当日患者离院。第二天，患者母亲来院投诉，称张某就诊完回家后一直抽泣不止，在家人的一再询问下，张某才说出原因，称接诊医务人员进行检查时碰到其胸部，认为医务人员对其性骚扰。并表示，张某一向性格内向，对于此事无法释怀，甚至产生了轻生的念头。

案例分析：此案例中，医患矛盾或者说误会的产生主要是由于医务人员对医患之间关系的觉察能力弱的表现。就诊患者为十八岁的青春期女性，在心理学上处于青年初期，以身体的急速发育为特征。在此时期，不仅身体上有明显的变化，而且在心理上也常会发生很大的变化，会产生困扰、自卑、不安、焦虑等心理卫生问题，特别是会对异性接触特别敏感。接诊过程中，医务人员对于就诊患者所处年龄阶段特殊性没有足够察觉，事先也未就检查事项与患者进行沟通，只是按照诊疗常规进行体格检查，忽略了患者期望保持两性距离的想法，导致患者产生误解。

针对此类案例，接诊医务人员应该做到以下几点：

1. 考虑患者所处的特殊年龄阶段，对于有肢体接触的体格检查应事先与患者进行充分沟通，征求患者的同意。如果患者因个人原因坚持拒绝体格检查可直接进行影像学检查。

2. 态度亲切但适当保持距离，充分考虑患方的感受；

3. 遇到没有家属陪同的年轻女性患者就诊，男性医生最好不单独接诊，尤其是在需要进行体格检查的情况下，可以与其他女性医护人员共同接诊。

四、了解患者需求

（一）没有了解就无法提供帮助

不进行充分的沟通，不了解患者的真实感受和需要，仅凭自己的好心和技术进行诊治，常常事与愿违。

1. 正确对待久病患者及其家属

案例：一位久病卧床、多病缠身的老年患者，频繁进出医院急诊，医务人员已经对她很熟悉，家属和医务人员对她的反复发病不再惊讶，最后一次来急诊时大家视同往常，对于留院观察期间病情的突然变化，医务人员丝毫没有"迎战"的思想准备。当家属依然充满希望要求医生救治的时候，医生一句"我也没有办法！"让家属印象深刻。患者刚刚去世，家属就来投诉："医生说没办法！很明显我们的家人没有得到尽力抢救。"

其实，对于临终的患者，也许我们真的"没有办法"留住她的生命，但是作为医务人员，对于即将逝去的生命我们同样应该心怀敬畏，需要以积极"想办法"抢救的态度，给即将失去亲人的家属以安慰，帮助他们完成为亲人尽孝的心理诉求。在关键时刻，如医务人员不能正确认识自己的定位和肩负的责任，随意的一句话就会造成不良后果。在工作岗位上的时候，所有的医务人员都需要时常提醒自己，时时刻刻为身边的患者提供可能的帮助，即使这种帮助小到只是回答患者的一个询问，说出一句安慰的话。

2. 探究患者的难言之隐

案例：曾经有一位老年男性患者，向挂号员讲述自己腰背疼痛，要求看骨科。门诊短暂的接诊后，骨科医生按照坐骨神经痛给老人对症开药。当晚，老人因急性心梗住进急诊抢救。后来在医生的反复追问下，老人道出实情，原来是顾虑自己冠心病的诊治会带来巨大的经济上的花费，因而隐瞒了自己心前区疼痛的病情，误导了骨科医生，也险些失去宝贵的生命。

案例分析：这位老人就诊的事例提醒我们，尽管门诊的问诊过程不可能花费很长时间，但是应该注意"封闭式"与"开放式"问诊相结合，还要考虑患者的年龄等方面的特点，综合各方面的信息后，才能做出正确的判断。

（二）必要的人文关怀

一个称职的医生是治疗疾病，而一个优秀的医生是治疗患病的人。现实中，掌握高端技术的医生不一定就是患者认可的好医生，患者眼中的好医生是能够与之平等交流，言行中流露理解和关心，哪怕只是一句关切的问候，一个关注的眼神，一丝善意的微笑，都足以展现医务人员的人格魅力，驱散患者心中的疑云。医生不能认为只需要把疾病治好就行了，还必须从细节中关怀患者，在和患者接触过程中让患者感觉到医师的认真负责。

五、告知患者病情的能力

（一）建立信任，引导依从

向患者或其家属告知病情，可能是医务人员遇到的最困难的交流任务。其中的困难程度与医务人员和患者及家属对疾病严重性的感知不同相关。现实工作中，对于一个无症状的患者而言，血压已经达到230/135mmHg而没有自觉症状，不能体会其中的潜在风险，但医生却会对此感到很不安；而对于一个父亲死于糖尿病或者母亲因此而失明的人而言，糖尿病的诊断会令患者比医生更加焦虑和不安。可见，医患双方对疾病理解的角度不同，会造成双方的感受和反应迥异。

那么，如何让患者理解病情、接受治疗以及作出健康生活方式的改变，作为医务人员病情告知的重要内容，其实病情告知本身就是解释问题。医务人员如何通过病情告知，争取患者对医疗方案的理解和接受，进而积极地配合，是取得良好治疗效果的关键前提。合理分析病情，有针对性地表达预期，会让患者感觉到医学的科学性与权威性，同时建立起对医生的信任，提高对医嘱的依从性。

（二）如何传达坏消息

病情告知过程中，并非都是好消息。如果医务人员传达的是坏消息，在传达之前，应特别留意患者的心理状况，学会因人而异，见机行事。一些饱经沧桑、具有强大心理承受能力的人，可以笑对死亡，而一些情感脆弱、性格内向的人，可能会对哪怕一点点对自己不利的消息表现出大惊失色。一些人豁达开朗，而另一些人却谨小慎微。一些人简单直率，而另一些人复杂敏感。但无论面对什么样的患者，作为医务人员都有友好、同情、关心的义务。

案例：曾经有个单身、经济状况不是很好的中年男人，因肺部发现占位而住进胸外科。通过进一步检查发现，他的情况已经不适合手术治疗。此时，医生让他出院无疑会是个坏消息，他后来的表现也是绝望的。他拒绝出院，不允许同屋再住进其他患者，在床头桌上摆了自己的照片当作遗像，旁边还放了一把短刀，时刻准备对付"侵犯"他的人。显然他不能接受眼前的事实，弄不好很可能出现进一步过激的行为。最终，还是主管医生找了一个安静的房间，与患者单独进行了一次兄弟式的长谈，站在他的角度分析病情和今后的治疗方案，让他感到了安慰和鼓励，进而听从了医生的建议，出院后采取其他方式尽快治疗。如果没有主管医生的这次长谈，恐怕事情还会僵持下去，既耽误患者的治疗，也会影响病房的工作秩序，影响其他患者治疗。所以，有些问题不是简单的给患者出院通知单就能解决的。

这个案例提醒我们，虽然疾病的发生发展是有规律的，诊疗方案也是有原则的。但是接受治疗的患者不同，年龄、性别、伴随的疾病，甚至家庭关系、经济状况、知识水平、健康常识等因素和影响着患者及其家人对诊断的接受能力，对治疗的配合与承受能力。当然治疗的效果也会受到这些因素的影响。实践中，往往是那些愿意在治疗中表达自己感受和意愿的患者更能与医生达成一致，能更好地配合治疗，医患之间的关系也更融洽。

六、治疗指导能力

（一）过硬的医学综合专业素养

随着医学科学的飞速发展，大型综合医院的专业分科越来越细，有些医务员在某一专业工作一段时间后，往往只关注自身专业的疾病，而忽视患者同时伴随疾病的存在，在没有进行全面综合评价的情况下采取的治疗措施无法收到预期的效果，这种临床工作中的"管状视野"会导致整体治疗方案偏离正确的方向。

案例：有一天，急诊收治了一位23岁男性，患者看上去年轻、体格强壮，陪同他就诊的朋友说患者右腿膝盖受伤，经过诊所的医生扎针灸放血治疗一周还是不见好转，关节红肿疼痛，近三天开始高烧，现在人也不清醒了。接诊的医生发现患者不仅仅是右腿膝盖有问题，而是整条腿都是肿胀的，膝盖部位尤其明显。进行血常规检测的同时，血管外科医生被请过来会诊，认为患者下肢有可能存在血栓。立即进行辅助检查后，果然发现患者的下肢血管存在血栓。于是，血管外科很快冒着风险进行了取栓手术，然而术后患者病情危重，转入重症监护病房抢救数日，医务人员最终没能挽救他年轻的生命。患者家属对这样的结果无法接受，不能理解为什么北京的大医院救不了一个年轻的小伙子。而血管外科的医务人员认为救治很及时，医疗上不存在问题，医患双方很快起了纠纷。随后的第三方司法鉴定和医院专家委员会的讨论发现了同样的问题，即患者接受取栓手术前已经进入全身重症感染后的休克状态，各重要脏器功能不佳，末梢血白细胞数量达到正常数值的三倍。经过综合分析，专家判断患者下肢的血栓很可能是重症感染后形成的菌栓。患者如此危险的全身重症感染状况并未引起血管外科医务人员的重视，治疗上没有使用强有力的抗生素进行有效治疗，治疗过程中也没有注意对重要脏器功能的保护，而是把注意力放在手术上，最终患者因没能及早得到有针对性的治疗，加之手术的打击，病情每况愈下，逐渐出现多个脏器的功能衰竭而死亡。

长期从事某个专业的工作容易限制医务人员的思维，医务人员专注于自身的专业并没有错，但是疾病是复杂的，诊疗过程中需要放宽视野，及时发现患者身上表现出来的每一个与病情相关的异常信息，尤其是对急危重症患者，需要仔细评价其全身状况，究其生命体征和指标变化的根本原因，而不能只看到患者身上与自己专业相关的疾病，不能做"井底之蛙"。

（二）避免过度承诺

治疗是有基本规范的，好的治疗效果是医患双方共同追求的目的。但是，我们应该清楚尽管医学始终在进步，却依然有很多不能破解的难题，医务人员承担着患者生命和健康的重托，需要加倍谨慎。好的治疗效果皆大欢喜，但是过度承诺，往往会让患者和家属无法接受与其心理预期不符的结果，更不要说治疗后出现严重的并发症，甚至意外死亡。

案例：有一位患者，在多家医院检查后发现腹主动脉存在较大的动脉瘤，手术有生命危险。病情发展难以预料，没有一家医院愿意接受患者住院手术。经过患者多方努力，终于有一家医院愿意接受患者入院手术。术前，医生的一段话让患者和家属充满希望："你找到我就算找对人了，我用微创方法给你做手术，出血只有几十毫升，没有问题。"但是，由于意外情况，患者在术中大量出血以致死亡，家属无法接受。医生当时承诺的那段话成了患者家属投诉的焦点。最终经过第三方认定责任，医院进行了额度较高的赔偿，科室发展也因此受到很大打击。

这个案例再一次告诉我们，患者的病情千差万别，不同的人患同一种病，接受同样的治疗，其结果也可能完全不同。医务人员不应忽视手术潜在的任何风险，在向患者告知效果估计时，应留有必要的余地，过高的承诺会给患者及其家属带来"万无一失"的期望，一旦出现手术意外则造成巨大心理落差，极易引发纠纷。

第二节　医患沟通的素质培养

医务人员的沟通素质，对医患沟通的效果具有重要的影响。人的素质包含多方面的内容，如文化水平、健康状况、思维能力、对事物的洞察力、管理能力、人际交往能力、社会适应能力、工作能力、解决问题的能力等。想要达到良好的医患沟通效果，医务人员就要注重沟通这种素质的养成，这种素质源于平时的积累与学习。

一、做好沟通的自我准备

医务人员在与患者进行沟通前，应当先进行准备工作，包括对患方情况的了解，也包括医务人员自身心理调整与准备，包括认知调整、情绪管理、时间管理等。

（一）认知调整

1. 正确认识医患之间的关系

狭义的医患关系是指医务人员（包括医生、护士、医技人员和管理人员）与患方（包括患者和家属）之间相互联系相互影响的交往过程。医患关系是一种特殊的人际关系，是以医疗、护理活动为中心，以维护患者健康为目的的。

在理论上，根据医患双方在共同建立及发展医患关系过程中所发挥的作用、各自所具有的心理方位、主动性及感受等不同，可以将医患关系分为三种基本模式。第一，主动与被动型：医方完全主动，患方完全被动，医方的权威性不受任何怀疑，患方不会提出任何异议。第二，引导与合作型：医方和患方都具有主动性，医方的意见受到尊重，但患方可有疑问，并寻求解释。第三，共同参与型：医方与思方的主动性等同，共同参与医疗的决策与实施。

其实，无论是哪种形式的医患关系，实质上都是一个利益共同体，因为医患双方所做出的共同努力，都是在为完成一个一致的目标——治愈疾病。医生和患者正如一架战车的两个轮子，缺一不可。

2. 相信医患之间可以建立彼此信任的关系

医患关系是社会关系的缩影。作为医者，容易受到恶性伤医、医患纠纷等负性事件的影响，在与患方进行接触时，存有戒备之心；而作为患方，同样也会受负性事件的不良影响，对医方亦存有不信任感。互不信任的医患双方之间会失去沟通的基础，很难达到良好效果。

（二）情绪调适

医务人员在进行沟通前，首先需要具备良好的心态和平稳的情绪，带着不良情绪的沟通必然达不到好的效果。但人的情绪是复杂多变的，需要不断地进行调整，方可以使其保持基本的稳定，情绪调适是医务人员的基本技能之一。

一般来说，可以从以下几方面进行情绪调适：

1. 调整行为目标　情绪与人的需要是否满足有关，从理论上说，建立起理想和现实尽可能一致的生活或行为目标，将会有利于需要的满足，减少个体负性情绪的发生。

2.改变认知评价方式　认知决定情绪发生的性质和强度。

3.改变或转变环境　环境刺激引发情绪变化。

4.心理防御机制的应用　对负性情绪可以有意识地采取一些心理防御，缓冲其对个体的心身影响。

5.自我控制与求助　人可以用自我调整控制情绪，即按一套特定的程序，以机体的某些随意反应改变机体另一些非随意反应，用心理过程影响生理过程，以解除紧张和焦虑等负性情绪。

（三）时间管理

时间管理是指通过事先规划并运用一定的技巧、方法与工具实现对时间的灵活、有效运用，从而实现个人或组织的既定目标。在沟通过程中，时间掌握不当，会影响到沟通的效果，恰当地掌握沟通时间，是取得良好沟通效果的重要因素。医务人员应该学会时间管理的一些方法，统筹好时间，还要注意时间掌控习惯的养成，平时在工作中或生活中尽量做到做事有规划，重视时间的安排。

（四）其他准备

1.仪表的要求

仪表是指个人外在的仪态和表相，如头发、皮肤、脸色、四肢、服饰、举动等，它能够非常有效地向他人传递许多无声的信息，使他人产生不同的认识和感觉。仪表是个人涵养的外在表现，在与人交往的过程中，这是一张没有文字但却形象生动的名片，而好的第一印象对于建立信任往往是至关重要的。仪表具体又可细分为：

（1）着装要求　医务人员一般情况下都会着工作装，医生、护士、医技人员、管理人员都有标志着各自身份的职业装，一般都为白衣，部分医疗机构的管理人员职业装为西式制服。职业装穿着要规范，避免随意着装，如穿白衣不系扣、敞胸露怀，将白衣的袖口挽起，夏季穿白衣下身配短裤、拖鞋等。不恰当的搭配会影响医方工作人员的形象，给患方留下不严谨的印象；同时医务人员要注意个人卫生，保持职业装的清洁与整齐，如职业装上过多的污渍和褶皱，都会影响到医务人员的形象，进而影响患方对医方的信任感。

（2）表情要求　表情即表达在面部或姿态上的思想感情，包括喜悦、愤怒、生气、忧伤、恐惧、吃惊、茫然等，表情可以传达人的内心信息。比如患方在倾诉时，医方保持专注的表情，表明你正在认真地倾听；如患方在迷茫与不知所措时，医方要表现出坚定与自信，可以给患方充足的信心。有人说"微笑是两人间最短的距离"，虽然微笑是很简单的一个表情，却能在沟通中起到良好的作用，能很快地拉近人与人之间的距离。

（3）姿态要求　姿态即人的肢体所表现出来的姿势与形态。不同的姿态表现出人的不同状态，如：微坐表示谦恭谨慎；满坐表示自信；身体向对方微倾代表热情和倾听；身体后仰表示若无其事；双腿并拢表示谦虚；跷二郎腿与摇腿表示满不在乎、大大咧咧；站姿端正代表尊敬，站姿歪斜代表心不在焉；侧转身表示嫌弃和轻蔑；背朝人表示不屑理睬；鼓掌表示欢迎和赞同；招手表示迎送；摆头表示否认；点头表示同意；摇头表示无可奈何；低头表示沉思；仰头表示张望；耸肩表示无能为力，身体不停晃动代表情绪激昂；身体缺少动作代表说话平静、情绪平和。

（4）目光要求　眼睛是心灵地窗户，与别人交流时，眼睛所发挥的作用非同小可。①交流时要做到"目中有人"；②对人不可以长时间凝视；③沟通时，双眼与嘴部之间的三角部位是停留视线的最佳位置；⑤要时常与对方的眼睛对视，对视的时间一般2～3秒，再移开1～2秒，如此循环。

2.沟通环境的要求　环境可以影响到人的心理和情绪，舒适的环境自然会使人的心情放松，情绪舒缓。一般情况下，医患沟通的地点都是在诊室内或者病房中。但是需要注意以下三点内容。第一，医务人员要保持沟通环境的整洁，特别是不要在诊室或病房内摆放与治疗无关的杂物。第二，要保持沟通环境的私密性，因为医患之间的沟通内容涉及患者的病情，这些内容属于个人隐私的内容，医务人员要充分注意，避免无意之中泄露患者的隐私。第三，沟通环境要保持安静，尽量避免在诸如门诊大厅、人多的楼道走廊进行沟通，因为嘈杂的环境影响双方的听力，也容易使人的注意力分散，进而影响沟通效果。

二、了解患者和患方的情况

（一）心理状况

患者的心理状况一般情况下都有外在表现，医务人员应该学会识别这些表现的能力。在语言表现方面，应识别语速是急切或缓和，表达是否具有条理性和逻辑性，语言的连贯性，对医务人员的提问回答是否切题等；表情方面，应识别患者是焦急的，还是悲伤的，是忧虑的还是淡漠的等；肢体动作方面，应识别动作是正常的，迟缓的，还是小动作不断的。

（二）经济状况

患者的家庭经济状况也是影响医患关系的重要因素之一。对于经济上不是很富裕的重病患者，医疗费用的支出确实会带给他们很大的压力，甚至不堪重负。作为医务人员，了解患方的经济条件，可以在对患者的治疗方式上做出合理的选择。对于家庭经济较困难的患者，在治疗上可以选择价格比较低、疗效也不错的药物或治疗方式。在治疗的同时，医务人员还可以将自己所了解和掌握的国家福利政策向患方进行介绍，帮助患方了解取得医疗救助的途径。医务人员这么做，其实就是一种与患方进行沟通交流的良好的形式，患方会因为医方选择了他所能接受的治疗方式而更加信任医方，也会因医方提供给他所需要的建议而感谢医方，从而拉近医患之间的距离。

（三）文化背景

文化背景指人们的长期文化积淀，即沟通主体较稳定的价值取向、思维模式、心理结构的总和。

1. 文化背景影响疾病的发生：如文化背景决定着人的饮食习惯，而人的饮食习惯又影响着人的健康。在我国，北方地区的人们习惯于饮高度白酒，性格又豪爽，一旦饮起酒来不醉不休，结果酒精成瘾和慢性酒精中毒引发的精神障碍相对高于其他地区。还有些少数民族地区，有着近亲结婚的传统，导致遗传性疾病高发。

2. 文化背景影响患者对疾病的看法和态度：文化层次较高的患者有机会接触到很多关于医学宣教的知识，对医学的了解也相对较多，在面对疾病时，他们一般也能够比较重视，能够及时就医，自己也会主动了解疾病的成因、治疗的方法和治疗效果等；而对于一些文化层次相对较低的患者，接触医学健康宣教的机会不是很多，在他们面对疾病时，往往又不能够给予足够重视，不能够及时就医，甚至有些患者患病后不到正规医疗机构就医，而是寻求所谓的民间偏方服用，最终耽误病情。在医患沟通中，医务人员了解患者的文化背景，有助于更清楚地了解患者的疾病成因，并能在沟通中采用有针对性的方法，达到好的效果。

（四）社会支持

社会支持是由社区、社会网络和亲密伙伴所提供的感知的和实际的工具性或表达性支持。社会网络是指个人可以直接接触的一些人，包括亲戚、朋友、同事等，这些人对个人来说十分重要。任何人都不可能是与世隔绝的，都拥有一定的社会关系和社会联系，社会支持系统对每一个人都起着非常重要的作用，如这个人的社会支持网络非常庞大，家庭生活幸福、工作环境顺心、朋友众多，那么这个人的生活态度、解决困难的能力就往往会比社会支持系统弱的人要强一些。在就医的过程中，社会支持丰富强大的患者，在面对疾病时，比社会支持较少的患者更能够接受困难，更能够配合医务人员的诊疗。医务人员在临床实践中，可以寻求患者亲友和相关组织单位的帮助，提高患者的治疗依从性。

三、患方的就医指导

（一）医学有一定的局限性

医务人员是掌握医药卫生知识和技术，从事疾病预防和治疗的专业人员的统称。医学是最无法速成的职业，是一个需要终身学习的职业，也是压力最大的职业。但是无论医学技术如何先进，还是有很多疾病无法治愈。有人甚至对医学技术下了个很糟糕的定义：医疗技术本身是基于患者利益而向其提供却可能使患者成为受害者的缺陷技术。总之，是要对医学形成正确的认识，合理确定对医学治疗效果的预期。

（二）如何让患方认识病情

患者和家属是否清楚地了解病情，决定着患方能否很好地配合医生进行治疗，也影响着治疗效果的好坏。医务人员向患方交代病情，每个医务人员都经历过，但是是否每个医务人员都能做得很好呢？医务人员向患方交代病情，需要具备几个基本的素质，可以帮助提升沟通的效果，这些素质包括语言表达素质、专业知识的素质和心理学的素质。

1. 语言表达素质　语言在沟通中是主要的媒介，语言的表达决定着患方是否能够准确清楚地了解病情。具体又可分为音色和语言的表达方式。医务人员应特别注意音色习惯的养成。同样的字词配以不同的音色所表达的意思是完全不同的，如大声愤怒地说出"我恨你"与柔声细语地说出"我恨你"，会得到完全相反的含义。

表达方式是表述特定内容所使用的特定的语言方法、手段。患方的学历层次、文化背景、理解能力都不尽相同，所以医方针对不同的患者，要运用不同的表达方式。

2. 专业知识的素质　随着医学的发展，医学的分科越来越细化，医务人员不仅要在本专业方面做到精益求精，而且还要具备全面的横向学科的知识。因为患者是一个整体，虽然现代医学是分科的，但疾病却是综合的、复杂的，医务人员在患者就诊时，要给出全面的建议。

3. 心理学知识素质　心理学的知识应用在医患沟通中可以发挥重要的作用。如探索给予患者和家属希望的方法。有些时候，对于身处绝望中的患者或家属，医务人员是可以给予他们一些希望的。但这恰恰也是需要很强技巧性的，正确而恰当的安慰与鼓励，可以缓解患方焦虑的情绪，使绝望中的患者与家属重新建立信心，有可能最终帮助他们战胜疾病，取得满意的疗效。但如果表达的方式不恰当，给予患方太多不切实际的幻想，而当这些幻想最终不能实现时，会让患方产生被欺骗感，有可能达到事与愿违的效果，甚至引发医患矛盾。

（三）如何配合治疗

使患方配合医方的治疗，前提是使患方对医方有足够的信任感，如果没有信任感，所谓的配合就是空话。建立信任感要求医者自身保持庄重、严谨的形象，对患者富有爱心，能够以仁者之心面对病患，有高尚的职业道德。在信任的基础上，患者会按照医者的要求，配合医者的治疗。

医务人员在决定最终采取何种治疗方式时，一定要尊重患方的意愿。前提是，医务人员要将患者的病情和下一步的治疗选择如实告知患方，同时要让患方听懂医务人员所表达的意思。特别是在有两种或两种以上可选择的治疗方式时，最终的选择决定权在患方，而不应由医务人员代替患方做出选择。此时，医务人员所应做的是，将几种可能的治疗方式的利与弊、存在的风险告知给患方，并给出医学建议。

（四）患方的知情权

在对患者进行治疗的过程中，让患者和家属了解病情，进行治疗方式的选择是非常重要的内容，而这一切无不与临床告知有关。

1. 告知的方式　告知一般可分为书面告知和口头告知。两者相比较，书面告知可以保存作为证据，以证明医方是否告知和告知的程度。口头告知虽然也是一种告知方式，但是告知的过程无法保留，医方无法证明是否进行过告知以及告知的程度。另外，口头告知的内容可能会被患者误解或曲解，因此一般建议医方的告知都应当采取书面的告知形式。

2. 告知过程中容易出现的问题　告知内容太过于简单。告知内容拘于固定格式，未体现出不同患者之间风险内容的不同。告知书切忌由医方单方手写，由患方确认签字，这样很容易造成患方对告知书内容的异议。当患方拒绝治疗时医方应当将拒绝治疗的风险向患方解释清楚，并请患方确认签字。在术中或其他治疗过程中，临时改变治疗方案，在有条件的情况下，应及时对患者近亲属进行告知，并补签告知书。

第三节　医患沟通技巧

一、言语沟通技巧

言语交流是医患沟通的一种重要形式，言语可以治病，早已见诸医学典籍。希波克拉底曾经说过："医务人员有三宝——言语、药物和手术刀。"《黄帝内经》中也指出："人之情，莫不恶死而乐死。告之以其败，语之以其善，导之以其便，开之以其苦，曾有无道之人，莫有不听者乎！"可见言语对医疗的作用早已成为了医学的一部分。在医患沟通中，医务人员注意运用言语技巧，会使医患之间的会谈气氛变得轻松融洽，不仅有助于和谐医患关系的建立，而且对于医务人员的诊治和患者的康复都有很大的帮助。医务人员要善于运用言语技巧达到医患的有效沟通，避免对患者造成言语伤害，这不仅是医德人文的要求，同时也是每一位医务人员的职业素质要求。

（一）开场白技术

医患沟通的开场白很重要，直接影响着患者对医务人员信任度和权威性。好的开场白不仅可以缓解患者的就医焦虑和压力，而且有利于建立和谐的医患关系，增加患者对医务人员的信任和对治疗方案的服从。

医务人员称呼患者的原则：

1. 根据患者身份、职业、年龄等具体情况因人而异，力求确当；

2. 避免声音过大，语速过快；

3. 可用床号取代称谓；

4. 与患者谈及其配偶或家属时，适当用敬称，以示尊重。

（二）选择话题技术

在医患沟通交流过程中，医患双方的目的性十分明确。医务人员在沟通交流中担当着主导者的角色，是交流的发起者和引导者，话题的选择和把握是关系到医患是否有效沟通的关键。

要做好话题的选择需要注意三个方面的内容：第一，话题选择要因人而异。要依据不同的对象适当寻找医患双方共同关心的话题，如男性患者更关心问题的解决，而女性患者更多的是需要表达和同情。第二，话题选择要注意疾病的特点。在与慢性病患者交流时，话题可从疾病的治疗、护理、辅助治疗的作用等方面展开；对于重病患者，尤其是无法治疗的晚期癌症患者，与他们交流时的话题大多应选择激发患者生存欲望，坚定患者与疾病抗争的信心来展开。第三，话题的选择要把握好语境。医务人员在选择话题时，要考虑到说话的语境和患者的情绪变化，如患者或家属在对疾病全面了解之前，担心和焦虑的心情在所难免，有的甚至怀疑医务人员是否能够真的治好他们的病，这时医务人员要给予理解，并多给予安慰和解释，不要批评患者，千万不要用"没什么，小毛病"之类的话来打发患者。

（三）提问技术

提问在医患沟通会谈等过程中起着相当重要的作用。适当的提问既可以避免让喜爱倾诉的患者反复诉说自己的不适，也可以了解紧张、羞涩、不善言辞的患者真实的情况。正确而有技巧的提问既不会使患者觉得不舒服、不想回答，也不会让患者反复叙述自己的病情。既可以抓住重点，又能节约时间。

常用的提问方式分为开放式提问和封闭式提问两种。

1. 开放式提问，通常使用"什么""怎么样""如何""能不能""愿不愿意"等词来发问，让患者就有关问题能给予详细的解释和说明。一般来说，说话开始或转换话题时大都采用开放性提问。开放性提问可以使患者更主动、更自由地敞开心扉，自然地讲出许多医务人员可能不知道的情况和问题。需要提示的是，提出开放性问题后，医务人员要给患者一定的时间来回答，患者可能没有现成的答案。

2. 封闭式提问，通常使用"是不是""对不对""要不要""有没有"等词，而回答也是简单的"是"或"否"即可。

例：某护士向患者询问病情。问："你现在腹部痛还是不痛？"回答："不痛。"问："昨天吃饭好还是不好？"回答：""比较好。"问："你昨晚睡眠好不好？"回答："不是很好。"

这种询问常用来收集资料并加以条理化，以澄清事实，获取重点，缩小讨论范围。当患者的叙述偏离正题时，用来适当地中止其叙述，并避免会谈过分个人化。但是，如果过多地使用封闭式提问，会使患者陷入被动的回答之中，可能会导致医务人员凭借自己的经验和主观印象做出诊断而忽视了患者的感受，也可能会导致诊断不准确。所以，在医患沟通中，封闭式提问要与开放式提结合使用，才能起到最佳效果。医务人员一定要记住：提问是为了了解病情，而不是求证，要相信患者的"告诉"。

（四）倾听技术

倾听就是指用心去听，去理解，去感受对方，并做出积极的反应。如果要想使医患沟通成功，医务人员就必须学习倾听。倾听意味着，信息的接受者集中注意力将信息发出者所传递的所有信息进行分类、整理、评价以及证实，使信息接受者能够较好地了解信息发出者所说的真正含义。要想成为一个有效的倾听者，必须努力练习倾听的技巧。

1. 专心、耐心地听　出于尊重，医患沟通时，医务人员需要给予患者良好的视觉接触，同时还需要用点头或说"对""是的""嗯""好"等词来表示专心和认同。

2. 要感受地听，不要评判性地听　医务人员要感受患者的话语中所表达出来的情绪，并站在患者的立场去体会、思考，与之进行情感交流，然后才能进行分析和评判。

3. 积极反馈，适当提问　在倾听过程中，医务人员要积极向患者提出反馈，对于不明白的地方，适时提出疑问，以利于沟通的有效进行，帮助患者清楚地表达自己的意思，传达准确的信息。但是，医务人员适当提问时，不要盘问，不要探问隐私，即便对自己似乎明白的内容也要给予适当的求证。

4. 不要随意打断患者　在患者的表述过程中，医务人员不应随意地打断患者的讲话，更不能插进去大讲特讲。这样会使患者感到不尊重和理解，并感到谈话很扫兴。

5. 要抓住言外之意　在医患沟通中，医务人员需要听出患者的所表达内容的"弦外之音""言外之意"，但不要误解患者。医务人员除了要听患者的言语信息，还应该注意患者的非言语信息，包括语调、语速、声音、表情、体态、肢体动作等。要想确定理解得是否准确，可以通过积极的反馈来验证和修正。

（五）表达技术

希波克拉底认为，医生的语言具有治病的功能。巴甫洛夫的高级神经活动学说也认为，真正治愈一名患者是多种因素综合作用的结果。因为人的精神活动的刺激大多数是源于直接或间接的人际交流，即话语刺激。言语表达的技巧有多种，而常用的有以下两种。

1. 模糊表达　所谓模糊表达，并不是指说话含糊其辞，表达模糊不清，而是医务人员根据实际需要，在符合特定要求的前提下，主动运用的一种表达方式。其特点是，在表达的内涵上虽有一定的指向性，但在外延上没有明确的界限，语义较为宽泛含蓄，能够产生特殊的交往效果。模糊表达时，医务人员的思路是清晰的，目的是明确的。但总的来说，模糊表达是在一定的时机、条件和语境下才能够应用并发挥它的积极作用。随便使用，不仅不利于医患沟通，而且可能会产生不良后果。

2. 委婉表达　所谓委婉表达是指医务人员在特定的环境下将不便直说或者不必直说的话，以婉转的方法表达出来，使患者更容易接受，进而巧妙说服患者的一种表达方法。委婉表达是医学仁爱的体现，避免直接表达给患者带来的伤害，这样做能更好地安抚患者的情绪，有利于患者的治疗和康复。

医患沟通中常用的委婉表达有以下六种：

（1）代称法　如，"百年之后""永别了""心脏停止跳动"等词语来代替人们忌说的"死"字。

（2）避重就轻法　如，在批评和否定别人的词语前加"可能""也许""似乎"之类的程度副词，如，"你的精神似乎一般""你气色也许差一些"等；以褒代贬，如"不太理想""不怎么好""不大仔细"等。

（3）先扬后抑法　如，"你最近和我们合作得很好，不过休息得太少对身体恢复没有好处"。

（4）寓批评于希望法　如，"希望患者朋友们能和我们一起合作，以便保持病房有一个良好的秩序"。

（5）托词法　如，有些患者为感谢医务人员要给医务人员送礼或请吃饭，医务人员常可借工作来委婉谢绝。

（6）暗示法　"您的汤药凉了，我再给您加热吧"这里的"加热"是变相的提醒患者及时吃药。

医务人员在医患沟通中要学会用简洁明了、条理清楚和通俗的语句来进行表达，避免措辞不当、思绪混乱、重点不突出、使用晦涩难懂的专业术语等情况。

（六）解释技术

在言语沟通技巧中，解释通常是指医务人员运用自己所学的医学知识将患者的病情、症状、疑惑等问题进行解释的过程。好的解释可使患者从一个新的全面系统的角度正确面对病情，提高认识，促进康复。

向患者解释病情时要注意以下事项：

1. 解释应在充分收集了患者问题有关的资料之后进行，且应明确患者是愿意倾听和接受解释的。

2. 解释应建立在与患者的良好关系的基础上，解释的妥善使用会提高医务人员在患者心目中的可信度和权威性，从而加强医患关系。

3. 解释时要注意循序渐进，尤其是对重大病情、手术方案的解释要注意措辞，分步进行。

4. 解释的同时应密切注意观察患者的反应，尤其是非言语行为，如沉默、微笑等。

（七）幽默技术

幽默是指生活和艺术中的一种喜剧因素，是指表达、再现、领悟生活的一种特殊艺术，是一个人综合能力和特殊情绪的体现。它是人们面临困境时缓解精神和心理压力的方法，幽默更是一种聪明睿智的表现。在医患沟通中，医务人员自觉地、恰当地运用幽默语言，能有效地调动患者的愉悦情绪，取得事半功倍的效果。

（八）结束话题

医务人员不管是长时间还是短时间与患者交流，都需要按一定形式或技巧结束谈话内容。恰到好处的医患沟通，要在双方情绪较高，患者比较满意时结束。医患沟通不能突然结束谈话，应通过积极的语言和具体的帮助，巧妙地达到打断谈话的目的。医务人员希望结束谈话时，可触摸一下患者的身体，同时小结一下患者刚刚说到的内容。在打断患者谈话时，医务人员切不可有不耐烦的面部表情，以免伤害患者。另外，结束谈话前还应该明确患者下一步治疗方案及与医务人员下次见面的时间和地点。最后，医务人员需要用必要的结束语，如"谢谢您的配合""有事请与我联系"等。

二、非语言沟通技巧

非言语沟通又称体态语言沟通，即用身体的形态或姿势来表达需要传递的信息，是日常生活中传递信息的常用手段，也是医交流的重要方式。非语言沟通有静态提示和动态提示两种形式，其中静态提示包括容貌修饰、衣着打扮等。动态提示包括面部表情、目光接触、身体姿势、距离朝向、音调、语速等。有人通过语言与非语言沟通的作用归纳了一个公式：沟通效果（100%）=7%的语词+38%的语调+55%的面部表情和身体姿势。正是由于人的情绪情感等内心活动可通过面部表情、眼神、声调、动作、姿势等表现出来，才使"察言观色"成为人们获得信息的重要途径。

（一）面部表情

面部表情的变化是医务人员观察患者、了解患者心理变化的一个重要信息来源，同时也是患者了解医务人员心理品质的窗口。医务人员亲切自然的表情给患者留下良好印象，并使患者对医务人员的医疗活动产生信心。相反，医务人员冷漠的表情会增大医患间的情感距离，并对医务人员工作的正确性和责任感产生怀疑。

在医患沟通中，最常用、最有效的表情是微笑。微笑是最好的语言，是保持医务人员良好形象的一种职业素养，是自信与乐观的表现；微笑也是财富，微笑既能带给别人快乐，也能给自己带来收益。经济学家认为，微笑是一项不用增加成本就可以提高效益的投资。医务人员的微笑能消除患者的陌生感，缩短医患间的心理距离。在患者没有明显痛苦的情况下，医务人员真诚的微笑往往让患者感到亲切温暖，并对主治医务人员产生信任感。当然，也要注意不要一味地盲目微笑，不该微笑时就要保持严肃，得体有度，不然微笑反而会成为麻烦制造者。

（二）目光接触

某知名医院被患者投诉于媒体，说医师对患者不负责、十分冷漠。院方在处理此问题的过程中发现，患者的投诉中反复强调："在整个接诊的过程中，医务人员都没有抬头看过我一眼，居然就把处方开出来了"。院方查看病历，发现医师记录了患者的主诉要点，用药非常对症，从诊断到处方都是正确的，这说明医师是认真负责的。为什么患者要投诉呢？医务人员看都不看我一眼，难道看一眼就那么重要吗？答案是：是的。

在医疗服务中，医务人员与患者的目光接触可以产生许多积极的效应。如，医务人员镇定的目光，可以使恐慌的患者有安全感；医务人员热情的目光，可以使孤独的患者得到温暖；医务人员鼓励的目光，可以增强沮丧患者的自信；医务人员专注的目光，可以给自卑的患者带去尊重。医务人员如果能够利用查房、输液、检查等时机，每天与患者目光接触2～3秒，可以达到极佳的沟通目的，会使患者备感亲切。目光接触的位置水平也会影响沟通效果，最理想的情况是：医务人员在患者的对面并保持眼睛和患者的眼睛在同一水平，这样既可以体现医患间的平等关系，同时也能表示出医务人员对患者的尊重。

（三）身体接触

触摸在人类的成长、相互关系的发展及疾病治疗中起到特别重要的作用。触摸可以产生关怀、同情、安慰、鼓励和支持的作用。在患者经受痛苦折磨时，医务人员轻轻抚摸他的手或拍拍他的肩部，既可表现出职业的关注，又可稳定患者的情绪，消除恐惧。如当患者痛苦呻吟时，医务人员主动靠近患者站立，且微微欠身与其对话，适当抚摸其躯体或为其擦去泪水，会给患者以体恤、安慰的感觉。医务人员紧握重症或垂危患者的手，或搀扶行动不便的患者，用手轻触高热患者的额头等都会使患者感到安全、愉快、舒适；当患者焦虑害怕时，医务人员握握患者的手，表达"我在你身边，我在帮助你"，可使患者减少恐惧，情绪稳定；做完身体检查后为患者整理一下衣服表示对患者的关心；双手紧握出院患者的手以示祝贺等。这些有益的身体接触，都会使患者感到医务人员的善意和关怀，从而增强战胜疾病的信心和勇气。但医务人员必须注意这方面的技巧和分寸，如在年轻异性之间交往距离过短，则会增加反感或不信任感。

（四）体姿动作

身体姿势常能传递个体情绪状态的信息，反映交谈双方彼此的态度、关系和交谈的愿望。如，微微欠身表示谦恭有礼，低头表示沉默，扭头表示不予理睬等。医务人员与患者的交流一般都是面对面地进行，因此，医务人员的体姿语言每时每刻都在被患者"阅读"和理解。

体姿语言可分为坐姿、立姿、步姿三种。

1. 坐姿　一个人的坐姿既是气质、素养和个性的体现，又为一定的职业规范所限制。医务人员在工作场所的坐姿选择，往往代表着医院的管理水平和整体素质。良好的坐姿是上身自然挺直，两肩放松，双膝并拢，双手放于膝盖或桌椅之上。医务人员在工作岗位上上，一般要选择得体、文雅的社交坐姿，给患者以良好的第一印象。

2. 立姿　立姿语是通过人站立时的各种姿势传递信息的语言。同样是站立，优雅得体的立姿语，配合文雅温和的口语，能收到良好的表达效果。

3. 步姿　步姿语是以人的行走姿势传递信息的语言。人的步姿与性格、情绪、职业有很大关系。参与步姿变化的因素有步幅、步速、步态等。除了急救场合。医务人员应做到步姿稳健、步速适中、步态沉静。这不仅是医务人员展示职业形象的需要，也是医院工作环境的客观要求。

（五）人际距离

在医患沟通中，要注意合理的距离与朝向，接触距离的远近、面部的朝向等都会影响信息的表达与交流。人际交往的距离取决于彼此之间的亲密程度，它在交往接触开始时就起着重要作用。有人将人际距离分为四种：

1. 亲密距离 约0.5米以内，一般为亲人、夫妻间的距离，可感受到对方的气味、呼吸甚至体温。

2. 朋友距离 也称个人距离。为0.5～1.2米，是朋友之间聚会、对话的距离。

3. 社交距离 为1.2～3.5米，是一般交往的距离。

4. 公众距离 为3.5～7米，是陌生人、上下级之间的距离。

医患交流、收集资料、采集病史或向患者解释某项操作时，应采用个人距离方式，以表示医务人员对患者的关切、爱护，也便于患者能听清楚医务人员的嘱咐，同时也使医患双方都感到自然舒适。在查房中站着与患者对话，可采用朋友的距离或社交距离。对老年患者和儿童，沟通距离可近些，以示尊敬或亲密。与年轻异性患者的沟通距离不宜太近，以免产生误会。

（六）语音语调的使用

说话时所用的语调、所强调的词、语音的高低轻重、语速的快慢以及节奏的不同会表达出不同的含义。如"你真行"语调平缓一些，可表示赞许、佩服。若加重语气，则可能表达挖苦、不满的含义。临床上，说话语调过高、过低、语气生硬等都会不同程度地影响医患沟通。不同的情绪会影响语音、语速的变化，如声音过高会被认为有厌烦情绪，声调太强硬可能会被认为没有同情心，而说话声音过低则被患者理解为不重视。医患沟通中应做到语音温和、语调平稳、语速适中，讲解与回答时应做到条理清楚，吐字清晰。与儿童患者交流时采用比平时语调略低且多赞美的方式，可以让儿童患者注意倾听，而采用祈使句有利于得到儿童患者的配合。

第四节 不同临床情境中的医患沟通策略

一、门诊沟通

患方在门诊初次与医生见面时，由于医生身着白大褂，容易让患方产生距离感而沉默寡言。如果患方不能诚实、直接地与一个陌生医生交流，那么他们就不能在这个全新的医患关系中主动参与。

（一）门诊沟通方法

良好的医患沟通，从患者走进诊室开始，贯穿于整个诊疗过程，给予患者接受性反应，表达共情和支持，有助于构建融洽的就诊氛围。

1. 接受性反应　在医生发现了患者的想法和感受之后，最初反应不应该是立即安慰、辩驳或同意，而应该是给予患者一个"接受性反应"。接受性反应也称为支持性反应，医生非评判性地接受患者所说的话，承认患者拥有自己想法和感受的合理性，重视患者的作用，以此建立起信任的医患关系。在此关键之处是，承认患者有权利拥有自己的想法和感受。这样有助于患者理解，他们对患病有自己的想法和情绪不仅是合理的，而且向医生表达出来也很重要，这样医生就能意识到并重视患者的需求。

2. 表达共情和支持　使用共情、表达支持是建立医患关系的一个关键技巧。共情分为两个步骤：首先，应敏锐地洞悉到患者的困境或感受并加以理解和体谅，然后将这种理解和支持传达给患者。共情的关键不只是敏锐地感受到，而且是要公开地向患者表明这种感受，以便让患者能意识到你对他的关心、理解和支持。因此，仅仅设身处地地去想是不够的，还必须能表现出来。医生表达共情能克服患者在患病时的孤独感，其本身就有很强的治疗功效。共情还能强有力地促使患者更加开放，吐露更多的想法和担忧。

（二）沟通注意事项

1. 明确沟通的内容　要达到有效的沟通，首先要清楚地知道自己与他人需要沟通的内容是什么。其次，对于听者一方，我们也要清楚，"他想知道些什么？""他现在的想法是什么？"这一切信息的获得，都需要耐心地倾听。在沟通的第一时间里，倾听往往比说更重要，因为倾听可以指导我们更有的放矢地去说。

2. 掌握沟通的技巧　首先，发出信息的人应该积极地换位思考，一个充满情感、让人感到温暖的态度，对于有效的沟通十分重要。而这一切不仅需要语言，还要用非语言的方式来表达。

3. 应该采用通俗易懂的语言进行沟通。要想使沟通顺利进行，所说的话必须能够被接受信息的人听得懂，这在很大程度上取决于信息发送者所使用的语言是否通俗易懂。

4. 应该多以双向沟通替代单向沟通。依据信息发出者与接受者的地位是否可以变换，可以将沟通分为单向和双向两种。单向沟通是一方主动发送信息，一方只是被动地接受信息，这是没有信息反馈的沟通。而双向沟通则是指信息发出者与接受者两者之间的地位不断变化的沟通方式。

二、急诊沟通

急诊多以急危重症为主，患者或是症状严重，或是濒临死亡，家属心急如焚，情绪可想而知。这种情况要求急诊医生不光要有丰富的临床经验和高超的抢救技术，更要具有人文关怀，能够很好地与患方沟通，缓解患方焦虑的情绪，还要掌握良好的沟通时机和沟通技巧。沟通不到位，即使医生全力施救，家属对此也可能难以理解，特别是未达到患方预期或结局不佳、花费巨大的时候最易引发医疗纠纷。

在实际操作中，作为急诊医生，难以避免地会遇到一些困境，下面就常见困境和沟通方法做一说明。

（一）遇到需要抉择的问题时

1. 情境　当有抢救签字、大型检查或花费较高等，家属一般会说"我们听医生的"。

2. 沟通方法　再次告知利弊，针对患者进行个性化利弊分析，交流中使用"如果这是我的家属，我会……"可以举出自身的例子作为佐证，有利于取得有导向性的结果。避免使用"您就这么决定""您就听我的"等具有指示性的语言。

（二）患者及家属不能理解疾病的危险性及检查和治疗的必要性

1. 情境　心梗需要急诊介入治疗、危重患者外出检查等。

2. 沟通方法　尽量用通俗易懂的语言，利用比喻的方法协助患者及家属理解病情。比如对于急性心肌梗死，可以说："心脏好比发动机，冠脉血管好比输油管道，血管好比自来水管，时间久了里面会生锈，血管用的时间长了，里面会有类似铁锈一样的东西，这东西掉了下来，就会堵住管道。管道堵塞了，油又送不到，心脏就无法工作了。心肌细胞就像地里的庄稼苗，如果苗因缺水变黄了，及时浇上水，就活了；如果苗都死了，再浇水、施肥还有什么用呢？"

（三）提出有悖于治疗或不利于患者的治疗要求

1. 情境　家属拒绝为呼吸衰竭、肺性脑病患者插管，但同时又要求为其使用镇静药。

2. 沟通方法　再次向家属告知病情，并告知家属所要求的治疗方案存在的风险。如果家属坚持应用这样的药物，那么就必须先行同意插管，将矛盾问题交给家属，让其做出选择。在其两难之际提出有导向性的建议，这样家属更容易接受。

三、病房沟通

患者入院后，由于对病房环境的不适应以及对自己的病情和将要接受的治疗不了解，难免会出现紧张、焦虑情绪；而家属出于对患者的关心，急切地想知道患者的病情、治疗方法以及疗效。因此，医务人员尽早与住院患方进行良好的沟通，显得尤为重要。成功的医患沟通不仅能够帮助患者尽快适应角色转变，更能增进医患间的相互理解和信任，加强患者的依从性，从而提高医疗服质量，避免纠纷的发生和矛盾的激化。

（一）入院沟通

在对患者进行首次沟通前，要全面了解患者的基本情况，不仅包括病情，还要了解患者的教育程度、家庭背景、社会关系、心理状态等。在交代病情时，要耐心，并学会倾听。如果沟通中涉及医学术语，最好能做个形象的比喻，便于患者及家属理解。避免使用刺激对方情绪的语气、语调、语句，避免强求对方立即接受医生的意见和事实，要时刻留意患者及家属对病情的认知程度和期望值。在沟通过程中，要引导患者跟着自己的思路走，而不要让患者打乱自己的计划，东一榔头西一棒子，不仅不能将病情交代清楚，还增加了工作量。

（二）住院沟通

有些患者病情发生反复是无法预知的，一旦发生意外，有些患者很可能会直接迁怒于医生，认为是医生治疗不力。面对此种患者，在积极改进治疗方案的同时，还应及时与患者和家属进行沟通，在如实交待当前的病情和可能引起的后果的同时，还要说明现在正在进行的治疗以及对于控制患者病情的作用。在沟通过程中，要时刻注意患者及家属的情绪变化，及时做出安抚，并控制好自己的情绪，减少患者及家属的疑虑和不信任。另外，在诊治过程中，应考虑到患者的经济条件，若不得不应用特殊检查项目或使用贵重药品时，一定要事先征得患者的同意，不能仅凭借医学上的合理性，而忽视患者的承受能力。

（三）出院沟通

详细告知患者当前的身体状况、恢复情况、病情发展趋势，以及药物的服用方法、可能出现的不良反应和应对方法。要注意言语措辞，不要使用带有绝对肯定的词语。另外，不能因为要规避责任，而隐瞒病情或使用夸大的言语，以免使患者产生不必要的紧张情绪。在向患者提供生活指导时，要结合患者的生活习惯，有针对性地提出，并向患者强调遵医的重要性。若有必要，可将患者和家属分开沟通。

四、手术沟通

手术作为一种应激源，可使患者产生强烈的应激反应，出现紧张、焦虑、恐惧等心理。医务人员向患者提供正确的信息，可以有效减轻患者的心理负担，创造最佳的心理状态，通过沟通，可使医患之间建立共同的语言、共同的认识，消除医患之间的隔阂，减少医患矛盾的发生。

（一）术前沟通

术前谈话尽量要求患者及全部直系亲属或重要社会关系人员参与，确保全部家属获得同一信息。要向患者及家属如实告知病情，即将接受的手术、手术风险、麻醉风险、体外循环风险和预后等情况，要全面而充分地与患者及家属沟通，并对其咨询的问题给予耐心细致的解答。

（二）术中沟通

对于局麻患者，在手术台上说话要注意分寸：手术中，医护人员不要讲容易引起患者误会的话，如"掉了""断了""糟了""穿了""血止不住了""伤了××（脏器）了""做错了""取不完了""接反了"等，以免引起患者恐慌。也不要在手术台上谈论与手术无关的话题，因为非全身麻醉的患者，对医务人员的举动都在非常认真地观察和体验，当术后发生一些不良情况时，患者常会把手术中的情况联系起来。另外，术中若出现手术方案以外的情况，如需变更手术方式、增加其他手术操作内容或出现突发情况时，医生一定要把真实情况以及接下来的手术方案告诉患者家属，征得其同意并进行记录、签字后方可继续实施手术。

（三）术后沟通

术后及时与家属沟通，如实告知手术中情况、手术结果、术后的观察、治疗方案、术后家属应配合做的工作及注意事项，以便满足患者及家人的心理需要，积极配合治疗。有些术后身心反应较严重的患者，虽然手术非常成功，但患者还是主诉某些不适的症状加剧，并且情绪不稳定。遇到此种情况，医务人员要给予正确的指导，帮助患者减少"角色行为"，让患者认识到术后病情是需要逐渐好转的，以增强患者的信心。

五、绝症沟通

肿瘤患者是一类特殊的群体。由于恶性肿瘤大多数尚无法根治，人们普遍对其感到恐惧。肿瘤患者面临着一系列的社会心理危机，承受着巨大的压力，常有不同程度的怀疑、否认、绝望、焦虑、忧郁、厌食、失眠等心理行为问题。

（一）治疗实施前的医患沟通

1. 提供真实信息以获得患者信任　化疗前的医患沟通对于了解患者情绪是否稳定及采取相应措施是十分重要的，而向患者提供某种应激性医疗程序（如化疗）的真实信息，会减轻患者的焦虑、恐惧情绪，增强其忍耐性。真实信息包括客观信息和主观信息。客观信息就是向者讲解化疗的实际过程；主观信息是向患者提供有关化疗时的各种主观真实感受、患者可能面临的问题及医护人员所采取的相应措施。

2. 矫正患者不良的认知心理　要帮助患者改变各种不正确的认知和态度，特别是矫正自我失败的消极思维，建立对抗消极思维的认知，例如，通过康复患者的示范作用，建立"癌症并不是绝症，只要治疗得当，精神不垮，加强自我锻炼，是可以战胜的"的认知。要用积极的言语代替消极的言语，从而使患者保持良好的情绪。

3. 加强与患者家属之间的沟通　很多情况下，患者家属可以提供患者本人不能或不愿提供的信息，并且相对处于更为冷静和理智的角度来思考问题。在患者不知情的情况下，患者家属更是起着决定性的作用。

（二）化疗期间的医患沟通

患者在化疗期间既要遭受肿瘤引起的一系列症状及痛苦，还要忍受因化疗带来的毒副反应。医务人员应该积极处理化疗产生的毒副反应，同时细心地做好解释工作，了解患者的内心需求，帮助患者克服化疗毒副反应所带来的身体上的不适及不良情绪。

如在化疗期间，让患者对脱发有一定的心理准备，佩戴冰帽以减少头皮血流量、降低化疗药物到达头皮毛囊的浓度，鼓励患者买一个匹配、逼真的假发套，鼓励新患者向既往有脱发史的老患者请教，并告诉患者，在治疗结束后，甚至在治疗期间，头发都有重新长出来的可能性，可减轻患者对脱发的恐惧感。化疗期间有计划地进行运动锻炼，有助于促进患者的机体功能，增强患者的自我幸福感。

（三）化疗结束后的医患沟通

1. 防止盲目乐观心理　肿瘤根治性切除术后接受辅助化疗的患者，在经过几个月反复不断的痛苦化疗后，常错误地认为化疗结束意味着疾病已经治愈，已进入正常健康状态。此时，患者及其家属有一种如释重负之感，从而出现松懈麻痹、不遵医嘱、放纵自己等情况。此时，医务人员要向患者解释肿瘤的治疗并非一朝一夕的事，需要长期的努力，并配合医生进行定期复查，以防肿瘤复发；同时也要养成良好的生活规律和饮食习惯，避免吸烟、酗酒等各种不良嗜好。

2. 克服焦虑情绪　有些患者在化疗结束后可出现反常的焦虑情绪，怀疑治疗的有效性及疗效能维持的时间。患者总有既希望尽快结束化疗、又担心停止化疗可能使肿瘤得不到控制或复发的矛盾心理。因此，医务人员应提前让患者做好思想准备，与患者共同讨论治疗持续时间的长短、治疗计划的安排、终止化疗的时机及化疗结束后的生活安排，让患者能发挥自己的主观能动性，了解自身所具有的恢复健康的各种有利因素，为家庭康复治疗及重新踏上社会做好准备。

总之，针对癌症患者及其家属的沟通，医生除了要遵守规范诊疗外，医学人文的体现此时更显重要。它是良好医患关系的建立和维系的基础，医生只有加强自身的职业和人文修养，才能有能力主导整个诊疗及与家属的沟通过程，从而保障医患之间相互理解、信任、支持，从而达到真正的和谐。

六、临终沟通

众所周知，求医的目的就是要寻求医院的帮助，以消除家人的身体疾病或能减轻症状，可一旦被告知患者病情已近极危趋向临终时，家属常常不能接受，继而提出诸多疑问，此时，如果医生只考虑使用高超的技术、昂贵的药物并自认已尽全力，而不注意与家属的有效沟通，常常会引发医疗纠纷。

（一）病危临终临床沟通困境及化解

1. 入院后不久即面临临终　及时做好对入院者的全面评估，一旦确定有可能导致病危的因素（生命体征不稳、器官功能不全等），院方除了积极救治、监护外，同时还要有人及时了解掌握患者的社会关系、患者在家庭中的地位、家属的心理状态、家属的期望值等。据此，在第一时间、有针对性地就临终状况与家属交代，同时给家属以安慰和必要的安置（如较安静的环境，送上一杯热水和纸巾）。此外，还要将病情及相应的检查救治措施向家属交代，令其充分知情。

2. 入院期间病情加重致临终　在沟通过程中，必须做到心中有数、客观真实、同情关爱，包括掌握入院初期病情评价结果，了解家属成员的心理状况，随时向家属交代病情，让家属充分知情。在家属对住院期间诊疗措施认可的前提下，如果是疾病的进展原因导致的临终，院方应及时下病情告知，保证给家属留有商量的时间。若在住院期间，如果是因为突发病情变化导致病危临终，则应在前述工作的基础上，除第一时间采取抢救措施外，也要及早向家属交代、告知，同时，还要关注家属的心理及情绪反应，做好必要的帮扶和安慰工作。

3. 疾病终末期临终（正常死亡教育） 此时同理心非常重要，应摸清家属与患者的感情关系，给予真诚的安慰，但不必急于解释、说明、争辩，仅需默默地倾听（并使用适当的肢体语言）。在这种情况下，家属往往是由于感情失控，不够理性，其目的并非想要一个明确的结果，只是将医生当做自己情感失控时的发泄对象。当然，如果家属失控，其言行有可能对医者构成伤害，则需警惕、自保，必要时寻求帮助或回避。

（二）沟通注意事项

1. 对患者病情、疾病走势、可能和不可预料的因素要心中有数，建立全程自信。

2. 第一时间了解患者的社会关系、家庭地位、社会影响，家属中的权威性代表人物，建立"联系金账户——即说话算数"。

3. 及时、准确、客观地向家属交代患者状况，必要时做合理的引导性建议，比如针对不可逆临终者家属的过度、过分要求，可先给予肯定："我很理解……""你们是太想和×××在一起""你们为亲人付出了太多……"建立起良好的信任。

4. 做好对家属临终准备工作的帮助，特别是对外籍患者尸体的安置及去向要事先了解，交代相关注意事项，必要时帮助解决。建立起伙伴关系。

5. 患者临终，必然涉及对费用的交代，此时的工作方式更应合情、合理地表现出来，如可与家属说："家里相关的工作还需要什么帮助吗？有一点我还想提醒您一下，为了不影响出院手续的办理，财务处相关的费用您还要办理一下（这对已经欠费家属更重要）"。建立防范医疗欠费意识。

6. 对于不冷静的家属，要选择比较安静、安全的沟通环境，沟通时最好有同行陪伴，必要时要有安保人员在场，以防不测。建立自身安全防范意识。

七、临床风险沟通

（一）什么是临床风险沟通

临床风险沟通是指在临床医疗环境中，医护人员与患者或患者家属之间关于医疗风险相关信息与观点的互动式交流。风险沟通有助于患者或家属在临床管理中更好地做出合理选择的决定。在临床咨询服务中，不同治疗方案有不同的风险，对治疗方案的选择是沟通的重点。就患者自身状况及各种治疗方案的风险进行深入沟通，有利于患者理解并接受医生提供的适宜治疗方案，也可提高患者对医疗措施的依从性。

（二）医疗风险产生原因

任何医疗活动都可能产生风险。有很多因素会影响到诊疗结果，包括患者的遗传异质性、就诊时间、诊断措施的灵敏度和特异度、临床表现（症状、体征和各种检查结果）对各种治疗措施的敏感性等。虽然现代医学积累的经验能够使医生在建议患者选择诊疗措施前对部分诊疗措施的风险做出预测，但这种预测仅反映所预测结果的发生概率，是否真正发生要在诊疗过程结束后方见分晓。患者常对缓慢发生的风险能理解接受，对短期风险多难以认同，如手术风险、分娩期并发症风险等，这正是导致目前国内外产科纠纷、法律诉讼和医疗赔付高居临床各科之首的主要原因。

（三）风险沟通的主要内容

1. 风险沟通的内容　完整的病史询问；医生对当前疾病及其病情程度的判断及依据；进一步检查方法对疾病诊断和病情程度判断的价值；有创性检查可能出现的风险；疾病可能的发展趋势；目前可选用的治疗措施的效果和风险；治疗成功的概率；治疗风险发生概率和严重性；目前可采取的预防和处理风险的措施；不接受治疗可能出现的后果；所在医院和科室对风险发生后能提供的检查和诊疗方法；科室医生对该疾病的处理水平；诊疗过程有关信息的保密范围和程度；对治疗医生的技术级别要求；对手术切除标本的常规处理和是否同意用于医学教学和科研等。

2. 常见医疗风险告知

（1）对辅助检查的目的、适应证、临床意义、可能出现的不良后果、检查前后的注意事项及检查的费用等，医生应及时告知。

（2）对疾病的初步诊断不能盲目下肯定性结论。医生在做初步诊断时，最好做出几个可能性最大的诊断，为最终确诊留有余地。

（3）疾病治疗应选择国家制定的疾病诊治指南、原则、建议或国家权威教科书推荐的诊疗方案。

（4）手术告知除一般内容外，须对手术风险、扩大手术范围、改变手术方式及其他情况充分告知。

（5）医生对患者病情与疾病的转归情况应充分告知。

（四）临床风险沟通的技巧

1. 风险沟通的技术要点

（1）风险沟通是现代医疗保健中有效决策的核心。

（2）风险沟通并非直白沟通，风险信息的传播有一定的规则可循。

（3）坦诚告知我们知道的。

（4）坦诚告知我们不知道的。

（5）探讨人们对有关风险信息的理解情况、反应和观点。

2. 风险沟通技巧

（1）约定：如微笑面对患者、一对一交流、温馨的环境、恰当的语气、给患者充分的时间陈述而不随意打断、抓住适当的机会引导患者陈述等，都是构建融洽医患关系的简单有效办法。

（2）感同身受：在患者陈述病情时，医生应该仔细倾听，认同患者所表述的痛苦、恐惧和关切，使患者感受到医生的表现不仅出于职业需要和习惯，而是已经在分担她的痛苦。

（3）教育：针对诊疗方法选择的风险，对患者进行教育是风险沟通的主要组成部分。

（4）争取患者合作：就医疗目的而言，医患是一致的，但由于医疗活动的高度专业化，在绝大多数情况下是由医生为患者确定诊疗决策。每个医生都希望患者参与医疗决策，鼓励患者遵从诊疗计划。

◎思考题

1. 医务人员应具备哪些医患沟通的能力？

2. 医患沟通的语言技巧有哪些？

3. 医患沟通非语言的技巧有哪些？

4. 在门诊怎样进行医患沟通？

5. 简述临床医疗风险的沟通技巧。

（湖南环境生物职业技术学院　刘　琼）

第二十一章　医患危机的沟通策略

第一节　医患危机识别与解决策略

李某在外地打工，因高空作业，从高处摔下来，头部受伤严重。其他施工人员通过120急救通道将其送往就近某中心医院急诊科。因事发突然，病情紧急，李某家属无法及时赶到，外科刘医生本着患者生命最重要原则，对其进行了紧急抢救，实施了相关手术，等到家属来时，再要求补签字。刘医生很快对李某进行了颅脑清创和缝合，手术一切顺利。此时，李某家属也刚抵达医院，医生告知手术顺利，目前患者情况平稳。但话未落音，护士匆匆赶来，告知患者表现异常，情况紧急，当刘医生冲入手术室时，李某已心脏骤停，立即实施电除颤，也没能挽回其生命。刘医生无奈地告知家属"他可能患有先天性心脏病，所以抢救无效，已经不在了。"这句话引起了李某家属的愤怒，指着刘医生大声喊道"这不可能，他身体一直都是很好的！"并大声责问"你刚才不是说手术很顺利，怎么现在人说没就没了，肯定是你手术的失误"。之后，无论医生护士怎么解释、安慰，都无济于事。家属要求刘医生和该中心医院承担责任，赔偿损失，并将其起诉至法院。

通过上述案例，请大家思考两个问题：谁处于危机状态？是哪些因素导致了医患危机的发生？

从上述案例来看，我们可能会为医务人员打抱不平，因为医生已竭尽全力救治李某，而家属却将所有愤怒与攻击指向医生。然而，根据定义来分析，我们不难发现，在这次医疗事故中，处于危机状态的人是李某家属。医生本来告知手术顺利，然而突如其来的转变，医生告知李某抢救无效离世让其无法忍受，难以通过各种应对机制保持冷静和理智，从而极度愤怒、悲痛、指责是医生的过错等严重的情感、行为及认知功能障碍。

一、导致医患危机的因素

近年来，国内医疗纠纷事件明显增多，但与医疗事故的发生并不成比例，这说明了医患关系日趋紧张，医患危机日趋明显。医患危机往往涉及患方危机、医方危机以及院方危机三方面因素，三者相互影响和制约。这三者危机状况的发生在时间上是有先后顺序的。

（一）患方危机

医疗事故后，首先出现的是患方危机。突如其来的疾病、病故等事件的发生，对患者及其家属来说，是需要时间去接受，需要精力来支撑，需要财力去应付，甚至有时还需要动用其社会支持资源。疾病治疗的过程中，面临多方面的困境，患方便容易陷入危机状态。患方处于危机状态时，如果没有得到及时的处理与解决，随着负性情绪的积累，达到一定程度时，便爆发了出来，而这种情绪爆发的对象往往是医方。因为医方是整个治疗过程中患方的希望所在，精神寄托所在，如果治疗失败，患方就很容易把委屈、愤怒等负性情绪首先投到医生、医院方。

（二）医方危机

继患方危机发生后，医方危机才会随之出现，医方危机的严重程度主要受患方危机的影响。它的发生与严重程度比患方危机均滞后一些，患方危机的爆发，不一定马上会影响到医方危机的惊慌失措，但也不会置之不理，相对来说变化更缓慢温和。当患方危机发生时，医方应该保持冷静的态度、敏锐的觉察和适度的张力，密切关注患方危机的变化和自身情绪的变化，及时做出恰当的回应。总之，对于医务人员来说，在工作情境中，保持一定程度的紧张状态是很有必要的，这有利于防患于未然。要关注患方危机状态的发生、发展和变化，对患方不同的危机阶段做出有效应对，尽可能地避免将自身置于严重的危机状态。

（三）院方危机

当患方危机已不受医务人员的控制，负面影响效果在扩大，这时需要医疗机构的院方管理层干预进来，这就是院方危机的发生。院方危机的发生往往对于整个医院形象或声誉会带来不同程度的影响，甚至是给整个医疗行业带来影响。近年来，媒体频繁报道的医患危机事件，我们会发现，有些医疗机构，发生一起医疗纠纷后，会接二连三地频发医疗纠纷。一旦某医疗机构接连发生几次医疗纠纷，就会带来严重的院方危机。因此，尽可能快速有效地解除患方危机，缓解医方危机，最终避免院方危机的发生，这是医疗机构管理层应该尽可能争取做到的。突发医疗事件发生后院方如果能反应迅速、因势利导、妥善处置，则会有效解除患方危机，缓解医方危机，而最终避免院方危机的出现。相反，如果院方危机没有及时有效完善地解决，则医方危机无法根本消除，患方危机很有可能再次发生。因此，院方应时刻保持危机意识，完善医院应急预案，加强医护人员的医患沟通技能，同时也要提升医院管理层的危机处置能力和管理技巧，以及医务人员的沟通能力、与患方的沟通、调解能力。

综上所述，把医患危机分解为以上三个危机因素后，对于医患危机的理解，我们能有更加清晰的理解与把握。下面，我们将三个危机因素的发生、转变和发展过程一一了解透彻。

二、患方危机的发生、转变和发展过程

患方危机是医疗纠纷中首先发生的，它经历着发生过程、转变过程和发展过程三个阶段，即前驱期、潜伏期和爆发期。医务人员可利用自身丰富的临床经验、敏锐的洞察力和同理心，来区分与观察患方——即患者和家属在不同阶段的危机表现。

（一）前驱期

前驱期是指当患者及家属刚得知自己患有某种疾病，急需医疗救助的阶段。从心理状态及其行为表现来看，这一阶段主要会出现认知、情绪、行为方面的变化。

1. 认知方面　刚得到消息时，患方首先是试图否定事实，无法接受医生的判断，认为这种低概率糟糕事件不可能发生在自己身上。经过冷静理智的思考后，接受事实，并且希望能够马上接受治疗。

2. 情绪方面　患者往往焦虑不安、悲观、抑郁、有时情绪激动暴躁，无助无望感明显。患者家属往往焦虑、担心、茫然，以及压抑等。

3. 行为方面　患方刚开始的表现可能出现急躁慌乱、失眠，以及一些过激行为的发生，有些也可能表现为自暴自弃，无法配合医生护士的医疗工作。

从心理学视角而言，这种心理状态实质是一种退行性状态。对于本身没有医学背景的患方来说，他们对疾病知识知之甚少，如"谈癌色变"；对医院工作流程也不熟悉，当听到自己或家属患有重疾时，有些人无法理解医生护士烦琐的工作流程，认为医务工作者在耽误他们的治疗时间。因此，在这种情境下，患者会自然地采取的一种保护自我的措施，即认知、情绪、行为等方面的失控，无意识地以自我为中心，表现出各种不成熟、非理智的行为，来要求医务人员专注于他，给予他全部的关注、关怀及安全感，正如一个哇哇大哭的孩子急需母亲的关注一样。

（二）潜伏期

潜伏期是指患者经过初期的诊疗后，疾病进入慢性迁延期或康复期的阶段。这一阶段，患者或患方的心理状态发生了以下改变。

1. 认知方面　这一阶段的患者在认知方面有不同的反应。有些患者对医院、医务人员过度依赖，比如，经常会听到患者对医务人员说的一句话是："我这条命就交给你了"；而有些患者则相反，认为医院、医务人员只是为了收取其医疗费，并没有尽心尽力为其治疗，对医院、医务人员充满着极大的不信任感，若最终治疗失败，往往会激发他们愤怒的心理。

2. 情绪方面　也有两种不同的情绪体验，要么过于乐观，相信必定战胜病魔，如果后续治疗不顺利，会导致无法接受事实，直接将全部责任推给医务人员；要么过于悲观，整天哀声叹气。

3. 行为方面　有些患方表现出对医务人员过度的依赖，不主动承担其本应承担的医疗康复责任；而有些则出现回避和拒绝行为，拒绝医务人员的医疗护理。

从心理学的视角来理解潜伏期时患方的表现，这正如一个哇哇大哭的孩子渐渐平息下来，产生了一些自己的想法，开始尝试与父母讨价还价，进行关系磨合。

（三）爆发期

爆发期是指患方不能成功战胜病魔，或者在任意治疗阶段，患者认为医务人员存在很大过错和责任时，其情绪、行为难以控制，无法理智面对的阶段。如果在前驱期和潜伏期，医务人员能够有足够的觉察，采取得当的应对措施，往往能很大程度地减少对医务人员不利的事件发生，如暴力相对、起诉院方等。当患者和患方的危机状态解除无效或不明显时，患方的心理状态就容易发生急剧而强烈的变化。在这个阶段，患者和患方可能会流露出对自身疾病康复和未来生活的悲观和绝望，进而产生对医务人员和医院极端的厌恶、失望和愤怒。这种不正确的认知和非理性情绪往往会发生严重的攻击殴打医务人员的行为。

这一阶段的这种情形下，虽然医务人员要面临很大的威胁，但也并非完全处于被动境地，此时，迅速冷静地找到适当的对策，仍然能以最大限度的避免受到身体上的伤害。

三、医方危机的发生、转变和发展过程

患方的危机必然会引发医方的危机，如果医务人员对自身危机状态的不能预估，或理解错误，则反过来将促发患方危机的加剧，从而又进一步引起医方危机的加重。因此，准确认识和理解医方危机的发生、转变和发展过程是很有必要的，也是医务人员妥善解决医患危机的前提。同样，对应患方危机的三个阶段，医方危机的发生、转变和发展的过程也分为三个阶段，分别称之为前驱期、潜伏期和爆发期。

（一）前驱期

医方危机在前驱期的表现与患方在这个阶段的状态相对应。面对患方对疾病确诊持否定怀疑的态度、焦虑的情绪和急躁的行为时，医务人员往往在知、情、意三个方面有以下表现：认知方面，在跟患者再三解释和说明病情后，如果患者还是难以理解与接受，可能会认为患者很麻烦，不想再理会。情绪方面，会显得烦躁、厌倦，如果患者过于偏执，甚至会冷漠对待。行为上则表现为，从刚开始的耐心安慰、解释，到后面会变得语速加快、语调提高甚至对患者问而不答，态度生硬。

从心理学的视角来分析，医务人员在此阶段的危机状况，正如一个初为人母的妈妈，突然要安抚一个如同呱呱坠地的婴儿般的患者，为了使其能够平静下来，医务人员使出浑身解数，又劝又哄，但仍无济于事，于是变得不耐烦，体验到疲倦感和无奈感，最终甚至任由孩子般的患者独自哭号呐喊。

（二）潜伏期

这个阶段是医务人员与患方的磨合阶段。在这一阶段，患方会表现出对医务人员和医院的冲突心态。如有的患方会在表面上显得一味顺从和依赖医生，而内心深处则抱有强烈的怀疑或不信任。而医务人员有时无法意识到患者的这种冲突心理，因此会产生一系列相应的变化。

当医务人员认为患者是完全依赖他、肯定他时，会认为自己是患方的救命恩人，情感上显得高调而愉悦，有时甚至对患者的医疗处置上完全包办和替代。然而，随着病程的延长，如果医疗效果不明显，患方的不信任感和失望的态度就产生

了，这时医务人员能明显感受到自己在患方心目中的理想化形象的破灭，容易产生被误会被否定的体验，从而低落、沮丧，甚至彷徨，这种情绪影响他对患方的态度，可能认为患方不值得同情和帮助，进而在行为上开始尽可能的疏远与回避。

心理学的视角来看，医务人员在这个阶段的危机状态，可把患方在这个阶段的表现比作从哇哇大哭的状态中渐渐平息的孩子，而医务人员就是处于磨合阶段的父亲角色。这时候，患者就像孩子一样，有很多矛盾的想法，既想要寻求依赖和保护，但又渴望独立和自主。而父亲面对孩子的多变性，开始否定初为人父的成就感，可能会回避面对孩子的突发状况，将其交给妈妈处理。

（三）爆发期

在这阶段，医方会在认识上出现极端偏差，情绪、行为完全失控。具体表现为：在认知上，医务人员会认为患方可憎可悲，而自己无能为力，认为自己的好心救治不仅得不到肯定，还转化成攻击；情感上，觉得世态炎凉、悲观、愤怒、无助无奈；行为上，医务人员会对患方渐渐失去耐心，对医疗工作的热情消退，容易发脾气、埋怨和指责他人，甚至退出医疗行业。因此，医务人员要掌握一些自我情绪调整的技能，提升与患方和医院管理层人员沟通交流的能力，最大程度地避免出现危机的爆发。

四、院方危机的发生、转变和发展过程

案例：事情发生后，刘医生被叫到了主任办公室，办公室的空气显得凝重而紧张。沉默了许久，主任发话了："患者家属已经向法院提出起诉，你说这事怎么办？"刘医生难以平复被李某家属误解的心情，情绪激动地嚷道："这本来就是一个意外，手术做得很成功，患者的死亡是因为先天性心脏病造成的，我不可能负任何责任！""但是患者家属并没有签字"主任高声回应。"您也知道，他的家属还没来，但抢救患者生命是第一位的。""不管怎么说，手术之前与患者和家属的沟通工作没有做好，才造成这次事故。我看你今年晋升教授一事也暂时放一放吧。"主任生气地说道。刘医生听闻主任这一番话，低下头，沉默了几秒后，冷冷地看着主任说道："行，你爱怎么处置就怎么处置，我辞职，这医生我不当了！"说完，猛地起身，甩门而去。只听到主任气冲冲大喊："你这是什么态度！我是主任！"

假如你是刘医生，此时你是怎样的心情？又假如你是主任，你会怎么做？

院方危机实际上是医务人员的群体危机，甚至是医疗行业危机。院方危机与患方危机、医方危机环环相扣，任何一个环节没有被充分面及时地认识到并作出妥当的处理，都会演变为更为严重的医患危机。这个危机的避免是需要医院管理层在医院管理制度建设、突发事件应急预案的制定、医院工作人员的培训等方面做出充分准备的。

不难看出，案例中的刘医生肯定感到非常委屈、气愤和失望。而如果这种情绪在其他医务人员中逐渐弥漫扩散，就很容易造成群体性的院方危机。当该医患危机事件发生后，医务人员认为没有从院方管理层方面得到足够的理解、同情和支持，

这不仅使得危机当事人感到心灰意冷，而且会让更多的医务工作者感到自己的合法权益得不到保障，安全缺失，从而在自己的医疗工作中，表现得过度谨小慎微，难以与患方达到一种和谐的医患关系状态，为将来再次发生医患危机埋下了种子，从而引发接二连三地医患危机事件，导致医院形象与声誉直接受损。

那么对于医院管理层来说，应该怎样与医务人员沟通来化解医方危机呢？

（一）充分了解真相

医院管理层与医务人员沟通交流时最需要注意的是，要向医务人员传递出其对事件的全面了解。例如在上面的案例中，科室主任只是在追究刘医生在这次医疗事件中没有及时让李某家属签字的责任，而没有充分肯定在整个抢救过程中，刘医生冒着相当大的医疗风险而忘我工作的可贵精神。这种片面的评价会让医务人员难以接受，甚至对领导的批评也置之不理。

（二）给予心理支持

医患危机对医务人员的内心易造成很大的冲击。对于每一位热爱并投身于卫生事业的医务人员来说，救死扶伤是职业的本能，当看到一个个经由他们的精湛医术而重新获得新生和健康的患者时，医务人员的内心充满了骄傲和自豪。反之，当患者没有达到预期的疗效，尽管这可能与医务人员无关，但医务人员仍然会感到失望和惆怅。所以，在医患纠纷发生后，医务人员的负性情绪是显而易见的。

这个案例中，虽然刘医生表现出来的是对死者家属和科室主任的一种不满，但在这种不满情绪下面，还有一种对自己没有能够成功挽救生命的一种自责和失落。如果医院管理者能够看到这一点，给予医务人员恰到好处的心理支持，那么就会避免院方群体医务人员危机的发生和蔓延。

（三）共同解决问题

医患纠纷发生后，对于患方、医方和院方来说，都是希望能够解决问题的。以共同协商方式解决问题显然要比互相指责、推诿所产生的效果好。在这个案例中，科室主任的态度显然是由刘医生独自来承担所有的责任，而没有呈现出要与医务人员共同解决问题，帮助其解决目前所面临困境的姿态。这使得医务人员体验到了更强烈的危机感，也把医务人员推到了院方的对立面。最终可能就会使得医务人员采取偏激的方式，例如从医院辞职，以表达自己的愤怒。

（四）就事论事

最后必须要提及的是，医院管理层在对医患纠纷的处置中，要就事论事，切忌在问题的解决过程中连带其他事项。例如在本案例中，科室主任提到因为此次医患纠纷，刘医生晋升教授的事情会受到影响，这让刘医生倍感委屈和愤怒。医务人员的危机出现后，医院管理层的解决策略是局限和缩小危机的影响范围，而不是进一步扩大它。

假设医院管理层能够通过以上方式与医务人员交流共担，那么，可能就会带来不一样的结果。我们将上述案例中主任的话重新演绎一下，如果你是刘医生，你又会有什么样的感受。

主任："我特别能理解你现在的心情，肯定很不好受吧。"

主任："这个事情要一分为二地看，不管死者家属怎样做，这都不能否定你当天所体现出来的一名医生所具备的医德医风。这是我们医院最看重的一点，当然，在与家属签署手术知情同意书方面，我们还是缺乏经验。"

主任："我想这件事情对你会产生一些影响，可能你会感到有压力。但是，你要记住，我们是一个团队，大家都会帮助你渡过这个难关，咱们一起来面对一些可能的问题，共同解决它，总之，事情都会过去的。振作起来，还有很多患者在等着你呢。"

总之，医患危机的发生是多种因素相互交织、相互作用的结果。在医疗情境下，尤其要关注患方、医方和院方危机的发生、转变和发展过程，医务人员和医院管理层需要在三因素的不同阶段，准确和及时地判断危机的状态，以合理、有效的干预，最大程度地减少因患方的消极状态、医方的无效应对以及院方的错误解决而造成的医患危机事件的扩大化和严重化。

六、危机前驱期的应对策略

在危机前驱期，患者与医务人员的关系，在心理层面上就如同嗷嗷待哺、恐慌不安的孩子与含辛茹苦的母亲的关系一样。那么在基于这种关系的理解上，医务人员应该在这个阶段采取怎样的技巧来应对呢？

（一）心平气和

在危机前驱期，医务人员面对焦躁不安，惊慌失措的患方，往往会不经意地受到影响，内心会产生一些烦躁，从刚开始的耐心解释劝说到最后也会变得不耐烦。试想，假如一个不懂事的小孩子在无理取闹时，他的母亲能通过摆事实，讲道理的方式让孩子停下来吗？答案很清楚，这个时候，医务人员向患方竭力劝解或表现出情绪的焦躁和行为上的躲避，反而会加重患方危机。应该要以同情、平静、温和而包容的态度回应患方，给予患者发泄、冷静的时间。这个时候，运用恰当的非语言沟通交流会比纯粹的语言交流更有效。

（二）知己知彼

医务人员要加强心理学素养，提高对患者情绪识别的能力。情绪的有效识别能帮助医务人员更好地与患者沟通交流，及时发现其负面情绪，采取对应措施加以缓解。有些患方表面看起来很愤怒，其实患方很多愤怒情绪的背后，隐藏着他的无助、悲伤、难过，这些情绪比愤怒更浓烈，此时如果医务人员一味地认为患者是在对其愤怒、攻击，则很容易引起矛盾冲突的进一步激烈；而如果医务人员能够发现其隐藏的情绪，态度和行为上自然会发生很大改变。

（三）找准时机

提高情绪识别能力是为了把握情绪表达的时机，这个时机一定是患方从波动的情绪状态中渐渐平息下来的那刻，而不是患方情绪激动的时候。也就是说，无论患方是以激烈的言辞对待你，还是在行为上有冲动表现，例如抓住您的手腕或衣领，只要您没有受到人身伤害，那么就要等待患方情绪慢慢消散，温和耐心对待，理解患方的心情，再在适当时机帮助其慢慢冷静下来，危机也会得到很大程度地解决。

七、危机潜伏期的应对策略

如前面所述，危机潜伏期，患者会有矛盾的心理冲突，一方面易过度依赖医生，另一方面又会对医生的治疗水平产生怀疑态度，那么，在这个阶段医务人员应该采取怎样的技巧来应对呢？

（一）合作的态度

医院经常会经历这样的一幕：经过治疗，患者病情转为稳定或康复期时，有的患者及家属会向医务人员说道："大夫，我（我家××）的这条命就交给你们了！""大夫，您就是在世华佗啊！幸亏有您，我的病才能得到好转"。医务人员往往因此受到鼓舞，对该患者的病情更加放在心上，甚至有时一手包办，如给予一些决定性的建议，而这很可能会埋下危机的隐患。因为如当后续患者的病情出现波动、恶化等情况时，患方的认知情绪也会随之发生改变，会把所有的责任和怨气都指向医务人员，以发泄被破坏的对医生的极度信任感与对疾病的无助感。

这种医疗情境下，正确而安全的应对策略是：在言行上真正建立起与患方的合作关系，赋予患方在疾病治疗和健康维护中所应承担的责任，不忽视也不包揽。具体操作上，可以适当地给予言语鼓励、科普相关疾病的医学常识、引导患者对自身疾病的重视，主动维护健康保健。这样可以有效地增强患方在解决自身疾病问题的信心和能力，在将来可能出现病情波动时，主动承担康复的责任，进而也使得医务人员能够最大程度地规避医患危机的风险。

案例：

医生："您好，请坐。"（语言舒缓，态度温和）

患者："医生，我的血压结果怎么如何？"（紧张、焦虑）

医生："检查结果表明你的血压已经超出正常值了，已属于高血压病的范畴了。"（温和、平静）

患者："哎，那我该怎么办！"（紧张、担心）

医生："嗯，我能理解你的担心。"（共情）

患者："能不担心吗？我老母亲就患有高血压，十年前因脑溢血去世了。听说高血压是遗传病，我一直担心注意着，唉，现在我还是得了，唉，该怎么办啊！"（愁苦、担心）

医生："我能理解你现在的感受，换作是我，可能一时也难以接受。不过听得出来你对高血压已有所了解，你说的对！高血压的确与遗传相关，那么，你对高血压还有更多的了解吗？"（继续表达共情，准备引导患者重视对疾病知识的了解）

患者："不是很了解。"（沉默）

医生："那我现在跟你普及一下高血压的基本常识，可以吗？"（尊重患者意见、取得信任与合作）

患者："好吧。"（点头）

医生："高血压是……"（用言简意赅的方式进行疾病知识宣教）

患者："哦，我现在有些明白了。也安心了很多，谢谢医生。"（面部稍作舒缓）

医生："不用客气。希望您能够按照我刚刚说的去做，那您一定能保持血压的稳定，继续维持正常的身心状态"（鼓励、肯定的语气）

两个月后，复诊。

医生："您的检验结果表明血压保持得很好。这说明您一定是遵医嘱按时服药了，同时积极地保持了适度的运动、合理的饮食等健康的生活方式，对吗？"（肯定患者的努力，强化患者的健康行为）

患者："是的，非常感谢您给我的建议和治疗。我的身体健康全靠你了。"（过度依赖的体现）

医生："你最应该感谢的人是你自己，我只能给您配药和给予建议，如果不是您自己的努力，也不会达到这么好的医疗效果。只要您有需要，我们会尽力帮助您！"（启发和鼓励，让患者承担自身健康的主要角色）

（二）深入的交流

在临床情境中，医务人员总是会听到患方的一些抱怨，如门诊排队几小时，看病一分钟的现象，容易给患者带来医生敷衍了事的感受；同样，住院患者有时也会抱怨："我昨晚半夜就感觉不舒适，一直盼着医生查房时问清楚。结果8点半医生来了，听我说了几句然后说了句"没事"就走了，一共没有2分钟。"这样的现象在临床中很常见。

医务人员对患方的这些抱怨可能不能完全接受，因为繁重的临床工作和其他诸如教学、科研任务让医务人员已感觉超负荷，而且，患者遇到的问题在他们看来往往很常见，所以没有时间和耐心听患者絮叨其中的过程，他们自我感觉能迅速对患者情况做出判断，根本无须过多交流。所以，与患方交流时，医务人员希望尽量花最短的时间将患方的情况说清楚。但患方由于缺乏有关的医学知识，容易把医务人员的这种急迫匆忙的工作作风理解为对他们的敷衍了事和漠不关心。因此，会一次次地重复确认医务人员的表述。这样医生又可能觉得患者啰唆，一来二去，双方之间就产生了紧张的氛围。

美国著名的医疗机构梅奥诊所，曾经开展过一项社会调查，以了解患者对医生的心理需求，其中一条是"更深的交流：希望医生对我的兴趣和了解不仅仅停留在我是一个患者上，而和我有更多的交流，把我当成一个活生生的人"。因此，医务人员在为患方答疑解惑的同时，可花点时间给患方一些简单的问候和寒暄，适当加入温情或亲情元素，能很好地取得患方的好感和信任。这些简单自然的话语让患方能够真切地体会到临床上的人文关怀。

（三）敏锐的觉察

在临床情境中，患方所表现出来的对医务人员的不信任，是潜伏期最重要的危机来源之一。增加信任的前提是医务人员要对患方的认知、情绪等心理状态的改变能准确捕捉与把握，这需要医务人员有敏锐的观察力。也就是说，医患沟通时，医务人员应该根据自己的不愉快体验，迅速判断患方的情绪是何种原因造成的，是医患之间的问题造成的，还是患方其他的问题，如性格、本身情绪不佳等因素造成的。再根据具体原因调整对话的方式。

案例：

医生："您好，请坐。最近怎么样啊？"

患者："还好，就是我吃了你给我开的药后，整体犯困，只想睡觉。我就干脆都放到晚上吃了，不知道可不可以？"

医生："那也可以，有些患者服用是容易犯困。"

患者："哦，那这样吃会影响药物疗效吗？"（有些焦虑）

医生："如果你觉得白天太犯困，那就晚上再吃吧，影响应该不大。"

患者："应该？那到底是影响大还是不大啊？你这医生怎么这么含糊对待啊。"（埋怨，情绪有些激动）

医生："我刚刚说了两遍了，这样服用也可以。"（有些不耐烦）

患者："那你怎么一开始不告诉我这样服用可以啊。这样也可以那样也可以，也不主动告诉我到底是怎样。"（生气）

医生："你怎么这样啊，你希望我怎么回答你？"（生气）

患者："我哪样了？问你服用方法，你也不给个明确的回复，你就这么当医生啊！什么态度啊！我又不是没付医药费！"（愤怒）

医生："我看你挺有主意的。你要是觉得我这医生当不好，可以去挂别的医生的号！"（愤怒）

患者："你这是什么话？！我要投诉你！"（愤怒）

医生："去吧，不送！"患者愤然离去！

上述医患对话医生刚开始的关切询问是妥当的，不存在任何问题的，很显然患者所表现出来的激动情绪与不信任感与此事不相称的，但医生并没有判断出来患者情绪有可能是来自于患者自身的问题，可能是最近心情不好，或者是患者本身是冲动型性格使然。当医务人员能够迅速觉察和判断出患者的负性情绪不是来源于医疗情境中时，就不会轻易被患者的情绪所搅扰，而是会很好地掌控自己的情绪，以平静的姿态引导患者去思考自身的问题。

八、危机爆发期的应对策略

需要说明的是，医患危机的解决越早越好，如果能在前驱期或潜伏期就解除，其所带来的负面影响就会更小，同时，解决难度也会更小。如果无法避免，发展到了危机爆发期，可以采用"一看、二听、三稳、四说"策略来解决。

"一看"：危机爆发期呈现的往往是一种紧急混乱而剧烈的场面，这个情境中，医务人员往往开始一开始会感到猝不及防，情绪上会受到巨大冲击。但无论如何，危机的爆发是一个渐进加强的过程，越早冷静分析，判断场面发生的动态，就越能够把握主动权，越能顺利化解危机。总体说来，医务人员要"看"以下几个方面：第一，迅速观察患方的特征，如多少人；根据谈吐和穿着可能是什么文化层次，是否好沟通；性格特点；有没有随身携带利器等危险物品；患方若多人在场，有没有能冷静沟通的对象。第二，观察周边医务人员的状态，是否能顺利通知安保人员，如果有其他医务人员在身旁，彼此交流一下眼神，相互给予支持。第三，要观察周围环境，是否有危险潜在因素；是否有能通往安全场所的通道。事实上，在这个观察过程中，医务人员不仅仅为自己进一步的应对获取了足够的信息，而且也稳定了自己的情绪。

"二听"：医务人员除了对患方所提的一些问题，作平静简单的回答外，暂时不要做过多的解释，而是要听！充满尊重、理解、关注的倾听，会潜移默化地让患方意识到自己的失控，给予患方时间来平复情绪；也有助于医务人员能听懂患方的话外之音。同时，不仅仅要通过耳朵听对方说的内容，还要配合非言语性动作，例如点头回应、给予关切的眼神，让患方能感受到被倾听与尊重。当患方发泄一段时间后，强烈的负性情绪渐渐会被医务人员平静、尊重的倾听态度所消融。这种情况发生时，医务人员可以给自己一个积极的强烈的暗示——"我的内心力量无比强大！"

"三稳"：很多情况下，患方会突然攻击医务人员或者毁坏医疗设备，在此时，保护好自身安全是最为重要的事情，切不可做出更加激怒患方的举动。因此，在危机时刻，一定要沉着冷静，与患方周旋，即使在患方可能对其施以一些冲动行为时，例如抓衣领、推搡，只要未发生人身伤害，不要贸然回击。危机发生时，找准时机跑到安全的地方，在无患方在场的时候，通报公安机关和相关部门，等待相关人员的救助。只有沉稳才有利于更快地判断事态的发展，做到最大程度的自我保护。越慌张，越会轻易被患方所激，就越可能受到伤害。

"四说"：即便再剧烈的危机，都会有转折点。尤其是在危机发展过程中发生了一个意想不到的事件时。因此，医务人员越能够在此刻审时度势、顺全大局，就越能够有效掌控自己的情绪，作出适当的反应。一个理性而成熟的反应是以一种不卑不亢的姿态，站在患方的立场上，询问其如此动怒的原因，或者替患方说出他们所认为的院方和医方可能存在的问题；其次，明确地告知患方他们的这种行为是无益解决问题的，是不理智的，会使情况更糟；最后，征询患方的意见，看一看怎样更好地解决医患双方所面临的问题，逐步引领患方从非理性状态进入到理性状态。

综上所述，如果我们从心理学角度来理解医务人员在危机爆发期的应对策略，那么就等同于把医务人员比作一个成年人，而把患方比作一个孩子。这个孩子既往经历过很多次内心的挫败，这包括被他人的忽视、伤害和贬低。当最终他感到强烈的悲观、无助时，就会转化为愤怒，并以一种情绪化的冲动方式如，用摔东西、发脾气等方式来向成年人表达，以期用这种方式再次获得他人的关注。如果成年人能够理解小孩子的这种内心需求，透过小孩子愤怒的表面，探知到其内心的恐慌、焦虑和无助，那么，成年人就会表达出恰当的关切、理解和抚慰，更容易带着小孩子一起面对问题，解决问题。

第二节 发生医疗差错事故时的沟通与策略

案例：患者张某，男性40岁，两年前被诊断为胆结石，3个月前因胆囊炎急性发作入院拟进行手术治疗。术前检查，患者身体状况良好，可以施行手术，手术也进行得很顺利，但术后患者却一直昏迷不醒。患者家属多次询问医生情况，医生都未作出任何说明与解释，家属无奈投诉到医务科，院方后又安排患者转到脑神经外科做高压氧治疗，但这一过程中医生并没有告知家属患者一直未苏醒的原因。之后患者仍旧没有苏醒的迹象，而且四肢已日渐萎缩。患者家属又找到之前的医生，要求其解释患者为何长期昏迷不醒，医生只答复说："目前情况不明，我们已经在采取措施观察治疗了。"每次都以这是医疗技术问题等借口搪塞患者家属，甚至用拒绝提供继续治疗威胁家属。看到患者情况迟迟没有好转，医生又给不出合理解释，最后，家属只好将医院告上法庭。在主管部门的监督下，医院终于对患者手术后长期昏迷的原因作出了结论，即：患者手术过程中有两个静脉通道，一个是抗生素，一个是麻醉药，术后，因医生的疏忽将抗生素管误以为是麻醉药管拔除，而未能及时拔除真正的麻醉药管，造成患者因麻醉过量引起严重脑损伤而成植物人。

1. 上述案例中，医生行为存在哪些问题？
2. 遇到案例中的情况，医生应该怎样做？

[解析]

本案例是由医疗过错引发的医疗纠纷，但由于医生的逃避责任，刻意隐瞒，甚至言语威胁患者家属，给患者家属造成极大的精神伤害和财产损失，使得纠纷不断升级。医生在诊断与治疗过程中真的存在失误，不应回避，更不应否认，一味地拖延和搪塞无助于事件的解决。正确的处理措施是坦率地向患者承认自己的不当之处，反省自己出现错误的可能原因，给合理的解释然后向患者真诚地道歉，同时向患者详细说明已采取了怎样的补救措施，这样会得到患者的理解和信任，消减患者及家属的愤怒与怀疑情绪。如果问题严重，告知患者医疗机构处理这类事情的程序。

相关法律法规：《医疗事故处理条例》第十五条：发生或发现医疗过失行为，医疗机构及医务人员立即采取有效措施，避免或者减轻对患者身体健康的损害，防止损害扩大。

《医疗事故处理条例》第五十六条：医疗机构违反本条例的规定，未如实告知患者病情医疗措施和医疗风险的，由卫生行政部门责令改正；情节严重的，对负有责任的主管人员和其他直接责任人员依法给予行政处分或者纪律处分。

《中华人民共和国侵权责任法》第七章第五十四条：患者在诊疗活动中受到损害，医疗机构及其医务人员有过错的，由医疗机构承担赔偿责任。

知识点：向患者道歉的方法？

1. 以积极的方式对待患者的投诉，千万不能说"我不知道我们有什么错"，"都是你自己的错，不关我事"等推脱责任的说辞，而应说"非常感谢你让我们发现了工作中存在的问题"。

2. 承认对患者或家属造成的影响，如"我非常理解你的担忧""我非常清楚这件事令你多不满意"。

3. 真诚地向患者或家属道歉，如"发生这样的事请，我感到非常抱歉"。

4. 倾听患者的诉说，如"请说下去，告诉我对整件事的想法"。

5. 及时采取补救措施，如"我们一定会尽量把这件事处理好"。

第三节　发生医疗纠纷时的沟通与策略

案例：患者吴某，女性，42岁，因"急性阑尾炎"住院手术。术后3个多月以来，总感觉伤口处隐隐作痛，总感觉伤口没有愈合好，病情又要发作。期间多次找到主刀医生赵医生复诊，前一个月左右被告知，疼痛属于术后正常现象，恢复一段时间就好了。但后来，再次复诊时，经检查，赵医生告知这个疼痛与手术无关，伤口恢复很好。患者及家属认为赵医生是为了逃避责任，投诉至医务科。调解过程中，患者再三要求赵医生找出疼痛原因，并解除痛苦。赵医生说："我已经反复检查过了，手术没问题伤口愈合也很好，你这个应该是心理因素造成的，你去找心理精神科吧。"吴某听后很气愤，认为医生在推卸责任，她气愤地说："我明明伤口疼的厉害，肯定是你手术失败，你就是在推卸责任，你必须给我治好，否则我天天来医院找你！"赵医生说："都跟你说了不是手术导致的，该检查的也都给你检查了，你简直无理取闹，再赖在这里我报警了！"听到这样的话患者家属与医生争了起来："你好有理了，你报警啊！我倒要看看警察是怎么个评理法。"此时，患者家属聚集众多亲友堵在医生办公室门口，要求医生治好疼痛，并赔偿患者的经济损失费、精神损失费，甚至还拉了横幅在医院门口，大喊大叫，严重响了医院正常的医序。

问题：

1. 上述案例对话中，赵医生有什么不当之处？

2. 在临床工作中，遇到上述情况应如何与患者沟通？

随着医学科学的进步，现代化的检查仪器介入医疗过程，医生获取疾病主要信息不再是传统的视、触、叩、听，更多的是依赖医学仪器的检查结果，这确实大大提高了医疗的效率和准确性，但医患双方情感交流却相对减少，这对于良好医患关系的建立是不利的。同时，现代医学教育"重专业，忽人文"现象仍然存在，许多医生重视的是"医病"，忽略了患者是一个"人"，认为患者对医学知识不了解，没有必要进行过多交流，患者只要遵医嘱就行了，或者由于医患之间的沟通不畅，从而导致医生与患者缺乏有效沟通，医患关系冷淡，以致在一定条件下引起纠纷。

上述案例中，赵医生在检查后认为患者吴某的疼不是手术原因造成，建议患者转去精神科，从专业角度看，医生赵某的行为是正确的，但从人文的角度看，患者已被疼痛折磨三个多月，身体上和精神上都遭受了重大的打击。多次入院复诊后，赵医生态度不耐烦，没有安抚关怀，直接推到精神科，这样的行为极易引起患者的不满及误解，这种情况下，医生要站在患者的角度，耐心地向患者解释目前的情况，争取对方的理解。同时，面对患者的无理取闹应通过法律途径维护自己的合法权利。这一案例就是医院中比较常见的医疗纠纷。

所谓医疗纠纷，通常是指医患双方对诊疗护理结果及其原因的认定有分歧，当事人提出追究责任或经济赔偿，必须经过行政或法律的调解、裁决才可了结的事件。除了由于医疗差错事故引起的纠纷外，有时医方在医疗活动中并没有任何疏忽和失误，仅仅是由于患者单方面的不满意，也会引起纠纷。这一类医疗纠纷往往跟医务人员的言语沟通不当，或事前缺乏沟通有关，当然，也有纯属患方无理取闹的情形。由于医患信任危机在当代社会比较严峻，治疗过程或者效果不理想时，患者的惯性思维就是质疑医生；同时，医学教育缺乏适当的人文知识，重技术轻沟通，医务人员在患者的质疑下可能会去辩解或态度不好等，而导致医疗事故的发生。因此，在这样的医疗环境下，掌握医疗纠纷的解决策略，学会与纠纷患者沟通的技巧显得尤为重要。

一、医疗纠纷的解决途径与策略

（一）医疗纠纷处理的主要途径

1. 协商　指当事医患双方就争议问题在自愿、互谅的基础上，实事求是，分清责任，达成共识，协议解决纠纷的过程。

2. 调解　指当事医患双方在调解人的介入或主持下，通过谈判和协商，解决纠纷的过程。以调解人身份的不同分为行政调解、第三方调解和诉讼来调解。

3. 民事诉讼　指法院在双方当事人和其他诉讼参与人的参加下，审理和解决民事案件的活动及活动所发生的诉讼关系。

（二）医疗纠纷的解决策略

1. 按医院既定原则处理　一般医院都有解决医疗纠纷的既定的原则和处理方法，有些医疗纠纷问题按照流程即可解决；遇到无法按现定原则解决的问题，应及时汇报上级，寻求领导的帮助和支持。

2. 注重沟通时效性　有些医疗纠纷在科室由医务人员就可以立即处理，有些如果科室解决不了，应该及时向医院管理部门报管，尽快找到具有决定权的人处理解决。如果患者久久不能等到响应，将会使患者情绪失控，之前安抚患者的各种努力都会前功尽弃。

3. 共同提出解决方案　面对纠纷，可以先倾听患方的诉求，共同提出解决方案。方案的制定一定要尊重患方的需求，保持与患方的沟通，方案内容要取得患者及家属的认可，否则情绪还是无法平静，矛盾无法解决。若对院方提出的解决方案还是不满意，必须进一步与患者沟通，了解患者还有哪些需求，在坚持医院原则的基础上作出修正。必须注意的是，医务人员在向患者提出解决方案的同时，要让患者感受到我们为了解决问题所付出的诚意与努力，争取对方的理解。

4. 及时执行解决方案　当医患双方在解决方案上达成共识后，必须立即执行。若不能当场解决或是存在权限问题，必须先告知患者一方为何不能立即处理的原因以及接下来的过程与手续，帮助患者安排后续的诊治，并且请患者留下联系方式，时刻关注问题解决的进展，直到事情完全处理结束。

二、医疗纠纷的沟通技巧

当前医患沟通存在的问题有很多，据北京大学医学部研究生对三家综合医院医疗投诉分析表明：第一，80%医疗纠纷与医患沟通不到位有关，只有不到20%的案例与医疗技术有关；第二，打断患者说话：72%的医生平均23秒后就打断患者说话，患者不间断陈述的时间只有6秒钟；第三，忽视患者心理：医生只注意身体疾病，而不重视患者的心理感受。研究表明：缺乏与患者沟通的医生更容易成被告。

因此，学会与患者沟通是解决医疗纠纷最有效的途径，具体沟通技巧如下：

（一）管理好自己情绪

当患者及家属抱着强烈的负性情绪与医生交谈时，由于极度的愤怒、激动，使得患方很不理性，容易一言不和就动手，不免会发生些语言或肢体上的冲突。此时，医务人员一定要控制好自己的情绪，慢慢地做些深呼吸帮助自己镇定、冷静。如果此时医生被患者的言语也激怒、感到委屈，只会使场面变得更混乱复杂，只有心平气和地交流才能减少双方的分歧，共同寻找解决问题的办法。

（二）尽快使对方平静

为了能够进行有效的沟通，在管理好自己的情绪后，还需要想办法尽快使对方平静，消减对方的怒气。最有效的办法即在对方的观点中找出一些有道理或真实的部分表示理解与认可，比如："你说的没错，这方面我们是有做得不足的地方。"

这样策略性地作些礼让有可能使矛盾最终得到合理的解决，但在原则问题上绝不能妥协。

（三）表达理解与同情

患方本身因为医疗失败等原因负性情绪很多，此时如果医务人员能够设身处地地站在患方角度来看待问题，理解对方的想法，表达对患者及家属的同情，这样对方能感受到你的理解与同情，而愿意与你沟通。

（四）鼓励对方诉说

诉说是负性情绪宣泄的有效方法，我们可以真诚地鼓励对方将其内心的感受与想法都说出来。并且认真倾听对方的诉说，必要时给予理解的反馈信息，如点头、眼神的肯定及其他肢体语言等。当对方宣泄完，能感受到被尊重与理解，更容易平复心情，改变态度，进而愿意进行深入的沟通，共同寻找解决矛盾的方法。

（五）避免责怪对方

人们面对责怪最常见的反应就是情绪性防御，即反击。在交流中，要注意说话的技巧，避免直接责怪对方。可以多使用第一人称"我"来描述某些负的感受与想法，比如"我们之间出现这样的分歧我觉得很不安"，这样要比直接说"你让我感到很不安"更易使对方接受，因为前者是把"我"作为责任承担者，后者则是把"你"作为责任者对待。

（六）采用探究式的问话

在沟通过程中，对方可能会对医生提出的观点或建议抱有抵触情绪。可以尝试在对方回答的基础上进行探究性的反问。如对方说："这种方法绝对没用的！"，可换成探究性反问是——"你觉得我们需要哪些条件才能使这种方法起作用呢？"通过这种探究性反问，会让对方感受到商量的语气与尊重的态度，而不是命令或否定式的对话。这样可以尽量减少对患方语言的破坏性，维持沟通的顺畅性，朝着解决问题的方向前进。

（七）科学引导患者解决问题

因为患者对医学知识、医疗风险意识的缺乏，很容易对医生的治疗行为产生怀疑，这时，我们需要像老师一样，循循善诱、耐心、谨慎、通俗易懂、谨慎地向患方解释医学相关知识，让患者能够理解医务人员治疗的缘由。同时，对患方在沟通过程中非法性的举动要加以制止，引导患者采取正确的方式方法处理医疗纠纷。

总之，加强医患沟通，可增强患者对医疗技术局限性和风险性的了解，增强对医护人员的信任感，营造相互尊重、信任、理解的氛围，减少甚至避免医患间产生心里隔阂，构建和谐的医患关系。只有医患之间信息交换通畅、及时、不失真，才能保证患者能够清清楚楚看病，明明白白就医，医护人员才能在赢得的时间内排除护理故障，极大限度地避免医患危机、医疗纠纷的发生。

◎思考题

1. 导致医患危机的因素有哪些?

2. 试述医患危机前驱期的应对策略。

3. 发生医疗差错事故时的沟通与策略有哪些?

4. 发生医疗纠纷时的沟通与策略有哪些?

5. 医疗纠纷解决处理的途径有哪些?

（湖南环境生物职业技术学院　张自珍）

第四篇
计算机网络与计算机技术
在医学中的应用

第二十二章 医学信息系统

第一节 医学信息学基础

一、医学信息学基础

（一）医学信息学概念

医学信息学是探讨生物学、医学或者更广义的健康数据的采集、存储、交互和展现过程的科学。探讨如何利用信息科技来优化这些过程，以及探讨如何利用这些数据实现信息和知识层次的各种应用的科学。是医学、计算机学、人工智能、决策学、统计学和信息管理学等学科的交叉学科。

医学信息学研究的最新进展包括电子病历、医院信息系统、决策支持系统、影像信息技术、远程医疗与互联网以及数据标准。

（二）医学信息学任务

通过对医学信息（数据）的挖掘，有效组织和管理，实现医学信息（知识）的充分利用和分享，提高医学决策与管理的效率和质量。

（三）医学信息学研究内容

1. 研究医学信息的概念、属性、本质和度量，这属于基础的理论研究。

2. 研究医学信息系统的概念、构成、功能、原理、方法和手段。在一般信息论的指导下，研究医学信息的产生、提取、检测、变换、传递、存储、处理和识别。

3. 研究利用医学信息进行控制的原理和方法，在控制论的指导下，研制各种信息化、智能化的诊疗设备。

4. 研究实现医学信息系统最佳组织的原理和方法。在系统论的指导下，运用系统工程的技术，以及硬件工程、软件工程和知识工程的方法，研制最有效的医学信息系统。

（四）医学信息学的产生与发展

1. 医学信息学的产生　20世纪初，美国医院标准化浪潮最先发展和体现在物资、设备及财务管理之中。20世纪40年代，数字计算机发明后形成学科。20世纪60年代，形成医学信息学最早的雏形。

（1）利用计算机来解释生物医学方面的问题。

（2）利用光谱和其他物理方法来分析探测可能的分子结构。20世纪70年代，医学信息学这一术语始用学科名称是借用法语单词informatique medicale。

2. 医学信息学的发展历史　分三个阶段：第一阶段：初期探索（20世纪60年代）以MEDLARS的建成为标志；第二阶段：发展时期（20世纪70～80年代）开始建立医院信息系统成立了国际医学信息学会（IMIA）；第三阶段：深入研究时期（20世纪80年代中期至今）从以数据处理的阶段进入知识处理的新阶段，以医学人工智能和专家系统的研究为主要标志。

3. 美国医学信息学的发展　在美国，医学信息学的研究可追溯到20世纪50年代，其发展主要分为三个阶段：启蒙阶段：1950～1968年，以探讨基本概念和开展启蒙教育为主；系统开发阶段：1968～1977年，这一阶段以开发医院信息系统为主，这一时间段内出现了几种与医院信息系统完全集成的医学信息系统；深入研究阶段：1977至今，在美国国立医学图书馆和美国医学信息学会的组织和自主下，开展了许多大型的研究项目。

4. 我国医学信息学的发展　我国医学信息学的发展是在医学图书情报的基础上，伴随着我国医药卫生事业信息化的发展而逐渐发展起来的。1987年，中国医学信息学会（CMIA）成立。

1995年，国家卫生部领导建立"金卫工程"，它将信息科学、计算机技术和通信集成应用等技术集成于医疗卫生领域，是我国医疗卫生系统的重要基础建设，也是国家信息化建设的重要组成部分，更是造福于国家和全国人民健康的综合性、跨世纪工程。2004年11月，中国卫生信息学会成立。

5. 医学信息学的发展趋势　研究与应用领域不断扩大；重视价值和质量管理；电子病历研究的深入；卫生信息系统建设投入的加大；加快专业人才培养；建立健全医学信息学研究体制；加强国际和国内合作。

（五）常用医学信息系统及主要功能

1. 医院信息系统。随着医药卫生体制改革的深入及医院服务模式的改变，医院信息系统已成为现代化医院的基础。医院信息系统要逐步实现从以经济财务为主线的管理信息系统，向以患者为中心的临床信息系统拓展，实现与医保系统的双向交互，利用远程医疗技术，为患者提供多种形式的医疗服务。

开展医院信息系统基础建设，要以卫生部《医院信息系统基本功能规范》为指导，避免单纯模仿手工作业方式，充分利用信息技术，改造和规范医院管理流程，降低医疗成本，增强管理效率，提升医院的竞争能力和服务水平。

（1）概念　医院信息系统（Hospital Information System，HIS）是指利用计算机硬件技术、网络通讯技术等现代化手段，对医院及其所属各部门对人流、物流、财流进行综合管理，对在医疗活动各阶段中产生的数据进行采集、存贮、处理、提取、传输、汇总、加工生成各种信息，从而为医院的整体运行提供全面的、自动化的管理及各种服务的信息系统。

20世纪60年代开始，一些发达国家相继把计算机引入医院管理工作。我国于80年代中开始按模块（如病案管理、药库管理、财务管理、医院统计等）研究医院信息系统。90年代初，国家主管部门将HIS列为国家"八五"攻关课题。1995年我国开始实施的"金卫工程"也将HIS作为重要的组成部分。近年来，医院信息系统正在从以人、财、物管理为核心的"经营管理型"模式向以患者为中心的全民终身保健的"信息管理型"模式转化。

（2）功能划分　医院信息系统是根据医院管理模式采用科学化、信息化、规范化、标准化理论设计建立的。医院信息系统是一个综合性的信息系统，根据数据流量、流向及处理过程将其划分为以下五个部分：临床诊疗部分；药品管理部分；经济管理部分；综合管理与统计分析部分；外部接口部分。

临床诊疗部分主要以患者为核心，将整个患者诊疗过程作为主线，医院中所有科室将沿此主线展开工作。医院的所有医疗信息在这类系统中产生、收集、储存、处理和应用，另外，大部分与管理有关的信息也在这类系统中产生。临床诊疗系统可以说是整个医院信息系统的核心部分。

这类系统主要包括：门诊医生工作站、住院医生工作站、护士工作站、临床信息系统、临床检验系统、放射信息系统、输血管理系统、医学影像存档与通信系统、手术麻醉系统等。

2. 临床信息系统　临床信息系统（Clinical Information System，CIS）是整个医院信息系统中非常重要的一个部分，以患者信息的采集、存储、展现、处理为中心，为临床医护人员和医技科室的医疗工作者提供临床咨询、辅助诊断、辅助临床决策的信息系统。临床信息系统主要包括：医生工作站系统、护理信息系统、检验信息系统（LIS）、放射信息系统（RIS）、手术麻醉信息系统、重症监护信息系统、医学影像存档与通信系统（PACS）等。

临床检验系统的基本功能有：预约管理；检验单信息；登陆功能；提示查对；检验业务执行；报告处理功能；检验管理功能；检验质量控制功能；统计功能。

3. 放射信息系统　放射信息系统（Radiology Information System，RIS）是在放射科的相关事务中用计算机及通讯设备收集、存储、处理、检索和通讯患者的诊断、治疗及科室管理数据，满足被授权用户功能需求的信息系统。

RIS是优化医院放射科工作流程管理的软件系统。一个典型的流程包括登记预约、就诊、产生影像、出片、报告、审核、发片等环节。RIS系统内含PACS系统，配合医学分类和检索、放射物资管理、影像设备管理和科室信息报表等外围模块，实现了患者在整个流程中的质量控制、实地跟踪和差错统计，为医患纠纷的举证倒置提供依据，从而使得放射科室的管理进入到清晰的数字化管理阶段。

4. 医学影像存档与通信系统　医学影像存档与通信系统（Picture Archiving and Communication System，PACS）是临床医学、医学影像学、数字化图像技术与计算机技术、数据库技术、网络通信技术结合的产物，是医院用于管理医疗设备如CT、MRI、DR、DSA、CR、RET等产生的医学影像的信息系统。

PACS主要解决医学影像的采集和数字化、图像的存储和管理、医学影像的高速传输、影像的数字化处理和重现、图像信息与其他信息的集成等五个方面的问题。所涉及的影像数据量最大，是最重要的医疗信息之一。

PACS摒弃图像诊断传统的肉眼观察和主观判断，通过对医学影像和信息的智能化处理，使医学图像诊断技术走向更深层次，代表着新时代医疗服务质量，开创了医学影像诊断与管理的新纪元。PACS实现医学影像在医院内外的高速传递和分发，使医生或患者能随时随地获取需要的医学影像，有助于实现医疗数据共享与远程专家会诊，促进医院信息化、现代化发展。

PACS的基本功能有：

（1）影像处理部分：数据接收功能；图像处理功能；测量功能；保存功能；管理功能；远程医疗功能；系统参数设置功能。

（2）报告管理部分：预约登记功能；分诊功能；诊断报告功能；模版功能；查询功能；统计功能。

5. 药品管理信息系统　药品管理信息系统是用于协助整个医院完成对药品管理的信息系统，主要处理药品有关的数据与信息。其主要任务是对药库、制剂、住院药房、药品价格、药品会计核算等信息的管理以及辅助临床合理用药，包括处方或医嘱的合理用药审查、药物信息咨询、用药咨询等。

药品管理信息系统主要包括药品的管理与临床使用，可分为两个部分：一部分是基本部分，包括药库、药房及发药管理；另一部分是临床部分，包括合理用药的各种审核及用药咨询及服务。

药品管理信息系统的基本功能有：药品库房管理功能；门诊药房管理功能；住院药房管理功能；药品会计核算及药品价格管理功能；制剂管理基本功能；合理用药咨询功能。

6. 经济管理系统　经济管理系统属于医院信息系统中的最基本部分，处理的是整个医院中各有关部门产生的费用数据，并将这些数据整理、汇总、传输到各自的相关部门，供各级部门分析、使用并为医院的财务与经济收支情况服务。

经济管理系统主要关注财务信息，对医院加强管理、减少浪费、正确核算、合理分配具有重要意义。

经济管理系统主要包括：门急诊挂号，门急诊划价收费，住院患者入、出、转，住院收费、物资、设备，财务与经济核算等系统。

7. 综合管理与统计分析　综合管理与统计分析部分主要包括病案的统计分析、管理，并将临床诊疗、药品管理、经济管理类系统的所有数据汇总、分析，综合处理，辅助领导管理和决策。

综合管理与统计分析部分主要包括：病案管理、医疗统计、院长综合查询与分析、患者咨询服务等系统、

8. 院长综合查询与分析系统　院长综合查询与分析系统是指为医院领导掌握医院运行状况而提供数据查询、分析的信息系统。该系统从医院信息系统中加工和处理出有关医院管理的医、教、研和人、财、物分析决策信息，以便为院长及各级管理者决策提供依据。

9. 社区卫生服务信息系统　开展社区卫生服务，是我国在卫生事业上曾经取得

巨大成功的基本经验之一，也是当前世界各国卫生改革与发展的趋势。

社区卫生服务是指由全科医生（GP）为主体的卫生组织或机构所从事的一种社区定向的卫生服务，是在政府领导、社区参与、上级卫生机构指导下，以基层卫生机构为主体，合理使用社区资源和适宜技术，以人的健康为中心，以家庭为单位，以社区为范围，以需求为导向，以老年人、妇女、儿童、慢性患者、残疾人、低收入居民为重点，以解决社区主要问题、满足基本卫生服务需求为目的，融预防、医疗、保健、康复、健康教育、计划生育技术指导为一体的，有效的、经济的、方便的、综合的、连续的基本卫生服务。

10. 电子病历 电子病历（Electronic Medical Record，EMR）也叫计算机化病案记录，它将传统的纸张病历完全数字化，用数字设备如计算机、健康卡等储存、管理、保存、传输和重现患者的医疗记录。电子病历包括纸张病历的所有内容，而且可适时地反映患者整个诊疗过程，储存患者现今纸张病历的所有医疗资料，能为医务人员提供及时准确信息，实现资源共享，服务于社会、教育及科研。

电子病历具有超越纸张病历的功能：方便自动处理、快捷检索、网络传输，能进行声音、照片、图像等有关患者的多媒体情报的综合处理；能自动进行所有杂务的处理；能辅助诊断、自我学习、网络通信等决策支援功能；使"模板"技术得到普遍应用，书写病历的过程更加简单快捷，阅读也比较容易，通过简单的学习，就能很方便地掌握使用。

二、数据、信息及信息管理概述

（一）数据

数据就是指对客观事物特性和特征的一种抽象的、符号化的表示。

患者就诊或入院时，一般要填写登记基本情况，如姓名、性别、出生年月、家庭住址、病情信息等项目，每个项目表示了登记者的一种特征或特性，通过数据表示出来。通常意义下的数字、文字、图画、声音、动画、影像等都是数据。

（二）信息

信息是对人有用的数据，这些数据将可能影响到人们的行为与决策。

医生根据患者的基本信息（体检、化验），对提供的数据进行综合分析，从而对患者进行诊断。又如：人们每天要收听天气预报，然后根据气温的高低等情况决定是否带上雨具或多穿些衣服。这种经过加工处理后获得的有用数据就是信息。

（三）信息管理

从实际工作方面来定义，信息管理就是为各行各业各部门搜集、整理、存储并提供信息服务的工作。

但广义上信息管理是在管理科学的一般原理指导下，对信息活动中的各种要素，包括信息、人员、资金、设备、技术等，进行科学的规划、组织、协调和控制，以充分开发和有效利用信息资源，从而最大限度地满足社会的信息需求。

（四）信息系统

输入数据，经过加工处理后，输出信息的系统，称为信息系统。如新农合、居民健康档案、门诊收费系统等。

（五）信息的特性

1. 客观性　宇宙间的普遍现象，是一种客观存在。

2. 普遍性　信息是普遍存在的，"无处不在、无时不有"。

3. 依附性　信息本身不能独立存在。信息只有通过数据表现出来才能被识别、存储、传递、显示与利用。

4. 可识别性　信息是能够通过人的感觉被接受与识别的，而且因信息载体的不同导致感知的方式与识别手段的差异。比如，医生通过望、闻、切来得到信息。

5. 可存储性　信息不但可以通过人的大脑隐性存储，也可以通过物质载体加以显性存储。这些物质载体包括现代信息技术设备，如计算机设备。

6. 可转换性　信息的表达方式与物质载体是可以相互转换的，信息可以从一种状态转换为另一种或几种状态，比如，图像信息可以转换为语言、文字、数据、代码、电信号等。

7. 共享性　信息人人都可以享用，随着信息技术以及信息网络的飞速发展。人类共享信息已越来越方便。

8. 可再生性　人们可以利用各种信息创造出各种新的信息。

9. 知识性　信息经过人类的智力加工，去粗取精、去伪存真，成为人类公认的知识。

10. 时效性　信息在人们的使用过程中表现出时效性，"瞬息万变"。因此，要求人们在获取、交流信息的过程中应及时掌握信息并加以利用。

（六）卫生信息管理的概念与范围

1. 概念　指为卫生行业搜集、整理、存储并提供信息服务的工作。是围绕收集、处理、存储和使用卫生信息，数据的活动。是对涉及卫生行业领域的信息活动和各种要素（包括信息、人、技术与设备等）进行合理地组织与控制，以实现信息及有关资源的合理配置，从而有效地满足卫生事业信息需求的过程。

2. 范围

（1）卫生行政组织信息管理研究范围：决策信息：政策法规、监督执法与信息服务；组织信息；人事信息；计划信息，指在制订、控制和实施卫生事业发展计划、防病治病计划、卫生教育和卫生干部培训计划、医学科学研究计划、卫生基本建设计划、卫生事业经费预算计划过程中的信息支撑条件；法规信息，指制定卫生行政管理的行政法律规范与管理条例，以及执法监督所需的信息保障。

3. 卫生事业组织的信息管理

（1）医院信息管理。对在医院运作和管理过程中产生和收集到的各种医疗、教学、科研、后勤等方面信息进行收集、加上、存储、传递、检索及开发利用，并以此为手段推动医院信息系统有序进行，加速医院信息化的进程。

（2）疾病控制信息管理。涉及基层卫生、劳动卫生与职业病防治、环境卫生、学校卫生、放射卫生、传染病防治、计划免疫消毒、杀虫、灭鼠等业务内容。

（3）妇幼保健信息管理。对妇幼保健工作中的信息收集、处理与统计分析。主要是为领导决策提供准确、及时、全面的信息资料。妇幼卫生信息资料的收集包括常规性登记和周期性调查两大部分。

（4）药品检验信息管理。药品检验信息管理，主要是指药品检验机构在药品质量监督、检验、技术仲裁，以及有关药品质量、标准、制剂、药检新技术等科研工作中有针对性地进行信息收集、整理、分类及开发利用等管理过程。药物不良反应的监测、报告、公布等信息管理。

（5）医学教育信息管理。

（6）医学科技信息管理。为满足医学科研任务的需要而有计划、有目的地搜集、整理、存储、检索、分析利用并提供信息服务的工作与活动过程。

（7）新型农村合作医疗信息管理。

（8）其他卫生组织机构的信息管理，主要包括卫生社团组织的信息管理。

三、卫生信息标准

（一）卫生信息标准概述

卫生信息标准是指在卫生事务处理过程中，信息采集、传输、交换和利用时所采用的统一的规则、概念、名词、术语、代码和技术，包括信息表达标准和信息技术标准。至2014年初，卫生信息标委会总共制定了200多项卫生信息标准，内容涵盖电子病历、电子健康档案、居民健康卡、卫生信息平台等标准。业务应用领域覆盖基层医疗、疾病控制、远程医疗、妇幼保健、新农合、医疗救治与综合管理等方面。卫生信息标准化是指信息标准化在卫生领域的具体应用，包括卫生信息本身表达的标准化、卫生信息交换与传输的标准化和卫生信息技术的标准化。从卫生信息标准和卫生信息标准化的定义可见，卫生信息标准大致涉及以下三类：

1. 信息表达标准　信息标准化的基础，包括命名、分类编码，如人类与兽医学系统术语 SNOMED（the systematized nomenclature of human and veterinary medicine），国际疾病分类 ICD（international classification of diseases）。

2. 信息交换标准　解决信息传输与共享问题，往往比信息的表达要复杂。交换标准更注重信息的格式，其语义和内容依赖于表达标准，如美国卫生信息交换标准健康第 7 层 HL7（health level seven），可扩展标记语言 XML（extensible markup languages），临床文档架构 CDA（Clinical Document Architecture），医学数字影像与通信 DICOM（digital imaging and communications in medicine）等。随着区域医疗的开展，卫生信息交换标准变得越来越重要。

3. 信息处理与流程标准　指信息技术方面的标准，用来规范信息处理流程，与具体的领域业务规范相关联，对信息系统的开发与推广具有十分重要意义，如医院平台交互服务规范等。卫生信息标准的应用可以保证多个独立信息系统之间信息的兼容性，保证数据的可得性、可比性和明晰性，最终使不同地域、不同机构、不同部门的信息实现共享。实现以上目标的最终路径是通过采用卫生信息标准实现互操作性或互联互通性。

（二）卫生信息标准体系

由于卫生业务系统的复杂性和信息的广泛性，以及不同业务需求方的多样性互操作要求，决定了卫生信息系统标准化对象和应用领域的多样性和广泛性，卫生信息标准组成非常复杂。为了满足各种卫生信息标准需求，科学地规划卫生信息标准研发工作，并促进各类卫生信息标准的协调、统一和衔接，同时，为了帮助用户正确地选择使用合适的卫生信息标准，必须对庞杂的卫生信息标准进行系统的分类和整理，即建立卫生信息标准体系。借鉴国家标准体系框架及有关行业标准框架，卫生信息标准体系框架有基础类标准、数据类标准、技术类标准和管理类标准四大类及若干子类组成，详细框架见图22-1。

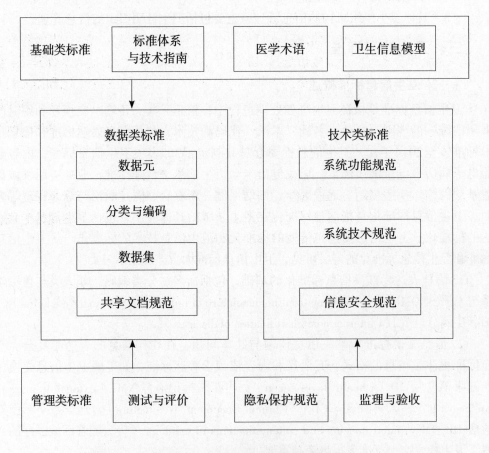

图22-1 卫生信息标准体系框架

基础类标准是其他各类标准的上位标准，具有指导性和全局性，如参考信息模型，数据标准编制规范等，涉及卫生信息标准的体系框架、理论方法、术语及高层信息模型等。如"卫生信息数据元标准化规则""卫生信息基本数据集编制规范"等。

数据类标准是指卫生信息采集、表达、处理与传输交换过程中涉及的相关数据标准，是保证语义无歧义的重要基础，如术语体系，数据元标准、值域代码标准、数据集标准等。如："卫生信息数据目录""城乡居民健康档案基本数据集""电子病历共享文档规范"等。

技术类标准是指对业务应用系统设计、开发、实施、运行等各建设环节的技术要求、系统架构、技术实现方式以及信息网络安全和隐私保护等予以规范约束，涉及业务应用系统设计、开发、实施、运行等各建设环节，诸如系统功能规范、平台技术规范等，已颁布的标准例如"基层医疗卫生信息系统功能规范""基于健康档案的区域卫生信息平台技术规范""居民健康卡技术规范"等。

管理类标准是指用于指导业务应用系统合理应用相关标准，并对其标准应用实施水平进行评价与监督管理，如标准符合性测试规范、测试方案等。

目前，我国已经和即将颁布的卫生信息标准，见附录A。

要解决卫生信息系统"信息孤岛"等问题，就要求实现系统间的互操作性。互操作性绝大部分将涉及卫生信息标准中的数据类标准，比如卫生信息数据元、值域代码、数据集、共享文档、交互规范等。目前国家已经发布卫生信息数据元目录1703个，基本数据集134个，数据元值域代码40000多条，共享文档73个，其中健康档案共享文档20个，电子病历共享文档53个，交互服务规范52个，其中医院平台交互服务32个，区域平台交互服务20个。

（三）数据元标准

数据元是能够用一组属性描述其语义、标识、表示、和允许值的数据单元，在特定的语义环境中是不可再分的最小数据单元。一个数据元规范由一组属性组成，图22-2给出了卫生信息数据元的基本属性模型。

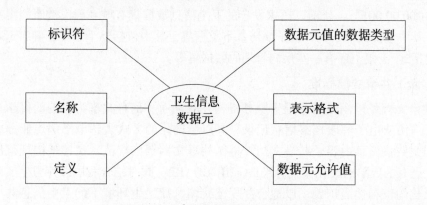

图22-2　卫生信息数据元基本属性模型

从图中可以看出卫生信息数据元由标识符、名称、定义、数据元值的数据类型、表示格式和数据元允许值6个基本属性组成。

（四）数据元值域代码标准

数据元值域代码标准数据元值域是数据元允许值得集合。一个允许值是某个值和该值的含义的组合，值的含义称为值含义。例如"患者病情状态"的值域是："1"表示"危"，"2"表示"重"，"3"表示"一般"。1，2和3是值，其值含义分别是危、重和一般。数据元值域有两种类型：

1. 可枚举值域　由允许值列表规定的值域，每个允许值的值和值含义均应成对表示。例如，巩膜检查结果代码数据元的一个可枚举值域列表。

2. 不可枚举值域　由描述规定的值域，如疾病死亡率的值域是大于等于0小于1的实数。

数据元值域的数据类型，有字符型（S）、布尔型（L）、数值型（N）、日期型（D）、时间时期型（DT）、时间型（T）、二进制型（BY）等。其中字符型的又分为三种形式，S1表示不可枚举的，且以字符描述的形式；S2表示枚举型，且列举值不超过3个；S3表示代码表的形式。

数据元值的表示格式进一步明确规定了该数据元值的值类型、最小长度和最大长度等内容。如AN10，表示固定为10个字符（相当于5个汉字）长度的字符，AN4.10表示可变长度，最小为4个最大为10个字符长度的字符。

（五）数据集标准

数据集是具有主题的、可标识的、能被计算机处理的数据集合。卫生信息数据集中有很多数据元组成，这些数据元来源于卫生信息数据元目录，在数据元目录中描述数据元的基础上，再给每个数据元加上内部标识符，表示特定主题下的数据元，这样就构成了卫生信息数据集，比如城乡居民健康档案基本数据集中的"个人基本信息登记"数据子集一共由42个数据元组成。内部标识符采用字母数字混合编码，如个人基本信息登记数据集中的"姓名"数据元的内部标识符为"HDSD00.00.001"。目前，国家发布的卫生信息数据集有城乡居民健康档案基本数据集，其中包括22个子集；电子病历基本数据集，其中包括55个子集；健康卡基本数据集包括2个子集，还有一些疾病管理的数据集等。

（六）共享文档标准

共享文档是以满足医疗卫生服务机构互联互通、信息共享为目的的科学、规范的电子病历或电子健康档案信息记录，其以结构化的方式表达电子病历业务或电子健康档案共享信息内容。共享文档需遵循共享文档架构规范。文档架构规范借鉴了国际上已有的成熟的文档架构标准ISO/HL7CDAR2，同时结合我国医疗卫生实际，进行本土化约束和适当扩展，以适合并规范我国医疗卫生环境下的卫生信息共享文档的共享和交换。该文档架构规范描述和规定了共享文档最基本的通用结构和语义。卫生信息共享文档由文档头和文档体组成，其中文档体又由文档章节和文档条目组成。卫生信息共享文档可以分为三级。等级1：仅对文档头做规范性约束，文档体采用非结构化表达的共享文档；等级2：文档体采用章节模板进行规范性约束和编码的共享文档。等级3：文档体不仅采用了章节模板进行规范性约束和编码，而且对部分信息或全部信息采用条目进行结构化编码的共享文档。具体的业务文档等级根据业务内容确定，在各个具体的文档规范中说明。

（七）交互服务规范

要实现医疗卫生信息系统互联互通，除了需要标准化的数据、共享文档以外，还需要统一的卫生信息交互服务规范。卫生信息交互服务规范规定了标准化、规范化的卫生信息传输通信协议，是卫生行业领域中不同医疗信息系统之间的电子传输交换协议，它使得各个异构医疗机构信息系统之间能够进行数据交互，互联互通。

卫生信息交互服务规范目前有两个：区域卫生信息平台交互服务规范和医院卫生信息平台交互服务规范。总共涉及52个交互服务，如个人基本信息注册服务、医护人员注册服务、个人信息查询服务，申请单接收服务等，能基本满足医疗机构系统间业务协同。该交互服务规范中的交互消息是借鉴国际HL7V3消息标准，结合我国实际医疗行情而制定的。该交互服务规范规定采用SOAP通信协议，UTF8编码格式，消息模型只列出了和业务相关的最小数据集，并且规定了平台接口的相关的内容。

第二节 医学信息系统

一、卫生综合管理信息平台

（一）平台设计原则

卫生综合管理信息平台系统架构的设计原则是根据综合卫生管理用户信息需求和数据资源现状，以及软件、硬件、网络技术发展特点，提出平台的逻辑设计方案。系统架构设计的特点是从业务需求出发，按照信息处理过程维度，提出卫生综合管理信息平台的逻辑组成与结构关系。系统架构设计与具体技术实现方式和手段无关，因而更简洁和便于理解。系统架构设计对下一步技术架构设计提出要求。按照加强卫生信息资源开发利用，在区域和行业范围内实现信息共享、互联互通的要求，系统架构目标是构建"一体化信息平台"，打通信息孤岛，实现业务协同。

（二）平台基础条件

卫生综合管理信息平台的设计目标是为卫生管理相关用户提供统一的数据信息采集、处理、分析、利用手段和技术支撑，以实现资源整合和信息共享，为卫生管理与决策人员提供高效的信息支持和服务，实现部门之间信息共享和业务协同，提高管理效率和科学决策水平，提升深化医药卫生体制改革各项任务落实和应对突发公共卫生事件的能力。平台设计与建设任务的提出是当前我国卫生信息化发展的阶段性要求，是信息集成与标准化发展的必然趋势，也是深化医药卫生体制改革提出的重要任务。

近年来，我国公共卫生信息化建设取得了突飞猛进的发展，以业务管理为中心的信息系统先后形成，建立了全国疾病预防控制与突发公共卫生事件报告系统、部省级应急指挥与决策信息系统、卫生统计网络直报系统、新型农村合作医疗信息系统、医疗救治信息系统、卫生执法监督等系统。这些以业务应用为主线的信息系统对于提高业务效率和决策水平发挥了重要作用，同时带来系统应用分割，资源利用不足，共享成本过高等方面问题。这些独立的业务信息系统，有其各自的目的性、层次性和局部整体性特征。过去主要采用业务应用驱动方式分别建设，其优势在于管理体系完整、责任明确、信息处理流程清晰和规范，因而系统建设周期短，成功率高。但是随着卫生信息化应用发展，各种独立的业务信息系统迅速增加，分散系统的信息资源共享与业务协同问题又成为主要矛盾。从分散式建设，过渡到集约式发展是信息化发展的客观规律。集约式发展就是通过优化资源配置，实现信息化建设效益的最大化，是从"外延扩大"转向"强化内涵"，是从"各行其是，各自为战"转向资源要素相对集中、从建"系统"向建"平台"方向发展的必然趋势。

当前卫生信息技术和应用水平的发展已经为"信息平台"建设奠定了基础。一是卫生信息标准开发有了一定的积累，卫生信息标准组织逐步健全。原卫生部成立了"卫生信息学会信息标准专业委员会""电子病历研究委员会"和"卫生部卫生信息标准专业委员会"等组织，研究卫生信息标准内容和方法。先后开发出《医院信息基本数据集标准》《公共卫生基本数据集标准》和《社区卫生信息基本数据集标准》。并以征求意见稿或试行稿的方式发布了《健康档案基本架构与数据标准》《电子病历基本架构与数据标准》《基于健康档案的区域卫生信息平台建设指南》《综合卫生管理信息平台建设指南》《卫生系统电子认证服务管理办法》《电子病历基本规范》等技术标准和规范。正是这些研究成果和工作的基础，为卫生信息化建设任务目标的实现奠定了基础。二是信息集成整合技术的发展与成熟，包括简单对象访问协议、服务描述语言、跨平台服务描述规范和企业服务总线等面向服务的体系结构，为数据资源共享、服务资源整合与业务协同奠定了基础。与此同时，虚拟化、商务智能、数据仓库、安全技术、数据存储、IT治理等技术快速发展，也为平台理念的实现铺平了道路。

（三）平台设计目标

卫生综合管理信息平台作为一种特殊的计算机信息系统，是由计算机相关软件、硬件、网络等配套设施构成的人机结合系统。平台建设主要目的是满足部省两级综合卫生管理及改革对信息利用和辅助决策需求通过进行信息资源整合，信息标准化和部署相关技术设施和工具，制定相关管理制度和业务规范，实现单位内部、单位与直属机构之间、单位与相关部门之间的信息交换、数据共享和业务协同。综合管理信息平台任务内容包括规范化数据采集、一体化数据存储、一致性信息表示，多源异构资源汇集、整合和管理，信息共享和交换，支撑综合信息集成和业务协同等内容。

卫生综合管理信息平台建设的远景目标是实现全面的信息共享与整合，但是在具体的运作过程中却面临各种各样的困难和障碍，这里既有制度和体制方面的因素，也有技术方面的问题，真正实现全面共享，做到"一数一源"，需要一个较长期的发展过程才能实现。因此界定卫生综合管理信息平台建设目标，必须充分考虑其技术可行性和业务可行性，关注以下两个维度上的问题一是要满足卫生管理各环节上的信息共享需求，二是要考虑资源共享的层次界定。

1. 卫生管理各环节上的信息需求　　卫生管理各环节上的信息需求设计目标卫生综合管理信息平台作为一种特殊的计算机信息系统，是由计算机相关软件、硬件、网络等配套设施构成的人机结合系统。平台建设主要目的是满足部省两级综合卫生管理及改革对信息利用和卫生管理环节包括计划、组织、指挥、协调、控制等过程，在管理工作每个环节上都存在信息收集和利用问题。计划是指对未来的行动或活动，以及对未来资源供给与使用进行情况的统筹规划设计，与信息有着密不可分的关系，需要基础性统计信息测算和推测计划实施需要使用信息进行监测和计划完成后，还需要使用信息对效果和效益进行评价分析是从管理的目的出发，按照一定规划组成一个实体开展工作。在组织环节上，信息的作用是对组织参与者行为监测与评价。指挥是调动组织成员同心协力执行组织计划，实现组织目标。协调是跳出资源安排，通过信息沟通和交流，实现行为的统一和一致。控制则是根据既定目标要求对活动的跟踪和修正，使之朝着既定目标方向发展。

2. 资源共享的层次界定　　卫生综合管理信息平台的作用是资源共享，降低信息化建设投入成本。这些共享的资源包括信息资源、应用资源、硬件和网络资源、安全资源和人力资源等。信息资源共享，是通过不同系统之间数据和信息资源的互操作，实现数据资源整合和资源发布，并依据需求情况对各个相对独立的数据和信息资源系统中的数据对象、功能结构及其互动关系进行融合、类聚和重组，形成一个逻辑完整的新的资源服务提供体系。应用资源共享是应用软件系统和模块的贡献，通过对各个系统内部各种应用资源整合，实现共享和复用的要求。例如使用综合信息采集平台，实现数据集中采集，满足各个业务系统数据采集要求通过综合短信平台，支持各个应用与用户沟通通过数据分析和信息展现平台支持所有用户对各自业务系统中的数据进行分析处理。硬件和网络资源共享是通过对各系统硬件资源集成和虚拟化，降低总体建设与运维成本。安全资源共享是统一部署信息安全设施，如统一病毒防护、统一边界控制、统一安全认证、统一安全审计、统一访问控制、统一终端管理、统一版本管理等安全共享设施。

（四）平台设计重点

综合卫生管理平台的设计涉及业务内容多，技术范围广，设计一个包罗万象又能适合长期发展的技术方案难度较大，为此做好方案一重点部分的设计工作分重要。平台设计的工作重点包括平台基础框架、指标体系、信息资源管理和信息安全体系建设等部分。

1. 基础框架设计卫生综合管理信息平台建设与设计工作是一个逐步发展和提高的过程，做好基础框架设计十分重要，是保障平台建设与使用可持续发展的根本要求。因此必须坚持开放性和标准化的原则，做好基础框架设计工作，提高平台硬件、软件和数据投资的复用性。在基础框架设计中，必须坚持标准化原则，选择符合开放性和国际标准的产品和技术，遵循各种数据规范、标准代码，采用模块化设计，保证系统具有架构的稳定性和健壮性。

2. 指标体系设计卫生综合管理信息平台的服务对象是卫生管理，而卫生管理工作的各个环节，都需要使用各种各样的卫生管理指标去衡量、预测、评价、评估业务活动开展情况。卫生综合管理信息平台必须具备卫生管理指标制订、相关数据收集、对比分析和利用的支持能力。目前，卫生指标信息大多从分散的信息系统中收集数据，由各部门自己计算，以满足特定的、局部的业务管理要求，因而导致卫生管理指标定义混乱，概念和标准相互不统一，指标体系不完整，没有形成完整的卫生管理信息指标体系。卫生综合管理信息平台建设，首先是要研究制定能够反映卫生工作本质的卫生管理指标体系，将分散在不同业务系统中的各种指标，整合为一体化的指标体系，并通过规范化与标准化的方法对各个指标的基本属性进行定义和描述，实现对各相关指标的对比分析和利用提出规范化的要求。

3. 信息资源管理体系设计卫生综合管理信息平台的核心作用是实现信息资源共享，需要做好两个方面的设计工作。一是卫生管理信息资源整合设计，通过对现有卫生管理业务和信息资源进行梳理、抽象、分类和标准化工作，以满足卫生综合管理对信息资源共享的需求，设计出以技术手段实现信息资源与业务系统之间的交互和关联，同时逐步完善和建立信息资源共享机制与管理规则。二是做好信息资源目录管理体系设计，信息资源目录体系是按照统一的标准规范，对分散在各级业务系统和各地区的信息资源进行整合和组织，形成逻辑上集中，物理上分散，可统一管理和服务的政务信息资源目录，为使用者提供统一的信息资源发现和定位服务。信息资源目录体系是实现信息资源共享的初级目标，其作用是实现对资源的管理，解决有什么信息资源信息资源内容是什么信息资源存放在哪里，可以提供给谁使用等信息资源的发布、查找和定位等方面的问题。信息资源分类目录按不同应用主题建立信息分类体系，内容包括信息资源名称、主题、摘要或数据元、分类、来源、提供部门等元数据组成。

4. 信息安全体系设计是信息资源共享的前提和条件。此外，综合卫生管理信息平台的服务对象是卫生行政部门，属于政府建设与使用的重要业务信息系统，因此必须遵循国家有关信息安全等级保护制度要求。卫生综合管理信息平台的系统设计工作，必须符合有关信息安全建设规范和技术标准，提高信息系统安全保护能力。卫生综合管理信息平台安全体系设计是从制度规范与信息安全技术标准两个方面，做好信息系统安全体系设计工作，从信息等级保护角度提出卫生综合管理信息平台安全体系的设计思路和安全防护策略，以"整体合规、资源可控、数据可信、持续发展"的安全保护原则，界定平台的网络区域边界范围、安全保障技术路线、安全防护策略等方面的设计。

二、基于健康档案的区域卫生信息平台建设

区域卫生信息建设目标是运用现代信息技术，以建立电子健康档案为主线，以建设医疗信息发布、统一门户管理、医疗卫生决策支持和区域卫生信息管理等系统为切入点，建设一个功能比较完善、标准规范统一、系统安全可靠、服务于政府、医疗卫生机构和居民、并适应卫生体制改革和发展要求的区域卫生信息平台。该平台能够实现卫生资源、信息和服务的共享，实现医疗服务、医疗保障和卫生管理等多个业务之间的协同；医务人员能够随时随地获取所需的卫生信息，提高卫生服务质量；居民能够获取个人完整的健康记录，减少其医疗过程中重复检验检查所带来的开销，缓解看病贵等问题；卫生行政机构管理者能够实时掌握卫生行业服务动态，提高卫生管理水平以及应对和处理突发事件的能力，从而提高卫生事业的宏观决策能力。

（一）基于健康档案的区域卫生信息平台简述

传统的居民健康档案，就是居民病案，是指医务人员在医疗活动中形成的符号、文字、图表等资料的总和，其中包括急诊病历和住院病历等。随着信息化的不断普及，健康档案电子化日益成为我国卫生信息化建设的重点。电子健康档案是指与居民健康相关活动过程的电子化记录，包括个人病历、免疫接种、体检记录、接受保健服务以及个人和家庭基本情况的记录等。电子健康档案是将传统的以医疗机构为中心的信息系统建设转化为"以人为本"的健康信息系统建设，也就是以人的健康为中心，是深度数字化的、关联到个人终身的医疗保健记录，从时间上来说覆盖一个人从出生到死亡的整个生命过程，从内容上来说强调个人健康信息的完整性。它包括居民从生到死的整个生命周期所有的关于医疗健康保健的信息和资料，主要包括居民的基本信息、出生证明、个人健康档案、家庭健康档案、每次就诊的病历、报告、处方、体检结果等。卫生部在《基于健康档案的区域卫生信息平台建设指南（试行）》中明确指出"电子健康档案，也称为电子健康记录，即电子化的健康档案，是关于医疗保健对象健康状况的信息资源库，该信息资源库以计算机可处理的形式存在，并能够安全地存储和传输，各级授权用户均可访问"。

区域卫生信息化是利用计算机技术、网络技术和信息技术来实现区域内医疗卫生机构中的各个信息系统之间的数据交换与共享，并对不同系统进行信息集成和整合，以构成用户统一管理、权限统一控制、资源统一管理和合理分配；通过信息整合与分析实现区域内医疗机构的管理统一化、决策科学化、资源分配合理化，提高卫生服务效率，解决信息孤岛问题，实现信息共享和业务协同。

我国区域卫生信息化建设是以电子健康档案为核心，面向卫生信息资源，进行统筹规划、整合资源、统一管理、协同服务，建立"快速、高效、共享"的基于电

子健康档案的区域卫生信息化平台。

（二）区域卫生信息建设相关技术

基于健康档案的区域卫生信息平台所用到的相关技术，包括采用技术线路、数据交换的技术实现。采用技术线路又含有：采用B/S结构、采用先进SOA架构、采用AJAX技术、基于标准的JJ2EE技术、完整的Web应用的事务处理机制、基于构件化、平台化的应用开发；数据交换的技术实现含有：基于ESB总线的技术实现、基于消息的技术实现。

（三）区域卫生信息平台需求分析

基于健康档案的区域卫生信息平台，国家卫健委要求省、市、县建立了以动态的、连续的城乡居民电子健康档案为基础的数据中心，主要职能建立记录居民在各类医疗公共卫生机构进行就诊、保健、预防、康复为一体的贯彻全生命过程的业务信息系统，包括医疗服务信息系统、妇幼保健信息系统等；通过该平台实现区域内各医疗公共卫生机构、卫生行政部门之间所有信息系统的整合和互联互通，从而达到数据交换、信息共享的目的，最终建立动态的居民电子健康档案。

1. 信息孤岛现象仍然突出　产时信息、新生儿出生证信息、免疫接种信息、传染病报告信息、慢性病报告信息等分散在妇幼、疾控等公共卫生机构建立的业务信息系统中，有的是国家层级的，有些是省级或市级的，其业务系统资源整合度差，共享难度大，难以形成统一的卫生数据库。为社区卫生服务和管理提供有效支持的居民健康档案中断档残缺部分很多。

2. 城市化带来的人员流动、人户分离挑战　随着城市化的进一步推进，居民人员流动频繁，人户分离情况日益增多，老百姓迫切希望在家门口享受儿童保健、计划免疫、孕产妇保健、慢性病管理等公共卫生服务，这就对传统基本公共卫生服务的户籍地管理模式提出了挑战。

3. 各自为政的信息化建设难以解决监管难、评价难和决策难问题　各区县（市）之间、业务系统之间、医疗机构之间因缺乏统一的规划，信息化建设十分不平衡，从而造成数据的收集难、可信度低，卫生行政部门难以及时有效开展监管与决策。

（四）健康档案信息平台功能模块设计

1. 基本公共卫生服务功能　满足基层医务人员开展基本公共卫生服务的需求具体功能模块包括：健康档案基档（个人档案、家庭档案、家族谱），慢性病管理（高血压、糖尿病），妇女围产保健管理儿童保健管理，老年人管理，重症精神病管理，婚前医学检查，心血管评估，周期性体检等大社区业务功能模块共项功能（图22-3）。

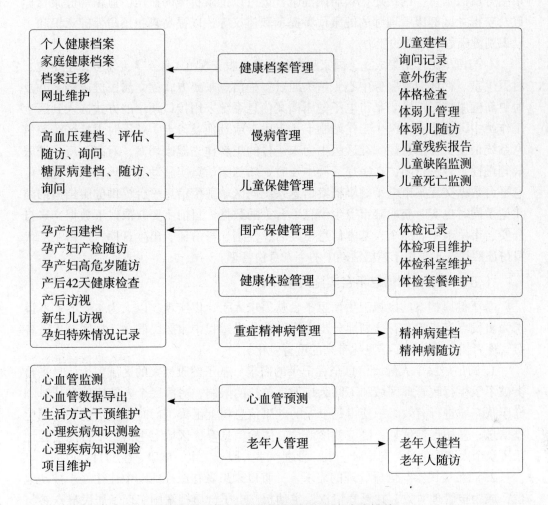

图22-3 电子健康档案信息系统功能模块

2. 统计分析功能 满足不同层面卫生管理者统计分析的需求。支持实际业务数据的统计报表、基于规范化业务的考核指标体系和基于健康管理的区域健康状况分析。通过建立统计指标模型对数据指标进行统一存储，报表应用的统计指标数据来源一致并用同一个逻辑统计出来，使得在相同条件下得到的报表数据可以进行历史追溯并保持一致对指标库中的指标能进行灵活组合，进而满足指标的可配置性和准确性。现已配有国家统计报表、其他统计表项不同纬度展示的管理考核指标。

3. 健康查询功能 以某市卫生信息门户网站子网站的形式利用互联网技术基于某市卫生信息平台的电子健康档案数据，开发居民健康互动平台。某市所有户籍居民及常住人口到居住地所在的社区卫生服务机构，与社区健康管理师签订健康管理制服务协议后即可免费开通互动平台。使居民足不出户即可享受个性化、智能化的网络健康服务，可以与社区全科医生进行一对一网上医疗咨询，可以全面查看自己在接受医疗保健服务时产生的病史、慢性病控制情况、检查检验报告、用药、出院小结等就医信息。网站还提供居民健康日记可以记录自测的血压、血糖等健康指标以及获得社区健康管理师的健康预警提示和建议等，以提高自我预防保健意识和主动识别健康危险因素的能力。

4. 与医生工作站集成　《国家基本公共卫生服务规范（版）》要求乡镇卫生院、村卫生室、社区卫生服务中心（站）通过多种信息采集方式建立居民健康档案并及时更新健康档案信息。某市电子健康档案信息系统采用接口调用的方式嵌入到医生工作站中，当患者在医生工作站刷卡（市民卡或其他就诊卡）就诊时由社区医院信息系统根据交互信息提醒社区医生为未建样的患者建立健康档案，对高血压、糖尿病等慢性患者进行随访在医疗活动中及时更新档案信息实施动态管理。与市卫生信息平台数据交互某市电子健康档案信息系统向区域卫生信息平台提供健康档案的结果记录同时也实时获取某市卫生信息平台上的数据。目前主要获取以下数据：来自公安、市民卡中心的个人基本信息（姓名、性别、身份证、出生日期、户籍、二代身份证照片等），用于建档活动中的个人身份管理。

（五）健康档案信息平台实施效果

基于健康档案的区域卫生信息平台从需求入手，以实现"以人为本"的基本诉求为出发点有步骤、有计划地分步实施。在建设过程中，居民群众、社区医生、各级管理者切实感受到了信息化带来的可喜变化。

1. 满足居民个人健康信息全程记录的需求　基于健康档案的区域卫生信息平台突破了卫生行政管理区域和不同医疗卫生单位的限制，对居民个人健康信息从时和健康状态域进行有效组织使得每个人的健康信息树上汇聚了产时出生信息、计划免疫信息、慢病保健信息、医院就诊信息、体检信息等，区域卫生信息平台能全程记录民众个人健康信息，向记录一生、管理一生、服务一生、健康一生的目标迈进。

2. 满足居民参与健康管理的需求　一直以来患者在医疗活动中往往处于被动地位，成为被管理对象，缺乏知情权、主动权。电子健康档案则实现了居民群众参与健康管理的愿望。居民群众可以通过互联网在任何地方调阅住院、门诊、体检等健康信息和各种检验检查结果和医生进行在线互动交流，能随时表达对自身健康状况的探知需求。

3. 满足居民就近享受基本公共卫生服务的需求　由于城市人员流动频繁、人户分离普遍居民群众更希望就近享受基本公共卫生服务。电子健康档案信息系统按照居住地进行管理如果居民居住地址发生改变，可由档案责任医师提出申请按照档案迁移流程将档案迁出，实现档案跨中心甚至跨区范围内变迁，居民可在全市范围跨区域享受慢病管理、妇幼保健服务切实解决外来流动人口管理、居民迁入迁出带来的难题为改变市民就诊模式和就诊流程提供信息化支撑。

4. 实现信息化为人服务的转变　电子健康档案信息系统设有责任医师工作列表，系统按照业务规范进行慢性病分级评估，自动生成随访工作任务列表按紧急程度分级以不同的颜色及时提醒个人和团队，方便社区医生有计划地开展工作。

5. 实现健康档案动态生成　责任医生可以在入户调查、儿童保健、孕产妇保健、全科医生诊疗、健康体检的工作过程中建档，改变了原来为建档而建档的模式，通过信息化实现了公共卫生服务工作、医疗服务工作与建档工作的紧密结合。

6. 满足基层卫生管理者精细化管理的需求　电子健康档案信息系统在规划局的地理空间数据、房屋地址数据基础上开发了基于地理坐标系的公共卫生服务网格化管理功能，按照一人配一名责任医师的原则将网格地址与责任医师配对，每一个网格地址对应一名责任医师且只有一名责任医师。若干名责任医师组成责任医师团队，以每一个责任医师和责任医师所在的团队为考核责任主体，实现公共卫生服务网络化、精细化。社区卫生服务中心管理者通过绩效考核机制，使社区卫生服务从偏重医疗逐步向医疗与公共卫生并重转变。

7. 满足业务管理者规范化管理的要求　业务管理者梳理业务管理规范，通过系统设置任务目标和完成时间实现高血压的分层评估、分级管理以及糖尿病的分级随访等，要求按照基本公共卫生服务规范来完成。同时通过提取规范化建档数、建档率、系统管理率、未访人数、未访率、产后访视率等考核指标，实现规范化管理与绩效考核紧密结合。

8. 满足行政管理者监督和决策支持的需求　电子健康档案信息系统支持市级、区级、医疗机构的分级管理，以电子健康档案数据为基础制定统一业务指标口径，构建建档数量、管理数量、管理率、规范管理率、工作延迟率等业务主题数据模型，形成指标库字典对管理指标进行实时监控，开展工作量和管理率的绩效考核。

以区域医疗卫生信息网络互联互通为基础的健康档案的区域卫生信息平台其推广应用打破各个卫生机构相对独立、相互封闭、信息分散、连续性和协调性差、信息不能共享和交换的现状，可极大促进各卫生信息系统之间的沟通和交互，切实提高居民享受卫生和医疗服务的水平。

三、基于电子病历的医院信息系统

（一）电子病历概念

电子病历在不同的国家有不同的称谓，如EMR、CPR、EHR等，不同的称谓所代表意义和层次有所不同。虽然人们对电子病历应当具备的一些基本特性有相同或相近的认识，但由于电子病历本身的功能形态还在发展之中，对电子病历尚没有形成一致的定义。美国电子病历研究所对CPR的定义是电子病历是指以电子化方式管理的有关个人终生健康状态和医疗保健的信息，它可在医疗中作为主要的信息源取代纸张病历，满足所有的诊疗、法律和管理需求。尽管不同的机构对电子病历的定义有所不同，但基本上都从电子病历应当包括的信息内容和电子病历系统应当具备的功能两个方面进行了描述。信息内容方面，目前比较倾向的看法是，EHR不仅包括了个人的医疗记录，即门诊、住院就诊的所有医疗信息，还包括个人的健康记录，如免疫接种、健康查体、健康状态等内容。也有人认为，电子病历除了专业医疗和健康机构产生的信息外，还应包括个人记录的健康信息。从时间跨度上，电子病历应当覆盖个人从生到死的全过程。功能方面，电子病历强调发挥信息技术的优势，提供超越纸张病历的服务功能。在医院内部，电子病历不是一个独立的系统，它建立在各类临床信息系统充分发展的基础上，临床信息系统构成了电子病历的信息源。医生工作站作为临床信息系统的重要部分和电子病历系统的核心部件，既是电子病历的信息源，也是电子病历最重要的展现载体。

电子病历是用信息化高科技手段实现对患者医疗记录的实时保存、管理、传输和应用，取代传统的手写纸张病历。随着现在医院信息化建设的不断深入，医院信息系统不断地完善，现在医院信息系统已不满足单纯的医疗业务流程自动化，而是希望能够更好地利用系统中积累的大量医疗数据以辅助业务处理、提供数据分析等，针对医院医疗记录文档手工书写不利于保存，查阅和信息的重复利用，随着医院信息系统的不断完善，制定一套利用电子设备实现医疗信息管理，保存和传输的电子病历信息系统。

美国国立医学研究所将EMR定义为是基于一个特定系统的电子化患者记录，该系统提供用户访问完整准确的数据、警示、提示和临床决策支持系统的能力。EHR则规定电子病历不仅包括患者在各医院的就诊记录，还包括了患者的健康信息。

（二）电子病历系统需求分析

在现代的医院的运行和管理中，临床诊断资料管理的信息化已经取代医院基本管理的信息化，成为建设的重点。原来医院所具备的以财务管理、人员管理为主的医院信息系统已经渐渐的通过一系列的整合，改变为以病患为主体的临床诊断综合信息管理的模式。电子病历是患者信息的全程记录，它记录了患者的症状、医生的诊断、处方、患者接受的检查、治疗、后期护理等多种信息，能够在发生医疗事故的时候，提供第一手具有法律效力的资料，还能够提升医疗技术并为科研和教学提供了丰富的材料。电子病历逐渐成为医院信息化系统的重中之重，它的普及使得医院业务在效率、质量和水平上得到长足的进步。

电子病历可以实现在不同的地点、任意时间通过电脑或电子设备获取患者的诊疗信息、诊疗记录，这为医生的诊断提供了很好的参考，避免因重复用药、重复检查带来的不必要的损失，同时医生可以通过观察患者症状的历史变化，更多的参考数据减少了误诊的可能，规范了医生的医疗行为，提高了医生处方的准确性和合理性。

根据电子病历所储存的大量真实的临床信息，通过现代数据仓储与数据挖掘技术对数据进行分析和统计，可以对并发症、多发性疾病职业病的发生规律进行总结归纳，进行相关的应急处理，为医学的科研提供充足的素材，对于一些疾病易发人群的情况进行有效避免，对于快速有效的治疗方法通过例证加以传播，有利于促进我国医疗技术水平的发展和提升，协助健全和完善社会医疗保险制度的实现。

基于电子病历的医院信息平台应用于区域平台时，区域范围内的小型社区医院和大型的医院资源和资料都将被统一整合起来，患者在该区域内的一切诊疗行为都可以实现检查结果数据的共享，避免重复检查给患者带来的经济负担。对于医院来说，减少了医疗设备的购买，节省经费的同时增加了医疗设备的利用率。如此以来，患者的转院不再成为问题，甚至可以足不出户接受医生的远程医疗服务。

为了完成电子病历的上述功能，电子病历的总体需求，如图22-4所示：

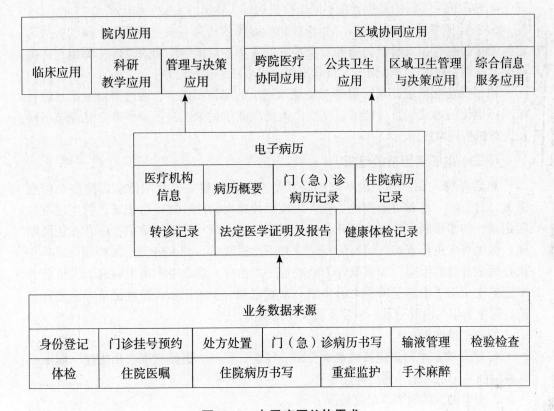

图22-4 电子病历总体需求

电子病历的具体数据需求如下：

1. 医疗机构信息　指的是创建和使用电子病历的法人信息，电子病历系统在对数据进行存储之时，应该标记该患者的该条记录是在那个医疗机构生成的，即患者看病的医院信息。

2. 病历概要　记录了病患的基本信息、健康状况以及医疗费用的记录。

3. 病历记录　病历记录包括：门（急）诊病历记录、住院病历记录和健康体检记录等三个方面的内容。

门（急）诊病历记录指的是之前我们所使用的纸质病历的电子化，主要内容是此次入院的症状、医生的处方、检查、交费等信息。当患者入院时，给患者分配一个唯一的ID，建立以患者为主题的索引信息，同时为患者建立就诊卡，记录此次诊疗的全过程。患者使用就诊卡就可以挂号、看病、缴费、取药，省去了医生重复填写各种诊断单据的麻烦。

住院病历记录的内容较为复杂，项目较多，涉及住院过程的每一项行为。主要包括住院病案首页、住院志、住院病程记录、住院医嘱、住院治疗处置记录、住院护理记录、检查检验记录、出院记录、转院记录、知情告知信息等基本内容。

健康体检记录。指的是电子病历所有者在日常接受的、周期性的以检测、预防和保健为主要目的的常规体检产生的记录。

4. 转诊记录　指的是患者在不同医疗机构转入转出的主要工作记录。

5. 法定医学证明及报告　。指医疗机构必须依法向有关业务部门上报的各类法定医学报告信息，或负责向服务对象签发的各类法定医学证明信息。主要包括：出生医学证明、死亡医学证明、传染病报告、出生缺陷儿登记等。

电子病历必须保证其对服务对象就诊记录的完整和详实，通过对以上信息进行按照标准化的方式记录，便可以实现个人历次就诊记录能被记录下来，且能被不同的医疗机构调取使用。

（三）电子病历系统组成

患者办理入院，其中最基本的是其基本信息的建立，基本信息贯穿整个信息系统，具有唯一性和可追溯性。患者入院后按每次诊疗计划进行记录，医生填写入院记录、初步诊断，根据病情开具相关医嘱，护士填写护理记录单。患者在住院期间，医生每天进行查房，填写病程记录并下达医嘱单，护士每天记录护理记录单并执行医生开具的医嘱。如果患者需要进行手术治疗，则由手术医生、麻醉医生及手术室护士根据手术情况填写术前小结、术后记录、手术记录、护理记录等。患者出院，医生要填写出院记录、出院证明及住院病历首页。

简要归纳如下：

1. 患者的基本信息包括姓名、性别、年龄、民族、婚姻状况、出生地、职业、入院时间、记录时间、病史陈述者等。

2. 患者的入院病情、出院情况。

3. 患者病程记录。

4. 住院医嘱及诊疗计划。

5. 住院护理记录。

6. 住院会诊、谈话记录及手术申请执行等。

7. 病案首页、出院证明等。

（四）电子病历系统业务分析

病历系统的主要业务流程中主要是实现医生对整个就诊过程的电子记录，查询、统计分析和保存。

数据录入：主要包括患者基本信息和入院信息的记录与修正，是生产数据的源头，医生在就诊过程中进行病历的书写、下达诊断、病程记录、操作记录、会诊信息、护理记录、医嘱下达等出院后对病历进行完善、出院诊断、出院小结、出院证明和病案首页的完善。

1. 基本信息的填写与修正　办理入院后，医生完善基本信息，对姓名、性别、身份、年龄、身份证、地址、入院诊断、床位等的核对，实现对患者的分组管理。

2. 病历的书写　病历的书写主要包括以下几个元素主诉、现病史、既往史、个人史、家族史、体格检查，女性增加婚育史和月经史。

主诉：指记录患者目前病症情况，包括主要症状及其持续时间。现病史：是指患者本次疾病的发生、变化及诊疗等的详细记录，按时间顺序记录。主要包括发病情况、症状及其变化情况、平时生活状况如睡眠和饮食等的变化，以及与鉴别诊断有关的阳性或阴性资料等。

发病情况：记录发病的时间、地点、起病缓急、前驱症状、可能的原因或诱因。主要症状特点及其发展变化情况：病症的部位、性质、持续时间、程度、缓解或加剧因素，以及演变发展情况。伴随症状：描述伴随症状与主要症状之间的相互关系。既往史：指患者过去的健康和疾病情况。内容包括以往的身体健康状况、曾患过的疾病史、外伤史、输血史、药物过敏史等。个人史：生活习惯及有无烟、酒、药物等嗜好，职业与工作条件及有无工业毒物、粉尘、放射性物质接触史，有无冶游史。婚育史、月经史属于女性记录。包括婚姻状况、结婚年龄、配偶健康状况、有无子女等。女性患者记录月经及生育等情况。家族史：父母、兄弟、姐妹健康状况，有无与患者类似疾病，主要记录有无家族遗传疾病情况。体格检查：内容包括体温、脉搏、呼吸、血压，一般情况，皮肤、黏膜，全身浅表淋巴结，头部及其器官，颈部，胸部，腹部系统等情况。专科情况：指记录专科特殊情况。辅助检查：指入院前所作的与本次疾病相关的主要检查及其结果。

3. 诊断的书写　临床对诊断的书写是医疗工作中的重要环节，是直接影响疾病分类的关键步骤。疾病诊断是病症分类的基本，没有疾病诊断就没有疾病的分类。疾病诊断必须符合国家ICD-10编制。

诊断的书写主要包括：入院诊断、初步诊断、主要诊断和出院诊断。入院诊断：指门诊上级医师下的诊断，作为患者入院的根据初步诊断：指医师根据患者入院时的状况进行分析所作出的诊断。如含有多个初步诊断时，主次顺序应当分明。主要诊断：指本次治疗过程中对身体疾病最突出、对患者危害最大，花费精力最多，治疗时间最长的疾病诊断。出院诊断：指患者出院其主治医师做出的最近诊断。诊断的书写统一采用国家一标准字典进行诊断的规范化检索录入，入院时书写入院诊断，诊疗过程中书写修正诊断，出院时书写出院诊断。

4. 病程记录及其他就诊记录的书写　病程记录是指继入院记录之后，对患者病情和诊疗过程所进行的连续性记录。内容包括患者的病情变化情况、重要的辅助检查结果及临床意义、上级医师查房意见、会诊意见、医师分析讨论意见、所采取的诊疗措施及效果、医嘱更改及理由、向患者及其近亲属告知的重要事项等。在治疗过程中填写的病历表类型有病程记录、谈话记录、操作记录、出院小结、首次护理记录、护理记录单、术前小结、术后记录、手术记录、会诊记录、长期医嘱单、短期医嘱单、体格检查表等。国家对病历生成时间有着严格的格定，例如，入院记录要在患者入科24小时内录入，首次的病程记录要在患者入科8小时内录入、出院记录要在出院后24小时内录入等，病历录入并提交后就不能再进行修改。

5. 病程记录内容

（1）首次病程记录是指患者入院后由经治医师或值班医师书写的第一次病程记录，应当在患者入院8小时内完成。首次病程记录的内容包括病例特点、拟诊讨论诊断依据及鉴别诊断、诊疗计划等。

（2）日常病程记录是指对患者住院期间诊疗过程的经常性、连续性记录。

（3）上级医师查房记录是指上级医师查房时对患者病情、诊断、鉴别诊断、当前治疗措施疗效的分析及下一步诊疗意见等的记录。

（4）疑难病例讨论记录是指由科主任或具有副主任医师以上专业技术任职资格的医师主持、召集有关医务人员对确诊困难或疗效不确切病例讨论的记录。

（5）阶段小结是指患者住院时间较长，由经治医师每月所作病情及诊疗情况总结。

（6）抢救记录是指患者病情危重，采取抢救措施时作的记录。

（7）有创诊疗操作记录是指在临床诊疗活动过程中进行的各种诊断、治疗性操作如胸腔穿刺、腹腔穿刺等的记录。应当在操作完成后即刻书写。

（8）会诊记录含会诊意见是指患者在住院期间需要其他科室或者其他医疗机构协助诊疗时，分别由申请医师和会诊医师书写的记录。会诊记录应另页书写。

（9）手术记录是指手术者书写的反映手术一般情况、手术经过、术中发现及处理等情况的特殊记录，应当在术后小时内完成。

（10）出院记录是指经治医师对患者此次住院期间诊疗情况的总结，应当在患者出院后24小时内完成。内容主要包括入院日期、出院日期、入院情况、入院诊断、诊疗经过、出院诊断、出院情况、出院医嘱、医师签名等。

（11）病重病危患者护理记录是指护士根据医嘱和病情对病重病危患者住院期间护理过程的客观记录。病重病危患者护理记录应当根据相应专科的护理特点书写。内容包括患者姓名、科别、住院病历号或病案号、床位号、页码、记录日期和时间、出入液量、体温、脉搏、呼吸、血压等病情观察、护理措施和效果、护士签名等。记录时间应当具体到分钟。

住院医生完成对病历的书写，上级医生及科主任对病历进行审核和修改，并留下修改痕迹。医生下达医嘱，护士完成对医嘱的核对和执行。

（五）电子病历医院信息系统设计

1. 总体设计思路　平台的总体设计思想是：以临床服务为中心，以经济为主线，以医院信息集成平台为基础，构建两大管理闭环。既满足临床业务更好地为患者服务的需要，也满足医院医疗和运营管理更加现代化、科学化、规范化的需要。

2. 设计目标　电子病历是采集、录入并生成EMR文档的基本工具，是处理电子病历文书的核心组件，是形成结构化临床的关键工具。基于电子病历的医院信息平台，利用电子病历编辑器完成信息整合，按EMR文档的标准化要求进行存储。电子病历系统包括所有生成EMR文档的电子文档编辑工具，例如病历书写、报告书写及其他动态记录文档的编辑器。电子病历的设计目标主要是可以根据自身掌握的信息和知识，主动进行判断，在个体健康状态需要调整时，做出及时、准确的提示，并给出最优方案和实施计划。

3. 设计原则

（1）基于医院信息化现状，实现信息共享与业务协同。医院信息平台是以现有信息系统数据为基础，通过该平台来整合信息数据，实现信息的交互和系统之间的业务协同。

（2）采用企业信息架构分层设计思路。信息平台参照企业信息架构理论和方法，分层设计，解决不同的问题。

（3）专业化、一体化集成设计。平台需要集成多个厂家和多种技术架构的系统，集成的范围除了数据之外，还包括各应用界面，需要组装并编排原有应用系统，使之达到流程优化、适应未来变化的目的。

（4）支持电子病历相关业务规范与标准体系。信息平台设计遵循《电子病历基本架构与数据标准》，在电子病历生成和使用上符合电子病历相关业务规范。

4. 系统设计　为整合各部门的应用系统（HIS、LIS、PACS、EMR等）、通信标准以及数据格式，满足医疗信息共享与交互的需求，我们分数据源层、通信交换层、数据整合层、应用服务层4个层次来实现目标。

（1）数据源层包括来自医院HIS，LIS，PACS的数据，也包括来自垂直管理系统的数据，还提供统一网关功能，是各医疗服务机构进行数据共享和交换的统一数据交换通道。通过采集、转换、加密/解密、传输各医疗服务机构的数据和信息，为各医疗服务机构系统提供统一的接入和服务手段。

（2）通信交换层有2个作用，即向下实现和外部数据源的接口和通信，向上提供数据和接口功能。同时，将数据信息和通信信息通过不同的数据流向完全隔离分开，并且提供流程集成功能，对应用系统的互操作提供支持。

（3）数据整合层完成整个医院数据的集中和标准化存储，完成对来自各业务系统数据的整合。它建立了7个医疗卫生信息数据存储库：个人基本信息存储库、主要疾病和健康问题摘要存储库、儿童保健存储库、妇女保健存储库、疾病控制存储库、疾病管理存储库以及医疗服务存储库。通过这些存储库为在其之上的众多基础医疗服务和公共卫生等信息系统提供数据抽取和转换的基础。

（4）应用服务层完成医改需求中所要求的公共卫生监控、卫生医疗服务、医疗信息共享、卫生资源共享、远程医疗等各类需求。

（六）电子病历在医院信息管理系统中的实现

电子病历书写过程中应该实现以下功能，首先医生利用电脑在线书写病例，由计算机根据书写情况进行判断是否进行下一步工作，如果书写不够完善会出现提示，告知医生病例尚未完成。然后在电子病例中还可以查看医嘱、过敏史、其他检测报告区等其他辅助数据，对医院的病例进行整合，形成病例目录，方便管理人员和科研人员进行查阅，杜绝因为患者转科造成的病例记录缺失的问题。最后建立相应的数据库，将常见多发病的医嘱和病情提前收录，在医生书写病历时，数据库根据具体病情，自动生成完整的病例数据库。这种电子病历的合理应用，最大程度的减少医患纠纷发生的可能，维护医生和患者的合法权益。除此之外，电子病历还可以应用于医院科研人员针对不同病情的研发药物，完善各种典型疾病的预防，辅助决策，深入研究病例和治疗之间的特殊关系，开展正确的治疗活动。

（七）电子病历在医院信息管理系统中的应用

1. 医院电子病历的集成终端　在电子病历的真正应用的过程中，首先要对医院的其他信息系统进行综合整理，配置相应的工作站和管理系统部门，确保电子病历可以合理有效的得到应用。在电子病例中形成了所有关于患者信息的集成终端，进一步完善了医院的信息化平台建设，帮助医生全面掌握患者的动态和状况的变化，提升医院现代化技术的发展。我院经过统一的界面设置，生成完善的电子病例报告，并且将患者的每日体温、血压等数据定时更新，确保无论何时，医生都能够第一时间看到就医患者最为准确的病例信息数据。

2. 电子病历中医嘱信息录入　传统的人工录入医嘱的形式，可能在录入过程中出现很多错误的信息，对患者造成误导，耽误患者就医时间，最终影响患者整体的治疗效果，严重阻碍了医院的发展和进步。通过电子病历功能的引进，将医嘱录入到电子病例中，最大程度的避免了传统人工手写病例中可能存在的漏洞，通过计算机技术，生成对应的电子医嘱信息，并且在电子病历和医嘱录入的过程中，完善了临床医嘱的辅助条件，形成了良性效应。医嘱对医生和患者都是极为重要的，因此医院在对电子病历的应用过程中应该加强医嘱录入的重要性。某医院在开发电子病历的过程中，加入了医嘱录入的工程，通过对医生手写医嘱病例的扫描，自动识别输入相关医嘱信息，信息录入人员只需要检查医嘱中是否存在技术性错误，并结合患者具体情况，确认医嘱无误后，即进入生成电子病例的下一环节。电子病历中加入医嘱录入的功能，加强了医院对患者相关信息的具体保存，不仅能够保护医患两者的自身权益，还能够加强对医院数据的进一步管理。

3. 电子病历的数据综合浏览　医院信息系统电子病历的进一步实现能够帮助医院有效开展关于病例的更多活动，在电子病历中结合患者的心电图、CT等多种医疗数据信息，建立起综合浏览视图，方便医生根据患者具体情况制定正确的治疗方法，及时修正在方案中的具体计划，跟进患者的实时信息，实现跨科室之间的信息流通，进而提升医院的工作效率，减轻医生的工作负担。以北京某综合医院为例，该医院在建立了电子病例后，将患者的X-Ray和MIRI相关数据也存入到患者病例中去，完善患者不同的医疗数据信息，让医生可以实现对患者情况的实时观测，并且在建立综合视图的过程中，该医院还积极的同设备厂商进行交流沟通，不断更新医院电子病历的系统功能，提高数据值之间的完整传递性能。在实现电子病历的综合视图浏览的设计中还应该注重相关参数的设计，根据系统的实际情况配置相应的接口端。实现数据之间的高效传递供给功能，真正的提升医院的服务质量，实现患者高效就医的根本要求。

第三节　医学信息分析与决策

一、医学信息分析

（一）医学信息分析

1.医学信息分析（information analysis）的概念。信息分析是一种以信息为研究对象，根据拟解决的特定问题的需要，收集与之有关的信息进行分析研究，旨在得出有助于解决问题的新信息的科学劳动过程。

2.医学信息分析的主要内容

（1）从混沌的信息中利用比较、判别、检索、相关分析等方法获取或提炼出有针对性的、有助于解决问题的信息。

（2）通过聚类分析、内容分析等方法，从表层信息中发现隐藏信息，从离散信息中识别聚类信息。

（3）利用预测方法从过去和现在的信息中推演出未来信息，使用统计、系统辨识、内容分析等方法从部分信息中推出总体信息，从不完整、不充分的局部信息中得出整体的状态。

（4）利用模型方法、关联树法等揭示相关信息的结构和变化规律。

（二）卫生信息分析

1.卫生信息分析的概念　卫生信息分析是对卫生、医疗、保健等领域中产生的信息活动的各种因素（包括信息、技术、人员、机构等）进行提炼、加工、鉴别和筛选，经分析研究得出有助于解决问题的新信息，为与卫生事业相关的活动提供决策服务的科学劳动过程。

2.卫生信息分析的特点　共性：针对性与灵活性；系统性与综合性；智能性与创造性；预测性与近似性；科学性与特殊性；循环性与连续性。

3.卫生信息分析的功能与作用　整理功能；评价功能；预测功能；反馈功能。

4.卫生信息分析的步骤

（1）选题　信息分析的课题主要是为了解决卫生保健服务实践中遇到的具体问题。选题是课题成败的关键，也是研究水平的标志。选题时要考虑到需要与可能、求实与创新、战略与战术、长远与当前等诸多关系，做到审时度势、扬长避短、讲究效益。选题一般要经过提出课题、分析课题、初步调查和撰写开题报告等步骤。

（2）制订研究计划　信息分析是一项研究型活动，和其他科研活动一样，也要有详细的研究计划。计划的内容要阐述课题目的、制定调查大纲、选定研究方法、预计成果形式、明确人员分工和完成时间与实施步骤、制定课题计划表。

（3）收集信息　信息分析所要收集的信息可以分为文献信息和非文献信息两种。文献信息根据载体的不同，可分为印刷型、缩微型、机读型、声像型、网络型等；根据编辑出版形式不同，可以分为图书、期刊、报纸、研究报告、会议文献、专利文献、标准文献、政府出版物等。非文献信息包括实物信息、口头信息。对非文献信息主要通过社会调查法获取。

（4）信息整理、鉴别与分析　信息整理的过程就是信息组织的过程，使信息从无序变为有序，成为方便利用的形式；信息整理一般包括形式整理与内容整理两个方面。

鉴别的过程就是剔除质量低劣、内容不可靠、偏离主题或者重复的资料，也是区别重要信息与次要信息的过程，以便在选用信息资料时做到心中有数。鉴别时需考虑信息的可靠性、新颖性、全面性和适用性等指标。

分析的过程是对整理、鉴别之后的信息进行系统分析，通过定性或定量的方法，提出观点、得出结论，形成新的增值信息产品。

分析是整个信息分析流程中最重要的一环，是一项综合性很强的思维活动，需要运用多种方法、手段将获得的经整理鉴别后的信息进行定性或定量分析，得出结论。信息分析的智能性和创造性的特点正是通过该阶段才充分体现出来的。

（5）撰写分析报告　任何研究成果，最终总是要用文字记录下来，一方面便于得到社会的认可，另一方面可以使其进入科学交流系统，发挥更大的社会作用。因此，编写研究报告是信息分析工作的最后一道工序，也是很重要的一个工作环节。

分析报告由题目、绪言、正文、结论、附录和参考文献几部分组成。①绪言：阐明课题的基本情况，包括课题目前的研究水平和发展概况，可能遇到的困难和各种限制条件，本课题与其他问题的关系等。绪言还应当交代选题目的，说明对原始信息选择和收集的原则与依据以及收集的时间、地理范围等。②正文：是研究报告的核心部分。主要是作为论证或预测所依据的事实和数据，论证或预测所采用的方法以及详细的推演、论证及预测过程。③结论：结论部分一般是对报告中最重要和最新颖的数据和事实进行分析研究，将研究结果用简洁明了的文字表达出来。④附录：把一些经常引用的图、表、数据以及技术经济指数等重要资料作为附录，统一集中放在结论或者建议部分的后面。⑤参考文献：研究报告的最后要列出撰写这篇报告时所参考的文献目录，目的是为别人进行类似课题研究提供线索，同时也提高用户对于研究报告的信赖程度。

（三）卫生信息分析方法

1. 信息分析方法体系简介。信息分析方法的来源是多方面的，为了能系统、全面地认识和掌握各种分析方法，许多学者对信息分析的方法体系进行了研究，这些方法体系为建立新体系提供了基础，其中有代表性的有：层次性的方法体系、流程与方法集成的方法体系和功能与结构对应的方法体系。这些方法体系都认为信息分析方法分为定性分析法、定量分析法及定性和定量相结合的分析法。

信息分析方法的演变，伴随着计算机软硬件技术的飞速发展，现代信息分析方法和手段也愈加趋于自动化、智能化。

（1）计算机辅助信息分析　代表了信息分析发展的重点和未来方向，其实现及发展大体可分为三个阶段：计算机辅助数据处理阶段；系统支持阶段；人工智能阶段。

（2）基于数据仓库的信息分析方法。

（3）基于数据挖掘和知识发现的信息分析方法。

（4）其他方法。

2. 信息计量学方法　信息计量学（informetrics）是一门采用定量方法来描述和研究情报（信息）的现象、过程和规律的学科，是情报学关于定量分析的分支学科，它是由数学、统计学、运筹学等与情报学紧密结合而成的，具有交叉学科的性质。信息计量方法中最经典的当属洛特卡定律、布拉德福定律、齐普夫定律三大定律。

（1）洛特卡定律（Lotka'slaw）　洛特卡定律是描述文献著者分布理论中影响最大的定律，它揭示科学生产率以及作者与论文数量之间的关系。

1926年，洛特卡在其"科学生产率的频率分布"一文中提出"科学生产率"的概念，即科研人员在科学上所表现出的能力和工作效率，通常用其发表的科学文献的数量来衡量。在文中，他描述了作者频率与论文数量关系的一般公式，还阐述了科学生产率的平方反比律，他的研究成果被称为洛特卡定律。①洛特卡定律的数学表达式 $f(x)=C/x^2$（7-1）。式中，x 表示论文篇数；$f(x)$ 表示发表x篇论文的著者占著者总数的百分比；C 为某主题领域的特征常数。通过级数求和可以得出 $C=6/\pi^2=0.6079=60.79\%$，即写一篇论文的著者占全部著者总体比例的60%左右。由于C在数值上等于 $f(1)$，故式7-1可变为：$f(x)=f(1)/x^2$（7-2）。式中，$f(x)$ 为发表 x 篇论文的著者数量。该式在实际中更常用和方便。②特卡定律的应用。在信息分析与预测方面，可以预测发表不同数目论文的著者的数量和特定学科的文献数量，便于搜集信息、掌握信息流的变动规律、预测科学家数量的增长，从而进行文献情报的科学管理以及情报学理论研究等。在科学学和人才学方面，通过对科学论文著者结构、著述特征的统计和计量分析，可以了解科学活动的特点，掌握科学发展的规律，合理地组织科研团队，为整个科学学和人才学的研究提供新的途径和手段。

（2）布拉德福定律（Bradford'slaw）　布拉德福定律是定量描述学科专业论文在相关期刊中集中-分散状况的规律。

由英国著名文献学家B.C.布拉德福于20世纪30年代率先提出的描述文献分散规律的经验定律。其文字描述为：每种科技期刊都隶属于某一学科分类，如果将科技期刊按其刊载某学科专业论文的数量多少，以递减顺序排列，那么可以把期刊分为专门面对这个学科的核心区、相关区和非相关区，各个区的文章数量相等，此时核心区、相关区、非相关区的期刊数量 $n1$，$n2$，$n3$ 之间存在如下关系：$n1:n2:n3=1:\alpha:\alpha^2$（$\alpha>1$）（7-3）。式中 α 为布拉德福常数。

布拉德福定律可用于确定核心期刊，指导读者利用重点文献；指导期刊订购，进行动态馆藏维护；在文献检索时考查检索工具的完整性等。

（3）齐普夫定律（Zipf'slaw）　齐普夫定律是揭示文献的词频分布规律的基本定律。

由美国学者G. K. 齐普夫于20世纪40年代提出，它可以表述为：如果把一篇较长文章（约5000字以上）中每个词出现的频次统计起来，按照高频词在前、低频词在后的递减顺序排列，并用自然数给这些词编上等级序号，即频次最高的词等级为1，频次次之的等级为2……，频次最小的词等级为D，那么等级值和频次值的乘积是一个常数。①齐普夫定律的数据表达式。若用 f 表示频次，r 表示序号，则有 $f \times r = C$（7-4）。式中C为与样本有关的常数。②齐普夫定律的应用。齐普夫定律对于提示书目信息特征、设计情报系统、制定标引原则、进行词汇控制等具有理论指导意义；在科学评价和科技管理领域，通过主题词或关键词的计量分析，可以了解某一学科或专业领域的发展阶段和发展动向。

（4）引文分析法（citationanalysis）　所谓引文分析法是指利用各种数学及统计学方法和比较、归纳、抽象、概括等逻辑方法，对文献的引用与被引用现象进行分析，以便揭示它们所蕴涵着的研究对象具有的规律的一种信息计量学方法。引文分析法也是信息计量学中非常常用的方法。

引文分析法的步骤：①选取统计对象：根据所要研究学科的具体情况，选择该学科中有代表性的权威期刊若干，确定一定时间范围内相关论文作为统计对象。②统计引文数据：从选取的相关论文中，分项统计每篇论文所附引文的数量、出版年代、发表期刊、语种、类型、引文作者、论文作者和自引量等。在进行引文数据统计时，必须注意选准统计对象。③引文分析：在获取的引文数据基础上，根据研究目的，对引文的各种指标进行分析。④得出结论：根据引文分析原理和其他一般原则进行判断和预测，得出分析结论。四步当中，最关键的当属统计引文数据，因为无论何种类型的引文分析，都必须以统计得到的引文数据为基础。目前，最常用的可供进行引文分析的工具主要是美国的Web of Science数据库、期刊引证报告（JCR）等。

（5）聚类分析方法　聚类分析（clusteranalysis）是将一组物理的或抽象的对象，根据它们之间的相似程度，分为若干组，使得同一个组内的数据对象具有较高的相似度，而不同组中的数据对象是不相似的。相似或不相似的描述是基于数据描述属性的取值来确定的。通常利用（各对象间）距离来表示。①聚类与分类。聚类分析与分类不同。对于分类问题，事先了解训练样本的分类属性，将数据对象分到不同的已知类中，如在人口统计中将每个调查对象分类到老年组、中年组等；而聚类分析，则是在划分的分类体系未知的情况下，将数据对象分成不同类，需在训练样本中找到这个分类属性。②聚类数据。用于聚类的数据通常为一个对象–属性结构的数据矩阵，由n个对象组成，利用p个属性来进行 n 个对象的描述，数据矩阵采用形式为 $n \times p$ 矩阵来表示。

（6）关联规则挖掘方法　①关联规则与关联规则挖掘。关联规则（associationrule）是指在同一个事件中出现的不同项的相关性。关联规则反映了一个事件和其他事件之间依赖或依存的关系，如果我们确定两项或多项属性之间存在着关联，那么我们就可以根据其中一项的属性值来预测其他属性的值。关联规则挖掘就是从大量的数据中挖掘出描述数据项之间相互联系有价值的知识。②关联规则挖掘的意义。购物篮分析：关联规则挖掘中的经典案例，在美国的沃尔玛连锁超市发现，每逢周末，位于某地区的沃尔玛连锁超市啤酒和尿布的销量很大，通过数据挖掘发现了小孩尿布和啤酒之间有着内在联系，一些年轻的父亲下班后经常去超市买婴儿尿布，在购买尿布的年轻父亲中，有30%～40%的人同时要买一些啤酒。超市随后调整了货架的摆放，把尿布和啤酒放在一起，明显增加了销售量。在生物医学领域，很多中医药学者利用关联规则挖掘中药方剂的配伍规则，如四君子汤类方药物配伍规律、急性冠脉综合征遣药组方规律、肝脾不调证中药配伍规律、明清脾胃湿热方用药关联规则等。临床上，也有应用关联规则对医学图像进行智能分类，挖掘脑部医学图像中的关联规则，构建图像数据挖掘的模型。基础研究中，有学者应用关联规则挖掘分析基因表达数据，如构建人小脑发育的基因表达关联网络，也有挖掘基于功能模块组织癌细胞系基因表达谱的关联规则。对于卫生信息分析，可以从大量医疗门诊以及传染病报告的记录中发现有意义的关联关系，可以有助于医疗诊断和治疗决策，提高医疗服务治疗并降低医疗服务费用。③联规则的表现类型。关联规则是一种形如XY的规则，其中X和Y是项目的集合。它说明如果X在数据库中发生，那么Y也会以一定的概率发生。根据规则中所处理的值类型：如果规则考虑的关联是项的在与不在，则它是布尔关联规则，如：性别="女"职业="秘书"；如果规则描述的是量化的项或属性之间的关联，则它是量化关联规则，如：性别="女"avg（收入）=2300。根据规则中涉及的数据维：如果关联规则中的项或属性每个只涉及一个维，则它是单维关联规则，如啤酒尿布；如果规则涉及两个或多个维，则它是多维关联规则，例如：性别="女"职业="秘书"，是一个二维关联规则。根据规则集所涉及的抽象层：有些挖掘关联规则的方法可以在不同的抽象层发现规则。若规则涉及不同抽象层的项或属性，规则内容描述由于涉及多个不同抽象层次概念，则称所挖掘的规则为多层关联规则，如：台式机Sony打印机。如果在给定的规则集中，规则不涉及不同抽象层的项或属性，仅涉及单一层次的概念，那这样的关联规则就称为单层次关联规则。如：IBM台式机Sony打印机。④联规则挖掘的基本过程：找出所有频繁项集：根据定义，这些项集出现的频繁性至少和预定义的最小支持计数一样。由频繁项集产生强关联规则：对于给定的一个事务集D，挖掘关联规则就是支持度和可信度分别大于用户给定的最小支持度和最小可信度的强关联规则。评价关联规则的两个重要的指标：支持度：$P（A \cup B）$，即A和B这两个项集在事务集D中同时出现的概率。用来描述一个规则的重要性。可信度：$P（B \mid A）$，即在出现项集A的事务集D中，项集B也同时出现的概率。用来描述规则发生的可能性。设置支持度和置信度的意义在于支持度很低的规则可能只是偶尔出现，支持度通常用来删去那些不令人感兴趣的规则，而可信度则是用来筛选出通过规则进行推理的可靠性。一般用0和100%之间的值表示支持度和可信度。关联规则挖掘算法中最重要的部分是发现频繁项集，该过程受到用户给定的最小支持度的影响。同时满足最小支持度阈值（min-sup）和最小可信度阈值（min-conf）的关联规则称作强关联规则。

二、决策

（一）决策与决策系统

决策（decision）就是人们为了达到一定的目标，运用科学的理论与方法，系统地分析各种条件，从得出的若干个可能的策略（例如行动、方案等）中选取效果最好的策略的过程。简言之，决策是在分析信息的基础之上选择最佳行动方案的过程。

决策的基本要素包括决策者、决策对象和决策方法。

决策系统是决策者、决策对象和决策方法在一定条件下构成的统一体。决策是决策者的思维活动过程，而决策系统是在此过程中为决策者提供数据、信息和分析方法的信息系统。一个决策系统可包括多个子系统。

（二）决策的分类

1. 根据决策活动特征分类　可将决策分为非结构化决策、结构化决策和半结构化决策。

（1）非结构化决策　缺乏决策准则，决策过程没有规律可循，解决方法具有较强的不确定性，只能根据当时情况和现有资料，凭决策者的经验、智慧进行决策。

（2）结构化决策　决策目标明确，决策过程是常规的，可事先确定一系列决策准则，按照这些准则能够得到明确的决定。

（3）半结构化决策　介于非结构化决策与结构化决策之间，一些决策阶段是非结构化的，还有一些决策阶段是结构化的，这样的决策活动称为半结构化决策。

2. 根据决策者在组织中的地位分类

（1）战略决策　该决策活动会对组织的整个活动造成较大的影响，是全局性的，重点在于系统的方向与目标的选定，具有全局性、方向性、战略性和长期性等特点。通常属于非结构化决策或半结构化决策。决策过程中各阶段的输入输出结果无明确规定，会对组织全体产生很大的影响，因而无法预测每一步的结果，也没有标准的解决过程。

（2）作业决策　是对常规问题的决策，在系统的方向与目标确定以后，选择达到目标的方法等手段的决策，带有局限性，常常不断变化和调整。这类决策符合结构化决策的条件。

（3）战术决策　指为了保证战略决策的实现而制定的，是对局部的战术性问题的决策，具有局部性、暂时性和策略性等特点。处于战略性决策和作业性决策之间，其中一部分属于结构化决策。

3. 根据决策条件分类

（1）确定型决策　所面临的各种条件和因素以及结果都准确知道时，这类问题的决策称为确定型决策。这类决策问题只可能有一种状态，状态变量只能取一个值，一般可通过数学上求最优解的方法来选择方案。这是一种理想的状态，而现实中的大多数问题是不能用确定型决策解决的。

（2）风险型决策　若每一种方案的可能结果有两种或两种以上，且知道每一种结果发生的可能性（概率），这类问题的决策称为风险型决策。各种结果出现的可能性可以通过预先估计或用历史的资料测算来得到。但无论选择哪一种方案，都可能冒一定的风险。

（3）不确定型决策　每种方案所需的条件及可能带来的结果都不可能确定的决策称为不确定型决策。不确定型决策对每种方案的各种可能的结果无法得到具体的发生概率，也不宜对这一概率做出主观上的估计，易受决策者心理导向的影响。

（三）决策的步骤

1. 确立目标　首先必须明确要解决的问题。管理中的问题是指在组织目标的实现过程中需要研究讨论并加以解决的矛盾、疑难点，在明确问题的基础上确立决策目标。决策目标必须明确，要在时间、地点、数量等方面加以确定。

2. 收集信息分析预测　预测是计划和决策的前提和基础，没有科学的预测，就不会有科学的决策和成功的计划。要解决问题，首先要分析问题。因此，要求在已确立的决策目标的基础上，有目的、有针对性地收集内外信息资源，分析所掌握的信息，找出问题产生的原因以及未来可能的影响因素，从而为决策活动做好基础性工作，为决策提供一个活动范围。

3. 拟定方案　找出能够解决问题的所有可能方案，针对每个具体问题的解决方案可能有几种，而决策所依据的就是这些方案。因此，在这一阶段，决策者在知道什么是他们的目标，并且就明确的计划工作的前提条件取得一致意见的情况下，就要拟定出各种备选方案。

4. 评估方案　就是对所拟订的备选方案进行评价和估计。应分两步进行：首先，经过初步分析，淘汰一些，并补充修改一些方案；然后把主要精力放在几个可能是最有效的方案的分析上。评估的标准或依据应该是各种方案的预期结果，从经济、学术、社会价值来衡量各方案的远、中、近期效果。

5. 选择方案　是决策过程中最关键的一步，需要从几个有效的备选方案中选取一个最佳方案，需要考虑方案实施后的各种结果。

6. 执行方案　在实际中应用最终选取的最佳方案，要制订实施计划，明确分工，按时、按质地实施。

7. 评价与控制　对方案的实施效果及实施过程中遇到的问题进行分析处理，提出改进措施，为新一轮决策提供必要的信息，保证决策方案正确执行和决策本身的正确。

（四）决策支持系统

决策支持系统（decision support system，DSS）是一个辅助决策者实现科学决策的综合集成系统，它利用数据库、人机交互进行多模型的有机结合。它是管理信息系统（MIS）向更高一级发展而产生的先进信息管理系统。它为决策者提供分析问题、建立模型、模拟决策过程和方案的环境，调用各种信息资源和分析工具，帮助决策者提高决策水平和质量。

1. 决策支持系统的特征　对决策者提供支持，而不是代替他们的判断；支持解决半结构化和非结构化决策问题；支持决策过程的各阶段；支持决策者的决策风格和方法，改善个人与组织的效能；支持所有管理层次的决策，进行不同层次间的沟通和协调；易于非计算机专业人员以交互对话方式使用；需要用户通过对问题的洞察和判断来加以控制；强调对环境及用户决策方法改变的灵活性及适应性。

2.决策支持系统分类

（1）按系统特征分类：①面向数据的决策支持系统：主要用于大量数据处理，其重要功能是进行数据检索和数据分析。②面向模型的决策支持系统：主要提供基于模型的分析功能，如模拟功能、优化功能等，这类决策支持系统通常有很强的模型库管理系统，针对某一类问题，用户可在线进行模型操作，在与系统交互过程中找出问题的解决方案。

（2）按使用形态分类：①制度化的决策支持系统：通常用在反复出现的决策环境中；②动态的决策支持系统：常用来处理很少重复的问题，必须具有快速构造模型的能力。

3.决策支持系统的结构　决策支持系统的基本结构主要由四个部分组成：

数据部分：是一个数据库系统；模型部分：包括模型库及其管理系统；推理部分：由知识库、知识库管理系统和推理机组成；人机交互部分：是决策支持系统的人机交互界面，用以接收和检验用户请求，调用系统内部功能软件为决策服务，使模型运行、数据调用和知识推理达到有机统一，有效解决决策问题。

（五）常用卫生决策方法

1. 判别分析方法。判别分析（discriminant analysis）是一种根据观测变量判断研究样本如何分类的多变量统计方法，它对于需要根据对样本中每个个案的观测来建立一个分组预测模式的情况是非常适用的。

判别分析的分析过程基于对预测变量的线性组合产生一系列判别函数，但是这些预测变量应该能够充分地体现各个类别之间的差异。判别函数是从一个每个个案所属的类别已经确定的样本中拟合出来的，并且生成的函数能够运用于同样进行了预测变量观测的新的样本点，以判断其类别归属。

判别分析的基本原理：在一个P维空间R中，有K个已知的总体G_1，G_2，G_3……，GK，同时有样本点X（X_1，X_2，X_3……，XP），它属于且仅属于这K个总体中的一个，判别分析所要解决的问题是确定这个样本点X具体应该属于哪一个G总体。

判别分析的过程分为两个部分：首先是依据已知样本及其预测变量建立起一系列分类规则或判别规则；其次是运用这一规则对样本的原有分类进行检验以确定原有分类错判率。同时如果原有分类具有较低的错判率，则建立起来的分类规则可以应用于实际工作中。

常用判别分析方法：Bayes判别；Fisher判别。

（1）Bayes判别　是一种概率型的判别分析，在分析过程开始时需要获得各个类别的分布密度函数，同时也需要知道样本点属于各个类别的先验概率，以建立一个合适的判别规则；而分析过程结束时，则计算每个样本点归属于某个类别的最大概率或最小错判损失，以确定各个样本点的预测类别归属。①完全情报：正确的决策来源于可靠的情报或信息。情报、信息越全面、可靠，对自然状态发生的概率的估计就越准确，据此做出的决策也就越合理。能完全肯定某一状态发生的情报称为完全情报，否则称为不完全情报。有了完全情报，决策者在决策时即可准确预料将出现什么状态，从而把风险型决策转化为确定型决策。实际上，获得完全情报是十分困难的，大多数情报属于不完全情报。②先验概率和后验概率：在风险型决策中，有时不可能得到完全情报，有时为了得到完全情报花费的代价太大而无法承受。这种情况下，如果需要改进原来的决策结果，可以采用抽样检验、请专家估计等方法，采集不完全情报作为补充情报，以此来修正原来的概率估计。通常，把根据补充情报进行修正之前的各自然状态的概率估计称为先验概率，而把根据补充情报进行修正之后的各自然状态的概率估计称为后验概率。一般来说，后验概率要比先验概率更加准确可靠。和完全情报相类似，获取不完全情报也要付出一定的代价，也有一个是否值得的问题。③当某个样本点的判别得分为A时，则它属于第i个类别的概率为：

$$P(Bi \mid A) = \frac{P(Bi)P(A \mid Bi)}{\sum_{i=1}^{n} P(Bi)P(A \mid Bi)}$$

（i=1，2⋯，n）

式中：事件Bi表示自然状态，（B_1，B_2⋯，B_n）是两两互斥的完备事件组。P（Bi）是自然状态Bi出现的概率，即先验概率。P（A|Bi）是自然状态Bi出现的情况下，事件A发生的条件概率。P（Bi|A）是事件A发生的情况下，自然状态Bi出现的条件概率，即后验概率。

（2）Fisher判别　是依据方差分析原理建立起来的一种判别分析方法。它的基本思路就是投影，针对P维空间中的某点x=（x_1，x_2，x_3⋯，xp）寻找一个能使它降为一维数值的线性函数y（x）：y（x）=ΣCjxj然后应用这个线性函数把P维空间中的已知类别总体以及求知类别归属的样本都变换为一维数据，再根据其间的亲疏程度把未知归属的样本点判定其归属。

Fisher判别分析的结果：分类规则：包括典型判别函数、衡量预测变量与判别函数之间关系的结构矩阵以及Fisher线性分类函数。典型判别函数是基于Bayes判别思想建立起来的，十分烦琐不利于操作。而Fisher线性分类函数则是针对每个类别分别建立起来的，可以直接应用于实践操作中对新的样本进行分类。分类结果：依据已经建立起来的分类规则对参与分析的各个样本点重新进行分类，并通过与原有分类进行比较来确定原有分类的判对率。

2. 人工神经网络　人工神经网络（artificial neural network，ANN）是一种模仿动物神经网络行为特征，进行分布式并行信息处理的算法数学模型。这种网络依靠系统的复杂程度，通过调整内部大量节点之间相互连接的关系，从而达到处理信息的目的。

（1）人工神经网络的结构　一种常见的多层结构的前馈网络由输入层、输出层和隐含层三部分组成。输入层（inputlayer）：众多神经元（neuron）接受大量非线性输入信息。输入的信息称为输入向量。输出层（output layer）：信息在神经元链接中传输、分析、权衡，形成输出结果。输出的信息称为输出向量。隐含层（hidden layer）：是输入层和输出层之间众多神经元和链接组成的各个层面。

（2）人工神经网络的工作原理　学习阶段：对网络进行训练，主要是调整网络神经元的连接权值和连接方式等。神经网络的信息处理能力（包括信息存储能力和计算能力）主要由连接方式和连接权值决定。虽然神经网络中不同的学习模式和学习算法所需的时间各不相同，但通常说来，神经网络的训练时间较长，并远远大于单个数据的处理时间。

工作阶段：训练好的网络即可用于实际工作，此时网络的连接权值和连接方式固定不变，工作过程表现为输入数据在状态空间的映射和变化过程，神经网络最终的稳定状态即是工作输出。与学习阶段所用的时间相比，工作阶段的速度相对较快。

人工神经网络通过学习不断调整权值，调整权值的过程就是学习的过程。在训练最初，权值一般是0、1间的一个随机数。网络按照连接权值可以有2种训练方法：有监督学习和无监督学习。

有监督学习（supervised learning）：需要一批正确反映输入和输出数据关系的样本，训练过程中训练样本的内容对于系统是已知的。在开始学习时，对于一个理想输入，神经网络并不能立即给出所要求的目标输出。通过一定的学习算法，神经网络自动修正网络内互联的权值，逐步缩小实际输出和目标输出之间的误差，直到实际输出和目标输出之间的差错比例处于允许范围内。

无监督学习（unsupervised learning）：无监督学习是一种自组织学习，此时网络的学习完全是一种自我调整的过程，不存在外部环境的示教，也不存在来自外部环境的反馈来指示网络期望输出什么或者当前输出是否正确，故又称为无导师学习。

无监督学习系统在学习过程中，仅有一批输入数据，训练过程中样本内容对于系统是未知的，系统提供一个关于网络学习性质的规则，网络根据这个规则反复地调整连接权值来逐步优化网络，以适应输入模式的激励，指导网络最后形成某种有序状态，使得类似的输入产生相同的输出。无监督学习只规定学习方式或某些规则，而具体的学习内容随系统所处环境，即输入信号的情况而异，系统可以自动发现环境特征和规律性，具有更近似于人脑的功能。

（3）人工神经网络模型　包括前馈式神经网络（feed forward network）；反馈式神经网络（feed back network）；前馈式神经网络。

如果处理过程的传播方向是从输入端传向输出端，并且没有任何的回环或反馈的话，该网络类型是前向的。采用前向传播的网络称为前向网络或前馈式神经网络。

如果前馈式神经网络中的每个单元都向下一层的每个单元提供输入，则称为全连接前馈式神经网络。多层神经网络比单层神经网络的表达力更强，增加层数可以进一步降低误差，提高精度，因此多层反馈神经网络是一种重要的人工神经网络类型。

（4）反馈式神经网络　如果网络有输出到输入的反馈，并组成了封闭的回路，则该网络属于反馈式神经网络。Hopfield网络是最典型的反馈式神经网络模型，网络具有输出到输入的连接，它是目前人们研究得最多的模型之一。

3.循证卫生决策　循证卫生决策是指面临两个及两个以上卫生干预策略/方案时，通过获取全球当前可得最佳证据，考虑当地可得的卫生资源和公众/患者价值取向，结合管理者实践经验，作出价有所值并可行的选择的过程。

（1）循证决策的要素　①证据：是决策者最先需要考虑的因素，引入新的决策必须基于利大于弊的证据。②决策者的素质与能力：要提高决策者的社会责任感和循证理念，最大限度地减少决策者决策时的个人偏好，才能做出好的决策。③资源可得性：资源是决策赖以实施的物质基础，评价证据的外部有效性时，必须考虑有无可用资源。④实施人群价值观：主要涉及干预人群对决策的接受性，接受性好，实施顺利，效果就好；反之，即使基于最佳证据和资源的决策，也难以对干预对象取得好的效果。⑤当地法律法规：卫生决策或政策在很大程度上要受相关法律法规的影响，制定卫生政策和决策时必须考虑要符合当地的法律法规要求。

（2）循证决策的步骤

（3）循证卫生决策中的证据基础及其需要考虑的问题　证据类型；证据质量及其局限性：评价卫生决策/公共卫生领域证据质量需考虑的问题；证据来源和解释：证据可来源于官方网站、数据库、灰色文献及制药公司等；证据的解释或表达方式（如采用绝对或相对效应指标）不同会在很大程度上影响决策者或使用者对证据的合理判读。因此，决策者和使用者应关注"谁生产的证据"、"证据适用何种人群和环境"及"证据解释的合理性"等问题。

证据不足时的决策：决策者常常会面临没有证据或证据不足但仍急需决策的情况，此时主要依据只能是专家意见或经验、具体决策环境、资源及决策关注对象的偏好等。

4.计算机辅助卫生决策的类型

（1）提供间接帮助的决策　通过计算机的信息分析与处理得到对卫生服务人员进行决策有帮助的有用的结果、证据，计算机提供的结果并不是最终决策，需要由人结合计算机提供的结果来做出决策。如医院的HIS系统、病历管理系统等可以简化病历的获取过程及对患者数据进行分析的报告、报表的生成等。

（2）提供直接帮助的决策　由计算机将相关知识应用于卫生领域的某一特定问题，直接提出具有最佳效果/费用比的决策办法，常通过决策支持系统来实现。

（六）卫生决策支持系统的种类

1.被动系统　医生必须向系统明确提出问题，描述患者的情况，然后等待系统的建议。根据系统所提供的信息和用户的要求，被动系统还可以进一步分成两类：

（1）咨询系统　用户提供患者状况的信息，系统提供诊断和治疗建议，如MYCIN系统。

（2）评议系统　用户提供患者的信息和医生的治疗方案，系统对医生的方案提出评价和意见，如ATTENDING系统。

2. 半自动系统　一般自动激活，提供信息、广泛接受的知识和操作规程。该系统起到一个"看门狗"的作用。包括：

（1）自动提示系统　监视医务人员的活动，帮助他们避免重复检查和处方错误，辨认剂量错误、列出相互冲突或有明显相互作用的药物。

（2）报警系统　监视患者状态信号的变化，可以提示医生异常值或异常的变动，生物或生理参数的异常值，某一参数的突然上升或下降。

3. 主动系统　自动激活，可以不通过医生干预而自动决策，对特定患者提出相应的建议。包括依据医疗常规开出额外的检查，对治疗的检查（如一个封闭系统自动采取对输液的控制）、监督（如对换气机，心脏起搏器，透析监视器的智能控制）或者对外科手术的帮助。

（七）决策支持系统的发展

随着计算机技术和人工智能技术的迅速发展，DSS产生了许多新的分支，主要包括以下几种：

1. 智能决策支持系统；

2. 群体决策支持系统；

3. 分布式决策支持系统；

4. 行为导向决策支持系统；

5. 数据仓库、数据挖掘、联机分析处理。

三、医学数据挖掘

（一）数据挖掘概述

随着科学信息技术的日新月异，以及数据集成能力的快速增强，我国目前已经在商业、政府和科研、工程项目开发的行业广泛使用数据库来进行科学的统计与归纳。正是这样一个信息爆炸时代的到来，才使得人们在为信息的传递速度和辐射面所惊叹的同时，开始不得不面临信息过量这一难题。正是由于信息量过大，使得信息的真假难辨，安全可靠性也无法保证，信息的形式也无法统一归纳管理，这一切都为社会的进一步发展带来了一些麻烦。为此，人们又在此基础上提出一个全新的概念："要学会抛弃信息"。也就是说，如何从数目种类众多的、纷繁复杂的信息中有效的、及时的获取自身需要的信息知识，以此来提高信息的利用率和工作效率呢？经过一段的实践研究，数据挖掘和知识发现技术便进入了人们的眼帘，并越来越发挥出重要的作用。与此同时，数据库技术和数据库管理系统的广泛应用也为人们提供了越来越多的信息数据。而如何能够从这些海量的数据信息中，经过科学的筛选和分析，及时高效地得出所需要的相关数据，是人们所热切盼望的。就当下而言，尽管数据库系统具备数据的录入、查找、统计和筛选等功能。但是却无法对其相关数据间的联系和规则，以及这些数据的发展趋势做出精确的分析，正是由于挖掘数据手段的缺失才使得数据爆炸时代，有效数据并没有实质性增加的局面出现。

顾名思义，数据挖掘，也称为数据融合以及决策支持，就是从大量的、不完全的、有噪声的、模糊的、随机的数据中，提取隐含在其中的、人们事先不知道的、但又是潜在有用的信息和知识的过程。换句话说，数据时代人们获得知识的先决条件是，这些数据要么是图形文本式的，要么是网络异构型的，总之非常多元化，无论是数据或非数据的，还是演绎归纳的，它们都可以用在决策支持和信息管理等过程中。为此，我们可以说，数据挖掘并非单一的学科，而是将各个领域的专家学者集合起来，共同研究的一个跨学科交叉领域。它不仅包括数据库处理、也包括数据统计、可视化分析、人工智能等方面的知识。

（二）数据挖掘主要技术分类

数据挖掘系统的知识类型主要可以分为以下几大类：

1. 广义型知识　广义知识指类别特征的概括性描述知识。根据数据的微观特性发现宏观知识，是对数据的概括、精炼和抽象。因此，这类数据挖掘系统是对数据的所蕴涵的概念特征信息、汇总信息和比较信息等。被挖掘出的广义知识可以结合可视化技术以直观的图表形式展示给用户，也可以作为其他应用如分类、预测的基础知识。

2. 分类知识　指将数据归于已知类中的某一个的标记或分类过程。反映同类事物共同性质的特征型知识和不同事物之间的差异型特征知识。目标是从该分类模型中生成一系列的分类规则，可用于对其他未来的数据进行分类。最为典型的分类方法是基于决策树的分类方法，是一种有指导的学习方法。最为典型的决策树学习系统是，算法和都是的扩展，它们将分类领域从类别属性扩展到数值型属性。此外还有统计、粗糙集等方法。分类和回归都可用于预测。分类的效果一般和一的特点有关，线性回归和线性辨别分析是典型的统计模型。为降低决策树生成代价，人们还提出了一种区间分类器。最近也有人研究使用神经网络方法在数据库中进行分类和规则提取。

3. 聚类知识　指对一系列未分类客体进行类别的识别过程，是把一组个体按照相似性归成若干类别，即"物以类聚"。它的目的是使得属于同一类别的个体之间的距离尽可能的小，而不同类别上的个体间的尽可能的大。聚类方法有统计方法、机器学习方法、神经网络方法和面向数泰库的方法等。

4. 差异型知识　指发现分辨目标类与对照类的特征与性质，发现一系列的区分规则。它反映不同事物之间属性差别的知识。

5. 关联型知识　反映一个事件和其他事件之间依赖或关联的知识，又称依赖关系。它反映一个事件和其他事之间的依赖或关联的知识。最为著名的关联规则发现方法算法。关联规则的发现可分为两步。第一步是迭代识别所有频繁项目集第二步是从频繁项目集中构造可信度不低于用户设定的最低值规则。识别或的部分。

6. 序贯模式　指在多个数据序列中发现共同的行为模式，发现问题就是在该数据库中寻找所有的频繁序列或所有的最长频繁序列。序贯模式的发现方法与关联规则基本相同，关联规则仅仅发现事务内部的模式，即频繁项目集，而序贯模式则是发现事务之间的模式，即频繁序列。

情节知识　指在事件序列中发现频繁情节。所谓情节是指在给定长度的时间区间内出现的事件的有序集合，而频繁情节是指在事件序列中具有一定出现频率的情节。如果在事件序列中发现了频繁情节，我们就可以描述或预测该序列的行为。

7. 预测型知识　指对某客体集中缺损值或某属性值分布的估计。它实际上是一种以时间为关键的关联知识，能根据历史的和当前的数据预测测未来数据。时间序列预测方法包括经典的统计方法、神经网络和机器学习等。预测型知识的挖掘中经典的统计学方法是基础。

8. 演化型知识　指对其行为随时间变化的对象数据演化规律的探测或评估，涉及时间相关数据的特征、分类、关联和聚类等。

9. 偏差知识　指在与时间相关数据库中某对象的偏离模式的发现与评估，用于揭示事物偏离常规的异常现象。通过分析标准类以外的特例，来对差异和极端特例进行描述。例如，在站点发现非正常登录行为的用户特点可以防止非法入侵。偏差型知识可以和其他数据挖掘技术结合起来，在挖掘普通知识的同时进一步获得特异知识。例如，分类中的反常实例、观测结果与模型预测值的偏差、数据聚类外的离群值、不满足普通规则的特例等。

（三）医学数据中的数据挖掘

1. 医学数据的特点　医学信息包括纯数据如体征参数，化验结果，信号如肌电信号，脑电信号等，图像如超，等医学成像设备的检测结果，文字如患者的身份记录，症状描述，检测和诊断结果的文字表述，以及用于科普、咨询的动画、语音和视频信息。而这种多种形式的特点也成为了医学信息区别于其他的领域的最主要的特征，但同时也是给医学数据的挖掘增加了难度。

医学信息也有其不完全性，主要存在原因就是在医学上运用的病例病案等都不能全面详细地描述出疾病的所有信息。由于医学上关于病例病案的信息都是由医生来进行阐述记录，其信息本身就已经存在不确定性。并且，医学数据库十分庞大繁杂，更为复杂的是许多疾病的部分信息都会发生重叠，治疗方法也可能相同。故而医学数据的挖掘相比其他数据其算法，方式以及困难度都有很大不同，这就是其特殊性。医学数据库庞大繁杂，故而在进行数据挖掘之前必须对其进行筛选过滤，从而找出相同范围的、确定性更高的数据，之后再进行更深入的挖掘。

2. 医学数据的预处理　数据需要通过一系列的转换变成更为适合进行挖掘的形式才可以进行关联规则的挖掘而预处理这一步骤则是主要为了增加数据挖掘的准确性和提高效率，并通过不同的维数和层次实施挖掘工作，从而符合不同用户的要求，而这个过程是将大量的初始数据转换成系统的数据的十分重要的一步，对之后的数据挖掘工作起到很大的作用。这个过程需要将其分为四步：数据的集成、清理以及转换和消减。为了更好的实施这一技术，人们将数据消减划分为更精细的两部分：维数与数据块消减。利用粗糙集技术对数据进行分析检索被称为维数消减，而数据块技术则运用聚类，聚集大量未经处理的数据，然后再将新聚在一起的数据依次进行挖掘分析。聚类就是将大量的数据集成一个个组合等的方式。但实际操作时，集成、清理、转换、消减这四个过程并不能很明确地对其进行分别。

由于医疗数据自身特点所致，对于医疗数据的挖掘，尤其是关联规则挖掘必须要使其变成包含项的事务数据形式。

（1）选择属性和处理噪声　例如病历中患者的姓名、年龄、家庭住址等等对于我们数据的选取没有任何意义，因此隶属于这种属性的都应该被清除掉。一般来说，属性选择应当是按照症状为条件，疾病为决策来对医疗数据进行筛选挖掘。与此同时，消除噪声数据和偏差数据也是必需的，这个过程可以依靠分箱、聚类等方式进行平滑处理将其清除，从而提高数据的质量，保证其准确性以及效率。

（2）处理空缺值　一般来说，存有空缺值的数据库不适合使用数据挖掘，所以，怎样消除或者填补空缺值，对于数据挖掘的正常实施十分有必要。方法包含有：直接清除其样本，以平均值测算法或者是可能值填补等，将空缺值给填充上，从而可以进行数据挖掘。

（3）离散化连续属性　类别属性：属于这种属性的数据值大多是分类值，一个属性对应很多数据值，因此将这些不一样的类别属性值集合起来，并将其与一个整数相关联使其成为一个类别映射，这就是项。

数值类型：作为第二重要的属性类型，有必要对此进行一些特征区间的划分。利用数值类型从而找出其关联规则，将其分成不同的区间，形成索引，从而更为便捷地寻找关联规则。等深的分割方法可以最小化信息的丢失，因此，在运用一些病例病案时，采纳专业医生对于区间的划分是很有必要的，尤其是一些已经约定俗成的区间，例如对于人体体重的个区间（偏瘦、正常、超重，还有年龄上对于未成年和成年，中年、老年等），都已经是所有人认可的分割参数。

通过上面一些步骤之后，所有的医疗数据就会全部转换成布尔型数据，而离散型则以一个整数代表多种数据值。但其中的数据仍然是连续不断的，而划分的区间也由此可以以一个整数相关联。

（四）数据挖掘在医学上的应用

数据挖掘技术可从缺乏医学的海量数据中发现隐含的、有意义的知识，预测未来趋势及行为，做出前瞻性的基于知识的决策。正是这种优势使得数据挖掘技术在分析医学数据的研究中取得了丰硕成果。

1. 自动预测趋势和行为　医学数据的挖掘其宗旨就是要对于一些疾病的发生发展做出预测，从而在疾病具有扩散或者严重时的征兆时就对其进行预防工作，更好地挽救患者的生命。因此，研究这一类的医学数据报道有很多，这其中主要运用的研究模型包含有线性回归、非线性回归以及广义回归模型这三种。在最近的十几年，新兴的神经网络和模糊控制技术也被采用到其中，且获得了很大的成功。Ying-jieLee等则重点关注了精神分裂症患者的情况，采用了先进的动态EGG分析，更联系相关维数准确地预测了其疾病发生的时间；而Harris ND等人研究的是I型糖尿患者在间期其血糖浓度的变化值，从而预测其过高的可能性。

2. 关联分析　　多维数据关联技术是数据挖掘理论的根本，通过这项技术可以更好地发现隐藏很深的有效数据知识。关联是互相贯连，在两个或两个以上的部分之间起联系作用，而在这一技术中，主要有三种关联方式。其中之一为关联分析，主要被人们用于检测规则。因为很多情况下，数据信息之间的函数定量是不知道的，或者是不确定的，所以，通过这种关联分析找出其规则更为准确。

因此，关联分析是现今大多医疗研究例如糖尿病数据研究，这类多维数据分析课题常用的分析方法。医学研究上所运用的生理参数以及其相对的作用机理十分复杂，就目前的理论水平而言是不能够系统地阐述的，尤其是关于糖尿病这种通常会伴随许多并发症的疾病，目前医学上的认识还不能够系统定量地检测糖尿患者血糖浓度的变化和其并发症之间的联系。尤其是伴随着现今情势愈发严峻的人口老龄化，糖尿病的研究也越来越盛行。许多的医学工作者逐渐关注起糖尿患者的各种生理指标，建立生理数据库，分析患者身体的各种参数，例如性别、年龄、身高、体重、血压、血糖、血脂等等，以期有所发现。

3. 聚类分析　　收集到的医学数据通常所属种类繁多，因此必不可少的一个步骤就是对其进行挑选分类，将其划分为一个个属性相同的不同组合，这就叫作聚类。聚类可以更为直接地表达客观事实，是对事物概念描述以及偏差体现的先决条件。而聚类技术本身主要包含的是传统模式识别法以及数学分类法，如K-中心聚类、决策树归纳、贝叶斯分类、神经网络技术、遗传算法、粗糖集等。

4. 偏差的检验和控制　　数据库中时常都会有一些不正常的数据存在，因此，将这些存在偏差的数据找出来是十分重要的。偏差这个词的含义其实很广泛，包括一些不寻常的事例、违背规则的行为、结果与预测值的差距等等。偏差的检验主要含义，是对照实际结果与参考结果之间的差距。对此一般分为以下两种：第一是人工辅助仪器，比方说心脏起搏器；第二，就是各种药物在疾病中的运用的研究。其中第二种的研究主要是为了找出不寻常数据产生的原因，从而得到更详尽的反馈结果，为药物的主要疗效提供准确的估测。

◎思考题
1. 什么是医学信息学？它的任务是什么，研究范围有哪些？
2. 如何区分数据处理和数据管理？
3. 简述常用医学信息系统及主要功能。
4. 简述卫生综合管理信息平台的设计原则。
5. 试述如何建立健康档案管理信息系统？

（娄底职业技术学院　罗金玲）

第二十三章　计算机网络及其应用

第一节　计算机网络基础知识

一、计算机网络

（一）计算机网络的定义

计算机网络是把分布在不同地点，并具有独立功能的多个计算机系统通过通信设备和线路连接起来，在功能完善的网络软件和协议的管理下，以实现网络中资源共享为目标的系统。

计算机网络是计算机技术与通信技术相结合的产物。一方面，通信网为计算机之间的数据传送和交换提供了必要的手段；另一方面，计算机技术的发展渗透到通信技术中，又提高了通信网的各种性能。这两方面的发展都离不开人们在微电子技术上取得的辉煌成就。

（二）计算机网络的主要功能

计算机网络主要具有下述功能：

1. 资源共享　计算机的资源一般是指与计算机有关的软件和硬件，如数据、应用程序、硬盘空间、打印机等。例如，在某个单位里，只要将几台计算机连接起来成为一个局域网，几台计算机就可以共同使用一台打印机，从而节省了硬件投资。

2. 计算机通信　不同地点的计算机，即使是远隔重洋也可以通过网络互相对话，相互传输数据、程序和信息，这也是网络最基本的功能之一。随着Internet的发展，计算机用户之间的通信越来越频繁，据统计，当今世界上电子邮件的数量已经远远超过普通信件的数量。

3. 集中管理与处理　地址上分散的组织机构使用网络进行集中的管理和处理，如银行财经系统、电信部门、飞机订票系统、邮政系统等。

4. 分布式处理　某些工程的信息处理量非常庞大，这时就可以通过网络将某些工作交给连网的其他计算机进行处理，这将大大提高信息处理的速度。

（三）计算机网络的分类

由于计算机网络自身的特点，其分类方法有多种。根据不同的分类原则，可以得到不同类型的计算机网络。

1. 按覆盖范围分类

（1）局域网（LAN）　局域网通常只限于一座或一群办公楼中，采用高速电缆连接。其特点是分布距离短（一般在10km以内）、传输速度快、连接费用低，并且误码率很低。

（2）城域网（MAN） 城域网是位于一座城市的一组局域网。例如，如果一所学校有多个分校分布在城市的不同地方，将它们互联起来组成的网络其传输速度比局域网慢，并且由于把不同的局域网连接起来需要专门的网络互联设备，所以连接费用较高。

（3）广域网（WAN） 广域网的特点和局域网正相反，其分布距离长，可以横跨几个国家甚至全世界，传输速度远低于局域网，误码率在3种网络类型中最高，而且费用最高。

2. 根据网络拓扑结构分类 可分为总线网、环状网、星状网、树状网和网状网。

3. 根据传输介质分类 可分双绞线网、光纤网、同轴电缆网、无线网和卫星网等。

4. 根据传输技术分类

（1）广播式网络 在广播式网络中，所有联网计算机都共享一个公共通信信道。

（2）点到点式网络 与广播式网络相反，在点到点式网络中，每条物理线路连接一对计算机。

二、数据通信的基础知识

（一）数据通信的基本概念

1. 数据、信息和信号 信息（Information）是客观事物属性和相互联系特性的表征，它反映了客观事物的存在形式和运动状态。

数据（Data）在计算机网络系统中，通常被广义地理解为在网络中存储、处理和传输的二进制数字编码。而狭义的"数据"通常是指具有一定数字特性的信息，如统计数据、气象数据等。

信号（Signal）简单地讲就是携带信息的传输媒介。在通信系统中，我们常常使用的电信号、电磁信号、光信号、脉冲信号、调制信号等术语就是指携带某种信息的具有不同形式或特性的传输媒介。

2. 数据通信、数字通信和模拟通信 数据通信是指信源和信宿之间传送数据信号的通信方式，它强调的是信源和信宿之间所传输的信息形式。

数字（模拟）通信是指在通信信道中传送数字信号（模拟信号）的通信方式，它（们）强调的是信道的形式或者信道中传输的信号形式。

（二）数据通信的主要技术指标

1. 带宽 带宽是指信道所能传送的信号频率宽度，它的值为信道上可传送信号的最高频率与最低频率之差。根据频率范围的不同，通常可将信道分为窄带信道（0～300Hz）、音频信道（300～3400Hz）和宽带信道（3400Hz以上）。

2. 传输速率 传输速率是在单位时间内信道内传输的二进制代码位（比特）数，即比特率。记为b/s或bps。

三、网络的结构

（一）计算机网络的组成

一个计算机网络由资源子网和通信子网构成。通信子网：网络的内层，负责完成网络数据传输、转发等通信处理任务。资源子网：网络的外围，提供各种网络资源和网络服务。

资源子网包括提供资源的主机HOST和请求资源的终端T（Terminal）。通信子网主要由网络节点和通信链路组成。网络节点又分为端节点和转接节点。端节点指通信的源和目的节点，如用户主机和用户终端；转接节点指网络通信中起控制和转发信息作用的节点，如分组交换设备PSE（Packet Switching Exchanger）、分组装配/拆卸设备PAD（Packet Assembler Dissembler）、集中器C（Concentrato）、网络控制中心NCC（Network Control Center）、网间连接器G（Gateway）等。这些功能一般都由专用于通信的计算机来完成，所以也常将网络节点统称为接口信息处理机IMP（Interface Message Processor）。通信链路即传输信息的信道，它们可以是电话线、同轴电缆，也可以是无线电、卫星或微波信道。

由于计算机网络的基本功能分为数据处理和数据通信两大部分，因此其对应结构也分为两部分。一是负责处理的计算机和终端设备，即资源子网；二是负责数据通信的通信控制处理机（CCP）和通信线路，即通信子网。

（二）计算机网络系统组成

计算机网络是一个非常复杂的系统，它通常由计算机软件、硬件、通信设备及传输介质组成。下面分别介绍一下构成网络的主要成分。

1. 各种类型的计算机　各计算机由于所承担的任务不同，因而在网络中分别扮演了不同的角色。网络中的计算机可扮演的角色有服务器和客户机两种。服务器（Server）：为网络上的其他计算机提供服务的功能强大的计算机。客户机（Client）：使用服务器提供服务的计算机。

在基于PC的局域网中，服务器是网络的核心。服务器一般由高档计算机、工作站或专门设计的计算机（即专用服务器）充当。根据服务器在网络中所起的作用，又可将它们进一步划分为文件服务器、打印服务器、数据库服务器、通信服务器等。例如，文件服务器可提供大容量磁盘存储空间为网上各计算机用户共享，它接收并执行用户对于文件的存取请求；打印服务器接收来自客户机的打印任务，并负责打印队列的管理和控制打印机的打印输出；而通信服务器负责网络中各客户机对主计算机的联系，以及网络之间的通信等。总之，服务器主要提供各种网络上的服务，并实施网络的各种管理。服务器既然是同时为多个用户服务，其基本环境都是支持多任务的多用户系统，如UNIX、NetWare或Windows NT。

2. 共享的外部设备　连接在服务器上的硬盘、打印机、绘图仪等都可以作为共享的外部设备。除此之外，一些专门设计的外部设备，如网络共享打印机，可以不经过主机而直接连到网络上。局域网中的工作站都可以使用共享打印机，就像使用本地打印机一样。

3. 网卡　网卡即网络接口卡，又称为网络适配器。一台计算机，无论在网络中扮演何种角色，都必须配置一块网卡，通过它与通信线路相连接。网卡主要是将计算机数据转换为能够通过介质传输的信号。

4. 传输介质　计算机和通信设备之间，以及各通信设备之间都通过传输介质互联，传输介质为数据传输提供信道。局域网常用的传输介质有双绞线、同轴电缆和光缆。除此之外，无线传输介质（如微波、红外线和激光等）在计算机网络中也显示出它的广泛用途。

5. 网络互联设备　各局域网之间，局域网与主机系统，以及局域网与广域网的连接都称为网络互联。而网络互联的接口设备称为网络互联设备或中继器。常用的互联设备有交换机（Switch）、网桥（Bridge）、路由器（Router）和网关（Gateway）等。

目前，路由器的应用很广泛，已经成为计算机网络的一个重要组成部分。路由器用于链接多个逻辑上分开的网络（子网），每个子网代表一个单独的网络。当需要从一个子网传送数据到另一个子网时，可通过路由器来完成。路由器具有判断网络地址和选择路径的功能，它能在复杂的网络互联环境中建立非常灵活的链接。路由器工作在网络层，用于对数据包进行转发，并负担着数据包寻址的功能。

网关的职能是完成网络之间的协议转换。它可在OSI模型的所有层上运行，可以做任何事情，从转换协议到转换应用程序数据。例如工作在应用层的应用层网关，常见的应用层网关有邮件网关，它可以将一种类型的邮件转换成另一种类型的邮件，如把LotusNotes的电子邮件转换成因特网电子邮件。此外，一台计算机如果要利用电话线联网，就必须配置调制解调器（Modem）。调制解调器的功能是将计算机输出的数字信号转换成模拟信号，以便能在电话线路上传输。当然，它也能够将线路上传来的模拟信号转换成数字信号，以便于计算机的接收。

（三）计算机网络的拓扑结构

计算机网络的通信线路在其布线上有不同的结构形式。用拓扑学分析，把计算机网络看作是由一组结点和链路组成，这些结点和链路所组成的几何图形就是网络的拓扑结构。常见的网络拓扑结构有：总线型结构、星型结构、树型结构、环型结构、网状结构等。

1. 总线型结构　总线型拓扑结构网络的各结点都挂在一条共享的总线上，采用广播方式进行通信（网上所有结点都可以接收同一信息）。它的特点是结构简单，可靠性高，布线容易，成本低，扩展方便；总线任务重，易产生瓶颈问题；总线本身的故障对系统是毁灭性的。小型局域网或中大型局域网的主干网常采用总线型拓扑结构。

2. 星型结构　星型拓扑结构的每个结点都有一条唯一的链路和中心结点相连接，结点之间的通信都要经过中心结点并由其进行控制。它的特点是通信协议简单，外围站点要求不高，单个站点故障不会影响全网。星型结构是小型局域网常采用的一种拓扑结构。

3. 树型结构　树型拓扑结构是一种倒树型的分级结构，具有根结点和各分支结点。树型网络的特点是结构比较灵活，通信线路连接简单，维护方便，易于进行网络的扩展；但资源共享能力差，可靠性与星型拓扑相似，当根结点出现故障时，会影响到全局。树型结构是中大型局域网常采用的一种拓扑结构。

4. 环型结构　环型拓扑结构为封闭的环状。这种拓扑网络结构采用非集中控制方式，各结点之间无主从关系。环型拓扑的传输信道是广播式信道。它的特点是结构简单、安装方便；传输率较高，传输距离远。环型结构是组建大型、高速局域网的主干网常采用的拓扑结构，如光纤主干环网。

5. 网状结构　网状拓扑结构无固定的连接方式，是最一般化的网络结构。网型拓扑可靠性较高，但成本较高。此种结构常用于广域网的主干网中。如我国的教育科研网（CERNET）、公用计算机互联网（CHINANET）、电子工业部金桥网（CHINAGBN）等。

Internet网上联有成千上万个不同拓扑结构的网络，因此，Internet网本身的拓扑只是一种虚拟拓扑结构，无固定形式。

四、计算机网络的协议及互联模型OSI

（一）网络协议

网络协议是计算机网络中通信各方事先约定的通信规则的集合，是一套关于信息传输顺序、信息格式和信息内容等的约定。在同一网络中，可以有多种协议同时运行。常见的网络协议有：

1. TCP/IP协议　TCP（Transmission Control Protocol）传输控制协议用于保证被传送信息的完整性。IP（Internet Protocol）网际互联协议负责将消息从一个地方传送到另一个地方，它定义了Internet上计算机之间的路由选择。TCP/IP协议是Internet信息交换、规则、规范的集合，是Internet的标准通信协议，主要解决异种计算机网络的通信问题，规定了传输信息怎样分层、分组和在线路上传输。

2. PPP协议与SLIP协议　PPP是点对点协议；SLIP是指串行线路Internet协议。它们是为了利用低速且传输质量一般的电话线实现远程入网而设计的协议。用户要通过拨号方式访问WWW、FTP等资源，必须通过PPP/SLIP协议建立与ISP的连接。

3. NetBEUI（NetBIOS Extend User Interface）协议　NetBEUI协议是网络基本输入输出系统扩展用户接口，是一个小型但效率高的通信协议。

4. IPX(Internet Packet Exchange Protocol）协议　IPX协议是在网络层运行的互联网包交换协议，使应用程序能在互联网络上发送包和接收包。

5. SPX（Sequenced Packet Protocol）协议　SPX协议为顺序包交换协议，在通信用户之间建立并使用应答进行差错检测。

此外，常见的网络协议还有：文件传输协议FTP，邮件传输协议SMTP，远程登录协议Telnet，以及WWW系统使用的超文本传输协议HTTP等。

（二）网络体系的参考模型

开放系统互联（Open System Interconnection）基本参考模型是由国际标准化组织

（ISO）制定的标准化开放式计算机网络层次结构模型，又称为ISO's OSI参考模型。OSI模型中"OSI"三个字母分别表示开放、系统和互联。这一系统标准将所有需要互联的开放系统划分为7个功能层，从下到上分别为物理层、数据链路层、网络层、传输层、会话层、表示层和应用层。

1. 物理层　物理层与传输媒介密切相关，与ISO物理层有关的连接设备有：集线器、中继器、传输媒介连接器、调制解调器等。物理层主要解决连接类型、物理拓扑结构、数字信号、位同步方式、带宽使用、多路复用等问题。

2. 数据链路层　数据链路层的作用是将物理层的位组成称作"帧"的信息逻辑单位，进行错误检测，控制数据流，识别网上每台计算机。与它有关的网络连接设备有：网桥、智能集线器、网卡。数据链路层主要解决逻辑拓扑结构、媒介访问、寻址、传输同步方式及连接服务等问题。

3. 网络层　网络层处理网间的通信，基本目的是将数据转移到一个特定的网络位置。网络层选择通过网际网的一个特定的路由，而避免将数据发送给无关的网络，并负责确保正确数据经过路由选择发送到由不同网络组成的网际网。网络层主要解决寻址方式、交换技术、路由寻找、路由选择、连接服务、网关服务等问题。

4. 传输层　传输层的基本作用是为上层处理过程掩盖计算机网络下层结构的细节，提供通用的通信规则。传输层主要解决的问题有：地址/域名转换、寻址方法、段处理、连接服务等。

5. 会话层　会话层实现服务请求者和提供者之间的通信，主要解决对话控制、会话管理问题。

6. 表示层　表示层能把数据转换成一种能被计算机以及运行的应用程序相互理解的约定格式，还可以压缩或扩展并加密或解密数据。表示层主要解决翻译和加密问题。

7. 应用层　应用层包含了针对每一项网络服务的所有问题和功能，其他6层通常提供支持网络服务的任务和技术，应用层则提供了完成指定网络服务功能所需的协议。应用层主要解决网络服务、服务通告、服务使用等问题。

在这些层中，每一层都建立在下一层的基础上，利用下一层的服务来实现自身的功能，并向上一层提供服务。除了最高的第七层没有需要服务的上一层；最低的第一层没有可利用服务的下一层。

两个系统进行通信时，由所有对等层之间的通信一起协同完成，只有物理层与物理层之间的通信是直接的，而其他对等层之间的通信都是间接的。

第二节　因特网及其发展

一、因特网概述

（一）因特网概念

因特网（Internet）即国际互联网，中文译名为因特网，是由很多不同结构的局域网通过统一的协议构成的世界范围的大型网络。在这个互联网络中，一些超级服务器通过高速的主干网络相连，而一些较小规模的网络则通过众多的支干与这些巨型服务器连接。这些连接中包括物理连接和软件连接。物理连接就是各主机之间的连接，利用常规电话线、高速数据线、卫星、微波或光纤等各种通信手段；软件连接就是全球网络中的电脑使用同一种语言进行交流，也就是使用相同的通讯协议。

（二）Internet的特点

Internet的飞速发展，已渗透到人们生产和生活的各个方面。Internet提供的服务，成为信息时代的主旋律。概括起来，Internet具有以下特点：

1. 全球性　Internet是一个无所不在的网络，它覆盖了世界各地，覆盖了各行各业。

2. 开放性　Internet是开放的，可以自由连接，而且没有时间和空间的限制，只要遵循规定的网络协议，任何人随时随地都可以加入Internet。

3. 共享性　网络用户在网络上可以随意调阅别人的网页或访问电子广告牌，从中寻找自己需要的信息和资料。

4. 平等性　在网络中没有所谓的最高权力机构，网络的运作是由使用者相互协调来决定，网络的每个用户都是平等的。

5. 交互性　网络的交互性是通过两个方面实现的。一是通过网页实现实时的人机对话；二是通过电子公告牌或电子邮件实现异步的人机对话。

（三）Internet的主要功能

1. 网上浏览

（1）WWW的起源　早期的Internet是文字的世界，直到1989年"欧洲高能粒子协会（CERN）"提出WWW计划。他们的构想是用一个跨平台的通讯协议，在WWW平台上的计算机都可以阅读远方主机上的同一文件，而这个协议就是"超文本传输协议HTTP（Hyper Text Transfer Protocol）"。在WWW诞生后，Internet文字界面被声音、文字、图形、图像等所替代。

（2）WWW的定义　万维网（World Wide Web，简称为WWW或3W），是建立在Internet上的一种多媒体集合，通过超媒体的数据截取技术和超文本技术，将WWW上的数字信息连接在一起，通过浏览器（如InternetExplorer、360浏览器）可以得到远方服务器上的文字、声音、图片等资料。

网上浏览服务通常是指WWW服务，它是Internet信息服务的核心，是目前Internet上使用最广泛的信息服务之一。

2. 电子邮件　电子邮件（Electronic Mail）亦称E-mail，它是用户或用户组之间通过计算机网络收发信息的服务。

使用电子邮件服务的前提是拥有自己的电子信箱，一般又称为电子邮件地址。电子信箱是提供电子邮件服务的机构为用户建立的，实际上是该机构在与Internet联网的计算机上为用户分配一个专门用于存放邮件的磁盘存储区域，该区域由电子邮件系统管理。电子邮件具有方便性、广域性、廉价性和快捷性等特点，是Internet上使用最广泛的服务之一。

3. 电子公告板　电子公告板BBS（Bulletin Board System）是Internet上的一个信息资源服务系统。提供BBS服务的站点称为BBS站。登录BBS站成功后，根据它所提供的菜单，用户可以浏览和发布信息、收发电子邮件、发表意见、传送文件、网上交谈、游戏等。

4. 网络新闻　网络新闻（Network News）通常又称作Usenet News。它是具有共同爱好的Internet用户相互交换意见的用户交流网络，相当于一个全球范围的电子公告牌系统。只要用户的计算机运行一种称为"新闻阅读器"的软件，就可以通过Internet随时阅读新闻服务器提供的分门别类的消息，并可以将自己的见解提供给新闻服务器。

5. 远程登录　远程登录是指在网络通信协议Telnet的支持下，用户的计算机（终端或主机）暂时成为远程某一台主机的仿真终端。只要知道远程计算机上的域名或IP地址、账号和口令，用户就可以通过Telnet工具实现远程登录。登录成功后，用户可以使用远程计算机对外开放功能和资源。

6. 文件传输　文件传输服务（File Transfer Protocol）使用TCP/IP协议中的文件传输协议FTP进行工作，所以也称FTP服务。用户在使用FTP传输文件时，先要登录到对方主机上（有些主机允许匿名登录），然后就可以在两者之间传输文件。

7. 信息查询和其他功能　信息查询也称为信息搜索，它是指用户利用某些搜索工具在Internet上查找自己所需要的资料。

此外，Internet上提供网上聊天、网上寻呼、IP电话、网络会议、网上购物、网上教学和娱乐等服务。

（四）Internet的组成

Internet是通过分层结构实现的，从上到下分为物理网、协议、应用软件和信息4层。物理网是实现Internet通信的基础，它的作用类似于现实生活中的交通网络，像一个巨大的蜘蛛网覆盖着全球，而且在不断延伸和加密。

1. 协议　Internet上使用的是TCP/IP协议。TCP/IP协议是一个拥有100多个协议的协议集，其中最重要的是TCP（传输控制协议）和IP（网际协议），IP负责将信息发送到指定的接收机，TCP负责管理被传送信息的完整性。除此之外，还有SMTP（电子邮件协议）、FTP（文件传输协议）、Telnet（远程登录协议）等协议。

2. 应用软件　在实际应用中，用户是通过一个个具体的应用软件与Internet打交道的。每一个应用软件的使用代表着用户要获取Internet提供的某种网络服务。例如，通过WWW浏览器可以访问Internet上的Web服务器，享用图文并茂的网页信息。

3. 信息　没有信息，网络就没有任何价值。信息在网络世界中好比货物在交通网络中一样，修建公路（物理网）、制定交通规则（协议）和使用各式各样的交通工具（应用软件）的目的是为了运送货物（信息）。

4. IP地址

（1）编码方案。所有Internet上的计算机都必须有一个唯一的编号作为其在

Internet上的标识，这个编号称为IP地址。也就是说，IP地址用来唯一地标识Internet上的网络实体。根据TCP/IP协议标准，IP地址由32个二进制位表示，用"."分成4节，每节8位，可以用二进制数表示，也可以用十进制数表示，如11001010.01100011.01100000.10001100、202.99.96.140都表示IP地址。国际网络信息中心（NIC）统一分配全世界的IP地址。IP地址的32个二进制位被分为两个部分，即网络地址和主机地址。网络地址标明主机所在的子网，处于同一个网络内的各节点，其网络地址是相同的；主机地址则用于在子网内部区分具体的主机，主机地址规定了该网络中的具体节点，如工作站、服务器、路由器等。

（2）网络地址的编码规则　①网络地址必须唯一。②网络地址不能以十进制数127开头，它保留给内部诊断返回函数，用于网络软件测试和本机进程间通信，称为回送地址。③网络地址的第一个字节不能为255，它用作广播地址。④网络地址的第一个字节不能为0，它表示本地主机，不能传送。

（3）主机地址的编码规则　①主机地址必须唯一。②主机地址的所有二进制位不能全为1，它用作广播地址。③主机地址的所有二进制位不能全为0。主机地址全为0的IP地址为子网地址，代表当前所在的子网。

（4）IP地址分类　根据网络规模和应用的不同，IP地址共分为：A、B、C、D、E五类，常用的是A、B、C三类。根据IP地址中第一个字节的范围，可将IP地址划分为A、B、C、D、E五类。其中A、B、C三类由INTERNIC（Internet网络信息信心）在全球范围内统一分配，D、E类为特殊地址，D类地址为广播地址，E类地址为保留地址。A类地址的第1个字节范围是1~127，二进制表示即0；B类地址的第1个字节范围是128~191，二进制表示即10；C类地址的第1个字节范围是192~223，二进制表示即110。

A类	0	网终号7位	主机号24位
B类	10	网络号14号	主机号16位
C类	110	网络号21位	主机号8位
D类	1110	多目的组播28位	
E类	1111	保留地址28位	

IP地址具体分类方式如下所示：

A类地址编址范围：1.0.0.1~127.255.255.254

B类地址编址范围：128.0.0.1~191.255.255.254

C类地址编址范围：192.0.0.1~223.255.255.254

所有Internet的地址都由Internet的网络信息中心统一分配，但网络信息中心只分配Internet地址的网络号，而地址中的主机号则由申请单位自己负责规划。

按照IP地址的结构和其分配原则，可以在Internet上很方便地寻址：先按IP地址中的网络地址找到相应的网络，再在这个网络上利用主机ID找到相应的主机。由此可看出IP地址并不只是一个计算机的代号，而是指出了某个网络上的某个计算机。

5. 域名系统　IP地址是一种数字型网络标识和主机标识，数字型标识有不便记忆的缺点，同时也不易于维护和管理，为此人们研究出一种字符型标识。每台接入Internet的主机取一个便于记忆的名字，这就是域名地址。简单地说，域名地址是IP地址人文化的代称。在Internet上，域名地址必须经域名服务器（简称DNS）将域名翻译成IP地址，才能被网络识别。

一个域名地址由多个子域名组成，各子域名之间用圆点"."分隔，每部分表示一定的含义，格式为：

计算机名.组织机构名.网络名.最高层域

从右到左各部分之间大致是上层与下层的包含关系，域名的级数通常不超过5级，即可表示为：第四级子域、第三级子域、第二级子域、第一级子域。计算机名通常按照计算机所提供的服务种类命名，如WWW、FTP服务。Internet建立的域名管理系统DNS（Domain Name System）用分层的命名方法，对网络上的每台计算机赋予一个直观的唯一性标识名，即设置一个与其IP地址对应的用字符组成的域名。例如，新浪网WWW服务器的域名是www.sina.com.cn。域名书写范围由小到大，顶级域名表示见表23-1。

表23-1　组织性顶级域名的标准

COM	商业机构等营利性组织
EDU	教育机构、学术组织、国家科研中心等
GOV	非军事性的政府机关
MIL	军事组织
NET	网络信息中心（NIC）和网络操作中心（NOC）等
ORG	非营利性组织，例如技术支持小组，计算机用户小组等
INT	国际组织

国际顶级域名只有一个——INT，要求在其下注册的二级域名应当是真正具有国际性的实体。

COM　商业机构等营利性组织

EDU　教育机构、学术组织、国家科研中心等

GOV　非军事性的政府机关

MIL　军事组织

NET　网络信息中心（NIC）和网络操作中心（NOC）等

ORG　非营利性组织，例如技术支持小组，计算机用户小组等

INT　国际组织

（五）Internet的发展

互联网在中国的发展历程可以大略地划分为三个阶段：

第一阶段为1986.6至1993.3是研究试验阶段（E-mail Only）

在此期间中国一些科研部门和高等院校开始研究Internet联网技术，并开展了科研课题和科技合作工作。这个阶段的网络应用仅限于小范围内的电子邮件服务，而且仅为少数高等院校、研究机构提供电子邮件服务。

第二阶段为1994.4至1996年，是起步阶段（Full Function Connection）

1994年4月，中关村地区教育与科研示范网络工程进入互联网，实现和Internet的TCP/IP连接，从而开通了Internet全功能服务。从此中国被国际上正式承认为有互联网的国家。之后，ChinaNet、CERnet、CSTnet、ChinaGBnet等多个互联网络项目在全国范围相继启动，互联网开始进入公众生活，并在中国得到了迅速的发展。1996年底，中国互联网用户数已达20万，利用互联网开展的业务与应用逐步增多。

第三阶段从1997年至今，是快速增长阶段。

国内互联网用户数1997年以后基本保持每半年翻一番的增长速度。增长到今天，上网用户已超过2000万。据中国互联网络信息中心（CNNIC）公布的统计报告显示，截止到2001年6月30日，我国共有上网计算机约1002万台，其中专线上网计算机：163万台，拨号上网计算机：839万台，上网用户约2650万人，其中专线上网的用户人数为454万，拨号上网的用户人数为1793万，同时使用专线与拨号的用户人数为403万。除计算机外同时使用其他设备（移动终端、信息家电）上网的用户人数为107万。CN下注册的域名128362个，WWW站点242739个，国际出口带宽3257Mbps。

中国目前有十家具有独立国际出入口线路的商用性互联网骨干单位，还有面向教育、科技、经贸等领域的非营利性互联网骨干单位。现在有600多家网络接入服务提供商（ISP），其中跨省经营的有200家左右。

二、因特网的接入技术

（一）因特网的接入技术

1. 调制解调器及其改进技术。

2. 基于电信网的数字线路接入技术。

3. 基于有线网CATV网传输设施的电缆调制解调器接入技术。

4. 基于光缆的宽带光纤接入技术。

5. 基于无线传输手段的无线接入技术。

（二）因特网的接入方法

1. 拨号上网　利用串行线因特网协议SLIP或点对点协议PPP把计算机与因特网主机连接起来，以实现用户计算机接入因特网的目的。

串行线路协议SLIP（serial line IP）

点对点协议PPP（point to point protocol）

2. 调制解调器　MODEM——调制器和解调器的简称。计算机内的信息是由"0"和"1"组成数字信号，而在电话线上传递的却只能是模拟电信号。于是，当两台计算机要通过电话线进行数据传输时，就需要一个设备负责数模的转换。这个数模转换器就是Modem。

模/数转换：

数字信号——模拟信号（"调制"过程）

模拟信号——数字信号（"解调"过程）

3. 数字线路接入——xDSL是各种DSL线路的总称

xDSL的种类：

（1）高比特率数字用户线HDSL：HDSL是一对称的高速数字用户环路技术。

（2）对称数字用户线SDSL：对称数字用户线也称为单线数字用户线。

（3）速率自适应数字用户线RADSL：速率自适应数字用户线能够自动地动态地根据所要求的线路质量调整自己的速率。

（4）甚高比特率数字用户线VDSL：在一对双绞线上实现数字双向传输。

（5）非对称数字用户线ADSL：目前流行的家庭及小型企业的主要接入方式。

4. ADSL接入系统

（1）ADSL虚拟拨号方式接入：采用专门的协议ppp overEthernet（PPPoE）虚拟拨号方式，拨号后直接由验证服务器进行检验。

（2）ADSL专线接入：采用一种类似于专线的接入方式。

5. ADSL用户端的连接与设置　ADSL连接需要一个语音/数据分离器、一台ADSL MODEM及相关的连接线。

语音分离器：用来将电话线路中的高频数字信号和低频话音信号分离。低频话音信号由分离器接电话机用来传输普通话音信息；高频数字信号则接入ADSL Modem，这样，在使用电话时，就不会因为高频信号的干扰而影响您的话音质量，也不会因为在上网时，打电话由于话音信号的串入影响上网的速度。

6. Cable MODEM的接入

（1）Cable MODEM的基本知识：Cable MODEM中文名称为电缆调制解调器，又称为线缆调制解调器，简称CM，属于用户端设备，放置于家中，它有外置式和内置式两种类型。

（2）用户端的连接与设置：Cable MODEM的用户端计算机通过Cable MODEM和一个有线电视分支器与用户入户的有线电视电缆连接起来。

7. 以太网接入　采用与IP一致的统一的以太网帧结构，各网之间无缝连接，中间不需要任何格式转换，将可以提高运行效率、方便管理、降低成本。

用户端的连接与设置：

（1）光纤接入。

（2）双绞线接入。

8. 无线接入技术

（1）移动无线接入技术，如GPRS、CDMA、3G等。

（2）卫星接入技术。

（3）WLAN（无线局域网）接入技术，如：Wi-Fi。

（4）WiMax无线宽带接入，WiMax属于一种无线城域网（MAN）接入技术。

9. 一线多机上网技术　软件实现方式：通过代理服务器软件可以实现共享因特网，windows系列内置了因特网共享软件，即ICS服务，可以方便地来实现接入的共享。

硬件实现方式：利用了路由器的NAT功能。

三、Internet提供的信息服务

（一）WWW信息资源

万维网（World Wide Web，WWW）应用是由欧洲粒子物理研究所（CERN）的Tim Berners-Lee发明的，它使得对Internet上信息的浏览变得更加容易。利用由美国国家超级计算应用中心编写的Mosaic浏览器，只需通过鼠标的单击，就可以浏览一个图文并茂的网页（WebPage），并且每一个网页之间都有链接，通过单击链接，用户就可以切换到该链接指向的网页。在Mosaic浏览器推出的第一年里，WWW服务器的数量从100个增长到7000个。

WWW服务器：万维网信息服务是采用客户机/服务器模式进行的，这是Internet上很多网络服务所采用的工作模式。在进行Web网页浏览时，作为客户机的本地机首先与远程的一台WWW服务器建立连接，并向该服务器发出申请，请求发送过来一个网页文件。

WWW服务器负责存放和管理大量的网页文件信息，并负责监听和查看是否有从客户端过来的连接。一旦建立连接，当客户机发出一个请求时，服务器就发回一个应答，然后断开连接。

首页（Homepage）与页面（Page）：WWW中的文件信息被称作页面。每一个WWW服务器上存放着大量的页面文件信息，其中默认的每个网站的第一页称为首页或主页。

浏览器（Browser）：用户通过一个称作浏览器的程序来阅读页面文件，其中Netscape Communicator和Internet Explorer是目前最流行的两个浏览器。浏览器取来所需的页面，并解释它所包含的格式化命令，然后以适当的格式显示在屏幕上。

超链接（Hyperlink）：包含在每一个页面中能够连到WWW上其他页面的链接信息。用户可以单击这个链接，跳转到它所指向的页面上。通过这种方法可以浏览相互链接的页面。

超文本标记语言（Hyper Text Markup Language，HTML）：超文本标记语言HTML是ISO8879标准的通用型标记语言SGML的一个应用，用来描述如何将文本格式化。通过将标准化的标记命令定在HTML文件中，使得任何WWW浏览器都能够阅读和重新格式化任何WWW页面。

超文本传输协议（Hyper Text Transmission Protocol，HTTP）：超文本传输协议HTTP是标准的WWW传输协议，是用于定义合法请求与应答的协议。

统一资源定位符（Uniform Resource Locator，URL）：URL由3个部分组成，例如

在http：//www. tsinghua. edu. cn/index. html中由协议（HTTP）、WWW服务器的DNS名（如www. tsinghua. edu. cn）和页面文件名（如首页index. html）组成，由特定的标点分隔各个部分。

当通过URL发出请求时，浏览器在域名服务器的帮助下，获取该远程服务器主机的IP地址，然后建立一条到该主机的连接。在此次连接上，远程服务器使用指定的协议发送网页文件，最后，指定页面信息出现在本地机浏览器窗口中。

这种URL机制不仅仅在包含HTTP协议的意义上是开放式的，实际上还定义了用于其他各种不同的常见协议的URL，并且许多浏览器都能理解这些URL，例如：

超文本URL——http：//www.cernet.edu.cn

文件传输（FTP）URL——ftp：//ftp.pku.edu.cn

本地文件URL——/user/liming/homework/gcy.doc

新闻组（news）URL——news：comp.os.minox

GopherURL——gopher：//gopher.tc.umn.edu/11/Libraries

发送电子邮件URL——mailto：cfh897@163.com

远程登录（Telnet）URL——Telnet：//bbs.tsinghua.edu.cn

（二）浏览器信息

以IE8.0为例介绍浏览器的基本使用方法。在工具栏下面有一个"地址"栏，通过"地址"栏输入想要浏览的页面地址，如http：//www.cnnic.net.cn（中国互联网信息中心），按下Enter键，浏览器已经开始工作了，它正在与用户所输入的服务器建立连接。一旦建立连接，服务器便向用户所在的计算机回复所请求的页面文件，窗口左下方出现一个运动的进度条，用于表明该页面下载的进度。

（三）信息的查询

通过前面的学习，可以知道，如果已获得某个页面网址，就可以直接将该网址输入地址栏中，即可浏览该页面信息。但大多数情况下不知道所需信息的网址，这时，从网上获取信息的一个快捷方法是使用"搜索引擎"进行检索。

搜索引擎（Search Engine）是随着Web信息的迅速增加而逐渐发展起来的技术。它是一种浏览和检索数据集的工具。通常"搜索引擎"是一些Internet上的站点，它们有自己的数据库，保存了Internet上的很多网页的检索信息，并且还在不断更新。当用户查找某个关键字的时候，所有在页面内容中包含了该关键字的网页都将作为搜索结果被搜索出来，在经过复杂的算法进行排序后，这些结果将按照与搜索关键词的相关度高低依次排列，呈现在结果网页中。结果网页列出了指向一些相关网页地址的超链接的网页，这些网页可能包含用户所要查找的内容，从而起到信息导航的目的。搜索引擎并不真正地搜索Internet，它实际上是搜索预先整理好的网页索引数据库。

Google、雅虎和微软的MSN在美国众多搜索引擎网站中呈现三足鼎立之势。在3大门户网站中，美国人最喜欢到微软的MSN上线购物，而MSN提供的小广告、经济、金融以及旅游信息也吸引了大量访问者。相比之下，Google和雅虎更擅长提供教育、信息、媒体以及分类等领域的资讯。

中文常用的搜索引擎有百度、搜狐、新浪等。百度一直以开发最符合中国人使用习惯的搜索引擎为己任，经过多年的努力，百度搜索引擎已成为世界上最强大的中文搜索引擎，用户通过百度搜索引擎可以搜索到世界上最新、最全面的中文信息。

Internet虽然只有一个，但各搜索引擎的能力偏好不同，所抓取的网页各不相同，排序算法也各不相同。使用不同搜索引擎的重要原因就是因为它们能分别搜索到不同的内容。然而即使最大的搜索引擎建立超过20亿网页的索引数据库，也只能占到Internet上普通网页的30%以下。因为不同搜索引擎之间的网页数据重叠率一般在70%以下，因此Internet上仍有大量的内容是搜索引擎无法抓取索引的，也是无法用搜索引擎搜索到的。

第三节　物联网、云计算、大数据

一、物联网技术

智慧校园的基础是物联网技术，以此为基点，涵盖了众多基础设备、各种应用服务系统、不同类型的应用人群等。因此，智慧校园不仅仅是物与物之间的联系，更是人与物、系统与系统之间的无缝交互。因此，进行资源的有效开发与应用，实现装备设施与数字资源的充分融合，成为"智慧校园"发展的重中之重。

物联网（Internetof Things，lOT）是指通过各种信息传感设备，实时采集任何需要监控、连接、互动的物体或过程等各种需要的信息，与互联网结合形成的一个巨大网络，其目的是实现物与物、物与人，所有的物品与网络的连接，方便识别、管理和控制。它是在当今社会互联网与计算机技术高速发展的基础之上发展而来，充分利用RFID技术、WSN网络技术、传感技术、纳米科技、智能分析处理等技术，构建一个超级网络，可涵盖当今社会的方方面面。在这样的一个世界中，RFID技术即电子身份识别技术，能够有效地识别、存储身份信息，通过WSN网络传输到中心系统中去，从而达到物体的识别与沟通目的。基于具有开放特点的计算机网络，进一步实现信息的发布和共享。RFID（Radio Frequency Identification），即射频识别技术，是一种通过发射接收无线电信号，近距离内分析判断目标身份特征和对应数据，达到识别特定目标的目的。当前阶段，射频识别技术发展成熟，应用广泛，且成本相对其他技术更为低廉，但是该技术一般没有数据获取功能，大多应用场合为物体的身份识别和属性的保存，多应用于loT的物体身份甄别。

信息技术的三大基础可以包含传感技术、计算机技术以及通信技术。传感技术利用不同类型的传感器，从环境、场合中获取相应的信息，进行相应的处理与识别后，通过网络传输至中必处理系统中。一般来说，根据环境与场合的不同，选取适合的传感器很有必要，可达到良好的效果。Wirelesssensor即无线传感，目前发展迅速且应用的场合十分的多，为loT提供了无线感知的手段。

WSN（wireless sensor network），即无线传感器网络，该项技术的实现主要是通过部署在不同位置与场合的传感器，通过能够自行组网的无线网络实现互联，进而把各个传感器收集到的信息通过无线网络传输至处理系统中，从而达到对周边环境、场合、态势的监控的目的。通过中心系统的分析与处理，为相关的需求部门与单位提供高效的信息保障。该项技术运用了计算、通信传输以及传感三项技术，对loT的产业发展与提升起到良好的推进作用，可从运用在环境监测、周边温湿度等环境信息实时探测，今后会在更广泛的领域发挥其作用。Expert System即专家系统，是一种基于人类各类专家积累的知识库、经验库数据，利用多领域专家的相关技术进行综合处理，实现相关问题的智能化处理系统。该项系统的成功运行很大程度上取决于智能化处理的相关运行规则与算法等。

一般来说，物联网分三层：即感知层、网络传输层和应用层。

感知层。感知层通过对周边环境、特定场合的感知，获取相应的信息，从而为loT的后期智能处理提供数据基础。全面精确的信息感知使得loT的智能化成为可能，通过部署的不同网络，如WSN、Internet、无线传输网络等，及时有效地将感知的信息发送到中央处理中心。感知层是loT的核心，通过其实现信息的采集。这一层就像人的皮肤和五官一样，通过不同的感官和触觉来探索物体和环境，进而获取相应的信息。通常这一层会根据应用场合不同而设置对应的传感器，如温湿度传感器来感知环境的湿度和温度，高速超重检查站设置的重量传感器用来感知车的重量，GPS终端感知目前的位置信息，摄像头感知动态的视频信息等等。一般来说，感知层由两部分组成：前端传感器和传感器传输网络。传感器获取相应的信息通过传输网络传输到中央处理单元。

网络传输层。网络传输层主要功能是实现loT的数据与信息的传输。当前阶段，较为常见且使用广泛的传输网络有：Intemet、各种无线通信网（微波网络、卫星网络、Wimax、无线集群等）、有线通信网（光纤网络、有线电视网等）。Internet应用广泛，通过IP地址与硬件地址实现对计算机地址的标识。无线网络通常适用于短期内要建设完成且基础设施不是很完善的情况，开通周期短，建设成本相对低廉，但相对可靠性稍差一些。有线网络可靠性更高，但前期建设成本高且建设周期较长。可根据不同情况选择合适的网络进行建设。当前应用广泛的还有M2M，即机器与机器之间信息的交互，常用的有机器到机器，机器到移动终端等方式。也能够实现可靠性较高的网络，且成本低廉。

应用层。如何能够体现loT的智能性，对于人们来说，最为直观的多体现在应用层。通过感知层获取大量的数据于信息，经过传输网络，到达中央数据处理中心，通过智能化一些手段，如利用算法库的支持，对同一事件进行协调沟通联合处理，形成全面的信息集，提供辅助决策建议。常常需要对收集到的海量数据进行保存，智能运算以及挖掘关键信息等等。

二、云计算

Cloud computation，即云计算，是基于网络的一种计算模式，利用非本地或远程服务器（集群）的分布式计算机，通过融合网格计算、并行计算、分布式计算、网络存储、虚拟化和负载均衡等技术，把诸多的计算机整合成一个可以提供超级计算和存储能力的强大系统，并以基础设施即服务（IaaS）、平台即服务（PaaS）、软件即服务（SaaS）等商业模式实现运营，让用户在大大节省投资和维护费用的同时，方便快捷地实现不同设备间的数据与应用共享。

云计算的主要思想是把大量的网络计算资源汇聚在一起，构成现代化的计算资源池，然后进行统一调度和管理，并根据用户的需求，提供高效的个性化服务。我们将这种提供资源的现代化网络系统，称作云。云技术使IT资源的建设和使用具备弹性扩展、动态分配和资源共享等优势，可以让用户在大大节省投资和维护费用的同时，随时享用云服务。一般而言，云计算可分作三个层面，即云软件、云设备以及云平台。目前，云计算已经成为业界、学术界的热点名词与技术，Google、IBM、Amazon、微软等信息巨头都已经参与到云计算的研究和开发中。从发展的眼光来看，云计算是未来发展的重要趋势之一，是新一轮教育信息化建设的主要推手。

云计算平台为智慧校园提供了高集成、高效率、智能化的网络数据平台，它以网络为基础，通过虚拟化技术创新服务器，将各种数据资源融合到资源池中，统一向用户提供按需服务。智慧校园的云平台包括基础设施服务、平台服务以及软件服务。基础设施包括服务器、存储系统和网络系统等硬件部分，平台以服务的形式提供虚拟硬件资源和服务器租用等；平台服务包括认证、授权、数据管理等，平台服务系统，主要由中间件、数据库以及开发平台等组成；软件服务，是智慧校园的核心部分，也是智慧校园的上层服务，校园信息化系统部署在该层，通过统一门户提供服务，是用户获得服务的入口。

（一）云计算能够给智慧校园提供强有力的技术支撑

1. Virtulization（虚拟化）。作为云计算最为重要的技术基础，虚拟化实际上是指计算的单元是在虚拟的基础上运行而非真实存在的硬件基础之上。通过使用虚拟化技术，能够使得企业的现有资源得到最合理化配置使用；同时，各企业可以根据其业务需求的变更，及时根据其需要对资源进行合理分配，达到动态均衡；由于实现了硬件无关性，这就带来系统可靠性的有效提升。在实际的云计算应用中，通过计算的虚拟化实现了云上的服务并提供相应应用。目前，通过虚拟化技术，实现了在中央处理器、OS、服务器等方面应用，极大提高了服务的效率与质量。

（二）DFS（分布式文件系统）

Google提供的搜索服务，面向全球用户，由于其用户规模庞大，提出了分布进行处理的技术，利用分布式的架构，实现了数百万台的普通计算机的协同工作。而海量数据的分布存储主要通过分布式文件系统实现的，海量数据的存储则是通过分布式的数据库实现。DFS（dstributedfile system），即分布式文件系统文件系统最初设计时，只是为了在局域网内的本地数据而提供服务的。而DFS将其服务范围扩展到了整个网络。送样不仅可以改变数据的存储与管理方式，同时具备了本地文件系统所没有的数据备份及数据安全方面的优点。

DFS是AFS的一个版本，作为OSF的DCE（Distributed Computation Environment即分布式计算环境）中的文件系统部分。如果将文件的访问仅限于一个用户的话，那么DFS则将非常容易就能够实现。可惜在现实当中，众多网络环境里的这种限制是不太现实的，所以就需要采用并发控制来实现多用户的访问文件，主要表现为如下几个形式：只读性共享：各客户端只能访问到文件，不具备更改权限，这种实现十分的简单。使用此方法，同一时间可有多个用户打开同一文件，但只授权给一个用户进行更改权限。其修改内容也不会实时地反应到其他用户端。并发写操作：此种方法设计之初，为了实现同一时间用户能够实现读写同一个文件。但是由于对OS提出了很高的要求，如需要大量的工作来监测从而避免软件的重写并需要保证用户能够及时看到最新信息。初衷很好，但是限于环境中的处理要求以及网络通信量带来的各种问题，这种方法大多情况下使它变得不可接受。

（三）Parallelcomputing（并行计算）

Parallel computing，是基于一个较为简单的巧步想法：有几台计算机就能实现几倍于单台计算机的能力，并将处理时间缩减为单台计算机的几分之一。由此可见，送是一个理想的状态。通常需要做信息交换与同步工作。

即使如此，仍能够有效提升处理性能。并行计算需要考虑以下几个方面：①通过将工作分解为离散的部分，可实现同时解决；同时执行多个程序与指令；③并行计算情况下，其解决问题的所需要的时间要少于单个资源下的时间。通常，并行计算是相对于串行计算而说的。并行计算分为时间并行与空间并行计算。时间并行计算通常是指流水线技术，而空间上的并行则是通过并行利用很多个处理器进行计算。

（四）CloudSecurity（云安全）

由于其模式是一种基于Internet的计算模式，云计算提供的相关服务不可避免地涉及信息安全方面的问题，比如：信息泄露、非法窃取、病毒攻击、安全漏洞，等等。目前的Cloud Security已发展到了第三代可信云安全阶段。其特点是在Internet上实现了自动安全探测以及自动防御。而客户端可以配置优化到非常小，从而提高相关性能、降低资源消耗。

（五）Cloud Service Architecture（云服务平台架构）

云计算提供三个层次的递进式的服务。第一层laaS服务：基础设施架构即服务。由硬件或虚拟机资源构成，也是最底层，提供计算处理、数据存储和网络通讯等资源。第二层PaaS：平台即服务。构建在第一层云基础设施之上的中间层，为云应用程序开发者提供一个基础平台，以开发顶层各种的云应用软件。第三层SaaS：软件即服务，基于中间层云平台开发的各类面向用户应用服务。

云计算架构模式与传统IT系统垂直一条线的模式不同，有三个基本的特征。

第一个基本特征是基础设施架构在大规模的廉价服务器集群之上，集约化、虚拟化集中硬件资源；第二个基本特征是应用程序与底层服务协作开发与融合，最大化地利用资源；第三个特征是通过多个廉价服务器之间的冗余，提高可靠性计算处理能力，以获得应用软件的高可用性。

三、大数据

大数据技术为教育提供了全新的教学平台，改变了传统的教学模式，为教育带来了广阔的发展空间，教育领域正逐步由"数字化"向"智慧化"发展。所谓"大数据"，是指数据规模巨大，大到难以用我们传统信息处理技术合理撷取、管理、处理。在大数据技术中，主要包括收集、挖掘、存储以及处理等过程，若将其和物联网技术结合起来，能够产生巨大的智能影响。总体来说，大数据技术主要包括大数据分析、云数据库技术、内存数据库以及数据安全等四个方面的内容。大数据分析主要是指借助于数据分析工具以及数据挖掘算法，从海量的数据中挖掘出有价值的信息。云数据库技术有效解决了存储的难题，为海量数据的存储和计算提供了良好的途径。内存数据库的采用，大大提升了对数据的管理和存储的效率。数据安全问题是比较容易被忽视的，而在大数据技术中常见的解决方案主要有数据迁移、双机容错以及异地容灾等方式。

高校大数据包含大量具有价值的数据，师生在校生命周期内产生大量数据、学习数据、教学数据、科研数据、奖惩数据等，这些组成了高校大数据的基础，这些海量数据中既包含常规管理型业务产生的如人事、教学、财务数据等结构化数据，又包含了大量的由服务与管理所产生的非结构化数据如多媒体教学资源等。数据采集是大数据应用最基础的一环，其后的集成、分析、管理等方法都构建在数据采集的基础上。因此，要完善高校大数据的挖掘与应用工作，首先应建立一个较为完善的数据采集系统。

（一）大数据技术

大数据技术是指从各种各样类型的巨量数据中，快速获得有价值信息的技术。解决大数据问题的核心是大数据技术。目前所说的"大数据"不仅指数据本身的规模，也包括采集数据的工具、平台和数据分析系统。大数据研发目的是发展大数据技术并将其应用到相关领域，通过解决巨量数据处理问题促进其突破性发展。因此，大数据时代带来的挑战不仅体现在如何处理巨量数据从中获取有价值的信息，也体现在如何加强大数据技术研发，抢占时代发展的前沿。

数据采集：ETL工具负责将分布的、异构数据源中的数据如关系数据、平面数据文件等抽取到临时中间层后进行清洗、转换、集成，最后加载到数据仓库或数据集市中，成为联机分析处理、数据挖掘的基础。

数据存取：关系数据库、NOSQL、SQL等。

基础架构：云存储、分布式文件存储等。

数据处理：自然语言处理（NLP，Natural Language Processing）是研究人与计算机交互的语言问题的一门学科。处理自然语言的关键是要让计算机"理解"自然语言，所以自然语言处理又叫作自然语言理解（NLU，Natural Language Understanding），也称为计算语言学（Computational Linguistics）。一方面它是语言信息处理的一个分支，另一方面它是人工智能（AI，Artificial Intelligence）的核心课题之一。

统计分析：假设检验、显著性检验、差异分析、相关分析、T检验、方差分析、卡方分析、偏相关分析、距离分析、回归分析、简单回归分析、多元回归分析、逐步回归、回归预测与残差分析、岭回归、logistic回归分析、曲线估计、因子分析、聚类分析、主成分分析、因子分析、快速聚类法与聚类法、判别分析、对应分析、多元对应分析（最优尺度分析）、bootstrap技术等等。

数据挖掘：分类（Classi fication）、估计（Estimation）、预测（Prediction）、相关性分组或关联规则（Affini ty grouping or association rules）、聚类（Clustering）、描述和可视化、Description and Visualization）、复杂数据类型挖掘（Text，Web，图形图像，视频，音频等）

模型预测：预测模型、机器学习、建模仿真。

结果呈现：云计算、标签云、关系图等。

（二）大数据特点

要理解大数据这一概念，首先要从"大"入手，"大"是指数据规模，大数据一般指在10TB（1TB=1024GB）规模以上的数据量。大数据同过去的海量数据有所区别，其基本特征可以用4个V来总结（Vol-ume，Variety，Value和Veloc-ity），即体量大、多样性、价值密度低、速度快。

1. 数据体量巨大。从TB级别，跃升到PB级别。

2. 数据类型繁多，如前文提到的网络日志、视频、图片、地理位置信息，等等。

3. 价值密度低。以视频为例，连续不间断监控过程中，可能有用的数据仅仅有一两秒。

4. 处理速度快。1秒定律。最后这一点也是和传统的数据挖掘技术有着本质的不同。物联网、云计算、移动互联网、车联网、手机、平板电脑、PC以及遍布地球各个角落的各种各样的传感器，无一不是数据来源或者承载的方式。

第四节　网络安全

一、计算机网络的遵循原则

（一）保密性

指保护网络中的信息不被非法窃取。即静态信息防止非授权访问，动态信息防止被截取解密。应当规定并保证访问系统资源时的具体授权范围，限定不能被泄露、更改或窥探的信息范围。

（二）完整性

指保护网络中的信息在存储介质中或在传输过程中不被篡改或破坏，也不发生信息分组的丢失或错序等事件。

（三）可用性

指在资源主机中的资源的可用性与可操作性，包括网络系统的正常运行，比如防止病毒破坏信息的可用性。

（四）真实性

包括可验证性，主要指信息的可信度，包括发送或接收人员的身份证实以及提供信息的完整性、时效性和准确性等。

（五）实用性和占有性

指保证信息与有关资源的可利用价值，比如，丢失了信息的加密密钥或者丢失了重要的口令，将会引起严重的信息安全问题。

二、网络的正常安全机制

为了实现上述安全性指标，需要有一系列安全机制来保证。网络的正常安全机制有：标识与验证机制；网络访问控制机制；加密机制。信息完整机制；认证和审计机制。

（一）数据加密

数据加密是防止数据库中数据在存储和传输中失密的有效手段。加密的基本思想是根据一定的算法将原始数据（术语为明文，Plain Text）变换为不可直接识别的格式（术语为密文，Cipher Text），从而使得不知道解密算法的人无法获知数据的内容。

随着密码技术的发展，现在已经涌现了许多数据加密算法与技术。最有名的是IBM公司提出的DES（对称）加密算法，1977年已成为美国标准。这是一种对称加密的算法，采用一个56位密钥对64位的数据块进行加密。"对称"是指采用的保密密钥，既用于加密，也用于解密。

RSA算法是比较有名的一类非对称加密算法，但由于算法运算时速度较慢，大多用于信息量较小的加密场合。所谓"非对称"是指把密钥分为一对，其中一个公开密钥用于加密，另一个专用密钥用于解密，以便于密钥的管理。

目前在Internet上提供了另一种PGP（Pretty Good Privacy）加密系统，它是一个基于RSA公钥加密体系的邮件加密软件，它把加密技术交给公众流行使用。其中提供了私有保密性、身份鉴别、数字签名和压缩等各种技术措施，基本上是采用了现有的一些加密算法加以综合而成。

（二）防火墙

防火墙指的是一个由软件和硬件设备组合而成、在内部网和外部网之间、专用网与公共网之间的界面上构造的保护屏障，是一种获取安全性方法的形象说法，它是一种计算机硬件和软件的结合，使Internet与Intranet之间建立起一个安全网关，从

而保护内部网免受非法用户的侵入，防火墙主要由服务访问规则、验证工具、包过滤和应用网关4个部分组成，

防火墙就是一个位于计算机和它所连接的网络之间的软件或硬件。该计算机流入流出的所有网络通信均要经过此防火墙。在网络中，所谓"防火墙"，是指一种将内部网和公众访问网分开的方法，它实际上是一种隔离技术。防火墙是在两个网络通讯时执行的一种访问控制尺度，它能允许你"同意"的人和数据进入你的网络，同时将你"不同意"的人和数据拒之门外，最大限度地阻止网络中的黑客来访问你的网络。换句话说，如果不通过防火墙，公司内部的人就无法访问Internet，Internet上的人也无法和公司内部的人进行通信。

防火墙分为网络层防火墙和应用层防火墙。

网络层防火墙可视为一种IP封包过滤器，运作在底层的TCP/IP协议堆栈上。我们可以以枚举的方式，只允许符合特定规则的封包通过，其余的一概禁止穿越防火墙。这些规则通常可以经由管理员定义或修改，不过某些防火墙设备可能只能套用内置的规则。我们也能以另一种较宽松的角度来制定防火墙规则，只要封包不符合任何一项"否定规则"就予以放行。现在的操作系统及网络设备大多已内置防火墙功能。较新的防火墙能利用封包的多样属性来进行过滤，例如：来源IP地址、来源端口号、目的IP地址或端口号、服务类型（如WWW或是FTP）。也能经由通信协议、TTL值、来源的网域名称或网段等属性来进行过滤。

应用层防火墙是在TCP/IP堆栈的"应用层"上运作，您使用浏览器时所产生的数据流或是使用FTP时的数据流都是属于这一层。应用层防火墙可以拦截进出某应用程序的所有封包，并且封锁其他的封包（通常是直接将封包丢弃）。理论上，这一类的防火墙可以完全阻绝外部的数据流进到受保护的机器里。防火墙借由监测所有的封包并找出不符合规则的内容，可以防范电脑蠕虫或木马程序的快速蔓延。不过就实现而言，这个方法既烦且杂，所以大部分的防火墙都不会考虑以这种设计方法。

◎思考题

1. 什么是计算机网络？计算机网络可以分成几类？
2. 什么是IP地址？
3. 信息安全涉及哪些问题？
4. 什么是Internet？Internet提供哪些基本服务？
5. URL如何进行网络定位？
6. 什么是超链接？鼠标指到超链接后指针是什么形状？
7. 用什么方法可以迅速找到已浏览过的某网页？

（娄底职业技术学院　罗金玲）

第二十四章 计算机技术在医学中的应用

第一节 Photoshop图像处理技术在医学中的应用

一、Photoshop图像处理概述

Adobe Photoshop，简称"PS"，是Adobe 公司旗下最为出名的图像处理软件之一。它提供了灵活便捷的图像制作工具，强大的像素编辑功能，被广泛运用于医学领域，Photoshop 图像处理软件可以对原始影像数据进行一些简单而方便的后期处理，能够增加诊断信息，提高目视判读能力，使病症的定位更准确，形态结构更丰富、更清晰，方法简便实用，特别适合教学。本节将带领读者了解图像处理基础知识、认识Photoshop CS6的工作界面。

（一）Photoshop图像处理基础知识

在使用Photoshop CS6进行图像绘制与处理之前，首先需要了解一些与图像处理相关的知识，以便快速、准确地处理图像。本节将针对位图与矢量图、图像的色彩模式、常用的图像格式等图像处理基础知识进行详细讲解。

1. 位图与矢量图 计算机图形主要分为两类，一类是位图图像，另一类是矢量图形。Photoshop 是典型的位图软件，但也包含一些矢量功能。

（1）位图 位图也称点阵图（Bitmap images），它是由许多点组成的，这些点称为像素。当许多不同颜色的点组合在一起后，便构成了一副完整的图像。

像素是组成图像的最小单位，而图像又是由以行和列的方式排列的像素组合而成的，像素越高，文件越大，图像的品质越好。位图可以记录每一个点的数据信息，从而精确地制作色彩和色调变化丰富的图像。但是，由于位图图像与分辨率有关，它所包含的图像像素数目是一定的，若将图像放大到一定程度后，图像就会失真，边缘会出现锯齿，如图24-1所示。

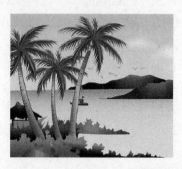
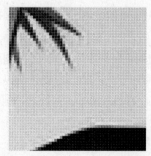

原图　　　　　　　　　　　　　　　　局部放大

图24-1　位图原图与放大图对比

（2）矢量图　　矢量图也称向量式图形，它使用数学的矢量方式来记录图像内容，以线条和色块为主。矢量图像最大的优点是无论放大、缩小或旋转都不会失真，最大的缺点是难以表现色彩层次丰富且逼真的图像效果。以矢量图形24-2为例，将其放大至600%后，局部效果如图24-3所示。通过图24-3可以看到，放大后的矢量图像依然光滑、清晰。

另外，矢量图占用的存储空间要比位图小很多，但它不能创建过于复杂的图形，也无法像位图那样表现丰富的颜色变化和细腻的色彩过渡。

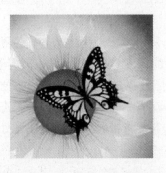
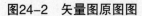
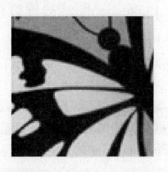

图24-2　矢量图原图图　　　　　图24-3　矢量图局部放大

2. 图像的色彩模式　　图像的色彩模式决定了显示和打印图像颜色的方式，常用的色彩模式有RGB模式、CMYK模式、灰度模式、位图模式、索引模式等。

（1）RGB模式　　RGB颜色被称为真彩色，是Photoshop中默认使用的颜色，也是最常用的一种颜色模式。RGB模式的图像由3个颜色通道组成，分别为红色通道（Red）、绿色通道（Green）和蓝色通道（Blue）。其中，每个通道均使用8位颜色信息，每种颜色的取值范围是0~255，这三个通道组合可以产生1670万余种不同的颜色。

另外，在RGB模式中，用户可以使用Photoshop中所有的命令和滤镜，而且RGB模式的图像文件比CMYK模式的图像文件要小得多，可以节省存储空间。不管是扫描输入的图像，还是绘制图像，一般都采用RGB模式存储。

（2）CMYK模式　　CMYK模式是一种印刷模式，由分色印刷的4种颜色组成。CMYK4个字母分别代表青色（Cyan）、洋红色（Magenta）、黄色（Yellow）和黑色（Black），每种颜色的取值范围是0~100%。CMYK模式本质上与RGB模式没有什么区别，只是产生色彩的原理不同。

在CMYK模式中，C、M、Y这三种颜色混合可以产生黑色。但是，由于印刷时含有杂质，因此不能产生真正的黑色与灰色，只有与K（黑色）油墨混合才能产生真正的黑色与灰色。在Photoshop中处理图像时，一般不采用CMYK模式，因为这种模式的图像文件不仅占用的存储空间较大，而且不支持很多滤镜。所以，一般在需要印刷时才将图像转换成CMYK模式。

（3）灰度模式　　灰度模式可以表现出丰富的色调，但是也只能表现黑白图像。

灰度模式图像中的像素是由8位的分辨率来记录的，能够表现出256种色调，从而使黑白图像表现的更完美。灰度模式的图像只有明暗值，没有色相和饱和度这两种颜色信息。其中，0%为黑色，100%为白色，K值是用来衡量黑色油墨用量的。使用黑白和灰度扫描仪产生的图像常以灰度模式显示。

（4）位图模式　位图模式的图像又称黑白图像，它用黑、白两种颜色值来表示图像中的像素。其中的每个像素都是用1bit的位分辨率来记录色彩信息的，占用的存储空间较小，因此它要求的磁盘空间最少。位图模式只能制作出黑、白颜色对比强烈的图像。如果需要将一副彩色图像转换成黑白颜色的图像，必须先将其转换成"灰度"模式的图像，然后再转换成黑白模式的图像，即位图模式的图像。

（5）索引模式　索引模式是网上和动画中常用的图像模式，当彩色图像转换为索引颜色的图像后会包含256种颜色。索引模式包含一个颜色表，如果原图像中的颜色不能用256色表现，则Photoshop 会从可使用的颜色中选出最相近的颜色来模拟这些颜色，这样可以减少图像文件的尺寸。颜色表用来存放图像中的颜色并为这些颜色建立颜色索引，且可以在转换的过程中定义或在生成索引图像后修改。

3. 常用的图像格式　在Photoshop 中，文件的保存格式有很多种，不同的图像格式有各自的优缺点。Photoshop CS6支持20多种图像格式，下面针对其中常用的几种图像格式进行具体讲解。

（1）PSD格式　PSD格式是Photoshop 工具的默认格式，也是唯一支持所有图像模式的文件格式。它可以保存图像中的图层、通道、辅助线和路径等信息。

（2）BMP格式　BMP格式是DOS和Windows平台上常用的一种图像格式。BMP格式支持1~24位颜色深度，可用的颜色模式有RGB、索引颜色、灰度和位图等，但不能保存Alpha通道。BMP格式的特点是包含的图像信息比较丰富，几乎不对图像进行压缩，但其占用磁盘空间较大。

（3）JPEG格式　JPEG格式是一种有损压缩的网页格式，不支持Alpha通道，也不支持透明。最大的特点是文件比较小，可以进行高倍率的压缩，因而在注重文件大小的领域应用广泛。例如，网页制作过程中的图像如横幅广告（banner）、商品图片、较大的插图等都可以保存为JPEG格式。

（4）GIF格式　GIF格式是一种通用的图像格式。它不仅是一种无损压缩格式，而且支持透明和动画。另外，GIF格式保存的文件不会占用太多的磁盘空间，非常适合网络传输，是网页中常用的图像格式。

（5）PNG格式　PNG格式是一种无损压缩的网页格式。它结合GIF和JPEG格式的优点，不仅无损压缩，体积更小，而且支持透明和Alpha通道。由于PNG格式不完全适用于所有浏览器，所以在网页中比GIF和JPEG格式使用的少。但随着网络的发展和因特网传输速度的改善，PNG格式将是未来网页中使用的一种标准图像格式。

（6）AI格式　AI格式是Adobe Illustrator软件所特有的矢量图形存储格式。在Photoshop 中可以将图像保存为AI格式，并且能够在Illustrator和CorelDraw等矢量图形软件中直接打开并进行修改和编辑。

（7）TIFF格式　TIFF格式用于在不同的应用程序和不同的计算机平台之间交换文件。它是一种通用的位图文件格式，几乎所有的绘画、图像编辑和页面版式应用程序均支持该文件格式。

TIFF格式能够保存通道、图层和路径信息，由此看来它与PSD格式并没有太大区别。但实际上，如果在其他程序中打开TIFF格式所保存的图像，其所有图层将被合并，只有用Photoshop打开保存了图层的TIFF文件，才可以对其中的图层进行编辑修改。

二、Photoshop基本操作

启动Photoshop 后，执行“文件→打开”命令，打开一张图片，即可进入软件操作界面，如图24-4所示。

应用程序栏
工作区切换器
菜单栏
工具栏选项
选项卡式文档窗口
工具面板
调板区域
工作区
状态栏

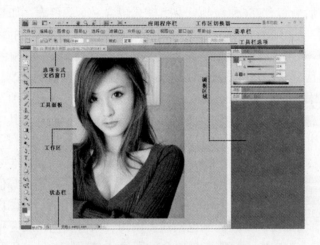

图24-4　Photoshop 工作界面

（一）菜单栏

菜单栏作为一款操作软件必不可少的组成部分，主要用于为大多数命令提供功能入口。下面将针对Photoshop CS6的菜单分类及如何执行菜单栏中的命令进行具体讲解。

Photoshop CS6的菜单栏依次为：“文件”菜单、“编辑”菜单、“图像”菜单、“图层”菜单、“文字”菜单、“选择”菜单、“滤镜”菜单、“3D”菜单、“视图”菜单、“窗口”菜单及“帮助”菜单，见图24-5。

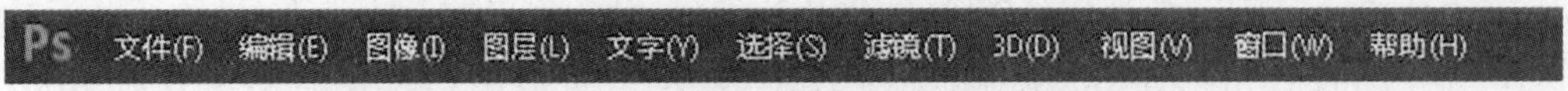

Ps
文件(F)
编辑(E)
图像(I)
图层(L)
文字(Y)
选择(S)
滤镜(T)
3D(D)
视图(V)
窗口(W)
帮助(H)

图24-5　菜单栏

（二）工具栏

移动工具——用来移动图层里的整个画面或层里由选框工具控制的区域，见图24-6；矩形、椭圆形——这两个工具在同一个按钮里（切换用shift+M）（按SHIFT绘正方、正圆、按ALT从中心点扩展），直接用鼠标拖拉绘制。

自由套索、多边形套索、磁性套索）——这三个工具在同一按钮中（切换用shift+L），分别是自由拖拉形状，点击多点以得到多边形状，利用原有画面的颜色反差，能吸附反差的颜色边缘。

魔术棒（W）——根据颜色来选取区域；

取消选区——删除已有的选区

裁切工具——用来裁剪文件大小，拖拉绘制裁剪区域。

切片工具——用来做网页的热区（超链接的设定），结合开始菜单的存为WEB所用的格式。用来制作简单的网页。

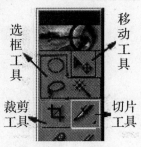

图24-6　工具栏

三、Photoshop案例制作

（一）案例－恐龙时代壁纸

1.案例描述

（1）考核知识点　魔棒工具、快速选择工具、抓手工具、缩放工具、套索工具。

（2）练习目标　掌握魔棒工具的基本操作，能够辨别魔棒工具的适用范围并熟练操作。掌握快速选择工具的基本操作，能够设置其选项栏。掌握套索工具的基本操作，能够设置其选项栏。

2.案例分析

（1）案例效果如图24-7所示。

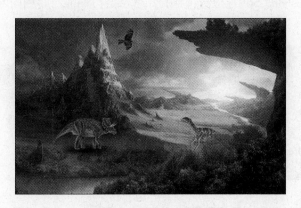

图24-7　恐龙时代壁纸

（2）案例素材如图24-8所示。

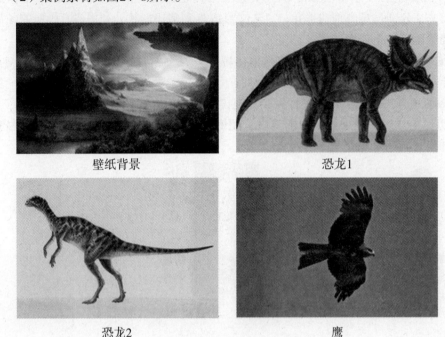

壁纸背景　　　　　　　　　恐龙1

恐龙2　　　　　　　　　　鹰

图24-8　案例素材

（3）具体实现步骤如下

置入素材"恐龙"：使用"魔棒工具"将"恐龙"背景选出，并通过反选得到"恐龙"。使用"移动工具"将其置入背景并调整大小。

置入素材"鹰"：使用"快速选择工具"将"鹰"选出。使用"移动工具"将其置入背景并调整大小。

调整细节：使用"套索工具"选出"鹰"的多余色块并删除。擦除"恐龙2"的多余部分将其隐藏在树丛中。使用"椭圆选框工具"为"恐龙1"制作投影。

3. 案例实现

（1）在Photoshop CS6中打开素材图像"壁纸背景.jpg"，如图24-9所示，作为壁纸的背景。

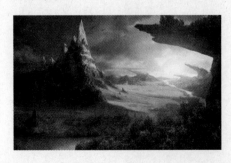
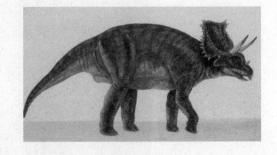

图24-9　素材图像"壁纸背景"　　　　**图24-10　素材图像"恐龙1"**

（2）执行"文件→存储为"命令（或使用快捷键【Ctrl+Shift+S】）以名称"【补充案例】恐龙时代壁纸.psd"保存文件。

（3）打开素材图像"恐龙1.jpg"，如图24-10所示。

（4）将光标定位于工具箱中的"快速选择工具" ，单击鼠标右键，会弹出选择工具组，选择第2项"魔棒工具" （快捷键【W】）。

（5）在魔棒工具的选项栏中，设置"容差"为15、勾选"消除锯齿"、不勾选"连续"。将光标置于素材图像"恐龙1"背上的背景，单击鼠标左键，将背景载入选区，如图24-11所示。

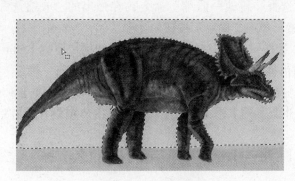

图24-11 选择背景

（6）在选项栏中，单击"添加到选区" 按钮（或按住【Shift】键不放），将光标置于素材图像"恐龙1"脚下的背景，单击鼠标左键，将其添加到选区，效果如下图24-12所示。

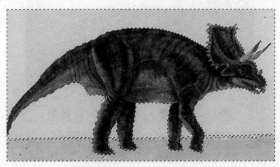

图24-12 添加选区

（7）选择"缩放工具" （快捷键【Z】），当光标变为 形状时，（或按下快捷键【Ctrl+加号】），单击鼠标左键，可将画布放大。

（8）选择工具箱中的"抓手工具" （或按住空格键不放），当光标变为抓手状 ，按住鼠标左键拖动画面，即可查看放大的画面。在画面中查找没有被载入选区的背景，类似如下图所示，并单击鼠标左键，逐一将其添加到选区，效果如下图24-13、图24-14所示。

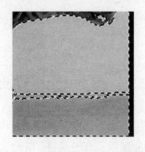
图24-13　未载入选区的背景

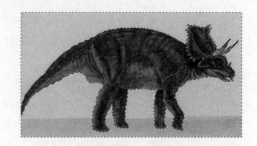
图24-14　添加背景到选区

（9）执行"选择→修改→收缩"命令，在弹出的"收缩选区"对话框中设置"收缩量"为1像素，单击"确定"按钮。

（10）执行"选择→修改→羽化"命令（或使用快捷键【Shift+F6】），在弹出的"羽化选区"对话框中设置"羽化半径"为1像素，单击"确定"按钮。

（11）选择"移动工具" ，将光标置于素材图像"恐龙1"的选区内，拖动"恐龙1"至"【补充案例】恐龙时代壁纸.psd"内，得到"图层1"（即"恐龙1"所在的图层）。

（12）按下【Ctrl+T】键，将置入的"图层1"缩小并调整位置，效果如图24-15所示。

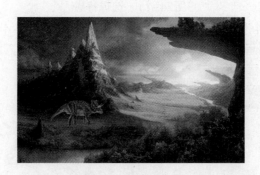
图24-15　置入"恐龙1"效果图

（13）打开素材图像"恐龙2.jpg"，如图24-16所示。重复上述操作，得到如图24-17所示画面效果。

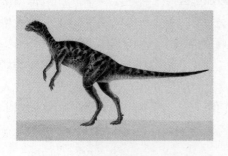
图24-16　素材图像"恐龙2"

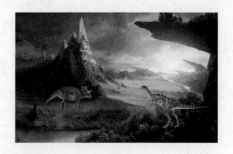
图24-17　置入"恐龙2"效果图

（14）打开素材图像"鹰.jpg"，如图24-18所示。重复上述操作，得到图24-19所示画面效果。

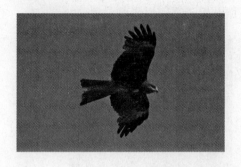

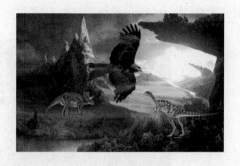

图24-18　素材图像"鹰"　　　图24-19　置入"鹰"效果图

四、Photoshop 在医学影像教学中的应用

目前photoshop软件已经开始应用在医学院校开设的医学形态学的相关课程辅助教学上，可以说医学影像资料的制作很大部分需要依靠photoshop软件，因为通过Photoshop 处理后医学图像更加清晰，便于人眼提高鉴别能力，显示解剖构造，使得老师传授学生医学基础知识的教学活动更加轻松容易，有利于教学使用，和教学影像资料存储。同时临床上许多医学图像处理的方式和方法可以通过学习Photoshop 软件间接学习，主要原因是大部分患者的影像图像处理是由拍片设备直接提供的软件进行处理，而Photoshop 作为图像图形处理的鼻祖，许多处理图像的方式、方法、术语与设备提供的图像处理软件类似，因此如果学习Photoshop 软件使用，对间接学习医学影像设备的后期图像处理软件也是非常有帮助的，为学生以后走上工作岗位提供技术可行性支持。

（一）医校教学辅助影像资料制作

1. 血管表层、细胞络脉层等材质贴图　滤镜是Photoshop 的三大支柱之一，图像处理中各种千变万化的特殊效果都是用由滤镜实现，由Photoshop 滤镜应用产生的纹理图片来制作医学3D解剖教学课件的材质贴图如图24-20所示。

方法与步骤：

（1）新建 Photoshop 文件，纸张大小默认 Photoshop 大小，背景为白，颜色模式RGB；

（2）设置前景色为红 RGB（205，75，75），背景色为白 RGB（255，255，255）；

（3）工具箱中选择渐变工具，设置径向渐变填充整个画布；

（4）打开滤镜下拉菜单，找到"艺术效果"命令，在对话框中选择"扭曲"选项下"玻璃"特效，调整它的属性，包括纹理为磨砂、扭曲度和平滑度等，完成如图24-20所示的材质制作，保存为 JPEG 格式；

（5）图24-21材质应用到 3ds MAX 上，选中材质编辑器中络脉层材质球，通过设置属性参数"漫反射"→"位图"来实现 PS 滤镜处理材质花纹 JPEG 文件贴入到 3D 脉络层对象材质球上修改 UV 坐标实现全覆盖 3D 对象，通过设置漫反射、高光反射的光泽度、级别和柔化等属性使得材质更加贴近于现实世界的对象。

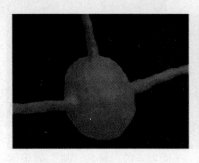 

图24-20　络脉层图　　　　　　　图24-21　络脉层材质

2. 利用修补工具处理教辅图片中多余文字和对象　修补工具是利用图像的其他区域（选区）或使用图案来修补当前选中的区域，修补的同时也保留图像原来的纹理、亮度及层次等信息。方法与步骤：

（1）在 Photoshop 中选择"打开"命令选择如图24-22（a）所示的原始图片；

（2）在工具箱中选中"放大镜"工具，设置属性中的 将原始图片放大；

（3）在工具箱中长按左键选中"修补"工具，设置属性中的修补为"源"，通过鼠标将多余文字和图像对象圈中，形成封闭的虚线选区，当鼠标变成如图24-23（a）所示的红线里的形状时按住不放，拖动到周围背景中，多余文字消失了，如图图24-23（b）所示，同理其他多余图像对象也被剔除，效果如图24-22（b）所示。

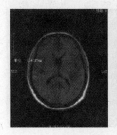 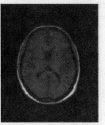 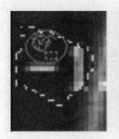 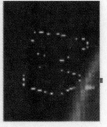

（a）原图　　　（b）处理后　　　　　　（a）处理前　　　（b）处理后

图24-22　修补工具处理文字　　　　图24-23　修补工具处理图像

3. 利用选区工具命令实现伪彩色处理　伪彩色处理是把黑白图像的灰度映射成相应的彩色，便于人眼提高鉴别能力，便于医生对疾病的诊断和治疗，同时伪彩色医学图像更能够清晰显示解剖构造，在教学中便于教师对学生讲解医学知识，有利于教学使用，利用选区工具"魔棒"和"色相/饱和度"命令实现伪彩色处理。色相/饱和度命令是控制图像的色相（即颜色）、饱和度（即颜色鲜艳程度）、明度（明亮程度），可以将图像变成单色调图像，也可以指定图像的某区域部分颜色进行调整。魔棒工具是选区工具，基于图像中的相邻像素的颜色近似程度来进行选择。通过容差值设定，调整允许选择相邻像素间的近似程度，容差值越大，可选择的相邻像素间的近似程度越大，颜色的选择范围越广，即选区范围越大；反之容差值越小，选区范围越小。方法与步骤：

（1）在Photoshop中选择"打开"命令选择如图24-24（a）所示的原始图片；

（2）在工具箱中选中"放大镜"工具将原始图片放大，并将灰度模式调整为RGB颜色模式；

（3）工具箱中选中"魔棒"工具，在属性栏设置容差值为20，选中"添加到选区"按钮，不勾选"连续"，当鼠标形状变成魔棒状态去选择图像某个区域，连续选择直到结束；

（4）选择"图像"→"调整"→"色相/饱和度"命令，打开对话框勾选"着色"，如图24-25所示进行色相、饱和度和明度的调整，最终达到图24-24（b）效果。

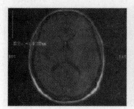

（a）原图　　　　（b）处理后

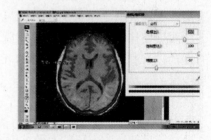

图24-24　伪彩色处理图　　　图24-25　"色相/饱和度"处理

4.医学影像后期图像处理方法　图像均衡化即直方图均衡化，实质是让图像的直方图的像素密集程度在暗调、中调和高光调分布均匀，校正曝光使之曝光正常，如图24-26所示。

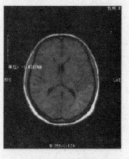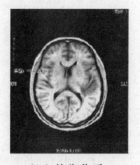

（a）原图　　　　　　　　（b）均衡化后

图24-26　图像均衡化处理

直方图则为表示图像的每个颜色亮度级别的像素数目，展示像素在图像中的分布情况，提供图像色调范围或图像基本色调类型的快速浏览图，以便更好的校正色彩，处理前后的直方图如图24-27所示。

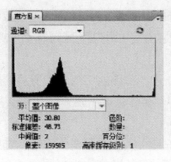 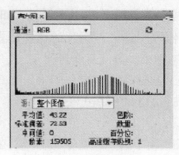

（a）原图 　　　　　　　（b）均衡化后

图24-27　均衡化后的直方图

"曲线"命令是精确调整颜色色调的命令，顶部点调整图像亮部，曲线中部点调整中级灰度，曲线底部点则调整图像暗部。通过曲线命令也可以调整图像曝光过少或过度，达到均衡化和曝光正常化。照片的曝光正常和清晰程度有利于医生诊断鉴定，更加准确地掌握患者的情况；对于学生来说学习这种方法以后在工作中可以进行间接使用；同时在医学高职院校这种方法也提供了教师制作医学影像教学资料的途径，有利于读片实验教学的开展，有利于学生的学习和教学资料的储存。方法与步骤：

（1）在Photoshop中选择"打开"命令选择24-26（a）的原始图片；

（2）选择"窗口"→"直方图"命令，打开直方图面板，观察直方图情况发现左端暗调像素分布密集，右端像素分布少，表明曝光不足；

（3）选择"图像"→"调整"→"曲线"命令，调整直方图的均衡化如图24-28所示，最终达到效果。

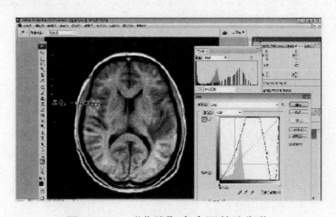

图24-28　"曲线"命令调整均衡化

五、Photoshop在医学生物图像处理中的应用

（一）医学生物图像处理过程中常见问题

图形图像通过视觉系统传达，借助编码等方式将图形图像转化为计算机能够识

· 442 ·

别和处理的数据，通过不同的文件数据类型进行存储和输出。医学生物图像的采集主要是通过显微镜摄像和大体的实物标本摄像，图像采集的过程中往往存在图像污染、分辨率不高、模糊不清等问题，其类型列举如下：

1. 杂质　医学生物图像在形成、传输的过程中会受到很多外界因素或者其他物质的干扰，给后面图像的分析带来影响，破坏图像的美观性和真实性，为了呈现图像更好的状态，往往会对一些杂质进行加工和处理，以减少杂质对图像的影响，保留图像应该有的细节。但是必须注意的原则是处理过程不能破坏原图，违反图像真实性。

2. 图像编辑　图像质量的决定因素主要取决于图像搜集、尺寸的大小、清晰程度等，为了让图像表述的东西更多、更全面，通常会对搜集到的图像进行加工处理，做到更加直观的表述，从而达到图文并茂的效果。

3. 明暗对比　在采集图像的时候很容易受到环境和光照的影响，让所采集的图像清晰程度和明暗程度不够明显，不利于对图像的计算和处理，加深明暗的对比可以提高整个图像的层次，让主体图形更加明显。

针对以上医学生物图像处理过程中存在的问题，如何在图像本身真实性的原则下，通过Photoshop 图像处理技术对这些问题进行处理，使得处理后的图像达到视觉主体的审美效果，并实现研究者逻辑性与图像真实性的统一。接下来，我们将结合Photoshop 在图像处理中的经验总结，对医学生物图像在图像修复、图像编辑组图、图像反差等方面的编辑处理操作进行介绍。

（二）Photoshop在医学生物图像处理中的应用

1. 图像修复　图像修复是通过软件的处理改善图像的效果，尽可能减少图像在采集过程中出现的杂质或者污点，让图像更加鲜明和具有说服力。医学生物图像由于是采用显微镜拍摄，在出图的时候可能会有一些影响图像效果的杂质，这时可以采用Photoshop软件中的污点修复画笔或仿制图章对图像中的一些污点进行修复，从而提升图像的美观程度。

如图24-29是大鼠脑的样本采集图，在拍摄过程中，主体物的旁边有一些不必要的污点，在不影响整个脑实体图像的情况下，除去这些污点，需要进行局部修复。具体操作为：打开Photoshop软件，首先把图层复制一层，然后点击污点修复画笔工具，通过改变笔刷的大小调控局部修复的范围。改变笔刷大小的方式有多种：

（1）在选择更改笔刷的时候，利用污点工具属性栏来控制；

（2）用键盘上的左右方括号来更改笔刷大小。利用污点修复画笔可以对图像或者是图案中的样本进行绘画，并且能够对周围的光照、文理等进行像素匹配，可以自动从周围进行图像取样。

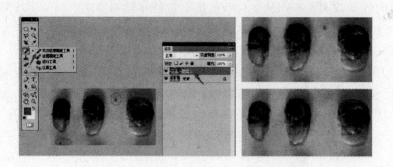

图24-29 大鼠的脑采集图修复前后对比

2. 图像调整后的组图 为了使医学生物图像充分呈现其反映的科学问题，很多时候需要对其进行编辑和组图，以增强图形之间的逻辑性和对比性，使图像能够更加清晰的阐明和解释发现的科学现象。

（1）使用裁剪工具裁剪图像，重新定义画布的大小 具体方法：选择裁剪工具，在画面上拖动出一个矩形框，根据所需要的内容拖动矩形框，按下Enter键，就可以对图像进行裁切。裁剪主要是针对整个图像内容所要表达的意思进行裁剪，譬如大小的修改，局部的裁剪等。

（2）图像大小与分辨率的调整 打开图像，通过图像大小对话框完成，操作步骤为：选择图像 —— 图像大小 —— 输入相应的尺寸和分辨率进行更改。在此过程中，一定要注意约束图像比例，通过修改尺寸和分辨率完成对图像尺寸的编辑和修改。

（3）图像调整后的组图 如图24-30，通过"Westernblot检测蛋白表达"图形组图在一起，进行更深一步的分析。具体操作步骤为：打开Photoshop 软件，新建一个文档，选择裁剪过的三张"Westernblot检测蛋白表达"的图像，按住shift键选择多个连续的图像或用ctrl键选择多个不连续的图像，然后把三张需要重组的图像拖动到新建的文档中，再打开视图下面的标尺（也可以用ctrl+R快捷键打开视图标尺），拉出辅助线拖动图像到相应的位置（最好打开视图对齐到参考线），在拖动图像的时候会自动往参考线上面吸附，编辑每个图像的位置和大小，最后用裁切工具进行裁剪。

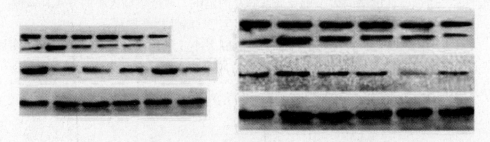

图24-30 "Westernblot检测蛋白表达"组图前后的效果对比

（4）图像内容的编辑　在医学研究中，研究者通过测试设备获得的图像在很多时候没有附注信息。在进行研究论文发表时，审稿人通常不能直接和明确的体会图像所要表达的信息。此时，更多的图像信息可以借助Photoshop软件中的文本注释或者图形的方式对图像的整体或局部进行说明或注释，从而为审稿人提供更多的图像信息。

具体操作步骤为：打开Photoshop软件，选择需要添加备注的图像，然后新建图层，选择选区或者矢量图形组对所需要的形状进行绘制。需要注意的是：1）选区绘制图形颜色的填充可以通过编辑填充选择前景色或者背景色来进行填充，也可以通过ctrl+del快捷键填充前景色和alt+del快捷键填充背景色；2）矢量图形组绘制图形必须在属性栏上面选择相关的属性，第一个是形状图层，绘制出的图形会在图层上自动新建一个调整图层。如果需要修改颜色，直接点击调整层即可；第二个是路径，填充颜色的时候把路径转换为选区即可，路径转换成选区的命令位于路径面板最下面；第三个是像素填充，绘制出来的图形直接填充上颜色，如果需要修改则需要按住ctrl加图层的缩略图就会重新载入选区，填充方法参考选区上色；最后输入文字，点击文字工具直接输入，更改大小和位置即可（图24-31）。

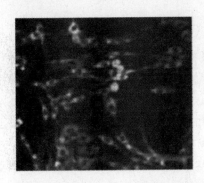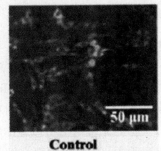

50 μm

Control

图24-31　"罗丹明123染色"的文字组图效果

3.反差　反差是指图像的明暗对比关系和层次，用于说明当前图像的细节保留和层次丰富程度。反差主要用于图像对比度的调节，通过调控亮面和暗面的相互影响，提示对比度，达到明暗对比协调的效果。图像色调校正的方式有以下几种：

（1）使用色阶命令，通过调整高光和阴影来改变图像的层次关系。关键点为：需要理解直方图上面黑白灰的关系，然后对其进行调整；

（2）使用曲线命令，跟色阶相似，不过增加了局部调节，可以更加精确的对暗部和亮部的细节进行调整，让画面的层次更加丰富；

（3）使用亮度/对比度命令，直接对图像的高光和对比度进行调整，简单容易操作，但缺点是，调整后的图像会出现细节的丢失或产生噪点；

（4）曝光度调整：在亮度和对比度的基础上，通过增加对灰度的调整，使得很多光线不足灰暗的图像显示出明显的效果（图24-32）

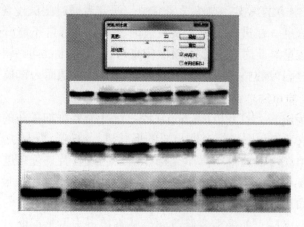

图24-32　亮度/对比度调整前后效果对比

第二节　SAS在医学研究中的应用

一、SAS统计分析软件概述

SAS（Statistical Analysis System）（统计分析系统）是一个集数据管理与数据处理功能于一体的大型软件系统。1966年，美国北卡罗来纳州立大学开始研制SAS。1976年在美国成立了SAS研究所（SAS InstituteInc，Cary，NC，USA）。SAS研究所对商品化了的SAS进行经营、维护、培训和进一步开发等工作。早期的SAS只能在大型计算机上运行。1985年推出了可以在IBMPC及其兼容机上运行的SAS。至今，SAS/PC已经发布了多个版本，本节将主要介绍基于WINDOWS支持汉字的SAS9中文版。

目前，SAS已经发展成为一个功能齐全、应用范围广泛和使用灵活方便的数据管理及数据分析的标准软件系统。其应用范围涉及理、工、农、林、医、管理、商业和行政事务等各个领域。国际上有一个专门的SAS协会SUGI（SAS User Group International），每年有学术会议讨论研究有关SAS的问题。一些国家和地区的大学把SAS作为一门课程开设。我国的一些科研机构和大学也引进并使用了SAS。

（一）SAS的结构、功能和特点

1. SAS的结构　SAS是一个用于数据管理和数据处理分析的组合软件系统。SAS的命名是源于其开发初期的功能只是统计分析、处理数据。经过几十年的研究与开发，现在的SAS已经发展成为一个适合商业、工业、教育和政府各界使用的企业级信息处理的综合独立的软件系统。SAS还提供了运筹学方法、矩阵运算、计量经济学、时间序列分析方法、质量控制管理、与多种流行数据库的接口、数据仓库工具、地理信息和空间数据处理，以及数据挖掘等功能模块。SAS是目前世界上公认的数据分析的标准软件之一。SAS包括多个大的功能模块，用户可以根据需要，选取部分或全部SAS功能模块来组成一个运行系统。SAS9主要有如下几个常用的功能模块：

（1）SAS/BASE（基本模块）是SAS的核心部分，其他功能模块必须是在该模块的支持下运行。SAS/BASE提供的功能有：数据存储与检索、程序和数据的编辑与修改、报告生成、简单统计计算和文件存储管理等。

（2）SAS/STAT（统计分析模块）模块提供对数据进行统计分析的功能，包括方差、相关、回归、判别、聚类、主成分和因子分析等多元统计分析方法，SAS/STAT基本上覆盖了所有的实用数理统计分析的方法。

（3）SAS/ASSIST（交互式菜单模块）模块提供了一个菜单式的操作界面，可以输入、转换、编辑数据、管理、分析并生成报表。通过对菜单的操作来实现SAS数据处理和报表等功能。通过SAS/ASSIST的使用，初学者可以初步掌握SAS；有经验的SAS用户可以利用SAS/ASSIST提供的程序自动生成功能以提高编写程序的工作效率。

（4）SAS/ACCESS（外部数据库接口模块）模块提供了建立访问外部数据库的一个统一的公共数据界面，以实现与外部数据库进行数据的双向传输。目前的SAS版本支持与VF、SQL/DS、DB2.ORACLE、SYBASE、INFORMIX等十多种常用的数据库系统的数据通讯。

（5）SAS/GRAPH（绘图模块）模块提供了较强的绘图功能。利用SAS/GRAPH能够以直观的图形方式呈现数据处理的结果，例如直方图、饼图、星图、散点图、曲线图、三维立体图、等高线图、地理信息图及系统聚类图等多种彩色图形。

（6）SAS/ETS（经济计量学和时间序列分析模块）支持计量经济与时间序列分析研究。SAS/ETS包括了计量经济学中的统计模型分析、时间序列分析及频数分析等方法。它是经济分析、预测、系统模型、金融等应用研究方面的工具。

（7）SAS/IML（交互式矩阵程序设计语言模块）是一种以矩阵为数据单位的计算编程语言。SAS/IML支持用户自行研究设计新的算法，或者用于解决SAS中没有提供现成算法的特殊的、专门的问题。SAS/IML具有完善的编程环境，并且可以在语句级交互使用。

（8）SAS/OR（运筹学模块）是基于运筹学原理的一个程序包。SAS/OR的主要功能有：计划和管理大型项目、资源的调度分配、建立生产和网络流程模型等。辅助用户实现对各种资源最佳配置的决策支持。

（9）SAS/QC（质量控制模块）是一个用于质量控制管理的子系统，本模块基于统计学方法，用计算机图形显示技术来实现生产制造过程中的质量控制管理。SAS/QC提供了不同类型的控制图制作与分析，以辅助用户进行生产管理过程的决策。

（10）SAS/WA（数据仓库模块）模块是一个数据仓库的集成工具。SAS/WA提供了建立数据仓库的管理层，实现定义数据仓库和主题，数据转换和汇总，汇总数据的更新，Metadata的建立、管理和查询等。

（11）SAS/GIS（地理信息模块）是集地理信息系统和空间数据分析显示于一体的子系统。该软件模块提供层次化的地理信息。用户可以以交互方式进行数据分析和显示及地图的大小缩放。

（12）SAS还有多个功能模块：用于建立特殊的交互图形用户接口的面向对象的应用开发工具SAS/AF；SAS/EIS是一个开发、运行和维护企业信息系统的菜单驱动系统；数据探测和分析工具SAS/INSIGHT；数据挖掘工具EnterpriseMiner；SAS/CONNECT软件是SAS到SAS的客户/服务器工具等等。

2. SAS的特点。SAS是一个实用性强、功能完善、使用方便、容易学习的计算机软件系统。它不仅具有一般数据管理系统的功能，还提供了一个完善的可编程语言环境，特别是以标准过程给出了常用的数据处理和复杂计算的算法。例如，对于计算繁难的多元统计算法，用户只需要指出过程名及其必要的参数提交系统，就可以得到一张清晰的包括相应算法的全部计算结果和参数的输出表格或图形。SAS的这一特点极大地方便了非计算机专业人员的计算机应用。SAS中典型的标准过程包括一般描述性统计分析和多元统计分析、经济预测与时间序列分析、多种运筹学算法、质量控制管理及绘制各种二维、三维图形等。

另外，SAS具有极强的报表产生和绘图功能。用户可以得到清晰易读的表格和图形输出。SAS还提供了与多种主流的数据库和电子表格软件的数据交换接口，极大地拓宽了SAS的应用范围。

二、SAS功能介绍

（一）SAS主界面

1. 启动SAS SAS的授权有效使用期限是由计算机系统时间控制的。在启动SAS之前，用户首先要确认所使用的计算机系统时间是否正确。

在Windows下启动SAS9与启动其他应用软件系统一样，常用如下两种操作方式：

（1）双击桌面上的图标

（2）顺序操作："开始"→"程序（P）"→"SAS"→"The SAS Systemfor Windows9.0（简体中文）"。

启动操作之后，稍候片刻，屏幕上将出现如图24-33所示的窗口，这就进入了SAS的主界面。这是SAS的基本工作状态。在这种状态下，用户可以与SAS会话。

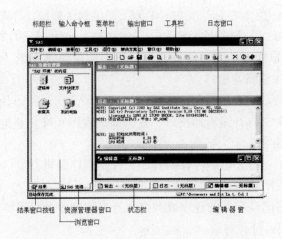

标题栏　输入命令框　菜单栏　输出窗口　工具栏　日志窗口

结果窗口按钮　资源管理器窗口　状态栏　编辑器窗
　　　浏览窗口

图24-33　SAS for Windows9.0主界面

2. 退出SAS返回Windows　退出SAS返回Windows有下列方式：

（1）在SAS主界面左上角的"输入命令"框输入"ENDSAS"或"BYE"，然后按回车键。

（2）单击SAS主界面右上角的关闭图标：⊠，系统提问"确实要结束该SAS会话吗？"，然后用户予以确认，即可退出SAS返回Windows.

（3）操作"文件（F）"→"退出（X）"。

3. SAS主要窗口　SAS提供了多个功能窗口，经常使用的有以下几个：

（1）日志窗口　系统启动时，在日志窗口显示SAS的版权、授权等信息。用户向系统提交任务后，日志窗口将给出SAS运行的状态。如果用户程序有错，系统在日志窗口以不同的颜色显示错误的大概位置及错误类型等信息。用户不能在日志窗口输入任何信息，但是可以利用"文件（F）"里的"新建（N）"或者"编辑（E）"里的"清除（R）"来清除窗口内容。对日志窗口的内容可以进行选定、存储和查找操作。

（2）编辑器窗口　编辑器窗口是一个字处理器，在编辑器窗口内可以进行像大多数字处理软件的各种输入、增删、调用外部文件等操作；如果当前处理的是一个程序文件，可以直接在该窗口下向系统提交任务。需要指出的是每打开一个文件就占用一个编辑器窗口。也就是说SAS允许同时打开多个编辑器窗口，用打开的文件名来区分不同的编辑器窗口。

（3）输出窗口　SAS处理用户提交的任务后，在输出窗口显示所有文本形式的处理结果。在该窗口下，用户不能输入任何信息。对输出窗口的内容，可以进行存储，打印和选定等操作。

（4）GRAPH窗口　该窗口显示所有由SAS的GRAPH功能绘制的图形.在GRAPH窗口下可以对显示图像进行复制、编辑等操作。

（5）SAS浏览窗口　SAS的主界面左侧的区域叫作SAS浏览窗口。浏览窗口的显示区域将由"结果"和"SAS资源管理器"占用（相互切换）。下面介绍"结果窗口"和"SAS资源管理器"。

3. 菜单栏　SAS菜单栏有"文件（F）""编辑（E）""查看（V）""工具（T）""运行（R）""解决方案（S）""窗口（W）"和"帮助（H）"等八项。另外，由于菜单栏内的下一级操作依赖于当前窗口而变化，所以，以下的内容假定当前窗口是程序编辑器窗口。

（1）文件（F）

新建程序（N）：打开编辑器窗口，建立新的程序文件。其他窗口下的"新建"为清除其所有窗口内容。

打开程序（O）：打开已经存在的程序文件到程序编辑器窗口。

关闭（C）：关闭当前窗口。

追加（E）：将已经存在的程序或数据文件追加到程序编辑器窗口中。

打开对象（J）：打开对象。

保存（S）：保存当前窗口的内容。

另存为（A）：将当前窗口的内容以另一文件名存储。

另存为对象（B）：将当前窗口的内容以另一对象存储。

导入数据（I）：导入外部数据并且转换为SAS数据。

导出数据（R）：输出SAS数据并且转换成为指定格式的数据。

页面设置（U）：输出页面设置。

打印设置（T）：打印当前窗口的内容设置。

打印预览（V）：打印当前窗口的内容预览。

打印（P）：打印当前窗口的内容。

发送邮件（D）：将当前窗口的内容作为附件发送邮件。

退出（X）：退出SAS。

（2）编辑（E）

撤消（U）：撤消操作。

恢复（D）：恢复撤消的操作。

剪切（T）：剪切掉选中的内容。

复制（C）：复制选中的内容。

粘贴（P）：将复制的内容粘贴到指定位置。

清除（A）：清除选定的内容。

全部清除（R）：清除当前窗口的全部内容。

全部选定（S）：选定当前窗口的全部内容。

全部折叠（O）：将当前窗口内容折叠显示。

全部展开（X）：将当前窗口折叠显示的内容全部展开显示。

查找（F）：在当前窗口里查找指定的内容。

替换（E）：在当前窗口里以给定的内容替换指定的内容。

（3）查看（V）

增强型编辑器（I）：打开或者切换到增强型编辑器窗口。

程序编辑器（P）：打开或者切换到程序编辑器窗口。

日志（L）：打开或者切换到日志窗口。

输出（O）：打开或者切换到输出窗口。

图形（A）：打开或者切换到图形输出窗口。

结果（E）：打开或者切换到结果窗口。

SAS资源管理器（X）：打开或者切换到SAS资源管理器窗口。

只显示内容（C）：只显示指定窗口的内容。

收藏夹（Y）：打开或者切换到收藏夹。

（4）工具（T）

查询（Q）：查询数据集。

表编辑器（T）：打开数据集编辑器。

图形编辑器（G）：打开图形编辑器。

报表编辑器（R）：打开报表编辑器。

图像编辑器（I）：打开图像编辑器。

文本编辑器（X）：打开文本编辑器。

键盘宏（M）：定义键盘宏。

添加缩写（A）：定义缩写标识及内容。

定制（Z）：对SAS界面进行特殊设置。

选项（O）：选项设置。包括：系统参数；增强型编辑器基本环境及系统功能键。

（5）运行（R）

提交（S）：运行程序编辑器窗口的程序。

重新调用上一次提交（R）：在程序编辑器窗口显示上一次运行过的源程序。

提交第一行（T）：运行程序编辑器窗口的第一行程序。

提交N行（N）：运行程序编辑器窗口指定的N行程序。

登录（I）：连接远程主机。

远程提交（B）：远程提交作业。

远程获取（O）：远程获取信息。

远程显示（D）：远程显示输出。

注销（F）：注销远程登录。

（6）解决方案（S）

分析（S）：

3D可视分析（V）：调用SAS/SPECTRAVIEW模块。

分析家（S）：调用Analyst模块。

企业数据挖掘（E）：调用Enterprise Miner模块。

地理信息系统（Y）：调用SAS/GIS模块。

向导式数据分析（G）：调用SAS/LAB模块。

交互式数据分析（I）：调用SAS/INSIGHT模块。

投资分析（N）：调用投资分析模块。

市场研究（M）：调用市场研究模块。

项目管理（P）：调用项目管理模块。

质量改善（Q）：调用SAS/QC模块。

排队模拟（U）：调用排队仿真模块。

时间序列预测系统（F）：调用时间序列预测系统模块。

时间序列查看器（T）：调用时间序列查看选择模块。

（7）开发和编程（D）

EIS/OLAP应用程序生成器（E）：调用SAS/EIS等模块。

框架生成器（A）：进入SAS资源管理器，建立、维护数据集等。

类浏览器（C）：查看类之间的关联及类中的方法和实例。

源控件管理器（S）：调用SAS/AF的功能。

数据仓库管理员（W）：调用数据仓库的功能

OLAP服务器管理（O）：进行服务器管理，包括环境选项、访问控制等。

报表（R）：调用EIS/OLAP、GRAPH等进行报表的设计与制作。

附件（A）：提供测试图形的图案、编辑注册表、游戏等。

ASSIST（T）：启动ASSIST子系统。

桌面（K）：打开SAS桌面。

EIS/OLAP应用程序生成器（E）：调用EIS/OLAP的应用程序生成功能。

（8）窗口（W）

新建窗口（N）：建立新的编辑窗口。

最小化所有窗口（M）：将所有窗口最小化。

层叠（C）：将所有窗口前后层叠置放。

垂直平铺（T）：将所有窗口垂直平铺置放。

水平平铺（H）：将所有窗口水平平铺置放。

调整大小（R）：调整指定窗口的大小。

调整停放视窗的大小（S）：调整当前窗口的大小。

程序编辑器：打开或切换到程序编辑器窗口。

日志：打开或切换到日志窗口。

GRAPH：打开或切换到GRAPH窗口。

结果：打开或切换到结果窗口。

编辑器：打开或切换到指定的编辑器窗口。

输出：打开或切换到输出窗口。

SAS资源管理器：打开或切换到资源管理器窗口。

（9）帮助（H）

在"帮助"里提供了所有SAS的用户文档、学习SAS的资料和参考文献、SAS网站及版本信息。

4. SAS工具栏 SAS的工具栏如图24-34所示。各个元素的名称见图24-34中的标记。SAS的工具栏的大多数元素与标准流行的视窗工具栏的图标在图案和功能上基本相同，只有工具栏的左侧的命令输入框内是输入DOS版的SAS命令。其他工具栏的元素就不再逐一介绍了。

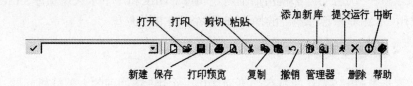

图24-34 SAS工具栏

5. SAS逻辑库 SAS逻辑库（SASDataLibrary）也叫作SAS数据库。SAS逻辑库是用于管理数据集等SAS数据文件的。通常，数据文件是存放在DOS的一个目录下的，SAS逻辑库是一个逻辑上的概念，一个SAS逻辑库可能是指一个或几个DOS下的路径，给定SAS逻辑库名就相当于给定了DOS路径。SAS逻辑库的定义一般采用如下两种方式：

（1）用LIBNAME语句 格式：LIBNAME逻辑库名"DOS路径"；其中：LIBNAME是关键字；逻辑库名是用户给定的以字母或下划线开头的字符数字串；DOS路径是一个存在的DOS目录路径。例如语句LIBNAMEabc"C：\dir3"定义了一个名为abc的逻辑库，该逻辑库与目录C：\dir3相对应。

（2）用"新建逻辑库"窗口 操作：鼠标右击SAS浏览器中的图标"逻辑库"，出现如图24-35的"新建逻辑库"窗口。

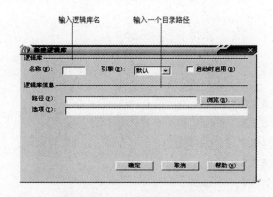

图24-35 新建逻辑库窗口

在窗口内的"名称（N）"框内输入用户给定的逻辑库名；"路径（P）"框内输入一个存放SAS数据文件的目录路径；其他框都是可选项。"确定"后就建立了给定名称的逻辑库。建立逻辑库，实际上是将逻辑库名与DOS下的一个目录路径建立了一种联系。

SAS逻辑库的管理可以通过"SAS资源管理器"的操作完成。另外，SAS逻辑库分为临时库和永久库，临时库只有一个，系统给定的名称为WORK，临时库WORK在SAS启动时系统自动生成；退出SAS时，临时库WORK将自动消失。通过LIBNAME或者"新建逻辑库"窗口定义的是永久逻辑库，在永久逻辑库存放的数据文件将被永久保存。SAS每一次启动，都将击活临时逻辑库WORK和一个永久逻辑库SASUSER，读者可以用"SAS资源管理器"的操作查看SASUSER的状态。

三、SAS编程实例

为了逐步了解SAS操作的过程，下面给出一个用SAS处理的方差分析问题。

例：研究6种氮肥施用法对小麦的效应，每种施肥法种5盆小麦，完全随机设计，测得含氮量（g）如表24-1。

表24-1　含氮量数据表（g）

处理	1	2	3	4	5	6
	2.9	4.0	2.6	0.5	4.6	4.0
	2.3	3.8	3.2	0.8	4.6	3.3
	2.2	3.8	3.4	0.7	4.4	3.7
	2.5	3.6	3.4	0.8	4.4	3.5
	2.7	3.6	3.0	0.5	4.4	3.7

SAS程序如下：

```
DATA eg15;
DO rep=1 TO 5;
DO treat=1 TO 6;
INPUT x @@;
OUTPUT;
END;
END;
CARDS;
2.9 4.0 2.6 0.5 4.6 4.0
2.3 3.8 3.2 0.8 4.6 3.3
2.2 3.8 3.4 0.7 4.4 3.7
2.5 3.6 3.4 0.8 4.4 3.5
2.7 3.6 3.0 0.5 4.4 3.7;
PROC ANOVA;
CLASS treat rep;
MODEL x=treat;
MEANS treat/t;
RUN;
```

程序输出的结果见表24.2：

表24-2 例1.1输出结果

```
          The ANOVA Procedure
                 Class Level Information
              Class       Levels        Values
              treat          6      1 2 3 4 5 6
              rep            5       1 2 3 4 5
                 Number of observations    30
```

Dependent Variable: x

Source	DF	Sum of Squares	Mean Square	F Value	Pr > F
Model	5	44.46300000	8.89260000	164.17	<.0001
Error	24	1.30000000	0.05416667		
Corrected Total	29	45.76300000			

R-Square	Coeff Var	Root MSE	x Mean
0.971593	7.681100	0.232737	3.030000

Source	DF	Anova SS	Mean Square	F Value	Pr > F
treat	5	44.46300000	8.89260000	164.17	<.0001

t Tests (LSD) for x

NOTE: This test controls the Type I comparisonwise error rate, not the experimentwise error rate.

```
          Alpha                          0.05
          Error Degrees of Freedom         24
          Error Mean Square          0.054167
          Critical Value of t         2.06390
          Least Significant Difference  0.3038
```

Means with the same letter are not significantly different.

t Grouping		Mean	N	treat
A		4.4800	5	5
B		3.7600	5	2
B				
B		3.6400	5	6
C		3.1200	5	3
D		2.5200	5	1
E		0.6600	5	4

操作过程如下：

启动SAS后，在编辑器窗口内逐行将SAS程序录入。确认无误后，点击工具栏上的程序运行图标 ，SAS即开始执行该程序，稍候片刻，系统的主界面变化成为如图24-36所示。在输出窗口出现如上的输出结果表。由于窗口行数的限制，用户可以用PageUp和PageDn翻阅。另外，直接双击SAS浏览窗口内的"结果"下的显示内容，可以看到所有的输出结果。

需要指出的是，当点击运行图标 后，输出窗口无显示并且在日志窗口出现出错提示（红色字符）时，用户应当返回编辑器窗口，改正错误，再重新点击 运行图标提交系统执行。

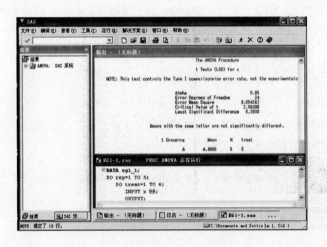

图24-36　提交程序后的主界面

第三节　Mimics三维图像处理和编辑系统

一、概述

Mimics是Materialise公司的交互式的医学影像控制系统，即为Materiaise's interactive medical image control system的缩写，它是一种高效快速的医学图像处理软件，同时它能够导入多种格式（特别是符合DICOM标准的）断层扫描图像进行三维重建，为进一步的有限元分析或计算流体力学分析建立模型。Mimics还提供强大的图像分割工具，用户可以方便地选定目标组织。Mimics还有全面的可视化功能，可以对体数据的横、冠、矢三个方向进行显示，同时可以进行表面绘制和立体绘制，用户界面非常友好。

（一）Mimics的主要功能

MIMICS是一套高度整合而且易用的3D图像生成及编辑处理软件，它能输入各种扫描的数据（CT、MRI），建立3D模型进行编辑，然后输出通用的CAD（计算机辅助设计）、FEA（有限元分析），RP（快速成型）格式，可以在PC机上进行大规模数据的转换处理。

1. 快速建立从成像数据到重建的3D模型；

2. 在2D和3D视图上进行精确测量；

3. 生成STL格式的三维模型；

4. 将生成的3D模型导入到3-MATIC进行网格优化。

（二）Mimics软件的主界面

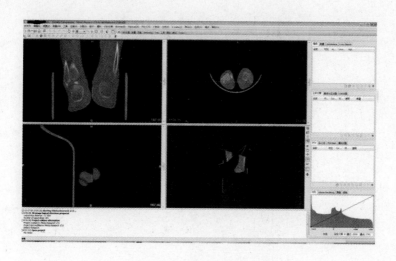

图24-37　Mimics主界面

◎思考题

1. Photoshop中【渐变工具】给出了5种渐变风格，是哪5种？

2. 如何将路径和选区进行互相转换？

3. 医学生物图像处理过程中常见问题有哪些？

4. 试述Photoshop的基本操作程序。

5. 试述Photoshop在医学影像教学中的应用。

（娄底职业技术学院　罗金玲）

第五篇
医务人员心理素质与礼仪修养

第二十五章　医务人员的心理素质

第一节　心理素质的概念、组成与内涵

一、心理素质的概念

心理素质是人的整体素质的组成部分。以自然素质为基础，在后天环境、教育、实践活动等因素的影响下逐步发生、发展起来的。心理素质是先天和后天的结合，情绪内核的外在表现。它以生理素质为基础，在实践活动中通过主体与客体的相互作用，逐步发展和形成的独特的精神面貌，反映个体对己、对人、对事的态度、情感、行为等规范体系。

二、心理素质的组成

心理素质由如下五个方面组成，是心理潜能、心理能量、心理特点、心理品质与心理行为的有机结合，这五个方面又都蕴含在智力因素与非智力因素之中。

（一）心理潜能

国内外的一般共识是，每个人生来都具有一定的潜能，特别是现代人本主义心理学家还肯定，每个人生来都具有优秀的潜能；每个人都亟欲把自己的潜能发挥出来或得到实现；每个人只要自己努力都可以充分发挥或实现自己的潜能。潜能并不神秘，它是人的心理素质乃至社会素质赖以形成与发展的前提条件或某种可能性。或者说，正因为人具有一定的潜能，所以就能把他们培养成为真正的人，而动物没有此种潜能，所以虽然花费九牛二虎之力，也不能使它们向着人的方向发展。

（二）心理能量

亦称心理力量或心理能力，也可简称为能或力。世界上的万事万物（包括精神）都有一定的能量，即都是有"力"的。人也是如此，"人生莫不有力"（《论衡·效力》），可称之为人力。人是一个系统，它又是由身体系统与心理系统构成的，而这两个子系统也是有力（能量）的，前者为体力即身体之能力，后者为心力即精神之能力。这种心理能量乃是人的心理素质的体现，也是用意识来调节的能量作用，其大小强弱也能够反映出一个人的心理素质水平。

（三）心理特点

特点、特性、特征、属性等是一回事，都是指事物本身所固有的某种东西。人的心理活动总具有自己的特点，可以把它归结为六对：客观性与主观性的统一、受动性与能动性的统一、自然性与社会性的统一、共同性与差别性的统一、质量与数

量的统一、时空性与超时空性的统一、人的各种心理现象也具有各自的特点，如感知的直接性与具体性，思维的间接性与概括性，情感的波动性与感染性，意志的目的性与调控性等等。心理特点也是心理素质的具体标志。

（四）心理品质

心理品质与心理特点有联系，但二者也有区别，不能混为一谈。它并非心理活动本身所固有，而是后天习得的。品质有两个方面的涵义：一是个别差异，即人与人之间各具有不同水平的心理品质；二是培养标准，即要求人们的心理所应当达到的水平。几乎每一种心理现象都具有一定的品质，如记忆的敏捷性、持久性、准确性、备用性，思维的灵活性、深刻性、独立性、批判性，情感的倾向性、多样性、固定性、功效性，意志的自觉性、果断性、坚持性、自制性，等等。心理品质的优劣最能表现出人的心理素质的水平。

（五）心理行为

人们无论简单的行为还是复杂的行为，归根结底都受人的心理的支配，都是人的心理的外部表现。因此，从这个意义上说，人的一切行为都可以称为心理行为。这种心理行为是心理素质的标志，通过它可以检验心理素质水平的高低。而且，前述心理素质的四个组成因素如心理潜能、能量、特点、品质等，也都会明显地或不明显地在行为上反映出来。可见，心理行为是构成心理素质的一个重要成分。

三、心理素质的内涵

心理素质的内涵包括性格品质、认知潜能、心理适应能力、内在动力等。对内体现为心理健康状况的好坏，对外影响行为表现的优劣。

（一）良好的个性

自知、自信、自强、自律、乐观、开朗、坚强、冷静、善良、合群、热情、敬业、负责、认真、勤奋等。

（二）正常的智力

感觉、知觉、记忆、思维、想象、注意力正常。

（三）较强的心理适应能力

自我意识、人际交往、心理应变、竞争协作、承受挫折、调适情绪、控制行为的能力。

（四）积极而强烈的内在动力

合理的需要、适度的动机、广泛的兴趣、适当的理想、科学的信念。

（五）健康的心态

智力正常、情绪积极、个性良好、人际和谐、行为适当、有良好的社会适应能力。

（六）适当的行为表现

符合角色、群体、遵循社会规范，遵守法律法规。

第二节 医务人员应具备的心理素质

医学不仅是自然科学，还是一门有温度的人文科学。医务人员是特殊的服务群体，面对的是身患疾病的人，工作内容不仅关系到人的生老病死、还牵涉到人的心理状态。人的生理结构与机能错综复杂，心理状态也千变万化。其工作性质决定了医务工作者在学习、记忆、观察、兴趣等神经心理活动方面、在个性特征、个性倾向性、人格及特有的气质方面，在理想、心理感染力思维形式和方法等方面都要具有较高的修养，同时具备较强的适应能力。医务人员在认知、情感、意志力等一般的心理过程及个性上应该是健全而完整的。否则，便无法完成这项复杂的工作任务，更无法在为患者的身心健康服务的同时也保证自己的身心健康。

一般来说，在认知能力方面医护人员应当具有敏锐细致、思维严谨、善抓本质、善于实践的特点；在情感方面，医护人员应当具有稳定而热情、极富同情心、自控力和亲和力强的特点；在意志方面医护人员应当具有坚韧而果敢、胆大而心细、谨慎而灵活的特点；在个性上，医护人员应该是有理想有抱负，有较高的自我实现的需要的；性格应当是刚柔并济，内外兼顾、既善交际又善于独立思考的。医务人员应具备下列心理素质才能干好本职工作。

一、敬业的精神

敬业精神是一种基于热爱基础上的对工作对事业全身心忘我投入的精神境界，其本质就是奉献。体现在职业活动领域，树立主人翁责任感、事业心，追求崇高的职业理想。保持高昂的工作热情和务实苦干精神，把对社会的奉献和付出看作无尚光荣。自觉抵制腐朽思想的侵蚀，以正确的人生观和价值观指导和调控职业行为。体现在个人，就是培养认真踏实、恪尽职守、精益求精的工作态度，力求干一行爱一行专一行，努力成为本行业的行家里手。摆脱单纯追求个人和小集团利益的狭隘眼界。具有积极向上的劳动态度和艰苦奋斗精神。

对于医务人员来说，敬业精神不可或缺。首先是热爱医学，医学是一门严谨的自然科学，医学知识的学习相对枯燥而乏味，这就要求我们对医学知识必须有浓厚的兴趣，并积极探索，学习主动而不知疲倦；其次，对医务人员必须维护自身职业的形象，要有身为医务工作者而自豪的职业认同感。第三乐于奉献，要有选择了医学便是选择了为人民健康立心，为健康中国立命的使命感。第四能够注意培养自己良好的工作适应能力，使得自己面对生老病死有足够的承受能力。

敬业精神是医务人员良好心理素质的根本，是塑造符合医学要求的心理素质的前提。

二、稳定的情绪

在医护工作中，面对着形形色色的人和事会产生这样那样的态度，于是便有了各种各样的情绪。情绪的本身带有情境性和不稳定性的特点。但是对于护人员来说其工作性质却要求在情绪上保持相对的稳定性。和常人不一样，医护人员的情绪波动除了在日常的生活中产生，很大一部分还来源于两个方面即工作和患者。

在工作中，医护人员面对的是人体这个神秘的精彩的复杂的还有许多未知领域的世界，这个世界的任何问题都会激发我们无限的兴趣，激发我们去探索，而在探索的过程中，很多时候是劳而无获的。同时，这个工作是"健康所系、性命相托"，精神是相当紧张的，身体也是非常劳累的，在工作的过程中，会由于这些工作的顺逆或压力而产生情绪的波动；在面对患者时也一样，患者的情绪往往随着生理和心理上的痛苦感的增减而波动，这些波动投射在医护人员的身上，同样会引起医护人员的情绪反应。因此，如果医护人员对于作情境过于敏感，由此而产生的情绪波动过于强烈，并且将不稳定的情绪状态带到岗位中，则会在工作中出现时冷时热的现象。如果医护人员再把生活中的情绪带到工作中来，则更会使得工作过程随着情绪的波动而大起大落，这将使紧张而严肃、艰巨而复杂的工作内容变得难以应付，极大地影响了医护质量，易于导致失误、差错、事故和低效率的产生。而如果医护人员的这些情绪反应在对待患者时反映出来，则会使患者感到医护人员态度的时好时坏，不可捉摸，无所适从，从而失去安全感，失去对医务人员的信任感。更糟的是，如果发泄到患者身上的是不良情绪，则医护人员不但对患者没有起到维护其健康的作用，反而会造成对其身心健康的伤害，这无疑是雪上加霜，是医学职业道德所不能容许的。

总而言之，情绪上过大的波动和起伏，对医护工作的质量，对患者的身心健康都是有害的。只有保持稳定的情绪状态，对工作始终如一的积极热情，对患者始终如一的关怀照顾，不使医护工作带上情绪色彩，才能头脑清醒地有理智得应对临床上各种复杂的问题，有效地担负起人类健康卫士的职责。

三、良好的性格

性格是个人对现实的态度和行为方式中比较稳定而独特的心理特征的总和。性格的形成受遗传、环境、教育以及经历等影响，也与个人的世界观、理想、信念有关。性格一经形成便比较稳定，但是并非一成不变，而是可塑性的。作为职业的要求，医务人员应该在工作和生活中注意培养和改造自己的性格，使其符合职业的需要。

性格可以从对现实的态度、对行为的控制以及对情绪的控制这几方面来反映。对现实的态度主要表现在对工作、对患者、对自己这一方面。对待工作，认真负责、一丝不苟、兢兢业业；对待患者，满腔热情、急患者之所急、忧患者之所忧、想患者之所想；对待自己，自尊、自爱、自律、自强。对行为的控制主要表现为性格的意志特征。一个优秀的医护工作者的职业行为，应该是始终如一，机智果断、沉着冷静、作风严谨、在困难面前百折不挠，为达到目的不畏艰难，在面对挫折和引诱时坚定不移，不为所动。还要有高度的睿智，处事不乱不惊应对从容。对情绪的控制方面，主要表现为性格的情绪特征。能有效地保持热情有礼、乐于助人、开朗宽厚，不因自身的一些问题而在患者面前或在工作中表现情绪失控，这也是医护人员的职业道德所要求的。

医务人员应注意培养良好的性格特征，特别是诚恳、正直、热情、开朗、友爱、认真、负责、机智、果断、沉着冷静、严谨的特征。良好的性格特征对提高医疗工作的实效性和改善医患关系很有益。

四、敏锐的观察

观察是发现事物典型特征的能力。医疗工作中，我们每天都要面对众多患者，且每个患者的病情是不断变化的，良好的治疗效果来源于对病情和对患者心理活动的了解，而了解主要靠的就是观察，而且是主动的积极的细致的观察，如果我们能留意到患者病情、行为的细微变化，就能掌握患者的心理和心理活动状况、从而为治疗、护理、康复等提供决策依据。这就要求医护人员必须要有敏锐的观察力，这是医护工作质量优劣的重要标志。医护人员不但要善于直接观察患者的临床表现，症状体征变化，如通过观察患者的体温、呼吸、脉搏、血压等生命体征，以及细微的肌肉运动，日常生活中的吃喝拉撒等去了解他们的病情；还要善于从他们的情绪、行为特点、面部表情、眼神、举止、体态以及话语的声调等，去间接了解他们的内心活动。敏锐而严密的观察有时比病史询问更有效。比如某些高血压患者在发展为中风的早期，只是表现为一侧肢体麻木无力、感觉异常、听力障碍等患者往往自身注意不到或没有给予一定的重视，这时医护人员对他们敏锐的观察往往有利于病情的早期发现与早期诊断。敏锐的观察有赖于医护人员业务水平的支撑，良好的记忆能力有助于及时准确地处理信息、较深厚的专业知识和熟练的操作技能不仅是我们工作的需要，同时也能给患者留下良好的印象，使得患者相信我们，可在无形中提高我们的治疗效果。因此，一个医护人员的观察力实际上是扎实的医学知识、熟练的技巧与高尚道德情感的结合。

五、坚强的意志

坚强的意志是人调节自己的行为、动员自己的力量克服困难、实现目的的能力。坚强的意志品质包括果断性、坚忍性和自制力。医务工作者的劳动是极为繁重和辛苦的。在医疗活动中，医务人员会遇到很多主观和客观的困难。因此必须要有坚强的意志，才能挽救患者的生命，让他们恢复健康。具有明确目的和力求达到这一目的的坚定意向，是医护人员克服困难、完成任务的内在动力。意志品质的果断性表现为善于迅速地辨明病情，及时作出有充分根据的、经过周密思考的决定，并毫不犹豫地去实现这些决定的能力。果断性是深谋远虑和当机立断的结合，是建立在丰富的临床经验和确切地把握疾病过程诸因素基础上的。如果在临床工作中缺乏果断性，优柔寡断犹豫不决，就会贻误病情失去有效的治疗抢救时机，带来严重的不良后果。医生意志的自制力表现为沉着、自制，善于控制自己的情感和行为，抑制无益的激情和冲动。耐心和容忍是自制力的具体表现。患者因疾病会产生焦虑心理，对治疗过程中出现的挫折产生异常心理反应，这些现象会引起患者的心理应激。他们可能会用攻击性语言对待医生，对合理治疗不满意，甚至谩骂、殴打医务人员。这时医生要容忍、克制、宽宏大量，切忌发生口角和冲突，避免激化矛盾。医卫人员完成任务的目的性、果断性及坚忍性直接影响到医务工作的效果，同时，医务人员的沉着、自制、耐心也同样影响患者的心理和情绪影响医患关系。所以，医务人员要培养自己坚强的意志品质。

医护人员在诊疗工作中处处都体现出坚强的意志力量。例如在急重患者的抢救过程中就可窥见一斑。由于这类患者病情急、重、复杂、变化多，而且在就诊时多已丧失自诉能力，很难提供足够的诊断资料，又不允许做详尽的检查，这时医护人员的抢救是很艰难的，稍有差池和延误，就会失去最佳抢救的机会。因此急重患者的抢救是临床工作中最能考验医护人员的认知能力和意志能力的工作。要想获得抢救的成功，医护人员就必须有坚强的意志，这样才能够临危不乱，处变不惊，有条不紊地开展救治。可见坚定意志是融化于医疗全过程中驱动医护人员正确活动的一种积极力量，决非外部舆论强加给医护人员的一种额外负担。抢救急重患者不亚于一场战斗，它是一项系统工程，参与者的决心、信心和恒心不但是抢救成功的必要条件，也是稳定患者及其家属的必要条件。医德意志是医护人员与疾病进行较量的一种重要心理过程，是医护人员优秀品质的具体体现。

六、善于人际沟通

一位医生不仅具有生物性，而且具有社会性，要想更好地生存于社会之中，就需要具有良好的交际能力与沟通能力。医生与医院管理者的沟通，医患沟通都非常重要。

医生与上级领导和部门的良好沟通有助于事业的发展。上级领导或部门具有决策权和支配权，并掌握各种政策信息。另外在工作中难免会遇到困难，需要上级领导权协调，所以与医院管理者的沟通尤为重要。应尊重、服从上级领导，主动维护和树立领导威性，和领导的交往注意把握分寸，注意说话的语气与场合。

疾病的诊治需要医患双方密切配合，共同努力才能达到最好的治疗效果，掌握沟通的技巧对于维系良好的医患关系至关重要，加强医患沟通是减少纠纷的关键。一名合格的医务人员，不仅要具备渊博的医学知识和精湛的医疗技术，还要具备扎实的医学伦理学、医学心理学知识，并能运用这些知识与患方进行有效沟通，从而实现医务人员的自我保护。

医务人员还必须注重语言艺术。在处理医疗纠纷过程中，对于医院确实没有过失，只是由于患者缺乏医疗知识造成的纠纷，应耐心讲解医学知识，真诚的态度是取得患方理解的基础。对于医方确实存在问题，要敢于面对、实事求是、积极处理。对于当时难以马上答复的问题，要准确把握语言的分寸、尺度。尽量不用"没事""不可能""一定会"等过于肯定的语言，恰当地运用语言是一门艺术。

七、适应能力

适应能力是指人为了更好生存而进行了心理、生理及行为上的各种适应性的改变，与社会达到和谐状态的能力。良好的适应能力可帮助个体更好地生存。心理适应能力是心理素质的核心内容之一，同时也是未来社会对人才素质的基本要求之一。面对未来复杂多变、竞争激烈的社会环境，只有具备较强适应能力的人才能够获得更充分的生存与发展的条件，才能够成为社会所需要的合格人才。心理适应在心理学里通常是指当外部环境发生变化时，人们通过自我调节系统做出能动反应，使自己的心理活动和行为方式更加符合环境变化和自身发展的要求，使主体与环境达到新的平衡的过程。这说明，适应现象是伴随着环境的变化而出现的，由于人们生活的环境（包括自然环境、心理环境和社会环境）经常处在不断的变化之中，因此，每个人在学习和生活中都会产生不断适应新环境的需要。从这个意义上说，适应是人的一种基本需要，是人一生中随时都要面临的任务，也是人应当具备的一种基本素质。现代医学正在迅猛发展，医疗水平不断提高，人民对健康服务的需求也越来越高，因此作为医务人员需要良好的适应能力。

八、抗挫折能力

挫折是普遍存在的，从某种意义上讲，挫折是生活中的一部分。自然界、社会中的万事万物都是在曲折、螺旋式上升，直线顺利发展的事物几乎没有。挫折是客观存在的，关键在于我们怎样认识和看待它，如果认识到挫折是生活中不可避免的组成部分，就对挫折有了充分的心理准备，能面对挫折不灰心、不后退，敢于向挫折挑战，能把挫折作为前进的阶梯和成功的起点。我们应该认识到挫折是具有两重性，挫折和磨难并不都是坏事，它促使人们为了改变境况而奋斗，能磨炼性格和意志，增强创造能力和智慧，使人对生活、对人生认识得更加深刻、更加成熟。抗挫折能力，是指个体在遇到挫折的时候，其生理和心理的承受能力。目前我国的医疗资源缺乏，医务工作繁重以及医患之间关系紧张等为医务工作者带来了巨大的压力。有统计显示，这些压力导致不少医务工作者产生了职业倦怠，或产生了各种各样的心理、生理问题。但也有大量医务工作者拥有健康的生理和心理，正是因为他们具有良好的抗挫折能力。

第三节　医务人员心理压力的自我舒缓

由于医务人员所从事职业的特殊性，其从业人员心理保健的内容主要包括职业的满意度、人际关系，工作场所的环境以及劳动组织诸多方面。

一、医务人员心理压力产生的原因与表现类型

（一）职业满意度

医务人员从工作中获得愉快的重要条件。一是工作性质适合职工的人格和才能；二是劳动成果得到相应的尊重和报酬；三是对社会和他人有贡献，有助于自我发展。如果医务人员对职业不满意，或者在医务工作选择上出现了精神需求与物质满足之间的冲突，那么不仅会影响工作的积极性，还会造成持久的心理困扰，易于疲劳、厌倦和压抑，直至感觉整个生活索然无味。

（二）人际关系

医院是医务人员生活的所在。人际关系怎样，同样会影响医务工作的效率和医务人员的心理安宁。医院人际关系内部包括医护人员、医技人员、护技人员之间等多个方面的关系，外部包括全体医务人员与患者及其家属之间的人际关系。在这样复杂的人际关系网中，如果医务人员缺乏人际沟通能力，对人际关系认识不合理，或因医务人员自身人格品质存在差异，不能主动掌握调节人际关系的方法等，都可导致医院人际关系紧张。

（三）优化工作环境

医院的劳动环境对于发展医务人员的人格、增强心理和身体健康起着重要作用。舒适整洁的工作环境可以大大提高医务人员的工作能力；反之，工作场所混乱和肮脏，不仅降低劳动效率还影响医疗质量，而且容易导致违反纪律、不负责任、不恪守职业道德等现象的发生。对医院环境的敏感度越高，这种效果也就越明显。

（四）劳动组织

医务劳动强度的大小、劳动时间的长短、脑力劳动与体力劳动的比例等，都会对医务人员的心理健康产生影响。"二三班制"所引发的医务人员生物节律失调，自动化引起医务工作的机械化，医务工作的社会、经济地位，同行与同事之间的竞争，医务职业本身的安全感，医院领导阶层和各阶层人员的心理健康等，都会带来一系列的心理健康问题。

（五）职业倦怠

长期从事医疗行业的从业人员由于自身定位的不合理、对物质待遇的不满意、对医疗事故的"见多识广"，对医院物理环境和心理环境的不满意，对医疗纠纷处理的挫折感，对本职工作在自身发展等方面的多重消极评价，会引发医务人员对所从事职业的倦怠，这是产生医疗事故和纠纷的主要原因之一。

二、如何缓解医务人员的心理压力

（一）设立相应的医务人员心理健康管理机构

订立工作计划对医务人员进行心理健康教育、心理健康鉴定和录用测验以及社

会家庭问题调节、心理疾病患者的早期发现和治疗、健康活动安排等。

（二）注意劳逸结合

尽力改善医院环境和劳动组织减轻医务人员的劳动强度，加强劳动保护，强调劳动卫生，注意劳逸结合。

（三）正确对待工作压力

掌握放松技巧，强调行医安全，改善上下级之间、同事之间的人际关系，提高医务人员的自我调节能力。

（四）增加对医疗工作意义的认识

组织丰富的文体活动，完善休假制度，提高医务人员的社会地位，使医务人员学会合理的情绪宣泄，引导积极情绪的治病作用。

（五）加强对各类医疗应激事件的应对能力培训

使医务人员理解自己职业的特殊性所生的各种压力，加强医务人员自身素质培养、业务训练。注重培养对挫折的承受能力，在心理上做好承受工作压力的准备。同时也应根据个人的人格及工作能力等方面不同的特点，合理安排适当的岗位，发挥其所长，也有利于提高医疗质量。

第四节　医务人员心理素质的培养

医务人员是个特殊的职业，工作对象是身体或心理发生了障碍的患者，他们正饱受疾病的折磨。医学的职业性质要求医者具备健康的心理、高尚的职业道德和坚强的意志。而医护人员优良心理品质的修养和形成是医者内在因素与外部条件相互作用的结果，是医学内部因素与环境因素要求互相结合铸成的合金。因此，医务人员心理素质的培养是一个长期的过程，需要认知情感和意志方面的长期修养和努力才能达到医学职业所要求的水平和高度。

医护人员心理品质形成的内在因素主要是指医护人员本身的心理期望和需求，医护人员在世界观、人生观、价值观及信念方面的修养及其对待医学的情感、态度和对履行医护人员职责所具有的意志力。医护人员心理品质形成的外部条件则取决于社会环境、职业要求和外部的舆论监督。这两方面的各种因素在综合地发挥作用，推动着医护人处员心理品质的修养和形成。各种素质的形成和发展必须依赖于其心理素质的水平，心理素质渗透在其他素质之中，其他素质的提高最后转化为良好的心理素质。如何提高医务人员良好的心理素质，应注意以下几方面。

一、加强自我心理调节能力

生活在社会中的人，都承担着一定的社会角色，都会对这些角色有着相应的要求。作为社会人，总是会尽量的按照社会对角色的要求去做，力求得到社会的赞同和认可。对于医护人员来说，心理素质修养的任务就是调整自身心理状态，将自我心理期望调整到与社会角色相吻合的程度，达到社会对医护角色的要求。这就要努力做到以下几点：

（一）客观地认识自我

客观地认识自我是医护人员调整自身心理状态的先决条作。不能正确地、客观地认识自我，调整心理状态就无从下于，认识自我就是要了解自己的情感体验、个性特点和生理特点、精神需要、个人的思想、感受、意志与冲动，总之，就是自己各方面的长处和短处，对自己的能力做客观评价，不盲目自大也不妄自菲薄。坚持自我调节，积极参加有益的集体活动，保持心理健康，发挥个体积极性，积极主动地维护心理卫生，强调自我意识的调节和控制。遇有挫折、冲突等心理矛盾引起有害情绪时，要充分发挥理智来控制情感，迅速改变心境，努力把情绪刺激转化为力量，用到学习和工作上。

（二）增强自我健康意识

精神病学家麦灵格乐认为："心理健康是指人们对于环境及其相互间具有最高效率及快乐的适应情况，心理健康的人应能保持平静的情绪，敏锐的智能，适应社会环境的行为和愉快气质。"因此，医务人员应长期坚持心理健康教育，认识到自己在自身健康状况上所处的主导和主动地位，自觉地接受和制定自我保健措施。

（三）澄清个人价值观念

价值观可以告诉我们，对于自己来说什么是有价值、有意义的，在对事物进行抉择时知道什么是最重要的，最应当作的和最优先考虑的，它为我们日常行为的决策和自我心理修养提供理论框架。因此，澄清自己的价值观，认识到作为医护人员，最重要的是患者，成功的治疗，满意的服务是我们职业的根本，是我们在医学领域和社会中安身立命之所在，这样才能够使我们在工作中以患者为重，真正的服务于患者，避免违反学术伦理道德而利用患者满足某些个人需要，也避免在与个人利益发生冲突时产生心理失衡状态，才能有更强的职业适应性。

（四）积极地调整心态

心理状态是我们应对外界刺激和情感体验的基础，是心理修养的要点，始终保持良好的心态，是我们工作顺利、事业成功的保障。在良好的心态下，医护人员才能在又脏又累的、艰苦的、责任重大的和需要做出许多个人牺牲的工作中保持乐观精神并感受到乐趣，才能以积极的态度应对紧张的工作和战胜工作中的困难，才能处理好医患关系。因此，医护人员应当注意培养利他精神，培养对人类的兴趣和博爱，将患者的需要放在首位，学会站在他人的角度看问题，学会宽以待人，积极调整心态，做一个符合职业要求的仁爱、宽容、乐观、乐于奉献的人。

（五）现实地确定期望值

每个人在人生的过程中，都有自己追求的生活目标，对自我都有一个角色形象的设想和期望，在形成具体目标和制定期望值的时候，人们往往向现实中较高的目标寻求参照和看齐。如果这个目标太远，期望值太高，就可能会因为难以达到而屡受挫折，产生严重的受挫感，非但不利于自身健康，也会影响工作。同时，社会对医护人员这一角色也有着特殊的期望，医护人员对自我的期望还应该与之相吻合，才能既使自己的身心健康不会受损，又能够达到和满足社会的要求。因此，医护人员应调整好生活的目标和自我的期望值，一方面要正视自己的主客观条件和客观现实的基础，使个人的抱负水平、成功动机和自己的能力、客观环境的要求基本相符，有的时候，需要淡化某些信念和行为动机；另一方面还要了解社会对医护人员的角色期望是什么，注意使自我的期望值与社会对医护人员的角色期望一致，这才是一个与社会要求相吻合的、合格的医护人员。

二、提高心理品质修养

人不仅是生物学意义上的人，还是社会人，是生活在一定的自然环境和社会环境中的人，故其身心状态必然会受到环境的影响。由于环境是不断变化着的，变化着的环境对人的心理产生着不同的影响，因此，能否适应环境是人类心理健康概念的关键和主要的部分。

（一）适应社会环境

适应社会环境主要在于适应其变化：社会是不断发展的，发展着的社会免不了动荡和变迁，小至经济改革、政治变革；大到制度更迭、社会动荡、甚至战争等，这些事件将涉及到社会的每个成员，医护人员也不例外。而且，在社会的变化中，人们对卫生事业的要求也在不断的交化着；同时，社会文化因素的改变，促使人们的观念也随着社会道德规范行为准则的变化而变化，这些变化无时不在作用和影响着医护人员的心理。如果护人员不适应社会环境的变化，将无法保持健康的心态以完成社会赋予医护人员的使命。因此，作为医护人员，应该善于调整自己的心理状态，无论社会环境变化怎样都会尽可能的使生活和谐有序、心境平和、情绪稳定，工作始终如一，社会环境保持相对的和谐一致。

（二）适应工作环境

医护人员所处的是满布者细菌污物、血腥、异臭、药味的工作环境；所面对的是痛苦、悲哀、失落的患者，甚至要经常面对着死亡治疗、抢救、加班加点、没日没夜，动辄人命关天，这就是医护人员的家常便饭。在这样的工作环境中，要抑制自己的厌恶反应，要抵制自己的身心疲累，要承受很大的精神压力，其难度可想而知。因此，在这方面医护人员要想提高自身的心理素质就要提高自己的精神境界，使个人的需要向更高层次发展，有适合医学职业需要的利他精神，处处把患者的需要放在首位，将患者的利益置于个人利益之上来考虑。同时还应提高自己的意志力，只有意志坚强的人，才能战胜环境的不利因素而完成工作任务，才能面对不良的工作环境，保持积极向上的心境而有一个良好的适应。总之医护人员心理素质的培养，是一个长期的过程，它需要社会的参与和个人的努力，需要学校教育和社会教育相结合，理论教育和实践教育相结合才能完成。医护人员心理修养的目标就是使医护人员最终达到适应职业的要求，符合社会对医护人员的角色期望的目的。

（三）培养临床医务人员健全的人格，与社会及周围环境保持协调一致

健全人格是心理健康、体魄健康的主要标志，它的特征是有机统一的、稳定的，也就是说一个人的所想、所说、所做是一致的。如果一个医务人员具备某些特征，一般就可以预见他在某些情况下将怎样行动。因此，培养医务人员有积极的情感，坚强的意志，良好的性格是非常重要的。

（四）培养临床医务人员健康的生活行为

健康的生活行为是指：在客观上有利于自身和他人健康的相对明显的行为，它必须与个人和社会的健康期望值一致，在客观上对人的生理、心理及社会三方面都要有利，要有一定强度及持续性。健康的生活行为有不吸烟、不酗酒、生活规律、科学饮食、良好的个人卫生习惯、经常参加体育锻炼等。这样才能有一个良好的心态、心境去面对患者，也能更身体力行地有说服力的去医治、教育患者。

三、培养几种适应社会的能力

交际能力就是在社会中与人交往的能力。交际能力强的人，朋友多，容易得到他人的帮忙，更易在社会中生存；反之，交际能力差的人，得到的帮助就会少，其社会生存就相对艰难些。学习和掌握一些社交心理和社交技巧，将有助于提高自己的交际能力。人际交往有一些基本原则，如能遵守这些原则，将有利于我们的人际交往。

（1）平等互利　首先，人与人之间的关系是平等的。从大的方而说，人们之间只有社会分工和职责范围的差别，而没有高低贵贱之分，不论职位高低、能力大小，还是职业差别、经济状况不同、人人享有平等的政治、法律权利和人格的尊严，都应得到同等的对待；从小的方面看，与地位高的人交往易感到压抑，地位低的人交往需要处处小心，而与平等的人交往心理负担最小，其次，人们之间的交往带有索取又有给予，通常来说，善于给予的人其人际关系更好，所以，要想有好的人际关系，应该学会给予。

（2）理解尊重　人们一般习惯从自己的角度去看待一切，因而对于同样的行为，交往双方的看法并不一定相同。一方面可能认为我这样做是为了对方的利益，而另一方面对方却有可能你只想到了自己，这样往往会导致双方产生矛盾。因此，学会理解是非常重要的。

（一）交际能力的培养

交际能力的培养方法很多，下面介绍两种适合训练的方法：

1. 模仿训练　在生活中可能有人有过这样的境遇：第一次遇见了某人.交往不多，但却对其产生了好感，莫名其妙地喜欢上了对方。这是为什么呢？心理学认

为，这可能是因为你在对方身上看到了自己的影子。因此，有人提出，要想让对方快速地喜欢上你，最好的方法就是模仿。当然，在模仿对方的时候不能让对方察觉，否则会带来相反的效果。专家建议，我们可以模仿对方的语音、语调、语速，某些习惯性的言语和动作。当然，对方的缺陷行为不在此列。

2. 赞美训练　人是喜欢听赞美之言的，适当的赞美可让人心情舒畅，有利于形成良好的人际关系，学会赞美可使人眼光转向他人的优点，发现他人的可爱之处，扩大了可交往的人群。可以抽取一定的时间让学生在课堂上赞美他人，也可让学生以作业的方式进行。要求学生举出自己朋友的优点，然后是一般同学，其次是有矛盾的甚至是敌对的个体。

（二）自信心的培养

自信心是相信自己成功、成才的心理素质，是对自身能力的科学估价。自信才能有主见，才能做出他人未做之事。缺乏自信心，就会产生心理上的自我鄙视、自我否定、自我挫败。因此，自信是很重要的心理素质。那应该如何提高自己的自信呢？可以试试以下几种方法：

1. 将自己与自己的行为分开　每个人都有做错事、说错话的时候，但这并不表示你是错的，错的只是你的某次行为而已。

2. 学会赞美自己　前面我们讲到要学会赞美他人，其实人更需要赞美自己，看到自己的优点，优点多了人就自信了。可以找些小卡片，把它们分成两种颜色：一种代表优点，另一种代表缺点，每张卡片写一个优点或缺点。然后检验一下哪些优点还可以发挥，怎么去发挥这个优点；想想哪些缺点是可以利用的，缺点利用得好就可以转化为优点的。还有哪些缺点是你可以不在乎且可以忽略的，把这些可以忽略的、不在乎的缺点丢掉，这样做你就不会过分保护自己，会发现自己的优点比缺点多，这样做能使你集中挥自己的优点，转化自己的缺点。

3. 像自信的人那样去做　很多人认为有自信才有自信的行为，其实有了自信的行为也可以培养自信。所以我们应该向自信的人学习，走路快一点、说话大声点、学会引人注意。有很多方式引人注意，如上课的时候坐在第一排，听到老师提问就举手等。

4. 学会想象　不自信的人不愿行动，害怕做错了引起别人的嘲笑，其在未做前就想到了别人嘲笑自己的画面，结果就更不敢行动了。如何应对呢？可以在行动之前想想自己成功的画面，有时我们的大脑不太分得清这一画面是真的还是想出来的，往往会按我们想象的去进行，所以，当我们想到失败时往往会失败、而想到成功时也可能会成功。而成功则又会给我们带来自信。要想自信，最重要的是行动，俗话说，心动不如行动，只要去做，你就会变得越来越自信。

（三）适应能力的培养

面对复杂多变、竞争激烈的社会环境，只有具备较强适应能力的人才能够获得充分的生存与发展的条件，才能够成为社会所需要的合格人才。适应能力的培养可从下面几个方面着手，做到三个"学会"。

1. 学会做人　现今的社会，很难依靠个人的力取得成功，需要借助他人的力量。俗话说"得道多助、失道寡助"这里的道，不仅指道义，而且指做人。会做人，得到的帮助就多，适应能力就强，即使遇到困难，有人帮忙，再大的困难也容易克服。

2. 学会做事　现在很多单位招人都要求工作经验，认为有工作经验的人就会做事。如果一个人工作了五年，那么他有几年的工作经验？可能有人说，这么简单的问题，就算是小孩也能回答。其实不然，工作了五年，不等于有五年的工作经验。如果这个人肯动脑筋，总是想着如何将工作做到最好，他在工作中就能够不断积累相关的经验；而如果这个人第一年在学习做事，后面的几年只是重复第一年学到的东西，那他的工作经验就只有一年。

3. 学会学习　学习是一个终身的任务。大学生应该热爱学习，不断用新的知识充实自己，不仅要学会本专业知识，而且要学习与之相适应的各种人文和自然科学知识，还要学到在大学里学不到的知识。实际上，不管我们在大学里学到多少，都需要在实践中继续学习，所以学会学习是最重要的。学会了学习，我们可以随时学习新的知识，不会因为知识的更新而被社会淘汰。

（四）全面发展自我能力

一般认为，个体的能力越强、其适应能力就越强。

1. 发展能力　个体应增进和发展多方面的能力，包括智力、体力、社交能力等。有能力是树立自信心的基础。

2. 培养情商　培养情商，就是要学会掌控和表达自己的情绪，了解和掌控他人的情绪。第二次世界大战期间，纳粹德国共屠杀了600万犹太人。为了给二战期间犹太死难者复仇，犹太人一方面在世界各地不遗众力地追捕前纳粹战犯，另一方面拒绝购买德国的产品（即使该产品上只有德国产的一颗螺丝）。犹太人的这种情绪表达方式使他们赢得了世人的尊重，使得德国的多任总理向犹太民族表示了真诚的道歉，也让世人认识到犹太人不是任人欺负的民族。

3. 树立目标　大多数学生觉得高中生活很充实，而进入大学后却有点迷茫，主要原因是他们在高中阶段有一个目标——高考，而进入大学后，原有的目标已经消失，新的目标尚未建立。树立目标就有了努力的方向。

（五）抗挫折能力的培养

有人说，人生不可能一帆风顺，总会遇到这样或那样的挫折，所以要培养自己的抗挫折能力。很多国家都重视抗挫折能力的培养，如澳大利游行提出"再富也要苦孩子"，日美等国均有挫折教育机构，但抗挫折能力最好的培养方法不在于此，而在于个体心态的培养，中国有句俗话"失败是成功之母"，但成功的人不这样看，他们认为"成功才是成功之母"。一个人有没有可能一辈子只成功不失败呢？

爱迪生在发明灯丝之前，进行了1000多次实验，均失败了。有位记者去采访他，问为什么经历了1000多次失败他没有放弃？爱迪生回答"我没有失败1000多次，而是成功了1000多次，我成功证明了那些东西不适合做灯丝。"爱迪生成功的秘诀是在失败中不断总结，不言放弃，坚持到底！这就是一种积极乐观的心态，能在挫折中看到希望，不因挫折而轻言放弃。如何培养积极乐观的心态？

（六）其他能力的培养

1. 观察力的培养　观察是有目的、有计划、比较持久的知觉活动，是人对客观世界感性认识的一种主动表现。良好的观察力对学习、工作与生活起着至关重要的作用。

如何培养精准的观察力呢？一是做好观察前的准备。明确观察的目的和任务：观察什么、如何观察，做到有的放矢，善于抓住事物的本质；具备丰富的相应知识；培养浓厚的观察兴趣，兴趣是最好的老师，是培养观察力的原动力。二是注意观察的技巧。眼观六路，耳听八方，用心用脑，积极思考。

2. 记忆力的训练　记忆力在人们生活、工作与学习中起着不可忽视的作用。如何增强我们的记忆力呢？首先是集中注意力，理解记忆；其次是反复训练，温故而知新；最后是科学用脑，劳逸结合，提高学习效率，这是提高记忆能力的关键。

◎思考题

1. 什么是心理素质，心理素质由哪些方面组成？
2. 医务人员应具备哪些心理素质？
3. 医务人员心理压力产生的原因与表现类型有哪些？
4. 如何缓解医务人员的心理压力？
5. 试述如何加强医务人员心理素质的培养？

（湘潭医卫职业技术学院　刘　晖）

第二十六章 医务人员礼仪修养

第一节 礼仪的概念与基本功能

一、礼仪的概念

（一）礼仪的含义

礼仪是指人们在社会交往中由于受历史传统、风俗习惯、时代潮流等因素的影响而形成，既为人们所认同，又为人们所遵守，以建立和谐关系为目的的各种符合礼的精神要求的行为准则或规范的总和。

从个人修养角度看，礼仪可以说是一个人的内在修养和素质的外在表现。也就是说，礼仪即修养，素质则体现为对礼仪的认知和应用。从道德角度看，礼仪被界定为为人处世的行为规范或行为准则。从交际的角度看，礼仪可以说是人际交往中的一种艺术。从民俗的角度看，礼仪是在人际交往中必须遵循的律己敬人的习惯形式，或者是约定俗成的对人尊重、友好的习惯做法。简言之，礼仪是待人接物的一种惯例。从传播的角度看，礼仪是人际交往中进行相互沟通的一种技巧。从审美的角度看，礼仪是一种形式美，是人们心灵美的必然外化。

（二）礼仪的内涵

在礼学体系中，与礼貌和礼节相比，礼仪的内涵要深一些，主要有以下几点：

1. 礼仪是一种行为准则或规范 它是一种程序，表现为一定的章法，如果你要进入某一地域，你就要对那里的习俗行为规范有所了解，只有遵守这种习俗和规范，才能融入当地的环境。

2. 礼仪是一定社会关系中人们约定俗成、共同认可的行为规范 在人们的交往活动中，礼仪首先表现为一些不成文的规矩、习惯，然后才逐渐上升为大家认可的，可以用语言、文字、动作进行准确描述和规定的行为准则，并成为人们有章可循、可以自觉学习和遵守的行为规范。

3. 礼仪是一种情感互动的过程 在礼仪的实施过程中，既有施礼者的控制行为，也有受礼者的反馈行为。即礼是施礼者与受礼者的互相尊重、情感互动的过程。

4. 礼仪的目的是为了实现社会交往各方面的互相尊重，从而达到人与人之间关系的和谐 在现代社会，礼仪可以有效地展现施礼者和受礼者的教养、风度与魅力，它体现着一个人对他人和社会的认知水平、尊重程度，是一个人的学识、修养和价值的外在表现。只有处于互相尊重的环境中，人与人之间的和谐关系才能建立并逐步发展。

二、礼仪的基本功能

（一）礼仪有助于塑造良好形象

出于自尊的原因，人人都希望自己在公众面前有一个良好的形象，以得到别人的信任和尊重，使人际关系和谐、融洽。所以，人们非常重视为自己塑造一个良好的社会形象。

礼仪是塑造形象的重要手段。在社交活动中，交谈讲究礼仪，可以变得文明；举止讲究礼仪，可以变得高雅；穿着讲究礼仪，可以变得美观；行为讲究礼仪，可以变得优雅。只有讲究礼仪，事情才能做得恰到好处。一个人讲究礼仪，就可以变得充满魅力。

（二）礼仪有助于调节人际关系

礼仪所表现出的尊重、平等、真诚守信的精神和种种周全的礼仪形式，必然会赢得对方的好感和信任，使对方的心理需求得到满足，从而化解矛盾，使普通朋友可以成为知己，谈合作的可以顺利达成协议。礼仪是"纽带"，是"桥梁"，是"黏合剂"，它可以使人与人相互理解、信任、关心、友爱、互助，可以营造良好融洽的气氛，维持关系的稳定和发展。

（三）礼仪有助于促进精神文明建设

建设社会主义精神文明，是社会主义现代化事业不可缺少的重要内容，是需要全体社会成员参与的极其宏伟的系统工程。它的根本任务之一就是要培育一代有理想、有道德、讲文明、懂礼貌、守纪律的社会主义新人，发扬良好的社会风气。

古人曾经指出"礼义廉耻，国之四维"，将礼仪列为立国的精神要素之本。中华民族作为具有悠久历史和优秀文化的伟大民族，其礼仪蕴藏着丰富的文化内涵，我们建设精神文明，要在继承传统文化基础上，结合时代的特点加以发展。继承和发扬民族优秀的文化传统，一个很重要的方面就是继承作为民族传统文化之一的礼仪文化中的精华，并根据时代的特点，创造出更加符合当代需要的礼仪文化，以提高全民族的文明程度，促进社会和谐发展。

三、礼仪对于医学这门学科具有非常重要的意义

医学是一门主要针对人的生命和健康的科学。医院是一个小社会，是社会的窗口、社会的缩影。在医学活动中，医务人员所从事的职业是非常崇高神圣、倍受尊崇的，其面对的是医药行业的各方面人士和广大患者，要与各种各样的人打交道。医务人员的言行是否符合礼仪规范，是否能够彰显医者风貌，是否能够通过自身显示出的优雅气质，树立医务工作者的良好形象和医院的对外形象，这对于整个社会的进步、公民道德修养的强化、社会主义精神文明的创建，都将起到非常重要的作用。

第二节 礼仪的基本原则和表现形式

我们知道，礼仪是在人际交往中约定俗成的行为规范与准则，而礼貌、礼节、仪表、仪态等则是礼仪的具体表现形式。

一、礼仪的表现形式

在现代社会，礼仪行为是人们综合素质的外在表现，其表现是多样化、多层次和全方位的。

（一）优雅的风度

风度是一个人内在素质、修养及外部行为的总和，是人们在社会生活中逐步形成的、以文化知识为内涵、受生活经历影响而表现出来的具有一定特色的精神状态、言谈举止和仪容仪表。它不仅是外表的展露，更是一个人内在修养的表现。因此，风度的培养首先是内在修养的积蓄，其次才是言谈举止的规范。

（二）高雅的气质

气质是指受心理素质影响的相对稳定的个性特点。通常人的气质被分为四类：胆汁质型、多血质型、黏液质型和抑郁质型。任何一种气质类型都有其积极和消极的方面，因此，不能简单地说哪一类型好，哪一类型不好，它们各有利弊。

（三）得体的举止

举止有动态和静态之分。规范、典雅的举止，既是一种内在情感和素养的自然流露，又是对人对己尊重、友善的自觉表达。我们认为，现代社会仍应提倡"淑女风范"和"绅士风度"。如果能这样，我们的社会就会真正达到阴阳相辅、刚柔相济，生活多姿多彩而富有情调。

（四）不俗的谈吐

语言是表达内心情感和思想最主要最直接的工具和方式，表达是否贴切、达意、深刻，除了要求谈话人有丰富的内涵以充实语言的内容以外，还要求其有一定的语言表达技巧，从而使自己给人以既有思想深度又轻松愉快的印象。因此，不俗的谈吐首先要求谈话的内容雅而不俗，谈话的形式避免大众化、公式化，其次要注意语气、语调、语速、音量的把握。

（五）富有个性的仪容仪表

把美展现给他人，是人类的共同追求。然而怎样表达自身的美，则反映出一个人的内在修养和审美层次。怎样使自己的仪容仪表具有个性化，这是我们后面要讨论的内容。这里要强调的是，当我们的内在修养积淀到一定的程度，对自己有充分的认识和足够的自信时，内在修养与外表装束、风度与气质就融为了一体，我们才会给他人以美感。

二、礼仪的基本原则

在日常生活中，必须在宏观上掌握一些具有普遍性、共同性、指导性的礼仪规律，即礼仪的原则。掌握了这些原则，将有助于我们更好地学习礼仪、运用礼仪。

（一）遵守的原则

在交际中，每一位参与者都必须自觉、自愿地遵守礼仪，以礼仪去规范自己在交际活动中的一言一行、一举一动。任何人，不论身份高低、职位大小、财富多寡，都有自觉遵守、应用礼仪的义务，否则就会受到公众的指责，交际就难以成功。

（二）自律的原则

从总体上看，礼仪规范由对待自己的要求与对待他人的做法这两大部分所构成。对待自己的要求，是礼仪的基础和出发点。学习、应用礼仪，最重要的就是要自我要求、自我约束、自我控制、自我反省，这就是所谓的自律的原则。

（三）敬人的原则

敬人的原则即是要求人们在交际活动中，要将重视、恭敬、友好放在第一位。在礼仪的两大构成部分中，有关对待他人的做法，比对待自己的要求更为重要，这一部分实际上是礼仪的重点与核心。而对待他人的诸多做法中最紧要的一条就是要敬人，不可失敬于人，不可伤害他人的尊严，更不能侮辱他人的人格。

（四）宽容的原则

宽容是要求人们在运用礼仪时，既要严于律己，更要宽以待人，要多容忍他人，多体谅他人，多理解他人，而千万不要求全责备，过分苛求。在人际交往中，要容许他人有个人行动和进行自我判断的自由，对不同于己、不同于众的行为能耐心容忍，不必要求他人处处效仿自身，与自己完全保持一致，这实际上也是尊重对方的一种具体表现。

（五）平等的原则

在运用礼仪时，根据不同的交往对象要采取不同的方法。但是，礼仪的核心就是要尊重交往对象、以礼相待。因此，对任何交往对象都必须一视同仁，给予同等程度的礼遇；不允许因为交往对象的年龄、性别、种族、文化、职业、身份、地位、财富以及与自己关系亲疏远近等因素不同而在态度上有所不同，采取厚此薄彼、区别对待的方式。这便是社交礼仪中平等原则的基本要求。

（六）从俗的原则

由于国情、民族、文化背景的不同，在人际交往中，对"十里不同风，百里不同俗"这一客观现实要有正确的认识，必须坚持入乡随俗，与绝大多数人的习惯做法保持一致，切勿唯我独尊，自以为是，随意批评或否定他人的习惯做法。遵守从俗的原则，会使礼仪的应用更加得心应手，更加有助于人际交往。

（七）真诚的原则

真诚就是要求人们在人际交往中，务必以诚待人，言行一致，表里如一。只有如此，才能表达对交往对象的尊敬与友好，才会更好地被对方所理解，所接受。与此相反，倘若仅把运用礼仪作为一种道具和伪装，口是心非，言行不一，或是当时一个样，事后一个样，有求于人时一个样，被人所求时另一个样，则有悖于礼仪的基本宗旨。

（八）适度的原则

适度是要求运用礼仪时，为了保证取得成效，必须注意技巧，合乎规范，特别要注意把握分寸，认真得体。运用礼仪时，假如做得过了头，或者做得不到位，都不能正确地表达自己的自律、敬人之意。

三、礼仪的特征

礼仪作为一门独立的学科，具有其自身的特点。这主要表现在规范性、限定性、可操作性、传承性、变动性五个方面。

（一）规范性

礼仪指的是人们在交际场合中待人接物时必须遵守的行为规范。这种规范，不仅约束着人们在一切交际场合中的言谈举止，而且也是人们在一切交际场合中必须采用的"通用语言"，是衡量他人、判断自己是否自律、敬人的惯用形式。因此，任何人要想在交际场合中表现得合乎礼仪、彬彬有礼，都必须遵守约定俗成的礼仪；如另起炉灶，自搞一套，或是只遵守个人适应的部分，而不遵守不适应自己的部分，都很难为交往对象所接受和理解。

（二）限定性

礼仪主要适用于交际场合。在这个特定范围之内，礼仪肯定行之有效；离开了这个特定的范围，礼仪则未必适用。这就是礼仪的限定性。必须明确，当所处场合不同，所具有的身份不同时，所要应用的礼仪往往会因此而不同。一般说来，适合应用礼仪的场合主要是初次交往、因公交往、对外交往等。

（三）可操作性

规则简明，易学易会，实用可行，便于操作，是礼仪的一大特征。礼仪既有总体上的礼仪原则、礼仪规范，又以一系列的方式、方法对礼仪原则、礼仪规范加以具体贯彻和实施，使之"言之有物""行之有礼"，从而能够被人们广泛地运用于交际实践中，并受到公众的认可。

（四）传承性

任何国家的礼仪都具有自己鲜明的民族特色，任何国家的礼仪都是在自身传统礼仪的基础上继承、发展起来的。离开了对本国、本民族既往礼仪成果的继承、扬弃，就不可能形成当代礼仪。这就是礼仪的传承性。作为人类文明的一种积累，礼仪将人们在交际应酬中的习惯做法固定下来，流传下去，并逐渐形成自己的民族特色，它也不会因为社会制度的更替而消失。对于既往的礼仪遗产，正确的态度不应该是食古不化，全盘沿用，而应该是有扬弃，有继承，更有发展。

（五）发展性

从本质上讲，礼仪可以说是社会历史发展的一种产物，并具有鲜明的时代特点。一方面，它是人类在长期的交际实践中形成、发展、完善起来的，绝不可能完全脱离特定的历史背景凭空杜撰，或一蹴而就。另一方面，社会的发展，历史的进步，由此而引起的众多社会活动的新特点、新问题的出现，又要求礼仪有所变化，与时代同步，推陈出新，以适应新形势下新的要求。与此同时，随着世界经济的日益国际化，各个国家、各个地区、各个民族之间的交往日益密切，他们的礼仪也在不断地相互影响，相互渗透，取长补短，各自被不断地赋予新的内容。这就使礼仪具有相对的变动性。了解了这一点，就不会把礼仪看作一成不变的东西，而能够更好地以发展、变化的眼光去对待它；也不会对礼仪搞"教条主义"，脱离生活，脱离时代。

第三节　医学礼仪的作用与特点

健康所系，性命相托。医护工作是一项救死扶伤的神圣社会工作，医务人员也因此被称为"白衣天使"。要不愧对"天使"的美誉，医务人员应从礼仪和道德等多方面加强自身修养的提高。唯其如此，方能受到病患者的爱戴和好评，才能领悟医学礼仪的真谛。

一、医学礼仪的概念

医学礼仪学，是研究医务人员交际礼仪规范的一门学科，是运用一般交际礼仪学的规范和原则，解决医务人员在医疗实践和医学科学发展中的相互关系，解决医务人员与社会之间的礼仪形象问题而形成的一门新兴的应用学科。

医学礼仪学是礼仪学和医学、医学伦理学、医学管理学、公共关系学等学科的交叉，是礼仪学这门社会学科在医学从业人员实际工作中的具体应用。医学礼仪学同时也具有其特殊性，它不同于一般礼仪、普通礼仪、公众礼仪。也就是说，医务人员应该以普通交际礼仪为基础，根据医务人员的特殊性，区分不同的岗位、不同的角色，遵循医务工作特殊的交际礼仪特点，创造性地应用于医务工作中。

二、医学礼仪的基本作用

医学礼仪学具有普通礼仪所共有的基本作用。结合医学特点和医学活动，医学礼仪会产生以下重要作用，从而确立其重要地位。

（一）有利于医药卫生文明的发展

人类在争取生存和发展的过程中，不只是利用和改造自然，还要同各种天灾人祸作斗争，在长期实践中，人类创造和发展了医药事业；同时，医药事业的发展，也对人类生存、繁衍和发展起了巨大的保护和促进作用。今天，医学事业是整个社会主义事业的重要组成部分，医学礼仪也成为社会主义精神文明建设的一部分。

（二）有利于医务人员素质的提高

开展医学礼仪学的教育，对于提高医务人员的素质，加强医疗卫生队伍建设极为重要。通过对医学礼仪的学习，能够使广大医务人员树立为人民服务、为社会服务的思想，明确在社会主义制度下人与人之间相互服务的关系，增强医务工作的社会责任感，端正业务指导思想，纠正行业不正之风，把社会主义良好的道德风尚贯穿在自己的本职工作中。

（三）有利于医疗服务质量的提高

医学礼仪所倡导的就是建立在医疗技术行为规范。"医乃仁术"，医药产品重在内在质量，"药之真伪，视心之真伪"，提高医药质量，保证医药安全有效，需要医务工作者有高尚的职业道德，纯洁的职业良心。每一次医疗事故，无不是医务人员服务意识淡漠和服务质量低下所致。生命只有一次，保证医疗质量意义重大，保证服务质量更是不可或缺。

（四）有利于医学科学的健全

医学礼仪学作为新兴的一门学科，强调了礼仪对于每一位医务人员的重要性。医务人员在加强普通礼仪学习的同时，更增加了医学专业礼仪要求，突出了行业、职业的特殊性，这对于医学学科的完善具有非常重要的作用，也是其地位和作用之所在。

（五）有利于医药事业的发展

医学的发展与礼仪有一定的联系。医学礼仪规范是在医药实践中产生、发展的，礼仪的产生、发展又不断推动医学事业的前进。中外医药学家出于"普济众生""为病家谋幸福"的礼仪道德思想，对技术精益求精，为了发展医学事业，他们勤求古训，博采众长。高尚的礼仪道德成为医学事业发展的动力。

三、医学礼仪基本特点

医疗单位是解除患者疾病或需要保健、康复的民众提供帮助和服务的机构。与一般的服务单位不同，医疗单位是以为患者提供迅捷、高效的医疗咨询和治疗为根本任务，其服务直接关乎患者的生命和健康，所以又包含有患者对医务人员特殊的依赖关系。

（一）服务特点

首先，患者走进医疗单位，无论目的是来诊治疾病还是来进行有关医疗卫生方面的咨询，与医疗单位的人员就构成了服务与被服务的关系。医药护技等各种人员的仪表、仪容、仪态和言谈都会给来者以深刻的印象，从而影响患者在该医疗单位的行为表现，进而影响最终的治疗效果。

诊治结束，患者离开诊室时的服务也不能忽视。俗话说"迎来送往"，患者走的时候道个别，但若有疏漏可能会使前边的治疗在效果上大打折扣。有些患者要求留下医务人员的联系方式，一般医务人员应爽快答应，不然会给患者"拒人千里之外"的感觉，也不利于后续服务。

（二）专家特点

医患关系除以上谈到的服务与被服务关系以外，还有一个重要的关系就是医疗专家和普通人的关系。一个人通过初步接触，愿意接受医务人员的建议或治疗，表明他已接受身份的转化，同意接受指导或诊疗。医务人员就要以专家的身份，充分挖掘自身的知识积累和医疗技能，为患者做出最佳的判断和最良好的治疗，使患者心悦诚服地接受治疗，从而达到最佳治疗效果。

作为专家，其礼仪应把握的原则是：以患者为主体，以医者（专家）为主导，治疗措施按医者（专家）的判断果断进行，坚持医疗原则规范。做到这点也是医务人员自信心的外化，必然会感染患者，使他们积极配合。遇到与患者意见有分歧和冲突的情况，要细心听患者的诉说，坚持正确的方案，可做局部调整，但大的原则不因患者的情绪而轻易让步。体现出专家的权威性是使整个治疗不偏离轨道的保证。如此，才能真正体现医学礼仪的深刻内涵。

（三）私密特点

作为公众礼仪，以不打听交际对象个人隐私为常识，这在医学礼仪中也有体现，尤其是最初接待患者时。但作为医者在进行全面诊断和深入治疗时，此限制常需打破，这就形成了医患关系突破日常礼仪而表现出的私秘性特点。问病因必然会问到患者的夫妻、子女关系，同事、邻里关系等个人隐私问题。治疗泌尿系疾病要问到性生活、月经、性功能等涉及敏感内容或让人难以启齿的问题。充分认识医学礼仪的这一特点，可避免因此造成的治疗中断和误诊误治，更重要的是避免给患者的身心造成更大的伤害。

第四节　医护人员的仪容仪表礼仪

医护礼仪是一种实用性很强的服务礼仪。对于21世纪的医护人员来讲，掌握和运用医护礼仪，已经成为医护人员必备的职业素质。为此，本节重点讲述医护礼仪的基本内容即仪表礼仪和仪态礼仪两部分。

一、医护人员的仪表礼仪

医护人员的仪表礼仪是指医护人员在工作中对自己的仪表应进行必要的修饰与

维护，以示对他人的尊重。医护人员的仪表应端庄、文雅、自然、大方，永远给人留下亲切、温和、仁爱的"白衣天使"的形象（见图26-1）。具体来说包括以下几个方面：

（一）颜面部的修饰

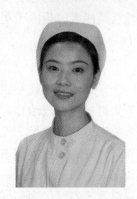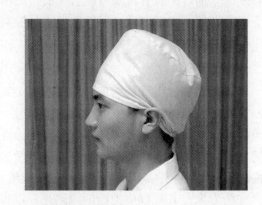

图26-1　颜面部的修饰

医护人员应保持面部的清洁与自然，并注意维护面部的健康，防止出现因个人卫生不良而滋生的痘、疖等皮肤感染情况。

1. 眼部　应及时清除眼部分泌物（避开他人视线），眉毛可根据个人喜好做必要的修饰，但是一般不提倡文眉，佩戴眼镜的医护人员注意保持眼镜的清洁，另外，在工作场所或社交场所一般不要戴太阳镜或墨镜。

3. 耳部　做个人卫生时，不要忘了洗耳朵，以及时除去耳部污垢。

3. 鼻部　平时注意保持鼻腔清洁，不随地擤鼻涕，也不要在他人面前做鼻腔卫生，如挖鼻孔、乱抹鼻垢等动作，此外，若鼻毛过长长出鼻孔外，则应及时修剪，但切记不要当众用手去拔扯自己的鼻毛。

4. 口部　每天定时洁牙，保持牙齿的清洁及口腔无异味。提倡饭后刷牙，每次刷3分钟，上班时间或有应酬之前，忌吃葱、蒜、韭菜等气味较重的东西，不吸烟、饮酒等。同时，医护人员上班期间应避免从口中发出哈欠、喷嚏、吐痰、打嗝等不雅的声音。

（二）发型的修饰

对医护人员发型的修饰有以下要求：

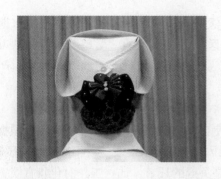 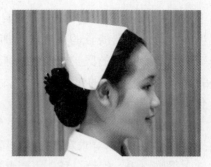

图26-2　发型的修饰

1. 清洁干爽　头发是一个人脸面中的脸面，对任何人而言，其头发的清洁与否会直接影响到他人对自己的评价。医护人员应主动自觉地做好头发的清洗、修剪和梳理，时刻保持干爽、整洁、无异味、无异物，以维持完美的个人形象。

2. 发型得体　医护人员的发型应简洁大方。女性医护人员，可留短发显得精神干练，中长的头发以留海不挡住眉眼，后面不超过领线为宜。若是长发，在工作期间应将其紧紧盘挽在脑后，给人以精干利落的印象，同时也减少因长发披肩而导致的污染。男性医护人员，可留平头、分头，也可稍长，但不宜超过肩或梳成小辫（图26-2）。

（三）手及指甲的修饰

在临床治疗工作中，绝大部分的治疗操作都是通过医护人员的手来进行的。因此，医护人员手的清洁卫生对于防止交叉感染及维护医护人员形象来讲是十分重要的。首先，医护人员应养成勤洗手的好习惯，并注意手的保养，防止发生感染或冻伤。其次，医护人员不宜留长指甲，应经常地修剪，保持清洁。最后，医护人员在工作期间不允许染甲或美甲，因为指甲是藏污纳垢的地方，会有病原微生物寄生而增加感染的机会。而且五颜六色的指甲会在视觉上给患者以强烈的刺激，造成其心理上的反感，在一定程度上损坏了医护人员稳重的形象。

（四）腿脚部的修饰

俗话说："远看头，近看脚，不远不近看中腰。"医护人员在工作时大部分时间与患者是近距离接触，所以，腿脚的修饰不容忽视。

第一，在工作场合，女性医护人员上班时应穿长裤或过膝裙子，不可穿短裤或者超短裙以免过多暴露大腿。穿裙式工作服时最好配上肤色长筒袜，并注意袜口不能外露。男性医护人员上班时，着装不允许暴露腿部，即不宜穿短裤。

第二，医护人员工作时应保持脚部卫生，鞋袜应勤洗勤换，避免异味。

第三，医护人员在正式场合不得赤脚穿鞋或穿拖鞋、无跟鞋等，医护人员上班时以穿工作鞋为宜。

（五）化妆修饰的礼仪

化妆，是人类美化自身的一种重要手段，其目的不是改头换面，而是在自然美的基础上强化个性独特的美，即"出于自然而高于自然"。医护人员在工作期间能着以适当的淡妆，清新淡雅的妆容会增加医护人员形象的"美感"，使医护人员显得神采奕奕。端庄美丽的医护人员仪表能为患者带来视觉上美的享受，从而产生积极愉快的情绪，促进疾病的康复。

1. 化妆的要求

（1）避短藏拙　化妆的目的是为了使自己更加漂亮、美丽。所以，要根据个人的特点，适宜点缀，不得寻求新奇，从众跟风，力求自然、真实，不露化妆的痕迹。

（2）得体协调　化妆与场合协调也是关键的环节。如：工作时化妆宜淡，参加晚会等活动时则可浓些。化妆的色彩与服装色调应属同一色系，如：穿粉红色的工作服应用粉红色的口红，口红以自然唇色为佳，不宜选用亮丽红色甚至黑色等等。

（3）淡雅自然　医护人员化妆要求以表现健康为主，切忌浓妆艳抹，既与医院的环境不协调，也与患者痛苦的心情相矛盾，整体给人的感觉应是洁净、高雅、自然、大方。

2. 化妆的注意事宜

（1）勿当着患者化妆，尤其是在异性患者面前。

（2）勿出现残缺的化妆痕迹。

（3）勿评论他人的化妆。

（4）勿共用别人的化妆品。

二、医护人员的仪态礼仪

仪态又称姿态，是指人们的身体所呈现的各种姿态，如站姿、行姿、坐姿、蹲姿等，人们又将其统称为"体态语言"，它可以很好地表达和体现人的思想感情及内在的修养。医护人员的仪态，要求自然、大方、适度、贴切，既能给人以美的享受，又能体现出严谨的工作作风和高尚的医护人员情操。

（一）坐姿

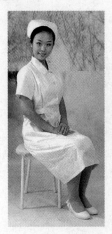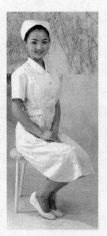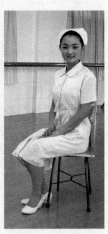

图26-3　正确的坐姿

1. 正确的坐姿

在日常护理工作中，有许多事情是需要医护人员坐着来完成的。如核对处理医嘱、接电话、书写护理病历等。正确的坐姿不仅有利于减轻医护人员工作上的疲劳，同时还能体现出医护人员认真负责的工作态度（图26-3）。良好的坐姿包括以下几个方面：

（1）落座　是指医护人员坐到座位上去的动作。医护人员落座要求轻、缓、稳，应先侧身从座椅的左侧走近，背对其站立，以右腿略向后退，待小腿触及座椅的边缘后，再以双手展平工作服后，顺势轻轻坐下。

（2）坐姿　医护人员工作时一般采用浅坐式，即臀部坐于椅子的1/2或1/3处，头部端正，微微抬起，双目平视，下巴略向内收，双肩后展，上体挺直。

（3）离座　医护人员离座时，注意动作轻缓，无声无息，避免拖泥带水，弄响桌椅。应先将左腿前伸，身体重心前移，而后轻轻站起离座，站定后再行离开。注意离座和走开不要同时进行，这样会给他人过于忙乱的感觉。

2. 医护人员应避免的不良坐姿

（1）就座以后，头部靠在椅背上，摇头晃脑，左顾右盼。

（2）坐定后上身靠着椅背或向左右歪斜，前倾或后仰。

（3）双腿分开过大或跷起二郎腿，并不停抖动。

（4）坐时双手放在两腿之间或者肘部支撑于桌子上。

3. 注意事项

（1）入座的先后　与他人一起入座时，不要争抢座位，尤其当对方是长者、领导或患者时，应请对方先入座。

（2）入座的方位　应遵守"左进右出"的原则。

（3）入座的轻重　应该轻坐轻起，调整坐姿时也要避免发出响声。

（二）站姿

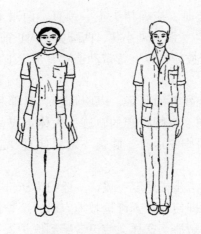

图26-4　正确的站姿

又称立姿、站相，是医护人员经常采用的一种静态的身体造型，是所有姿态中最基本的姿态，同时也是其他动态的身体造型的基础和起点。医护人员站立时应给人以挺拔自然、端庄稳重、富有朝气的感觉（图26-4）。

1. 正确的站姿

（1）医护人员站立时应头部抬起，面朝前方，双目平视，下颌微微内收，颈部挺直，双肩下沉外展，腰部挺立，臀部收紧，双臂自然下垂放于身体两侧或相握放于体前小腹，双腿立正并拢或脚跟靠拢而脚尖稍稍分开。

（2）站立时正面看应头正、肩平、身直；侧面看应含颌、梗颈、挺胸、收腹、提臀，医护人员采取这种站姿，既使人看起来挺拔俊美，充满自信，也有利于呼吸和循环，并在一定程度上减轻身体的疲劳。

（3）女性医护人员站立时应注意体现女性的娴静与轻盈，以双手相握或叠放于下腹前为佳，双脚呈"V"字形或"丁"字形。

（4）男性医护人员站立时应注意表现男性的英俊和刚健，双手可相握放于身后，双脚分开与肩同宽。

2. 医护人员应避免的不良站姿

主要有弯腰驼背、凹胸撅臀、双腿大开、身体歪斜、身体和手脚随意抖动、趴伏倚靠等，这些站姿会让人觉得医护人员萎靡不振，消极沮丧，懒散自由，在工作中应特别注意。

（三）走姿

是指医护人员在行走时采取的具体姿势，也称为行姿。俗话说："医生的嘴，护士的腿。"在常规工作中，医护人员大部分的时间是在行走中度过的，如发药、取药、更换液体、运送患者等等。医护人员优美的走姿能给人轻盈、挺拔、干练的感觉，既能节省体力，又能很好地展示医护人员美好的形象。

1. 正确的走姿　优美的走姿应该步履轻盈、协调自然、步伐从容、步态平稳、步幅适中、快慢适当。

（1）医护人员行走时，应保持头正、颈直、两眼平视、双肩平放、挺胸收腹、身体重心自然前移，以大腿带动小腿，两脚尖朝向正前方迈步。

（2）行走时应双臂放松，以上臂带动前臂有节奏地前后自然摆动，摆动幅度以30°左右为佳。

（3）行走时应保持腰部的紧张，以胸带步，背部和两腿要直，保持膝关节和脚尖始终正对前进方向。双脚行走的轨迹，大体上应呈现一条直线，即"一字步"为佳。当前脚落地后脚离地时，膝盖一定要伸直，踏下脚时再稍为松弛，同时重心前移。

（4）行走时还应注意步幅适度一致，一般约为36cm。步速应相对稳定，不宜过快、过慢或忽快忽慢，即使是在奔赴抢救地点时，医护人员也应注意上身保持平稳，步伐紧张有序，轻盈敏捷，这样会使患者感到医护人员忙而不乱，从而在心理上产生安全和信赖感，树立战胜疾病的信心。

（5）在行走过程中如果需要变向行走时，应注意以下方面：①后退：医护人员在行走中后退时，应先面向交往对象后退两三步而后转动身体和头，继而离去。后退时步幅宜小，避免扭头就走或头与身体同时转向。②侧行：医护人员在与他人狭路相逢时需要侧行，此时应两肩一前一后，正面转向对方侧行，避免背朝对方。

2.医护人员应避免的不良走姿

（1）肩膀不在水平位，前后摇晃。腰部左右扭动，行走时呈"内八字"或"外八字"步。

（2）与人勾肩搭背、蹦蹦跳跳或边走边吃。

（3）低头含胸，过度仰头挺胸，或松腹后仰。

（4）行走时脚落地过重发出声响或穿响底鞋，走路时发出刺耳的响声。

（5）行走时双臂横向摆动，或者摆动幅度过大或过小。

（四）蹲姿

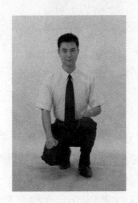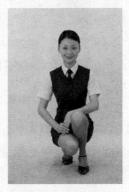

图26-5 蹲姿

是由站姿或走姿变化而来，相对处于静止状态的一种体态。医护人员在工作时有时需要蹲下拾物或与坐在轮椅上的患者交谈等，因此，必须掌握正确的蹲姿（图26-5）。

1.正确的蹲姿

医护人员正确的蹲姿为高低式蹲姿。它要求头略低，两肩平放，上身挺直，双脚一前一后，左脚在前，脚底完全着地，小腿与地面呈90°，右脚在后，脚尖着地，脚跟提起，右膝应低于左膝，两腿紧靠，臀部务必向下，切忌向后撅起，那样会十分难看。

2.医护人员在工作中采用蹲姿时的注意事项

（1）避免过快地下蹲以免身体失去重心而坐在地上。

（2）不应背对他人下蹲，这样不礼貌。

（3）不应在与他人距离过近时下蹲，以免撞头。

（4）也不能大腿分开下蹲，尤其是身着裙式工作服时，以免有暴露下身之嫌，极为不雅。

（5）医护人员工作期间也不应蹲着休息或闲聊。

（五）手姿

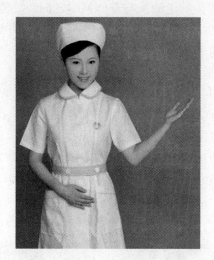

图26-6　手姿

又称为手臂姿势，是指运用手臂时的具体动作，既有动态的手姿，也有静态的手姿（图26-6）。

1. 基本手姿

（1）自然垂放手姿。是医护人员站立时双手自然垂放的手姿，是使用最多也是最基本的手姿。这种手姿要求双手指尖向下，双臂伸直后紧贴于两腿裤缝之外，或双手伸直自然相握放于小腹之外，掌心朝内。

（2）手持物品时的手姿。医护人员经常要用手拿持各种操作物品，如治疗盘、病历夹等。在持物时手姿的要求是协调自然、用力均匀、稳妥到位。具体持物时的正确手姿如下：①医护人员在端治疗盘时，应用双手握住盘的两侧，前臂与上臂呈90°，双肘尽量靠近躯干，避免五指分开抓住治疗盘；②手持病历夹时，医护人员应将病历夹放在左前臂，与躯干呈锐角，用左侧手掌轻握病历边缘的中部；③推治疗车时，医护人员应伸直双臂抓住车扶手平稳前行。

2. 医护人员工作中应避免的不良手姿

（1）持物时，不要翘起无名指和小指，手指不应接触治疗盘的里面。

（2）持治疗盘时，切勿紧贴着工作服，两肩不要过于收缩形成"架肩"式，那样会显得极不自然。

（3）推治疗车时，切不可靠在治疗车的边缘。

第五节　医护人员的职业礼仪

医护人员工作中的礼仪要求不能等同于一般的社交礼仪要求。医护人员礼仪是在一般的社交礼仪基础上不断地拓展和完善而成的，并具有其职业的特殊性。医护工作的服务对象是被疾病折磨的患者，他们在接受治疗和护理中，医护人员规范的礼仪服务，能使他们得到心理安慰，从而产生亲近、信任的感觉。这对疾病的治疗是一种无形的帮助，能够消除患者的心理障碍，促使患者早日康复。

一、诊疗过程中的礼仪规范

医院的门诊和病房是我们医护人员主要的工作场合，但不同场合有着不同的礼仪规范。

（一）称谓礼仪

称谓，指的是人们在日常交往应酬中，所采用的彼此之间的称呼语。在人际交往中，选择正确、适当的称谓，反映着自身的教养，也反映着对对方尊敬的程度，甚至还体现出双方关系发展所达到的程度。

对患者的称谓。患者入院以后角色变了，不管其原有的身份地位怎样。这时，不同的人会有各自不同的心理，但有一点是共同的，那就是都希望得到医务人员的尊重。而恰当的称谓就是医务人员对患者表示尊重和友好的一个十分重要的方面。对患者的称谓除了可以按照社交场合的称谓规范外，还可以按照以下比较简单的规则。

1. 按年龄称呼　对老年患者可称为某某大爷、某某大娘，对中年患者可称为某某先生、某某女士，对青年患者可称为某某美女、某某先生，对少年患者可称为某某同学、某某小朋友。

2. 按职务职称呼　无论是在岗或离岗的，可按患者原有或现有的职务称为某某首长、某某部长、某某局长、某某所长、某某主任等，也可按患者的职称称为某某高工、某某教授、某某总编等。

（二）门诊服务用语

1. 门诊导医服务用语

如：（患者进医院）您好！

（患者进医院后有点茫然时）请问您需要帮助吗？

（患者问路时）××科在××层，请走好。

（对不方便行走的患者）请问您需要轮椅吗？

（对需要护送的患者）我送您去好吗？

（对不了解的问题）对不起，这个问题我不很清楚，请稍等一下，我马上给您问。

2. 门诊分诊服务用语

如：（患者进入候诊区）请问您看什么科？请把病历及挂号单给我，您稍坐一会儿，按顺序就诊，轮到时我会通知您。

（对有亲属陪同的患者）请您到××号诊室就诊，亲属请在候诊区等一会儿。

（对需要有亲属陪同的患者）请您到××号诊室就诊，最好有一名了解您病情的亲属陪同您。

（对没有挂号的患者）对不起，请您到挂号处挂了号再来就诊。

（对打听医师的患者）×××医生正在看门诊，请问您有什么事吗？

3. 门诊诊疗服务用语

如：（患者进诊疗室后）请坐！请问您哪里不舒服？多长时间了？

（患者陈述病情后）您在其他医院看过病吗？用过什么药？感觉怎么样？

（准备给患者查体时）现在给您查查体，请配合一下。

（需要做辅助检查时）您需要做××检查，请您到×层××处做检查，检查完后，我再给您看。

（检查完并分析病情后）您患的是××病，通过治疗会康复的。

（开药后）我给您开些药，请按要求服用，有什么情况请及时告诉我。

（需要手术的患者）您患的是××病，需要做手术，大约需花费××元，您愿意吗？

4. 儿童门诊服务用语

如：（儿童患者来诊断室）小朋友，几岁了？哪里不舒服？跟阿姨（叔叔）说说好吗？

（需要给儿童患者听诊时）小朋友，你穿的衣服真好看。能解开扣子让阿姨（叔叔）给你查一下好吗？

（对儿童患者的父母）您好，您是孩子的母亲（父亲）吗？孩子哪里不舒服？多长时间了？吃过什么药吗？

（需要给儿童患者查体时）现在给孩子查查体，请您协助一下好吗？

（需要给儿童患者做其他检查时）请您带孩子到××层××检查室作××检查，查完后，我再给孩子看病。

（检查完并分析病情后）孩子患的是××病，通过治疗会恢复的。

（开药后）我给开些药，请按××方法服用，必要时您再带孩子来看看。

（需要输液时）请拿药后到输液室输液，必要时再带孩子来看看。

（需要住院治疗时）孩子患的是××病，需要住院治疗，大约需要花费××元，您看怎么办？

（三）急诊科服务用语

（接120电话后）您好，我是××医院急诊科。

（电话告诉接患者）请告诉患者具体位置在什么地方，怎么联系，我们马上出诊。

（接到患者后）请问您哪里不舒服？多长时间了？以前有过这种情况吗？用过什么药吗？

（检查前）现在给您查查体，请配合一下。

（开好辅助检查单后）请您马上去×层××处做个×××检查。

（诊断后）您患的是××病，我给您开点药，请按时服用，一般会好的。

（患者离院时）如果还有什么不舒服的，赶快再来医院看看。

（患者离开时）请走好。

（需要输液时）您患的是××病，需要输液治疗，请到观察室观察。

（患者因患病紧张时）请放心，我们会尽力治好您的病，请安心养病。

（需要患者的亲属介绍病情时）您是患者的亲属吗？请您把患者的病情介绍一下好吗？

（患者需要住院治疗时）患者的病情较重，需要马上住院治疗。请您不要担心，我们一定会尽力救治的。

（患者需要手术治疗时）患者需要手术治疗，请您不要担心，我们一定尽力做好的。

（四）注射室服务用语

（患者来注射室后）您好，请把病历、注射单和药品给我好吗？

（了解病历、注射单和药品后）请问您叫什么名字？以前用过这种药吗？是否过敏？家里人有没有发生过敏反应的？

（作皮试前）现在给您做××过敏试验，需要等20分钟观察结果，请不要离开，如有不舒服，马上告诉我。

（打针前）现在给您打××针，请配合一下。

（打针时）打针稍微有点疼，坚持一会就好了。

（第一次打青霉素后）您是第一次用青霉素，请在休息处休息30分钟，观察一下，如果没有什么反应和不适的，您再离开好吗？

（患者离开时）请走好，祝您早日康复！回家后有什么不适，请立即来医院。

（五）换药室服务用语

如：（换药时）现在给您换药，伤口消毒或换纱布时会有点疼，请坚持一下好吗？

（换药后）您伤口恢复得较好，请您××天后再来换药好吗？请走好。

（六）治疗室服务用语

如：（患者来治疗室）您好，请把病历和治疗单给我好吗？

（做治疗时）现在给您做治疗，如果有不舒服，请告诉我，请坚持一会儿就好了。

（治疗结束时）您的治疗做完了，谢谢合作。请注意休息。

（七）门诊手术室服务用语

如：（患者来手术室）您好，请把手术通知单给我。

（询问患者）您叫什么名字？患这病多久了？

（手术前）马上就要给您做手术了，请躺好。您做的手术是小手术，不要太紧张，有什么不舒服的，随时告诉我好吗？

（手术完后）您的手术做完了，给您取了个病理标本，××天后您来取报告。

（告知换药）××天后，请到门诊换药室换药。

（患者离院时）请走好，有什么情况请立即告诉我，祝您早日康复。

（八）门诊药房服务用语

如：（患者交处方划价时）您好！

（划价后）请您到收费处交费后来取药。

（患者交费后取药）请您把处方和交款收据给我。

（发药时）这是您的药××药×××盒，请收好。请您按药袋上的说明服药，有不清楚的地方可以问我。

（九）挂号收费、出入院处服务用语

1. 挂号收费处服务用语

如：（患者挂号时）您好，请问您挂哪个科？哪位医生？

（患者不清楚挂那科时）对不起，这位医生今天不出诊，请您另选一位医生好吗？

（挂完号后）请拿好，您看病的科室在××楼。

（收费后）您的费用××元，找您××元，请收好。

2. 入院处服务用语

如：（患者交住院证时）您好！

（填写有关信息时）请告诉我您的有关情况好吗？

（告知预交费用）请您预交住院费××元。

（对参加了医疗保险的患者）请您将医疗保险证和身份证交给我们作个登记好吗？

（收费后）收您××元，请将预交收据保管好，出院结算时交回结算处。

（办完手续后）您的住院手续已办好，请到××楼××科住院，祝您早日康复。

3. 出院处服务用语

如：（患者来办手续时）您好，请间您住哪个科，叫什么名字？请把预交费收据给我。

（需要退住院费时）您的住院费共××元，预交了××元，应退您××元。

（需要补交住院费时）您的住院费共××元，预交了××元，请再补交××元。

（患者办好出院手续后）请您走好，一路平安。

（十）医技、功能科服务用语

1. 放射科服务用语

如：（患者来放射科）您好，请把申请单给我。

（如果患者没交费）对不起，您还没交费，请交了费再来检查。

（需要等候时）请您在候诊区等候，按顺序检查，轮到您时我们通知您。

（轮到检查时）请您到检查室做检查，进检查室请您穿好鞋套。

（检查前）您好，您是×××吗？现在为您做检查，请配合下。

（需要做增强检查时）您需要做增强检查，要注射药物，请先做药物过敏试验。

（检查完后）您的检查做完了，请到候诊区休息一下，一会儿在登记处取报告。

（取报告时）这是您的检查报告单，请拿好。

（有急诊患者）对不起，这位急诊患者需要马上检查，请稍等一会儿好吗?

（需要会诊时）对不起，您的检查已经做完了，但需要会诊一下，请您在×时×分再来拿检查报告单好吗?

（对住院患者）您的检查做完了，请您回病房，报告单我们会送去的。

2. 检验科服务用语

如：（患者来检验科）你好，请把化验单给我。

（空腹抽血前）您化验的项目需要空腹抽血，您吃过早饭了吗?

（采血前）请配合一下，我为您采血。

（采血后）请您按压一会儿，针孔不出血时放开。

（患者拿标本来）请您稍等一会儿，您就可以取报告单了。

（患者等报告单）请您稍等一会儿，您就可以取报告单了。

（当时不能取报告时）请您××时到报告发放处取报告单。

3. 内窥镜室服务用语

如：（患者来内窥镜室）您好，请您把申请单给我。

（需要等候时）请您在候诊区稍坐一会儿，按顺序检查，很快就会轮到您了，轮到您时我们会通知您。

（检查前）您是×××吗? 您要做的检查是××检查，要花××时间。

（检查完后）谢谢您的合作。请到候诊区休息一下，一会儿就可以取报告单了。

（需要病理检查时）给您取了病理标本，×天后到病理科取报告单。您走好。

4. 心、脑电图室服务用语

如：（患者来心、脑电图室时）您好，请您把申请单给我。

（需要等候时）请您在候诊区稍坐一会儿，按顺序检查，很快就会轮到您的，轮到您时我们通知您。

（检查时）请您躺（坐）好，现在为您做检查，检查需要××分钟。

（需要安监测仪的告知）请坐好，我为您安上监测仪。

（戴监测仪的告知）您需要24小时戴监测仪，这期间请您将活动的时间、内容做好记录，明天××时××分再来取监测仪。

（给报告单时）这是您的报告单，请拿好。

（患者走时）祝您早日康复，请走好。

（十一）住院服务用语

1. 查房服务用语

如：（初次与患者见面）您好，我叫×××，是您的主管医生，我每天都会来看您的，有什么事尽管跟我说。

（病历采集时）您患病多久了，请您把病情介绍一下好吗?

（查体时）现在为您查查体，请配合一下。

（需要做检查时）为了明确诊断，您需要做××检查。

（初步诊断后）您的检查结果出来了，结合您的病情，我们诊断是××病。下一步的治疗方案是××，请您配合我们治疗。

（例行查房时）您好，感觉好些了吗？还有哪里不舒服？

（需要会诊时）您的病还需要进一步确诊，我们将邀请×科医生给您会诊，您看可以吗？

（调整治疗方案时）您的治疗方案还需要调整一下，准备采取××治疗，您看可以吗？

（巡视查房时）您好，您现在感觉怎么样？还有哪里不舒服的？我再给您检查一下好吗？

（夜间查房时）您好，我是×××医生，今晚我值班，晚上有什么事情，可随时叫我。

2. 会诊服务用语

如：（主管医生）您好，我们邀请××科××医生来给您会诊，请您多多配合。

（会诊医生）您好，我是××科医生×××，今天来给您会诊，您感觉哪儿不舒服，尽管跟我说。

（查体时）现在为您查查体，请配合一下。谢谢合作。

（需要讨论时）我们要去办公室讨论一些您的病情，请您休息。

（讨论后）经过会诊讨论，我们认为您患的是××病，准备采取××治疗，您看可以吗？

3. 麻醉查房服务用语

如：（了解患者病情时）您好，我是麻醉医生×××，负责您明天的手术麻醉，请您把病情介绍一下好吗？

（查体时）现在我为您查查体，请配合一下。

（麻醉方式告知）准备为您施行××麻醉，这种方式对您的病情比较适合，您看可以吗？

（签麻醉同意书时）按照规定，麻醉要签同意书，请您仔细阅读麻醉同意书的有关内容，并且和家属商量一下，然后在麻醉同意书上签字。

（离开时）请不要太紧张，晚上好好休息，我们将尽力为您做好手术。

4. 手术服务用语

如：（患者进手术室）您是×××吗？我们将为您做手术，请您不要紧张，我们会认真仔细地给您做手术的，请您放心。

（手术开始时）手术很快就要开始了，请您思想放松，配合我们手术。

（麻醉时）您好，您叫什么名字？现在我为您施行××麻醉，请不要紧张，我会一直守候在您身边的。

（手术完成后）您的手术很成功。一会儿我和护士送您回病房，祝您早日康复。

5. 出院准备服务用语

如：（告诉患者）您的病已基本好了，可以出院了。我给您开点药回家服用，再巩固一下，您看好吗？

（患者同意出院后）您回家后要好好休息，适当活动锻炼身体，调整好心情，避免情绪激动，要注意饮食，有什么情况请立即告诉我们。

（对需要换药的患者）您的伤口需要换药，请您在×日×时到外科门诊换药室换药。如有什么事，请与我们联系。

（对需要门诊治疗的患者）您的口服药用完后，请来找我，我再给您看看。如有什么事，请与我联系。

6. 住院护理服务用语

如：（患者入院时）您好，我是主管护士×××，请您在这儿休息一下，我马上为您安排床位。

（患者进入病房后）您好，我是责任护士×××，负责您的护理工作。现在我给您介绍一下病区的有关情况和住院须知。

（介绍病区情况完毕后）您有什么要求和希望，请跟我讲讲。

（告知患者）您的主管医生是×××，一会儿他就会过来为您检查。

（做生命体征检查时）现在我给您量一下体温、血压，请配合一下。

（护士长看望患者时）您好，我是护士长×××，负责全科的护理工作，您有什么意见和要求尽管告诉我们，我们一定会认真听取和改进的。

（治疗时）您好，现在为您做××治疗，请配合一下好吗？

（输液时）您好，请问您叫什么名字？现在我要给您输液，大约需要×小时，您需要准备一下吗？准备好了我就开始为您输液。

（穿刺未成功）对不起，给您增加痛苦了，再配合一次好吗？

（送药时）这是您的药，请您服下好吗？要注意多喝水。

（对需要做手术的患者）您好，明天上午×时给您做手术，请您按照要求做好准备。

（巡视病房时）您好，昨晚休息得好吗？感觉怎么样？

（患者不舒服时）请不要紧张，我马上给您处理。

（液体输完时）您的液体马上就要输完了，我马上给您拔针。

（值班护士巡视病房时）您好，我是护士×××，今晚我值班，现在感觉怎么样？如果晚上有什么事，请与我联系。

回应患者，最重要的还是医生的语言。没有一个医生不是真心想把患者治好的。然而现实中，医患矛盾的产生，往往就是在关键时刻，医生们"不会说话"，不知道怎样向患者解释病情。比如，患者一进诊室的门，医生就微笑、点头，就可以在短时间内快速建立起医生和患者之间的信任。"让患者感觉到你是他可以依靠的人。"然后，耐心地让患者叙述自己的病情，面临的困惑，尽情释放内心的恐惧和压力，在这个过程中，医生应该频频地点头、用一些"嗯、嗯"的语气词，表示理解，让患者感受到尊重。

在向患者解释病情时，医生要注意患者的背景，农民患者对医生的话较为言听计从。教师人群则被很多医生公认为"最难听话"的患者，因为他们有很严谨的探讨精神，喜欢追根求源弄个明白。那么，就请医生在治疗方案的选择、药物副作用与药效的比较、手术与保守治疗的利弊衡量上，一定要注意解释决策的过程。

总之，"言不在多，有爱则灵"。优秀的医疗技术、高新的医疗设备，并不总能减轻患者的痛苦。医生良好的语言，不是药物胜似药物，可以减轻患者心理压力，让他更加配合治疗。美国纽约东北部的撒拉纳克湖畔一片墓地中的一块墓碑上，镌刻着一位名医特鲁多的名言——"有时，去治愈；常常，去帮助；总是，去安慰。"这些话，值得所有的医护人员记一辈子。

二、医患交往礼仪

（一）接待门诊、急诊患者的礼仪

门诊是医院的窗口，门诊医护人员特别是分诊、接诊、导医、咨询护士更是医院的形象使者，肩负着沟通医患关系、展现医院形象的重任，因此，医护人员必须要有得体的外在形象和良好的交际礼仪修养。

当患者来门诊就诊时，医护人员应热情迎接，诚恳地自我介绍："同志（女士、先生、首长、大娘、大爷），我是门诊的导诊护士，请问我能帮您做些什么吗？""请问您哪里不舒服？""您的病需要外科医生诊治，我送您到外科诊室就诊。"

在使用文明用语的同时，注意形体语言。例如，面对站立着的患者应起立回答问题，指出方位时要等对方明白了才返回工作地点，必要时应将患者送达目的地或介绍给另一位工作人员。

在接待急诊患者时，工作人员应迅速、敏捷、沉着、果断，处处都表现出医护人员良好的应急能力。

对重症患者或用轮椅、平车推入的患者，医护人员应立即上前热情迎接；对危重患者，医护人员要迅速而镇静地将患者推入抢救室，果断地采取措施，尽快向家属询问有关情况，抢救患者的同时务必做好家属的解释安慰工作。

（二）迎接入院和迎送出院患者的礼仪

入院患者，是指需要住院进行治疗的患者。要为患者及其家属留下良好的第一印象，就必须面带笑容，热情接待，彬彬有礼，落落大方，使患者有宾至如归的感觉。

当入院患者来了，医护人员要起立面对患者，微笑相迎，边安排患者落座，边亲切地问候和自我介绍："您好，我是办公室护士，今天由我来接待您，请您先把病历交给我。"同时双手去接病历，以示尊重。在向患者介绍其责任护士及主管医生时应说："她是×××，是您的责任护士，等会儿她会详细地为您介绍入院后的有关事项。这位是您的主管医师李教授，他会为您做详细的检查和治疗。"

得知患者痊愈出院时，应予以真诚的祝贺。比如送别时说："某某先生，祝贺您康复出院！脱去病员服，您气色显得更好了，真为您高兴，再一次祝贺您！""出院后如何进行康复锻炼还记得吗？希望您能按护士指导的方法，坚持锻炼和调养，您会恢复得更快、更好的！"

患者离院时，热诚地送上一段距离，并嘱托"请走好""请慢走""请多多保重"等，但切忌说"欢迎下次再来"。一般可送至病区门口走出视线外，送至电梯口待电梯门关闭后，送至汽车上待马达发动时方可转身返回。

（三）对患儿的礼仪

儿童的特点是善于模仿、接受能力强、求知欲强、有强烈的好奇心等。在住院期间，医护人员的任何言谈举止，都将给患儿以很大的影响，甚至与治疗效果和他们今后的人生观的形成，都有直接的关系。因此，作为一名儿科医生，应针对儿童的生理及心理特性，注意以下几个方面的礼仪。

医护人员要为患儿树立良好的形象，服装得体、清洁、美观；面带微笑，态度和蔼可亲；说话发音清晰，语音柔和，语调婉转，通俗易懂；称呼多用"某某小朋友"和"某某同学"，"请""谢谢""对不起""别客气""没关系"等文明用语应多用，少用"不许""不能""不要""不行"等命令式的语句。

环境的布置尽可能摆放一些儿童喜爱的装饰物和玩具、图片、儿童读物等，以适合儿童的心理特征，增加轻松的气氛，减少其对医院的恐惧。色彩及其搭配上既要适合儿童特点，又要美化环境。

要尽快地与患儿沟通："小朋友，咱俩互相认识一下吧，我已经知道你叫×××，我是×××护士阿姨，现在在办公室工作。""×××小朋友，和阿姨交个朋友，拉拉手吧！""你长得真漂亮！""某某小朋友，认识你很高兴，我们一定会成为好朋友的，是吗？"

"你住在×号病室×床，这是给你用的桌子和柜子，喜欢吗？""这是对讲机，这样轻轻一按就可以和阿姨对话了，你有事可以通过它和阿姨讲话，但使劲乱按就容易坏，就不能和阿姨对话了！""吃饭时请来这个房间，你也可以在这儿看电视和小朋友一起做游戏，看书。"在给患儿治疗和护理时，也必须讲究方法。"你是某某小朋友吗？来！阿姨帮你把药服下，你咽得很好。""真听话，每天都这样吃药，病就会好，就可以早上学了。""×××小朋友，阿姨要给你打针了，阿姨会轻轻地、慢慢地打，你很勇敢，表现真不错，你真行，我一定告诉别的小朋友向你学习。"接患儿对讲机电话时，也说："你好！×××小朋友，有事要阿姨帮忙吗？好，马上就到。"

（四）对孕产妇的礼仪

怀孕、生产对妇女来说，是一生中的大事。虽说不少孕产妇曾或多或少接受过一些相关知识，但毕竟缺乏系统的理论及实践，所以一般她们（包括亲属团）会担心、害怕、焦躁不安，因此，作为孕产妇的护士必须注意以下的礼仪规范。

无论是在待产室、产房还是病室，医护人员都应在语言上、举止上表现出对孕产妇的极大关怀，突出孕产妇在此的中心地位。当孕产妇来到病室时，可以说："您好，欢迎您来到妇产科，我是×××医生，非常乐意为您服务。"并迅速安排孕产妇到床位上。"请问您现在有什么不舒服？腹痛吗？我先为您听听胎心音。""现在您的子宫收缩已有规律，宫口开大二指，需要到待产室继续观察，我用推车送您过去，好吗？"

在待产室，可以这样与产妇交流："我现将胎心监测仪为您装上。""目前胎心音正常，胎位也正常，您可以抓紧时间闭上眼睛休息，留着力气。我看看另一位产妇，马上就过来。您喜欢听音乐，可以戴上耳机独自欣赏。"

在产房，可以说："正常的子宫收缩节律是……您现在子宫收缩非常正常。""非常对不起，让您疼痛啦！""生孩子对女人来说是人生的一件大事，我们会与您共渡难关的。"医生可握住产妇的手，抚摸其腹部，为其擦去汗水。有条件的医院可设家庭式产房——"爸爸给力量"，使产程缩短，让产妇放心。

产后，可以说："祝贺您做母亲了，宝宝很健康，很漂亮，真为您高兴！"在将新生儿擦洗干净，待产妇胎盘娩出、侧切口缝合处理完毕后，可将新生儿抱到产妇身旁，促进他们之间的亲情建立。

（五）对老年患者的礼仪

老年人曾经或多或少对国家、社会、家庭做出过贡献，虽然年事已高，或已退居二线，或在家安度晚年，但他们内心仍希望维持自己在社会团体、家庭中的地位，因此，他们非常在乎别人对待他们的态度。医护人员对就诊、住院的老年患者要表现出略高于对其他人的尊重。要选择适度的称呼。对尚不明确其身份、姓名的老年患者，可试探地询问："请问这位老先生（老师傅、老大爷、大伯）贵姓？怎么称呼您呢？""请问前辈（老师、老夫人、老大娘、大婶）您的尊姓大名？"当了解患者的基本情况后，分别给予适当的称呼。

多使用敬语谦语，以商量的口吻交谈。对老年人称"您"，而不是"你"。"您还好吗？""您看这样行吗？""您觉得这样做是不是有困难？有困难就请告诉我们。""在您面前我们都是晚辈，有什么不周的地方还请您多包涵。"

对老年人的经历、特长、爱好等要强调出来："您是革命战争中过来的老首长了，真了不起。""您把这些孙子带大，真不容易呀！"对他们在配合诊断、治疗、护理方面的每一点努力与进步都要予以肯定和表扬。这样可以贴近老年患者，增加其信任度。

充分发挥体态语言的作用。老年人非常在意别人对自己的态度，因其听力逐渐下降，所以在交往中对于他们来说体态语言极为重要。医护人员应以聆听为主，顺势提出自己的建议，辅以适度的表情，如微笑的点头、同情的注视，加上轻柔的动作，协助其顺利完成各项诊疗、护理操作，这样一定会博得他们的信任。

不要将医护人员的意志强加给老年患者。虽然老年人的生理、心理都有了改变，但他们之中不乏善于独立思考、深谋远虑的智者，所以不能一概视之为"老小孩"，要从语言到行为上尊敬他们，还要不惜耗费精力、时间去说服他们。医护人员要经常在患者及其亲属之间充当调解人，在为老年患者提供礼貌服务的同时，医护人员的良苦用心也会赢得患者家属的理解与尊敬的。

◎思考题

1. 礼仪的内涵是什么？礼仪有哪些特征？

2. 礼仪的基本原则有哪些？

3. 医学礼仪有哪些基本作用？

4. 简述诊疗过程中的称谓礼仪。

5. 请结合你的实际工作，谈谈你对微笑的理解？

（湘潭医卫职业技术学院　敖彩民）

第六篇

公文、医疗文书与医学论文写作

第二十七章　公务文书写作

第一节　公文写作的性质、特点和任务

一、公文写作的性质

公文是公务文书的简称。在我国，公文是党和国家机关在领导党的事业和治理国家方面，用以表达意志、传递策令、沟通信息的文字工具和手段。

公文有广义和狭义之分。从广义上说，凡是按照一定程序和格式处理各种公务的行文都称之为公文。狭义的公文，则专指党和国家公文法规中正式规定的主要15种文种。本章所说的公文是指广义的公文。

公文写作是在写作活动一般规律和原理指导下，根据公务活动的客观需要，以国家的法律法规以及党和国家的方针政策、基本原则为指导，运用科学原理和写作技法，完成对公务文书的撰写。公文写作是一种特殊的行为活动，具有与一般文章写作以及文学创作明显不同的内在本质属性。归结起来，主要体现在以下两个方面。

（一）公文写作是一种综合性的研究工作

公文作为党和国家机关传递策令、沟通情况、交流经验、推动公务活动开展的重要工具，广泛应用于党和国家管理工作的方方面面，是沟通、联络整个社会公务活动的桥梁和纽带。

公文写作必须站在理论高度，持续、全面地认识和把握国家建设的情况、进程和规律，问题和经验，为党和国家的事业不断提供系统的、全面的、切实有效的理论产品。公文写作既不是单纯的实际操作，也不是抽象的理论探索，而是一项理论与实际相结合的工作，同时又是长年累月持续不断的、长期的、艰苦的、创造性很强的工作。在这种综合性研究活动过程中，写作只是其中的一个重要环节。没有这种持续不断的研究，公文写作便无法进行，公文的质量也无法保证，公文的效用也就无法发挥。

（二）公文写作是领导决策过程中一项重要的参谋工作

公文写作是各级机关秘书人员为领导发挥综合研究参谋作用的重要方式。这种参与主要是指它一方面要掌握全面情况，做领导的耳目，使领导能够统观全局、审时度势，作出科学的决策；另一方面，它还必须通过综合研究，提出完整的、具体的、经过论证的决策或指挥方案，供领导决策参考；再一方面，它要通过创造性的劳动，把领导的决策思想和决策的内容用公文表达出来，并给予论证，使决策思想

和决策内容具有严密性和科学性。应当注意的是，尽管公文写作在整个决策过程中发挥着重要的参谋作用，但只有参谋职责，没有决策性质。

二、公文写作的特点

公文写作与一般文体写作存在许多共性，它们都是思想观念和成文相结合，都是表现技法与各种智力和非智力因素的综合运用，都有一定的操作行为，都是由主体、客体、载体、受体四个基本要素构成的行为系统等。但公文写作制作的成品是推动辅助领导决策、公务活动开展的重要工具和手段，属于特殊文章。

（一）公文写作是受命性的写作（遵命写作）

与一般文章和文学创作相比，公文起草者要撰写某一份公文，在很大程度上不是取决于个人的写作愿望或意图，而是依照决策层和全体成员的意愿，在机关单位主要领导的授意下进行遵命写作。如机关单位的主要领导人要求将某一工作情况用书面的形式上报，就要求秘书或有关人员马上拟定报告文书；如上级某一决策意见需要马上传达贯彻，单位负责人就要要求秘书立刻拟写下行的公文。诸如此类的公文写作，不管起草文件的人想不想写都必须遵命执笔、起草成文。因此，公文写作动机只是根据公务活动的客观需要，由领导集体或负责人做出自觉安排，一般不允许带有个人的随意性和自发性。

（二）公文写作是实用性的写作

公文写作的权威性来自可行性和执行性，是要安排部署工作，解决实际问题的。公文是依法行政和进行公务活动的工具，是传达贯彻党和国家方针政策，公布法规和规章，指导、布置和商洽工作，请示和答复问题，报告、通报和交流情况等的工具，是办事的工具，而工具是要使用的。公文写作具有很强的实用性和直接的功效性。公文质量高低和它在公务活动中是否发挥积极效用，关键是公文写作者对公文写作意图的准确把握，使公文对指导工作具有很强的实用性，或对解决处理公务活动中的具体问题有很强的针对性。公文写作追求的是公文具体内容的实用性和功效性，而不是着眼于休闲消遣。

（三）公文写作是时限性的写作

公文写作受时间的严格约束，公文起草者在日常公文的起草中都受着十分严格的时间限制。有时一份公文必须在几天，或一两天甚至更短的时间内撰写出来。一旦遇到紧急上报或向下传达的重要事项（如请示、布置工作的通知、批复等），由接受领导意图开始到起草成文，必须在两三个小时写成甚至在一两个小时之内撰写完成。公文写作一般容不得公文起草者寻找灵感或等灵感来了再写，某份公文必须在什么时间写，又必须在什么时间内拟定完成，有着严格的时间约束。

（四）公文写作由法定作者制发

公文写作的法定作者是指依法成立并能以自己的名义行使职权和承担义务的国家机构和其他社会组织（统称为机关）。公文的撰写者虽是个人，但他是代表集体意志来写作。公文写作行为不是公文写作者因为写作的需要被自身意识到，然后产生写作动机，而是因为公文写作者的上级或领导者意识到公文写作的需要，然后要求公文写作者去写，这样才导致公文写作行为的产生。同时公文的目标或目的的确定，不是来自于公文写作者自身写作欲望的需要，而是由公文写作者的上级或领导者根据政治、经济、行政管理工作以及公务活动的需要来确定，公文写作者只是按上级或领导者既定意图的需要代人立言、执笔写作。

（五）公文写作的读者（受体）是定向性的

任何文章都有一定的读者对象，即写作学上所说的受体。公文的受体是显在的，具有明确的指向性。公文写作时一般要具体写明"主送机关""抄送机关"或在附注中标明阅读对象，诸如上行文的读者是上级机关，下行文的读者是隶属的下级机关，平行文的读者是同一组织系统的同级机关单位或不相隶属的机关单位。公文写作这种受体的定向性是由公文的工具性功能所决定的。正因如此，公文写作时就要考虑到不同的受体对象，选择不同的公文文种，运用不同的公文表达方式，采用不同的公文语气措辞。

三、公文写作的任务

公文写作的性质特征决定了公文写作任务的艰巨性和广泛性。公文写作的基本任务是研究如何在毛泽东思想、邓小平理论、三个代表重要思想以及科学发展观的指引下，发展和完善党和国家的路线、方针、政策，探索发展中国特色社会主义市场经济的理论；研究如何以毛泽东思想、邓小平理论和三个代表重要思想和科学发展观的指导，结合本地区本部门本单位的实际情况，创造性地贯彻执行党和国家的路线、方针和政策，以不断开创各项工作的新局面。这是公文写作的总体任务。要完成这样崇高、艰巨的任务，需要做大量的艰苦繁重而又持续不断的日常工作。在日常工作中，主要有如下四方面经常性的任务：

（一）调查研究，综合分析

日常的公文写作实践，需要经常深入群众、深入实际，深入进行调查研究，全面了解和掌握情况，然后进行科学的综合分析，发现问题，分析问题，提出对策，并用公文对调研结果加以表现。

（二）建立资料库，为领导工作提供咨询

在日常工作中，既要储备工作实践的全面情况，有关方针政策情况和有关的理论，又要储备各方面的信息，随时搞好战备，并处于临战状态。

（三）运用科学的理论，按照领导意图

正确、恰当地论证和表达决策内容。

（四）起草公文

第二节 公文写作的构成要素

一、公文的主旨

（一）公文主旨的含义

主旨一词，按照《现代汉语词典》（2012年第6版，第1701页）的释义，是指"主要的意义、用意或目的"。公文的主旨是撰写者通过公文的全部内容表达出来的对有关公务事项的基本看法和办理的行为意向。主旨是一篇公文的灵魂，它在公文中具体表现为"做什么"。任何一篇公文，无论长短，都应概括出写作者的某种基本意图或目的，即主旨。

（二）公文主旨的作用

主旨是构成公文的核心要素，它在公文诸要素中占有特殊地位，是公文的"灵魂"与"统帅"。具体说，公文主旨有以下三个作用：

1. 对公文写作过程具有统帅和支配作用　主旨统帅着材料，材料要根据主旨的需要，决定取舍，即选取最能说明、证明主旨的材料；主旨制约着结构，结构服务于表现主旨的需要，正确地反映事物发展规律和内部联系；主旨指挥着语言，语言是表现主旨的工具，应服从主旨的调遣。由此可见，主旨在一篇公文里，贯通首尾，统摄全篇，起着主导作用。

2. 主旨是衡量公文价值的主要标准　公文是党和国家用于传递策令、沟通信息、推动公务活动开展的重要工具。衡量公文的价值，主要应看公文在公务活动中能否充当重要工具，其关键取决于公文的主旨。主旨在公务活动中能使发文机关正确行使职权，有效地实施管理，做好公务，这样的公文就有价值；反之，就会失去意义。所以说，公文主旨也就是衡量公文价值的主要标准。

3. 主旨体现国家的法律法规以及党和国家的方针政策　公文要反映党和国家以及一定的社会组织的意志，而这种意志往往是通过一定事实上的法律、法规和方针政策体现出来的。因此，公文主旨必须符合有关法律法规规定以及党和国家的方针、政策精神。

（三）公文主旨的特点

公文作为文章，与其他文体的文章有许多共通之处，但公文毕竟不是一般的文章，而是一种独立文体，它主要依赖公文的文章功能发挥推动公务活动开展，因而公文的主旨与一般文章的主旨相比较，有其独特之处。主要表现在以下几个方面：

1. 公文主旨反映的对象及内容是公务活动，具有极强的针对性　公文主旨主要是通过反映公务活动表现出来，它一般只对公共事务作出"做什么""怎么做"和"为什么做"的判断与表述，而不涉及公务活动以外的事项和问题，更不必去为塑造人物形象和创造审美意境，或进行系统的理论分析及论证阐述。

2. 公文主旨明白、显露　公文主旨通常采用议论、说明的方式直接表达出来。很多公文标题即点明了主旨；篇幅较长的公文，其导语便是对全篇内容的提要，即主旨。即使没有导语的公文，其主旨也往往是毫不隐讳地直接告诉读者的，而不像文艺作品的主题那样隐含在艺术形象的塑造中，需要读者去体味揣摩。

3. 公文主旨的形成具有时限性　公文主旨形成的时间比较短，这是由公文的工具性所决定的。上级领导机关的指示精神要迅速传达下去，下级机关的工作中所遇到的情况和问题要及时向上级领导机关报告和请示，不相隶属的机关和单位之间也要通过公文来及时地进行联系与沟通，而这些又都需要在有限的时间内迅速确定主旨，制发公文。

4. 公文主旨具有直接的社会应用性　公文主旨是对某项公务活动的判断，体现着发文机关的决策与行动，是要能够处理和解决公务活动中的有关事项。受文机关收到公文，马上就要采取相应的行动，这体现的公文主旨的直接社会应用性。

5. 公文主旨具有单一性　一篇公文只能有一个主旨，"一文一旨"是撰写公文必须依循的原则。如下级机关所写的请示，只能针对本机关工作中的某一事项或问题进行请示，而上级机关的批复则只能针对下级机关的某一请示事项或请示问题进行批复。

（四）公文主旨的表现方法和文字标志

1. 公文主旨的表现方法　公文主旨的表现原则是明白显露，直陈其旨，因此，在表述形式上往往用一个主旨句把一篇公文的主旨准确明晰地概括出来。主旨句的表现方法，大体说来有以下几种：

（1）标题明旨　即在公文的标题中概括点明主旨，一般表现在标题的事由部分。

（2）开篇明旨　即在公文的开篇将主旨直截了当地提示出来。

（3）撮要明旨　在不同的文种中，公文的主旨有时可以将其置于公文每一部分或第一个段落的开头，有时也可放在段末。

（4）分题明旨　即把公文主旨分解成几个部分，每个部分用一个小标题来显示。

（5）线穿显旨　即以分主旨句的形式散见于文章的各部分，这些分旨句的汇总升华就是全文的主旨。

2. 公文主旨的提示性文字标志　公文主旨的表述有明显的提示性文字标志。公文正文中的一些习惯用语往往可以作为提示公文主旨的文字标志。

（1）提示意图类的文字标志　诸如"决定""必须""应当""望""批准""批复"等通常用于下行公文提示主旨，表明行文的意图；"拟""需""报"等则通常作为上行公文提示主旨的文字标志使用。

（2）提示目的类的文字标志　主要是用介词"为""为了"作标志。在公文正文中，尤其是正文的开头部分，"为"或"为了"都是明确地提示目的主旨的标志性文字。

（五）公文主旨的性质

从实际情况来看，公文的主旨有两种基本类型：一是思想型的，即主旨具有明确的倾向性，对公务活动的处理等提出明确的观点、意见，提出具体的措施、做法。二是信息型的，只对事物作客观的说明，不需要表明观点或态度。但是无论何种类型的公文，都应当具有下列性质：

1. 要正确　无论撰写何种公文，都要时时刻刻把主旨的正确性作为第一要义。公文写作构思时要注意正确地提炼主旨，行文时要注意正确地表述主旨。

2. 要鲜明　鲜明就是要求公文的主旨必须表现得直白显露。

3. 要集中　公文主旨要集中就是要求一文一意。单纯明确，要围绕一个问题、一项工作，集中力量把要说的主题说得鞭辟入里，不能四面出击。

4. 要新颖　立意求新，是各类文章主旨共同的原则。只有立意新颖，才能为读者所喜爱，给读者以启发。

5. 要一致　主旨一致是指一篇公文要自始至终表明一个意思，不枝不蔓，没有闲事杂物来乱意，做到一事一旨，前后一致，不中途转移。

二、公文的材料

（一）公文材料的含义

公文写作离不开材料，它是构成公文的基本要素之一。如果说主旨是保证公文言之有理的话，那么材料就是保证公文言之有物。

材料对主旨具有制约作用。有什么样的材料，就可以提炼出什么样的主旨。主旨能否做到正确鲜明集中，关键取决于材料的优劣。离开材料就难以形成公文。此外公文主旨的表达也要依据材料。在公文写作中，要运用大量的事实数字论据等来体现主旨，而这就必须以材料为依据。总之材料是公文写作之母。

（二）公文材料的种类

公文写作中的材料，可以根据不同的标准进行分类，主要有以下四种：

1. 从材料的性质角度来划分，分为感性材料和理性材料　感性材料是指历史上已经发生或生活中存在的具体事物或书籍，公文中提供的具体事实，包括人物、事件、情况等；理性材料是指来源于实践中得到验证的观点、看法、结论等，包括科学原理、定理、定义、规则和警句、格言、谚语等。

2. 从材料存在的时间或时代角度来划分，分为现实材料和历史材料　当代或当前出现的材料是现实材料，而离写作之前较为久远的时间出现的材料称为历史材料。

3. 从材料来源的角度划分，分为直接材料和间接材料　直接材料是指公文作者亲身经历的第一手材料，可以通过观察、走访、调查等多种途径获得；间接材料是指作者非亲身经历的，从其他途径得来的材料，如阅读公文引用报刊中的材料，以及从他人手中获取的材料等。

4. 从是非的角度来划分，分为正面材料与反面材料　有些材料具有明确的是非性质，如爱国行为与卖国行径就容易判断其正反；而有些材料的性质一时不好确定，只能根据它在公文中的实际作用来判别。从这个意义上讲，材料的正与反有时带有主观性和相对性。

（三）公文材料的收集与积累

材料的收集与积累是写好公文的基础。收集材料，就是把党和国家有关的方针政策和事实情况从工作活动和文件资料中提取出来，为形成与表现观点、主张作准备。收集材料是公文写作的一个起点，影响着整个公文写作的速度和质量。

公文写作需要有一个合理的材料收集方略。这个方略说起来很简单，就是要做好日常积累，占有两手（第一手和第二手）材料，并随时加以整理。

1. 首先是材料的日常积累　日常积累材料最忌支离破碎和彼此缺乏联系，因为这样的材料我们不敢借以形成观点和主张，更不敢贸然用在公文之中。因此，日常积累材料应该做到立足于本部门、本单位；着眼于本行业、本系统；关注社会的有关情况；遵循适度有用的原则。

2. 其次是切实掌握第一手材料　第一手材料也称直接材料，是起草者自己从工作和生活中收集到的。收集与积累材料要注意讲究方法，常用的材料积累方法主要有以下几种：

（1）笔记式　笔记式材料积累就是写读书笔记。读书笔记大体有摘录式，提要式，心得式等。

（2）剪辑式　剪辑式材料积累就是把同一专题的材料剪贴在一起，一般适宜于对报刊资料的收集。

（3）卡片式　卡片式材料积累就是把所见所闻某一观点、某个实例某项数据的材料摘抄记录在卡片上，适宜于对书刊中材料的收集。

（4）索引式　索引式材料积累就是指将材料的名称作者和出处，分类编成索引，以便需用时按索引查找材料的原文。

（5）微机式　微机式材料积累是指利用计算机收集积累电子公文。

（四）公文材料的选择原则

材料质量的高低直接关系到公文水平的高低及效果的好坏。为了确保材料的质量，应该明确选材的标准。选择材料要掌握以下原则：

1. 切旨性　凡是与主旨有关并能很好地表现主旨的材料，就应选用；凡是与主旨无关或似是而非的材料就要坚决舍弃，这是一条重要原则。

2. 真实性　公文中所使用的材料不管是反映情况，提出问题，或是告知事项都必须是已经存在的事实，要准确无误，真实可靠。

3. 现实性　公文所依据的事实必须是新近发生的普遍存在、关系重大、迫切需要解决的事实。

4. 典型性　写作者只有从纷繁复杂的客观事物中，沙里淘金，选取具有典型意义的材料，才能深刻有力地表现主旨。

5. 新颖性　公文写作者要紧跟时代前进的步伐，不断开阔眼界，更新观念，善于发现生活中的新人新事新思想新问题，这样，才能适应时代需要，使读者耳目一新。

三、公文的结构

（一）公文结构的含义

公文结构也是公文写作的要素之一，它是指公文内容的组织和构造，其具体含义是指根据主旨表达的需要，合理地安排和展开材料，使文章成为一个有机的整体，也叫谋篇布局、立格定局。

（二）公文结构的外形体式

公文结构的外形体式，即指公文的开头、主体、结尾在文面上的组合表现形式。大体来讲，主要有以下八种：

1. 篇段合一式　一篇公文只有一段，一段就是一篇，俗称单枪匹马式。

2. 撮要分条式　开头部分概括出全文的中心内容，然后对所要解决的问题按主次先后标明。

3. 分列小标题式　即把全篇分成若干条段，并分别归纳成若干个小标题。

4. 全面性分块式　把全文划分为几大块，相对独立，各自成章。

5. 转发转述式　即用批转、转发、转述的形式把来文转印给下级单位。

6. 章、条、款分列式　全篇分章、章下有条、条下设款，分条列目。

7. 条、段贯通式　全文划为若干条或若干段。

8. 并列句式　开头简要开宗明义，正文用若干句子排列组合而成。

（三）公文结构的内在规律

在公文写作中，尽管公文的外形结构多种多样，但其内在结构却万变不离其宗，存在着一条固有的基本规律，这就是"提出问题-分析问题-解决问题"。具体地讲，公文的内在结构表现形式大体有以下五种：

1. 对解决问题的结果予以答复或表态的单一结构形式。如批复、指示、命令等。

2. 侧重于提出问题、分析问题，但不具体解决问题的单纯结构形式。如情况简报、情况通报。

3. 先提出问题，然后把解决问题的结果或意见表达出来，即"提出问题-解决问题"的简单结构形式。诸如公告、函、转发性通知及内容简单的决定、决议、通知、议案等。

4. "提出问题-分析问题-解决问题"的完整形式。如指示、指示性通知、指导性通报、指挥型会议纪要、工作报告、调查报告以及专门性的决定、决议等。

5. 边摆问题，边分析与解决问题的特殊结构形式。

四、公文的语言

公文是在公务活动中形成并使用的一种文字材料，是推动公务活动开展的重要工具，因此，公文语言是为反映公务活动服务的，是为表述公文主旨服务的。公文也是文，与一般文章比较，有许多共通之处，都应当是规范化的现代汉语；但由于受其内容特点和表达方式的制约，又有区别于其他文体的特色。

（一）公文语言使用的原则和意义

公文具有巨大的社会作用，公文的作用主要是通过语言的表达来发挥的，因此，对公文语言的运用必须从思想上引起高度重视。事实充分证明，确保公文语言的纯洁健康是实现公文效用的必要条件。要使公文中语言运用纯洁健康，必须注意克服在用字、遣词和造句等诸多方面存在的毛病，不能滥用繁体字、异体字，也能随意滥造简化字；要适当吸收古代语言中富有生气与活力的内容，同时注意吸收外国语言中有价值的成分；此外，要特别注意文理不通的问题，坚决克服滥用省略、句法不全、交代不明、眉目不清等方面的问题，确保公文语言的纯洁健康。因此，公文写作人员应该高度重视公文中的语言问题，使所起草的公文能够充分发挥作用，并为维护祖国语言的纯洁和健康做出贡献。

（二）公文语言使用的基本要求

公文是用来处理公务的文书，它在国家机关、社会团体和企事业单位的公务活动中发挥联系、传达或向社会宣布周知的作用。对于公文写作来说，在语言运用上必须达到如下几方面的要求：

1. 真实准确无假话　真实准确是公文的生命。真实指的是确有其事，不允许虚构和编造；准确指的是在表述时不夸大、不缩小。因此，无论撰写何种公文，都应该做到"三不写"，即内容不真实的不写，材料没有落实的不写，没有了解清楚的不写。

2. 严谨庄重无虚话　所谓严谨，是指公文中宣事说理要严密周全，交代清楚，合乎逻辑，前后不能自相矛盾。所谓庄重，就是端庄持重，格调郑重严肃。只有用语庄重，无虚词浮句，无文学气息，所写的公文才更显得严谨。

3. 简明扼要无废话　由于公文是用来反映公务活动情况，解决公务活动中的实际问题的，是发文机关行使职权，实施管理的重要工具，因而要尽量写得言之有物，简而不空。

4. 平实易懂无大话　公文用语要求平实易懂，指的是语言平直自然，明白晓畅、恰如其分，不矫揉造作，忌堆砌华丽辞藻，忌滥用辞格，讲求于平淡之中见神奇。

5. 鲜明生动无套话。公文语言鲜明生动，是指其所表现的公务活动内容必须富有新意，而不是人云亦云，平淡庸俗。

五、公文写作的表达方式

表达方式是运用语言反映客观事物的方法和手段，是一种有目的、有对象的思想交流活动。不同的表达方式是由不同的反映对象和所要获得的不同效果决定的。为了有效地达到目的，更好地体现所要表达的对象，公文写作者必然要采取各种各样的表达方式，其中最主要的是叙述、议论、说明。这是由公文本身的性质和特点决定的。

（一）叙述

叙述就是把人物的经历和事物发展变化的过程表现出来，它是写作中运用最广泛的一种表达方式，几乎各种文体的写作都要使用。在公文写作中，除计划性、法规性议程一般不采用叙述和指令性文件较少采用叙述外，其他如通知、通报、简报、请求、报告、总结等都必须以叙述为基础。公文中的叙述主要有如下特点：

1. 公文中的叙述讲究顺叙　公文中的叙述讲求实用，希望阅者一看便知，一听即懂所以一篇公文如果阅者一看标题或者一看开头就知道文中所要表达的内容并预估出它的结尾，那就是一篇叙述十分成功的公文。对于公文的叙述要求来说，顺叙是最基本的，也是最主要的。

2. 公文中的叙述讲究实叙　公文写作中的叙述必须坚持求实，最忌虚妄，这是公文叙事的关键一条。公文写作的目的是为了解决党和国家公务活动中的实际问题，对上如实陈述问题，对下如实讲明情况，只有这样才能有利于公务活动的顺利展开。

3. 公文中的叙述讲究分寸　公文写作中的叙述，是用以客观地反映机关单位某一时期、某一方面或某项工作的得失成败，总结其经验教训的，因此，准确地反映公务活动的客观面貌，就不能不讲究叙事的分寸。言过其实，言不及实都将会给有关公务的决定或执行带来错误的判断，以致造成决策上的失误。

4. 公文中的叙述讲究概述　公文中的叙述不为欣赏，而求实用，故应采用概述的方法，即着重于事件整体的勾画，讲明事情的原委，通过叙述来表明事理，公文的叙述不求细腻而求概括，不求多角度的详述，而求整体事件上的粗述。

（二）议论

议论是公文作者运用概念判断推理的思维形式阐明事物的内存联系、揭示事物本质和规律的一种表达方法，包括论点、论据和论证三个要素。但公文写作一般较少单独使用议论的形式，多数是在一篇公文中含有一些议论的成分，并且在表达上有一个最突出的特点，即只是原则地表述事理，一般不作多方面、多层次、多角度的完整性论证；在手法上，往往是直接加以议论，有时只是一两句结论性的话，是直接说明性质的简单逻辑论证方法。

（三）说明

说明就是用言简意赅的文字，把事物的形态、性质、特征、成因、关系、功能等解说清楚。其中事物的特征、本质及其规律性，则是说明的主要之点。公文的说明和说明文不同，它是用来说明事物情状的一种表达方式；说明文则是一种以说明为主要表达方式的文体。在一篇公文中，完全采用说明方式的只是法规性的文件，如章程，条例等，其他大量公文中的说明大都是与叙述，议论等结合起来运用。

公文说明的方式主要有说明事物的性质、特点，说明事物的范围，说明事物的类别，说明公务完成的手段，说明制文机关的主张，说明事物的优劣、进退、好坏或成败等。

第三节　公文写作的步骤与程序

一、公文写作与调查研究

（一）调查研究的意义

调查研究是认识客观事物最基本最科学的方法，是公文写作准备阶段的实践活动，是公文写作的基础和前提。因此，公文写作人员必须具有较强的调查研究的能力，这也是一项必要的，同时也是十分重要的职业基本功。

调查是考察、了解客观事物的过程；研究是分析探讨客观事物内在本质和发展规律，形成理性认识的过程。调查和研究是对某种事物认识过程中的两个不可分割的方面，二者是辩证统一的关系，是由感性认识上升到理性认识的必由之路。调查研究与公文写作的关系极为密切，"没有调查就没有发言权"，公文写作离不开调查研究，公文写作人员没有较高的调查研究能力就难以写出高质量的公文。

（二）调查研究的对象和方法

不同文种所用材料的特性和多少不同；同一文种，表现对象的性质类型和复杂程度也不同。大致来说，公文写作调查研究的对象主要有三种情况：一是事实材料；二是政策和法规材料；三是信息资料。调查研究的方法多种多样，选择哪种调查方法，要根据调查的目的、范围、时间、要求等确定，以保证达到事半功倍的效果。

1. 全面调查法　也称普遍调查法，通常称"普查"，是就特定项目对欲知范围所有对象逐一进行调查的方法，多用于需要全面了解、对全局有重大影响而其他调查方法不能解决的事项。

2. 典型调查法　也叫个案调查法，即在一定的调查总体范围内，选择代表性很强的一个或几个特定对象进行系统、周密的调查，从而认识事物的本质和规律。

3. 抽样调查法　即从调查对象总体中抽出一部分对象作为样本进行调查分析，并依样本调查的数据推断总体结果的调查方法。它具有随机性、部分性、推论性。

4. 统计调查法　调查人员有目的、有计划地将调查中所获数字资料填写或汇总，用以提示调查对象本质特征的一种定量调查方法。

5. 开调查会法　这是简单易行而又忠实可靠的方法。为了达到预期的目的，事前要做好准备工作，如确定调查会的参加人数、人选；会前拟定调查纲目。

6. 访问调查法　又称访谈法。它是调查者与被调查对象直接接触，通过面对面的交谈了解情况的方法。其优点是灵活性。

7. 实地观察法　观察是人们收集情报、资料、经验的一种最基本、最常用的方法，它是指通过感官或借助科学仪器对周围存在的事物、现象、过程和人在自然条件下所进行的有目的、有计划的收集、了解信息资料的一种调查方法。其优点是真实可靠性。

8. 问卷调查法 调查人员利用统一设计的问卷参与调查，了解和收集信息资料的一种调查方法。它具有客观性、可统计性。

9. 文献调查法 根据一定的目的和主题，通过收集和查阅各种文献，获得所需资料的一种方法。它具有间接性、继承性和准确性的特点。

通过各种方法获得的材料和信息是公文写作的重要基础。要想达到预期的调查效果，首先必须精心设计所要调查的问题，力求做到合理得体，以便进行定性分析、定量分析、对比分析、和原因分析等。其次，要对材料进行分析和综合。归纳出各类材料的观点或结论，然后就可以将其升华为公文的主旨。

二、公文的起草

（一）起草的要求

内容确定之后，公文的制发工作就转入了文稿的起草阶段，也称拟稿阶段或撰稿阶段。它是公文从主观意识走向文字存在的桥梁，是公文制发工作的一个必不可少的至关重要的环节。公文的起草，是写作者根据写作构思，按一定的结构形式，运用书面语言把所要写的内容反映出来，固定下来，使之物态化，成为书面材料的行为方式和行为过程。

1. 观点明确 公文是直接用观点指导行动的，因此，观点必须明确，即要求公文要符合党和国家的方针政策、法律、法令和法规的有关规定，确保公文的法定性、权威性和有效性；要讲求实效性，有具体的意见措施；语言文字表达准确鲜明，绝不能含糊不清，抽象笼统。

2. 材料精当 与其他文章相比，写进公文中的材料应该更为精严、得当。公文材料既要真实确凿，必须与客观事实的本来面目相符；还要清楚简约，公文内容所涉及的人、事、地、因、果要交代得一清二楚，概括简明。

3. 条理清楚 所谓条理清楚就是指要做到言之有理，言之有序。既要做到观点与材料有机结合，善于运用具体的材料说明具体的观点；也要前后关系清楚，善于发现并揭示公文上下文内容之间的内在因果关系；还要做到结构布局得当，因内容和文种而异，具体对待。

4. 角度得体 角度就是位置，就是视点。公文起草中，角度表现为审视和对待事情或问题的立场、方式、态度，表现为行文的语词、语气和文字的繁简等。

（二）起草的程序和方法

与一般文章的起草一样，公文起草也有一些可以遵循的基本程序和基本方法。运用这些基本方法指导公文写作实践，在实践中获得感性经验，加深对理性认识的理解，如此循环往复，就能较快学会起草公文。

1. 领会意图 任何公文都有一定的制发意图；而一定的制发意图决定着公文的主旨、目的、要求，以及文种，结构、写法等。所以公文起草者领会制发意图要全面深刻准确，要领悟其精神实质，把握信重点或关键。

2. 精心构思　这是公文起草的第二道程序，也是起草公文的中心环节。构思简单地说就是酝酿思考，具体地说，则是根据主旨表达的需要组织材料，安排结构并在头脑中形成公文基本格局的一系列思维活动过程。一般而言，公文构思首先是运用归纳法或演绎法等逻辑方法，对材料进行分析、综合，挖掘材料的思想含义，即本质，进而从诸多思想含义中找出起主导作用或占主导地位的中心含义，即主旨。主旨确立以后，接着便根据主旨表达的需要，用拟提纲的方式把它固定下来，之后考虑每个部分由几个自然段构成，并确立段旨。最后，再反观以上各个方面，大致通盘考虑一下如何开头如何结尾，如何过渡，如何照应等。

3. 认真草拟　草拟就是以文字为符号，把公文的内容传达出来，记录下来，使内容由看不见的主观意识物化为看得见的书面存在的行为方式和过程。公文文稿草拟，也是多种多样的，应该认真做到遵循提纲又不拘守提纲，表述要力求准确无误，既能如实地反映内容的本来面目达到正确，又能在正确的基础上反映出内容的程度。

三、公文的修改

公文的初稿拟成之后，还需要进行修改。修改是公文撰写工作的最后一道程序和必不可少的步骤。与其他文章相比，公文初稿的修改有其特殊性，即有特殊的原因，特殊的内容和特殊的原则与方法。

（一）修改的原因

草拟文稿时，公文写作者为诸多认识规律所制约，即使经过殚精竭虑的构思，也往往无法做到处处考虑周密精细，总难免有这样那样的疏漏，这就需要修改。通过修改，使文稿变得成熟和完善起来。公文初稿的修改还因为公文是党和国家机关处理公务的工具，具有高度的政策性和法定的权威性，其内容和形式不能有任何疏漏，否则就会削弱其应有的效用，也因为公文写作是"遵命"写作，而不是个人创作，文稿撰写者一定要严格地忠实于制发意图——机关领导成员集体的意图，而不是某一人的意图，更不是公文写作者的意图；再加之公文撰写者自身职权范围和工作经历的有限性，拟出的初稿就难免出现非此即彼的局限性。

初稿修改的过程，既是公文逐步完善，最后形成的过程，又是机关领导者以及公文文稿撰写者思想和能力逐步提高的过程。

（二）修改的内容

公文修改，从总体上说，有两个基本方面：一是内容，一是形式。内容的修改当然是主要的，但表现形式上的缺陷也不能忽略。具体来说，公文修改主要有以下几个方面：

1. 思想内容是否符合党和国家的方针政策、法律法令或有关规定。

2. 主旨是否明确、突出。

3. 材料是否符合公文的特殊要求，能否满足主旨表达的需要。

4. 结构是否合理、自然、严谨，层次是否清楚，段落是否适宜，开头、主体、结尾是否贯通，各部分之间的联系是否紧密，过渡是否自然等。

5. 语言运用是否合乎规范。包括表达是否准确、简练、通顺、清楚，有无错别字和不规范的简化字，标点符号是否正确、标准，行文是否流畅。

6. 体式是否得当，是否符合规范。

7. 行文关系是否妥当。

（三）修改的原则与方法

1. 原则

（1）先内容，后形式　这就是要先检查、修改内容方面的问题，而后再检查、修改形式方面的问题。

（2）先大局，后细节　这就是要先检阅、修改事关全局、整体性的问题，而后再检阅、修改局部、个别的细小问题。

（3）意务求赅，言唯期简　这就是要看内容是否丰富、完备，表达是否明确。在此基础上，还要看文字是否精练、篇幅是否适宜。

（4）增删易移，因势措置。就是要根据具体情况和实际需要，该增则增，该删则删，该换则换，该移则移。

2. 方法　公文修改主要有以下几种基本方法：

（1）边看边改　即初搞拟成后，从头到尾仔细审阅几遍，边审阅边思索，发现问题，即予修改。

（2）边读边改　读指朗读，朗读可以发现默读所不易发现的毛病。

（3）边抄边改。

（4）边议边改　即众人讨论，发现问题，并议定如何修改，由一人执笔，予以落实。

（5）领导者集中众人意见，委托撰写者或有关人员按正确意见修改。

公文修改，尤其是内容重要、篇幅较长的公文，要比一般文章的修改更为复杂，因此，一定要认真对待，精心处置，决不可草率了事。

四、公文的行文规则及公文拟制、办理和管理

（一）行文规则

1. 行文关系　行文关系是指发文机关与受文机关之间的公文往来关系。行文关系具有双向性特点。具有行文关系的双方，一般都可以互相行文。党政公文的行文具有一整套特定的制度，包括行文的方式和规则。为了避免混乱，《党政机关公文处理工作条例》为各级党政机关制定了严格的行文制度，以保证党和国家机关之间上下左右联系畅通，使国家机器指挥灵便、管理协调、运转自如、工作有效。

2. 行文方式

（1）上行文　上行文是下级机关向具有隶属关系的上级机关的行文。其行文方

式有逐级行文、多级行文、越级行文三种。逐级行文即下级机关向具有隶属关系的上一级机关行文，是上行文最基本、最常用的方式。多级行文即下级机关在必要时向具有隶属关系的上一级机关和更高一级的上级机关行文。这种行文方式只在个别特殊情况下时才可使用。越级行文即下级机关在非常必要时，越过有隶属关系的上一级机关而向更高级的上级机关行文。

（2）下行文　下行文是上级机关向所属的下级机关的行文，其行文方式有逐级行文、多级行文、直达基层行文三种。逐级行文即采取逐级下达的方式或只对直属的下一级机关行文；多级行文即根据需要同时向所属的几级下级机关行文；直达基层行文即直接向最基层机关行文，这多是无须保密的普通文书。

（3）平行文　平行文是相互没有隶属关系的同级机关或不属同一系统的机关之间的行文。这是不分系统、级别、地区、性质的机关之间的行文。

3. 行文规则　行文规则是行文制度的系统规定，是行文关系的处理规范，是将公文处理过程中产生的机关或部门之间的权利与义务关系用规则确定下来，从面形成共同遵守的行文制度。

（1）上行文在行文时应遵守以下规则　①原则上主送一个上级机关。②下级机关的请示事项应当提出倾向性意见后上报，不得原文转报。③请示应当一文一事。④除非特殊交办，不得以本机关名义向上级机关负责人报送公文，不得以本机关负责人名义向上级机关报送公文。

（2）下行文在具体行文时应遵守以下规则　①主送受理机关，根据需要抄送相关机关。重要行文同时抄送发文机关的直接上级机关。②党委政府的部门在各自职权范围内可以向下级党委政府的相关部门行文。③涉及多个部门职权范围内的事务，部门之间未协商一致的，不得向下行文。④上级向受双重领导的下级机关行文，必要是抄送该下级机关的另一个上级机关。

（3）平行文在具体行文应遵守以下规则　①要选准文种。②要注意联合行文的条件。③要注意行文的态度和语气。④不相隶属机关之间一般用函行文。

（二）公文拟制

根据《党政机关公文处理工作条例》第十八条的规定，公文拟制包括公文的起草、审核、签发等程序。

公文起草应当符合国家法律法规和党的路线方针政策，完整准确体现发文机关意图；一切要从实际出发，分析问题实事求是；内容主题突出；文种正确，格式规范。

公文审核的重点是行文理由是否充分，依据是否准确；内容是否符合国家法律法规和党的路线方针政策；文种是否正确，格式是否规范等。公文签发是公文文件定稿的最后一个关键环节，文件经过领导人签发即成定稿，产生效力。根据规定，公文应当经本机关负责人审批签发。重要公文和上行文应由机关主要负责人签发。签发文件人签发公文，应当签署意见、写上自己的姓名，不能只写姓而不注名，并应注明签发的完整日期，以示负责，便于查考。

（三）公文办理

根据《党政机关公文处理工作条例》的规定，公文办理包括收文办理、发文办理和整理归档。

收文办理主要包括签收、登记、初审、承办、传阅、催办、答复等七道程序。

发文办理主要包括复核、登记、印制、核发等四道程序。需要归档的公文及有关材料，应当根据有关档案法律法规以及机关档案管理规定，及时收集齐全、整理归档。两个以上机关联合办理的公文，原件由主办机关归档，相关机关保存复印件。机关负责人兼任其他机关职务的，在履行所兼职务过程中形成的公文，由其兼职机关归档。

（四）公文管理

根据《党政机关公文处理工作条例》的规定，各级党政机关应当建立健全本机关公文管理制度，确保管理严格规范，充分发挥公文效用。党政机关公文由文秘部门或者专人统一管理。公文确定密级前，应当按照拟定的密级先行采取保密措施。确定密级后，应当按照所定密级严格管理。绝密公文应当由专人管理。公文的密级需要变更或者解除的，由原确定密级的机关或者其上级机关决定。公文的撤销和废止，由发文机关、上级机关，或者权力机关根据职权范围和有关法律法规决定。公文被撤销的，视为自始无效；公文被废止的，视为自废止之日起失效。

第四节　电子公文

一、电子公文概述

（一）电子公文的概念

电子公文是以代码形式记录于磁带、磁盘、光盘等载体，依赖计算机系统存取并可在通信网络上传输的文件。广义的电子公文是指社会组织运用现代信息管理技术制发的一种以全数字化形式存在的，可以在计算机、局域网及区域网上进行存储、传递、检索、使用的电子文件。狭义的电子公文是政府部门运用现代信息管理技术制发的，用以替代传统纸质公文的数字化形式的，具有规范格式的公文电子数据。它是在一定现代信息管理技术的条件下进行的，是国家行政机关运行的神经中枢，是一种数字化了的电子文件。

（二）电子公文的种类

电子公文根据不同的划分标准可以分成以下几类：

1. 按电子公文的信息存在形式分类，分为计算机文件，信息文件，复合文件。计算机文件是涉及文本文件、数据文件、程序文件等计算机运转所需的硬件和软件。信息文件包括纸质文件、磁盘文件、光盘文件。复合文件是包含两种以上信息形式的文件，采用多媒体的制作技术，将文字、图像、声音综合加工，形成一种全局性的信息结构。

2. 按文件的产生方式分类，分为正本文件，副本文件。正本文件是计算系统中直接生成的原始文件，是电子公文签发时生成的文件。副本文件是将计算机系统中直接生成的原始文件通过纸、胶片、磁盘等电子公文载体重新生成的转换文件。

（三）电子公文的生成周期

电子公文生成周期理论形成于20世纪50年代，最初主要立足于对当时已经出现的新型文件保管机构——文件中心的理论阐述，后经档案学者的逐步深化和扩展，成为在国际档案界具有广泛影响的重要理论之一。文件生命周期理论的基本内容可以概括为三个方面：

（1）电子公文存在状态的完整性　电子公文从产生、流转、归档和销毁是一个完整的运动过程。

（2）电子公文存在阶段的不确定性　电子公文制作的若干阶段之间没有明确的界限，处于后阶段的电子公文可以向前阶段转化。

（3）电子公文存在的全局性　电子公文的各个阶段组成了一个完整的电子公文系统，电子公文的管理必须是针对电子公文系统全局性的管理。

（四）电子公文系统

电子公文系统就是利用计算机网络和安全技术，实现政府部门与部门之间、单位与单位之间政府红头文件的起草、制作、分发、接收等功能，以现代的电子公文传输模式取代传统的纸质公文传输模式。电子公文系统是整个电子政务和办公自动化系统的一个有机组成部分，它本身也是一项十分复杂的活动。

1. 电子公文系统的构成　一份文件在制作完成之后，办结之前，一直处于传递和办理状态，从这个意义上讲，可把电子公文系统简单分为制作、处理、归档三个阶段。从电子公文系统是一个人机构成的复杂的信息系统上看，系统的功能和作用与每一部分相关。

2. 电子公文系统的功能

（1）实现公文的高速流转　电子公文几分钟内可将内容发送到全国各地，甚至全世界各个地方。

（2）增加公文流转的安全性　电子公文系统采用现代科技管理技术，传送环节精简，操作权限严格控制，加密技术先进，公文的安全性更加符合国家安全保密要求。

（3）确保传送公文的准确性。电子公文系统可对收发文件走过的路径进行跟踪，及时发现问题并及时采取措施，能够及时回应公文的发送情况。

（4）提高公文的处理效率　电子公文收文直接进入收文单位内部办公系统流转，即时进入领导办公桌面，办结文件即时归档。

（5）扩大公文的容量　电子公文系统能够承载多种数据流，支持领导签名、手写批示、语音批示、视频嵌入等，大大提升了传统纸质公文的功能内涵。

二、电子公文的特性

相对于纸质公文而言，电子公文由于其介质和处理技术的特殊性，使其具备了纸质公文所不具备的许多特性。

（一）系统的依赖性

纸质公文是采用人眼可识读的记录符号记录的，而电子公文则是采用人眼不可识读的数字代码记录的。电子公文的处理依赖于系统软硬件设备，它必须借助机器来识读，识读时又必须按照一定的计算机程序进行。一般来说，必须提供一个完备的计算机应用系统，才能实现电子公文的流转，这就是电子公文对系统的依赖性。对系统依赖的另一层含义是软硬件系统若干年后的兼容性。

（二）信息存储的高密度性

电子公文的存储密度大大高于以往各种人工可识读的信息介质，随着技术的进步，电子公文介质的存储密度还将继续加大。电子公文的存储介质有磁带、磁盘、光盘等，存储密度极大。这就是电子公文存储的高密度性。这个特性的优点是节约了存储空间，便于存放、传输、检查和复制，但如果管理不好，其造成的损失也十分巨大。

（三）电子公文的易变性

电子公文本身作为一个电子文件，在其存储介质上的位置是抽象而不固定的，是以与存储实体分离的非实体的形态存在和被处理的。这种分离特征使电子公文具有可更改性和可复制性的特点。电子公文信息发生变化的主要原因有三：一是电子公文中，信息可以脱离特定载体而存在，计算机系统中信息的相对独立性使人们对信息的增删更改十分方便；二是电子公文载体即存储介质的性能本身的不稳定性也有可能造成公文中信息的改变；三是电子信息技术的发展，新信息编码方案、存储方式、系统软件地不断出现给电子信息的稳定性带来巨大冲击，新的计算机系统常常无法解开过时的代码，这就要将原文件迁移到新的技术环境中，迁移过程中的损失、变异也是不可避免的。所以，电子公文要保证安全、正确、原始性，需要解决很多技术难题。

（四）多媒体信息的集成性

纸质公文主要承载文字和图形信息，而电子公文可以将文字、图形、图像、影像、声音等各种信息形式加以有机组合，这种公文称为多媒体文件。多媒体文件图、文、声、像并茂，能够更加真实地再现当时的活动情况，强化了公文对社会活动的记忆力和再现功能。它可以在屏幕上显示，可以输出并可以通过网络传输。

（五）内容与载体的可分离性

电子公文由于内容与载体的分离，可以根据需要转移到不同载体上去，因而具有动态性。电子公文并不像纸质公文那样永久地与一种特别的存储介质相关联，从这个意义上说，内容不再从属同一载体而终，意味着电子公文常常会失去物理意义上的原始实体形态。电子公文的信息是可流动的，具有相对独立性。

三、电子公文的制作

（一）电子公文的技术设施

数据通信技术是电子公文系统网络的基础。数据通信是指数据信号的通信，它包括数字数据信号，即文本、音频、视频信息模数转变而成的数字信号等，它是电子公文转输的物理基础。

邮件技术是电子公文传输系统的软件平台。人们可以通过电话、传真、手机、掌上电脑等多种设备收发电子邮件，也可以通过电子邮件高速传送语音和视频等多媒体信息。对于党政机关来说，电子邮件系统是传输电子公文的最佳平台。随着互联网软件技术的飞速发展，电子邮件系统软件自身日益优化，服务器、防火墙、防病毒软件和不断改善的网络环境资源，都为电子邮件系统的畅通运转提供了可靠的保障。

工作流是自动识别面向工作组的业务处理，在工作流的运动过程中，根据处理过程和工作条件来调整工作流程。应用工作流技术可以将传统的发文和收文设计为系统模型，使电子公文处理整个过程处于电子化控制之中。

（二）电子公文的制作

电子公文的制作是将纸质化公文连同其红头、公章及签名通过专有的技术转化为数字化信息，从而能够以电子文件的形式通过计算机网络对公文进行管理和远程传送。

电子公文的制作包括三个方面：一是在文档中引入需要的的内容，如文本、图形、图像和公式等，最常用的方法是用键盘逐字输入，或者扫描输入、语音输入、手写输入，从其他电子公文或互联网上直接复制、粘贴等。二是对字体、段落样式、版面风格等内容按照国家的有关规定标准进行相应的排版。三是得到公文某种形式的输出，如电子公文的显示、打印、存盘等。

四、电子公文的归档

归档是将国家机关在社会活动中直接形成的具有档案价值的电子公文由制发部门向档案部门移交的过程，是电子公文管理责任由公文制发部门向档案部门正式转移的过程。

（一）电子公文的归档范围

确定电子公文的归档范围时，应参照执行国家档案局关于《机关文件材料归档和不归档的范围》的规定，并结合电子公文的特点，将反映机构主要活动、具有查考利用价值的电子公文纳入归档范围。

1. 反映本机关工作活动的，具有查考利用价值的所有文字材料；

2. 归档电子公文生成过程的支持软件和表达电子公文内容的基本格式及有关元数据；

3.电子公文外生成的如纸质公文、缩微胶片在内的其他形式的重要文件。

（二）电子公文的归档方式

电子公文的归档方式有两种，即逻辑归档和物理归档。

逻辑归档是指各部门将自身形成的电子公文通过计算机网络传输给档案部门，或按照要求进入网络规定的档案部门地址。

物理归档是把计算机及其网络上的电子公文集中传输到纸质、磁盘等可脱机保存的载体上向档案部门移交的过程。

（三）电子公文的归档时间

电子公文的归档时间一般可分为在线归档和定期归档两种。在线归档指电子公文形成与归档同时进行，在电子公文发出时及时向档案管理部门归档；定期归档是指按照机构有关公文管理的规定，在电子公文形成一段时间之后再向档案部门移交。电子公文的归档时间一般要比传统公文归档时间早，办理完毕3个月内即要归档。

（四）电子公文的归档要求

电子公文归档要求体现在以下几个方面：

1. 整体化　归档是档案部门正式接管电子公文管理工作的起点。档案部门对于电子公文管理工作要从文件生命周期的前端就开始进行电子公文的归档活动。电子公文管理系统是集中管理一份公文的所有信息，并将这些信息作为一个整体归档。

2. 资料齐全　凡是归档范围内的公文均应及时向档案部门移交，尤其应注意相关电子公文的支持软件和管理数据的收集。

3. 原创真实　归档的电子公文应保持公文的原创性，电子文件就是最后签发的正本。归档的电子公文应采用防伪技术，以确保电子公文的安全存储。

4. 格式规范　对于归档的电子公文应有格式方面军的规范要求，这是保证电子公文长期有效的一个极为重要的问题。我国规定归档电子文件的格式应为工业标准。

5. 一式两套　电子公文归档一般要求有一式两套脱机介质公文，其中一套封存，一套提供服务。

第五节　事务文书的特点、种类与作用

一、事务文书的概念与特点

（一）事务文书的概念与特点

事务文书是党政机关、企事业单位和社会团体在日常公务活动中为处理事务，实施管理，沟通信息，指导工作而制作和使用的法定公文之外的各种事务性文书的统称，诸如计划、总结、条例、规定、调查报告、简报、组织鉴定、考察材料、典型材料、讲话稿、专用书信等。事务文书虽不是"法定"公文，但它在机关单位处理日常公务活动过程中应用范围很广，使用频率很高，具有极为广泛的适用性。

（二）事务文书的特点

1. 政策性　事务文书要以党和国家方针政策为指导，以法律为依据，文件所涉及的一切工作事务，均不得违背各项方针政策。

2. 务实性　事务文书要务实，即不讲空话，实实在在地办事。要利用各种公文，帮助把有关工作踏踏实实地做好。

3. 真实性　事务文书要真实可信，不得使用假造的材料。也不得有任何别的弄虚作假行为，如隐瞒真相，报喜不报忧等。

4. 可行性　事务文书的写作要贯彻实事求是的原则，要通过调查研究，使文书反映的内容切实可行。

二、事务文书的种类

事务文书根据不同的分类标准，可分为不同的种类。

（一）计划类文书

计划类文书是单位或个人对一定时限内的工作进行筹划和部署的文书。包括计划、规划、方案、设想、安排等。

（二）报告类文书

报告类文书是反映工作状况和经验，对工作中存在的问题或具有普遍意义的重要情况进行分析研究的文书。包括总结、调查报告、述职报告、工作研究等。

（三）规章类文书

规章类文书是用于规范某一特定范围内机关单位工作和行为准则的文书。包括条例、规则、章程、制度、细则、守则、公约等。

（四）简报类文书

简报类文书是记录性文书。这类文书包括简报、典型材料等。

（五）会议类文书

会议类文书是为专门会议所形成，主要体现会议的基本精神。包括开幕词、闭幕词、大会工作报告、会议记录、讲话稿等。

（六）书信类文书

书信类文书是用于处理日常事务的专用书信，包括证明信、介绍信、慰问信、感谢信、倡议书、公开信等。

三、事务文书的作用

事务文书在机关工作中具有重要作用。它是各级机关用以安排布置工作，交流和总结经验，沟通情况信息，规范和约束行为的重要工具和手段。

（一）提供借鉴，推动工作

为了正确地贯彻执行党的方针政策和上级机关的指示精神，圆满完成各项工作任务，制订计划前搞调查，工作前作计划，工作中编撰简报，工作后进行总结，是机关经常性的工作环节，它在实际工作中无形地形成有机联系的、流动的常规系列过程。

（二）沟通情况，交流信息

机关的公务活动除需前述法定公文外，还需要借助各种事务文书来沟通情况，联系上下左右，从而使机关工作构成一个有机的协调运转的网络系统。

（三）规范行为，协调步骤

为使某些工作能够按照法律、法规以及方针政策所规定的要求开展，常常需要用条例、规定、守则、公约、规则、办法等来告知人们应当遵守的事项，起着规范和约束行为、进行监督的作用。

（四）留存备考，依据凭证

党政机关的一些常用事务文书，如会议记录、大事记等，是机关公务活动的原始记录，具有很高的保存价值。同时，它们又可作为落实、检查工作的依据和凭证。

第六节 计划与总结

一、计划

（一）计划的概念

计划是机关单位或个人为完成一定时期的工作任务，达到某一预定目标而事先作出筹划和安排的一种事务性文书。这是所说的"工作任务"是广义的，包括各种内容，如生产、销售、学习，或其他种种专项工作。

根据内容与适用时间的不同，计划还几种衍生形式：

1.规划 是国家或单位制定的具有全局意义的长远的计划。

2.方案 是为做好某项工作而事先设计的工作方法与步骤。

3.安排 是对一项具体工作所须知的短期打算。

4.设想 是某项工作的一种尚未成熟的草案式计划。

5.要点 是对某内容进行了着重强调的计划。

（二）计划的特点

1.预见性 计划是某项工作尚未开展时的预先构想，它必须有预见性。计划的制定者一定要对客观实际进行细致的分析，考虑到种种可能发生的情况，才能对工作的步骤和结果作出正确的预见，从而订出科学的计划来。

2.周密性 计划涉及工作的方方面面，要事先精心地加以构思，所以制订计划时必须科学地分析主客观因素。

3. 可行性　制定计划时必须科学地分析主客观因素，使预定的工作目标通过努力可以达到。

4. 制约性　计划一旦制订，就要按照它办事。每个阶段都要达到预期的分目标，最后达到总目标。

5. 时限性　计划只是在一个特定的时间范围内有效。无论是制订它，还是执行它，都是如此，离开了一定的时间范围，计划就失去了它本来的作用与意义。

（三）计划的种类

从不同的角度，可对计划进行不同的分类：

1. 按内容与性质分，有工作计划、生产计划、学习计划、经济计划等。

2. 按时间的跨度分，有五年计划、年度计划、季度计划、月份计划、周计划等。

3. 按订计划的机构分，有国家计划、省计划、单位计划等。

4. 按内容的覆盖面分，有综合计划、专项计划等。

5. 按形式分，有条文式计划、表格式计划、条文表格式计划。

（四）计划的结构

计划一般由标题、正文、落款三个部分组成。

1. 标题　计划的标题与其他文种的标题相比，多了一个时间要素，主要有以下几种：

（1）制发机关＋时间＋工作类别＋文种。如《××大学2016年招生计划》。

（2）工作类别＋文种。如《销售工作计划》。

（3）时间＋工作类别＋文种。如《2015年共青团工作计划》。

2. 正文

（1）条文式计划。条文式计划的主体一般由前言、目标与任务、措施与步骤来构成。

前言：要能概括基本情况及制订该计划的依据或缘由，所能达到的预期目标。目标与任务，即工作达到的最终目标，这是计划的主体内容，一般采取分条罗列的方法，将所要达到的目标具体化、细致化，必要时使用数据来表达，各项内容可用小标题或序数符号标明，使之更为醒目。措施与步骤是计划实现的保证，要做到细致具体眉目清晰。也可分条罗列。

（2）表格式计划。某些需要着重关注时间与大致内容的计划可用列表的形式来制定。如举办某种讲座、开办某一学习班等，都可采用这种形式的计划。

3. 落款　计划的落款与其他公文没有区别，也是在正文的右下方。如果标题中出现计划的制定单位，落款时可省略。成文时间置于制定单位之下。

（五）计划的写作要求

1. 科学分析，切实可行　制订计划要立足自我，胸怀全局。把本单位的局部利益同国家的整体利益结合起来，实事求是地分析问题，要认真考察多方面的因素，使计划建立在科学分析基础上。

2. 步骤明确，措施得当　计划要能顺利完成，除了要充分发挥员工的主观能动性外，还要创造有利的客观条件。要群策群力，把步骤和措施考虑周详。

3. 结构严谨，条理分明　计划要体现理性思维的特征，在形式与内容上，都要让人有一个鲜明的印象，让人看得清，记得住。

二、总结

（一）总结的概念

总结是机关单位或个人完成了某一工作任务（包括各种内容：如生产销售学习或其他种种专项工作）后对所做工作进行的系统回顾，对所取得的成绩、存在的问题、未来的打算进行的理性思索，从中得到的规律性认识。总结是积累经验的重要手段，也是避免重犯错误的有效方式，还是认识规律的可靠途径。

（二）总结的特点

1. 客观性　总结的客观性，表现在总结时，是从客观事实出发，而非从个人主观好恶出发，是对所做工作进行的客观评价与分析，从中寻找的经验与教训。

2. 全面性　总结的全面性是指要站在全局的角度对所做工作进行的全盘审视，涵盖所做工作的全部内容，对以往工作中的成绩、不足，及今后工作中所要采取的措施的全面研究。

3. 理论性　总结的理论性表现它不停留在事实的表面，而是要在事实的基础上寻找规律。衡量一篇总结成败与否的标准，是看它对工作规律的认识与发现。

（三）总结的种类

从不同的角度，可对总结进行不同的分类：

1. 按内容来分，有生产总结、工作总结、思想总结、学习总结等；

2. 按时间来分，有年度总结、季度总结、月份总结等；

3. 按作者来分，有部门总结、车间总结、个人总结等；

4. 按内容的覆盖面分，有综合总结、专题总结等。

（四）总结的结构

总结一般由标题、正文、落款三个部分组成。

1. 标题　总结的标题与其他文种的标题相比，也多了一个时间要素。

（1）文件式标题　由制发机关＋时间＋工作类别＋文种。如《××县工商局2010年上半年工作总结》。

（2）文章式标题　看标题是一篇普通文章，看内容却是一篇总结。

（3）双行标题　一主一副。主标题为文章式标题，副标题为文件式标题。如《抓好计划生育，关爱女性健康——××市2012年计划生育工作总结》。

2. 正文　总结的正文一般为多层次结构式。大体由以下几个大层次构成。

（1）导语　也叫前言，即开头一段话，一般简单介绍该单位的基本情况，如组成人员，开展某项工作的大体情况，所取得的成绩等。

（2）主体　这是总结的主要部分。一般分为若干个层次，从不同的方面开展对于某一工作的总结，包括基本做法、成绩与经验、问题与教训、今后打算努力主向等几个方面的内容。这些层次为并列关系。

（3）结尾　如果主体没有涉及问题与措施之类，可以专门用一段简单地内容概述。

3. 落款　落款包括署名和成文日期，置于正文的右下方。署名要写单位全称或规范化简称，成文日期署在单位之下，要写公元全称，用阿拉伯数字。

（五）总结的写作要求

1. 点面结合，突出典型　总结在照应全局的基础上，突出重点，把典型事例与典型人物写进总结。这就要求执笔者深入群众，调查研究，搜集、掌握大量的素材，从中选取最生动，最有说服力的材料写入文章。

2. 事理结合，找出规律　总结要做到有事有理，两者密切结合。事即事实，既要有数据，用统计资料说话，也要有叙述，简介完成工作的情况，不要在此基础上，进行理论概括，从中找出规律性的东西。

3. 大小结合，写出新意　"大"即大环境，全局；"小"即本单位，局部。总结要立足本单位，放眼全局，有一种高瞻远瞩的气概，通过自身的总结，反映出时代、国家的新气象、新风尚、新追求。

第七节　讲话稿与述职报告

一、讲话稿

（一）讲话稿的概念

讲话稿又称发言稿，是指在各种公开的场合或各种类型的会议上发表讲话之前准备的文稿，是讲话者发言的依据。

（二）讲话稿的特点

1. 内容的针对性　讲话稿的内容要针对讲话对象的身份、职业、心理、文化程度、接受能力的不同而选择相应的语言材料，做到因人而异。

2. 感情的鼓动性　讲话稿要以情动人，用真挚的感情来感染听众，使讲话具有强烈的鼓动性和号召力。

3. 语言的大众性　讲话稿的语言讲求简明准确生动活泼，以便广大听众易于接受。

（三）讲话稿的种类

按传播媒介的不同，分现场讲话，广播讲话，电视讲话，电话讲话等；

按讲话者身份的不同，分领导讲话，代表讲话等；

按会议性质和内容的不同，分开幕词，闭幕词，大会工作报告，领导讲话稿，演讲稿等。

（四）讲话稿的结构

不同类型的讲话稿，其结构模式有所不同。现以开幕词为例介绍讲话稿的结构。

开幕词的结构由标题、称谓、正文、结语四部分构成。

1. 标题　开幕词的标题有三种写法：

（1）会议名称+文种，如《中国共产党第十二次全国代表大会开幕词》。

（2）讲话人+会议名称+文种，如《×××在国际天文学联合会第×届大会开幕式上的致词》。

（3）用会议的主旨或主要内容作标题。

2. 称谓　开幕词的称谓是对与会者的统称，要根据会议的性质和与会者的身份来称呼。在国内，党的会议一般用"同志们"来称呼；人大、政协会议用"各位代表"来称呼；国际会议一般按国际惯例用"各位嘉宾、女士们、先生们、朋友们"来称呼。

3. 正文　开幕词的正文有开头，主体，结尾三部分。开幕词的开头可以是宣布大会开幕，可以介绍与会者的相关情况，可以向与会者表示祝贺与欢迎。开幕词的主体主要写明召开大会的意义、会议的议程、大会的目的和任务等几个方面；开幕词的结尾或提出希望与要求或发出号召，或展望前景，坚定信念。

4. 结语。开幕词的结语常用"预祝大会圆满成功之类"的祝颂语来结束全文。

（五）讲话稿的写作要求

1. 主旨集中单一　讲话稿要抓住具有典型意义或带有倾向性的问题和事件，通过深入细致地分析，阐明自己的观点主张和见解。

2. 讲求针对性　领导讲话稿要根据具体情况有的放矢，切忌不分主次、眉毛胡子一把抓。

3. 观点明确，内容充实　领导讲话稿提出的观点和主张必须做到明朗化，要旗帜鲜明，毫不隐讳。

4. 语言妥当得体　力求口语化，使用短句，讲求语句的抑扬顿挫。

二、述职报告

（一）述职报告的概念

述职报告是党政机关、社会团体、企事业单位的领导干部或工作人员，向上级机关，主管领导或本单位的群众陈述自己在一定时间内工作实绩和问题与不足之处的书面报告。述职报告是对于干部进行考评和聘用的依据之一，也是述职者对于自我工作的一种回顾与检查，通常从德、能、勤、绩几个方面着眼进行，既包括工作成绩，也包括工作中存在的问题，以及努力的方向与改进的措施。

（二）述职报告的特点

1. 角度的自我性　述职报告通篇采用第一人称叙述方式对"我"所做工作进行陈述或对某一阶段工作的回顾。

2. 内容的特定性　述职报告通常是从德、能、勤、绩四个方面谈自己在某一任职期间的综合表现。

3. 态度的客观性　述职者要以一种客观的、科学的态度看问题，不把个人工作与集体工作混为一体。

（三）述职报告的种类

从不同的角度，述职报告可以分为不同类别：

1. 从内容上分，可以分为综合类述职报告与专题类述职报告。

2. 从作用上分，可分为例行述职报告与晋职述职报告。

3. 从作者的角度分，可分为领导干部述职报告和普通干部述职报告。

（四）述职报告的结构

述职报告一般由标题、报告对象、正文等部分组成。

1. 标题　述职报告的标题主要有以下二种：

（1）以文种为标题：如《述职报告》或《我的述职报告》。

（2）单位＋职务＋姓名＋文种：如《×市税务局局长李×任职期间述职报告》。

（3）时间＋文种，如《2010年述职报告》。

2. 报告对象。指听取述职报告的领导和群众。

3. 正文　述职报告的正文由引言、主体、结尾构成。

（1）引言，是述职报告的开头第一段，写述职人的基本情况。

（2）主体，从不同角度与侧面对工作中的成绩，存在的不足及整改措施进行报告。

（3）结尾，通常有概括式和表态式两种。

（五）述职报告的写作要求

1. 一分为二，喜忧均报。既看到成绩，也看到不足，既报喜，也报忧。

2. 详略很当，突出重点。德、能、勤、绩四个方面中以"绩"为主，其他为辅。

3. 实事求是，科学表达。实事求是地评价自我，科学地表达自我成绩，不掠人之美。

第八节　调查报告与工作研究

一、调查报告

（一）调查报告的概念

调查报告是对客观事物进行调查研究后写成的书面报告。通过对现实生活中的新事物、新现象、新问题进行深入调查，透过现象看本质，获得某些规律性的认识，将之写成书面文字，就成了调查报告。

（二）调查报告的特点

1. 内容的真实性　真实性是调查报告的重要特点，也是它的首要条件，调查报告严禁编造虚假材料，反对道听途说得来的不实传闻，凡写进文章中的内容都要认真地加以核实。

2. 思想的深刻性　调查报告不是简单地罗列事实，而要对事实进行分析研究，从中得到规律性的认识，这就使它内含的思想具有了深刻性。

3. 表达的生动性　调查报告是应用文中可以展示"生动性"的少量文种之一，由于它要突现典型形象，要从采访群众中获取素材，所以，它保留了来自生活的清新气息，在语言上，事实中都有不少生动活泼的东西。

4. 发布的时效性　发布既包括内部传阅，也包括公开发表。这两者都要尽快地实现。调查报告要宣传新典型，表达新思想，暴露新问题，这一切都要在一定的时间范围内完成，才能发挥其最大的社会效益。

（三）调查报告的种类

调查报告可以分为两大类：

1. 综合类调查报告　是对某一社会现象的全局性、宏观性反映。如《关于当代大学生的调查》。

2. 专题类调查报告　又可分为经验调查报告，问题调查报告，情况调查报告等。

（四）调查报告的结构

调查报告一般由标题、正文、落款三个部分组成。

1. 标题　调查报告的标题主要有以下几种：

（1）文件式标题　由调查内容＋文种构成，如《大学生留学意向调查》。

（2）文章类标题　如《逾九成高校学生满意思想政治理论课新教材》。

（3）双行式标题　以正副标题形式出现，正标题是文章式标题，副标题是文件式标题，如《适应市场求发展与时俱进写新篇——××物业管理学校办学情况的调查》。

2. 正文　调查报告的正文由前言、主体、结尾构成。

（1）前言　又称引言，是调查报告的第一个段落，全文的开头。通常有概述式，议论式，综合式等几种主要形式。

（2）主体　主体是调查报告的主干部分。其结构一般由几个层次或段落构成，其间的逻辑关系主要有承接式，并列式，递进式三种。

（3）结尾　调查报告一般采用概括式，期望式或综合式结尾。

3. 落款　即署名署时。调查报告的署名一般为文章式署名，置于标题之下，通常不标明时间。

（五）调查报告的写作要求

1. 调研要深入　要写好调查报告七分功夫花在调查上，三分功夫花在写作上，只有充分占有资料，才能驰骋自己的文笔。

2. 立意要正确　调查报告要在掌握并分析研究大量材料的基础之上运用辩证唯物主义的观点观察、分析对象，提炼出正确而深刻的思想观点来。

3. 材料要典型　要从调查得到的素材中精心挑选，看其是否具有典型性，

4. 表达方式要多样。在行文过程中，要不时调整文笔，变换方式，要能调动读者的审美情趣，让人得到教育也得到享受。

二、工作研究

（一）工作研究的概念

工作研究是指对实际工作中出现的重要的具有普遍意义的新问题进行分析研究，提出解决问题的见解和主张的一种事务文书。

（二）工作研究的特点

1. 课题的迫切性　工作研究的课题大都选择实际工作中亟待解决的热点、难点问题，对其进行分析研究，提出解决问题的方法和对策。

2. 见解的创新性　工作研究是一种创造性的活动，它提出解决问题的新思路、新方法，使读者耳目一新，得到启迪。

3. 研究的科学性　工作研究是对现实中最迫切、最敏感的问题采用科学方法进行的研究。

（三）工作研究的结构

工作研究由标题和正文两部分组成。

1. 标题　工作研究的标题常见的有四种形式：

（1）公文式标题　由事由＋文种构成，如《关于改革办公室信息管理工作的建议》。

（2）论文式标题　如《提高干部监督工作的水平》。

（3）提问式标题　如《如何改进机关的工作作风》。

（4）复合式标题　如《把好四观留住人才——浅谈如何做好企业大中专毕业生工作》。

2. 正文　工作研究的正文由提出问题、分析问题、解决问题三个部分组成。

（四）工作研究的写作要求

1. 选题要新颖　工作研究要紧紧围绕实际工作中出现的新问题，选取人们热切关注的焦点问题开展研究。

2. 探究要深刻　工作研究在探讨研究问题的症结时，要依据党和国家的路线、方针政策，运用科学的思维方法，深入思考，全面辩证地分析，使之具有一定的深度。

3. 表达要周密　工作研究确立观点要鲜明，分析论证要周密。

第九节　简报

一、简报的概念

简报是党政机关、团体企事业单位编发的一种内部事务文书，用于沟通信息、交流经验、指导工作。它要求文字与篇幅比较简洁，与单位的日常工作密切相关，也是机关单位沟通信息的常规性渠道。

二、简报的特点

1. 简明性　篇幅简短、文字简洁、叙事简要、内容简明。
2. 新闻性　体现为真（内容真）、新（信息新）、快（报道快）三个字。
3. 非公开性　简报限于组织内部传播、知晓，有的甚至要求保密。

三、简报的种类

依据内容的不同，简报主要可以分为三大类：
1. 工作简报　反映本单位工作情况的简报，也称情况简报。
2. 动态简报　反映有关新动态、新情况的简报。
3. 会议简报　某些大型的重要的会议在会议期间编发的简报。

四、简报的结构

简报一般由报头、报核、报尾三个部分组成。
1. 报头　包括简报名称、期号、编印单位、印发日期等要素。有些简报也标明编号与密级。
2. 报核　即简报的主体部分，大体上包括按语、目录、标题、导语、主体、结尾。
3. 报尾　在简报末页下端，用间隔线与报体隔开，横线下居左写明发送对象、范围，右边注明印多少份。

五、简报的写作要求

1. 语言精练，篇幅简短　简报的突出特点是一个"简"字，包括语言和篇幅，语言要精练，篇幅要简短，不要堆砌修饰成分，要朴实、简洁。
2. 内容充实，形式灵活　简报的形式要灵活，但内容应充实，要言之有物。
3. 材料真实，数据准确　简报的编写者要核实其中的有关资料不能有任何造假或不实的后果发生。

第十节　专用书信

一、书用书信的概念

专用书信是党政机关、社会团体、企事业单位专门用于联系某种事务的信函。常用的专用书信有介绍信、证明信、感谢信、表扬信、祝贺信、慰问信、公开信、咨询信、邀请信、倡议书、建议书、聘书等。

二、专用书信的特点

1.专　用途专一，针对特定的事务和使用范围。
2.短　篇幅短小精悍。
3.快　撰写成文方便，传递及时。

三、专用书信的结构

除介绍信、证明信、聘书等一般均有固定的格式式样以外，其他几种专用书信的内容结构大体由标题、称谓、正文、结语、署名、日期等几部分组成。

1.标题　通常有两种类型：

（1）事由＋文种，如《关于要求住房的申请书》。

（2）只标示文种，如《倡议书》《感谢信》。

2.称谓　称谓是对收信人或单位的称呼。收信方是单位或集体的，应用全称或规范简称；收信方是上级领导的，可用尊敬的＋职务称呼；收信方是下级的，可用"××同志"来称呼。

3.正文　正文是专用书信的主体部分：

（1）说明慰问、表扬、感谢的背景、原因；

（2）以热情饱满、亲切诚恳的语言进行慰问、表扬、感谢，表明写作者的态度和心情。

4.结语　不同种类的书信，结语不同。慰问、表扬和贺信、喜报的结尾是提出希望和号召；感谢信的结尾要表示向对方学习之意。

5.署名　署名是发信人名称。位置在正文右下方，要用单位全称或规范化简称，加盖公章。

6.日期　即专用书信的成文日期，位于署名下方，用阿拉伯数字。

四、专用书信的写作要求

1.讲究精巧　用语上讲究遣词造句，句式上富于变化，章法上开门见山，表达上区别对象，技巧上注重辞格。

2.富于感情　"文章不是无情物"，贺信要写得热情炽烈，慰问信要写得情真意切，批评信、建议信要晓之以理，公开信要庄严郑重，富有气势。

3. 夹叙夹议　专用书信有的开头叙事，结尾发表议论，也有的边叙边议，叙议有机结合。

◎思考题

1. 简述公文写作的步骤与程序。

2. 如何进行公文材料的收集和整理？

3. 什么是电子公文？电子公文和传统的纸质公文有什么不同？在对电子公文进行办理的过程中应该注意哪些安全问题？

4. 简述公文的行文规则及行文拟制、办理与管理。

5. 什么是事务文书？事务文书有何特点？

（永州职业技术学院　贺　萍）

第二十八章　医疗文书写作

第一节　医疗文书的概念、形成与医疗文书写作的目的意义

一、医疗文书的概念

医疗文书是指广大医务工作者在医疗服务的全过程中通过问诊、查体、辅助检查、诊断、治疗等医疗活动获得有关资料，并进行归纳、分析、整理后，以文字、符号、图表、影像、切片等书面形式来表现的，有特定格式、医学用语的书面文件的总和，通常称之为病历，包括门（急）诊病历、住院病历。它客观地记载着疾病的发生、发展和转归的全过程，是确定疾病的诊断、制定医疗方案及预防措施的依据。

二、医疗文书（病历）的形成由来

早在公元前6世纪，自古希腊阿戈利斯湾的东海岸伯罗奔尼撒半岛的一个村子里，矗立着一尊医神阿克勒庇俄斯神像，这里几乎每天都有不少患者前来顶礼膜拜，祈祷自己的病早日得到根治。为此，庙内的祭司们便专门腾出一间房子来，为这些虔诚的患者治病，并将每个患者的病情、症状、治疗结果一一记录在案，作为个人病历妥善保管起来。这就是世界上最早的病历。

汉文帝时期有个人名叫淳于意，因年轻时做过管理粮仓的小官，人们便称他为"仓公"。小时候，他家里很穷，他的许多亲属都因有病而无钱医治，过早的离开了人间。这悲惨的现实启发了淳于意，他决定自己学医，来挽救患者的生命。于是，他在管理粮仓之余便四处搜寻药方，拜求良医。不久他便成了一名学识渊博，能预知患者生死，拥有许多奇方、古方的医学家。中国医学上最早的"病历"就是淳于意首创的。淳于意是个细心人，在他给人治病诊病时，总是把患者的病情和自己诊断处理的方法记下来。当时人们把这称为"诊籍"；现在我们称它为"病历"。汉代历史学家司马迁在《史记》中为淳于意作传时，曾摘要记录了他的25份病历，这是我们现在所能见到的古人最早的"病历"。

三、医疗文书写作的目的意义

医疗文书（病历）既是临床实践工作的总结，又是探索疾病规律及处理医疗纠纷的法律依据，是国家的宝贵财富，对医疗、预防、教学、科研、医院管理等都有重要的作用。因此，医护人员在书写时一定要实事求是、严肃认真、科学严谨、一丝不苟。

（一）医疗文书是医疗过程的全面记录

医疗文书是医务人员通过问诊、查体、辅助检查、诊断、治疗、护理等医疗活动获得有关资料，它是医务人员医学专业知识和医德理论修养的体现，是对生命的珍惜与敬重的表现。

（二）医疗文书是社区居民健康保健档案的主体

"大病进医院，小病进社区。"随着我国医疗体制改革的逐步到位，绝大多数患者与社区医疗服务中心的接触将更加频繁。如何指导居民合理地建立科学、健康的生活方式，已成为社区医疗机构的主要工作内容。社区居民的病历资料，是社区居民健康保健的导航资料，是健康保健档案的主要部分。

（三）医疗文书体现出医院的医疗质量、管理水平，反映出医务人员的业务水平

医疗文书是医务人员对患者病史、症状、体征及各种检查资料的整和，客观地记录着疾病的发生、发展、转归的过程，反映出一个医生、一个医院的医疗质量和社会的医德风貌。

（四）医疗文书是临床教学、科研、总结经验及医院信息管理的重要资料

祖国的医学宝库博大精深，源远流长。人们对人体自身的不断探秘，都源自于文字的记载与积累，每一个疑难杂症治愈的传世，都是医学宝殿里一颗璀璨的明珠。医疗文书的书写，既反映了一个医生的学术水平，也是医疗、教学、科研工作的基础资料。

（五）医疗文书在出现医疗纠纷时，病历成为执行法律的依据

《医疗事故处理条例》第二十八条有规定，医疗事故技术鉴定的材料应当包括：患者的病程记录、死亡病历讨论记录、疑难病历讨论记录、医学影像检查资料、护理记录等等病历资料原件。人们的法制意识越来越强，在医疗纠纷及诉讼的过程中，医疗文书就是法定的依据。

第二节　病历书写的内容与基本要求

病历，亦叫病史、病案，是医务人员对患者患病经过和治疗情况所作的文字记录。病历是医生诊断和治疗疾病的依据，是医学科学研究的很有价值的资料。

一、病历书写的内容

医务人员通过对就医者的问诊、查体、辅助检查、诊断、治疗、护理等医疗活动获得的有关资料，进行了归纳、分析、整理后，按照一定的形式有机的组合成规范的骨架，有了严密的骨架，才能形成一篇完整的病历。

病历的内容可以分为前置部分、正文部分、尾文部分，也可以细分为头文、问诊、体检、诊断、治疗、签名六个部分。

（一）前置部分

病历的头文，指病历的封面、首页以及患者的一般性资料。一般性资料包括：姓名、性别，出生年、月、日，年龄、婚姻、职业，出生地、民族、国籍、身份证号，工作单位及地址、电话，入院日期、入院科别，出院日期、科别，药物过敏、输血反映、特殊检查资料的编号等等。关于这些项目，看似简单平常，但缺一不可，因此应该逐项填写。

（二）正文部分

病历的主体。由问诊、体检、诊断、治疗四个方面的内容组成。

问诊：患者自诉的主要症状及相关的病因，正文部分之自诉依据。就是在医师的引导问询之下，患者或患者家属能详细准确的告知主要的病情及症状。

体检：医师针对问诊情况必须做的相关检查及结果，正文部分之实验依据。经治医师依据患者最主要症状（或体征）以及相关的病因、病史，需要进一步的相关检查，为诊断、施治建立更为科学、准确的依据。是医师循证过程中调查研究，收集资料的另一种手段，也是用来凸显病历文书主旨的实验依据。

诊断：依据问诊、体诊所做出的初步诊断，正文部分之主旨所在。诊断就是经治医师依据询症、体检，运用缜密的判断、推理，对患者的疾病作出科学而准确的诊断。它是病历文书的主旨部分，是医疗诊治过程必须的重要环节。

治疗：针对诊断结论所采取的治疗方案，正文部分之目的所在。实施治疗是经治医师针对诊断结论，为患者采取的治疗方案和健康提议。它是病历文书主旨的最终目的，是医疗诊治的必然结果。

（三）尾文部分

签名，结束之笔。由经治医师签全名。既是责任心的要求，也是病历文书的结束之笔。它的正确位置应该在末页中线的右侧。

二、病历书写的基本要求

原国家卫生部2010年2月4日发出通知，要求从2010年3月1日起，在全国各医疗机构施行修订完善后的《病历书写基本规范》，于2002年颁布的《病历书写基本规范（试行）》（卫医发〔2002〕190号）同时废止。《病历书写基本规范》，对各医疗机构的病历书写行为进行详细规范，以提高病历质量，保障医疗质量和安全。其中，对医患双方易发生误解、争执的环节，提出了明确要求。

（一）内容要真实

认真仔细地问诊，全面细致地的检查，辨证客观地分析，正确科学的判断，是书写医疗文书最基本的守则，也只有这种客观、真实的记录才能对诊断、治疗、护理提供有参考价值的资料。

（二）格式要规范

传统病历格式与表格式病历的书写各有侧重，总体上必须是详细、清楚、准确、简明。

（三）描述要精炼，用词要恰当

使用中文和医学术语，通用的外文缩写和无正式译名的症状、体征、诊断可使用外文、尽可能通俗易懂。

（四）填写内容要全面及时

书写时一定要全面、完整，不可遗漏。凡做记录或上级医生修改后，必须注明日期和时间，并签全各或盖章，以示负责。

（五）文面整洁，字迹清晰

用蓝黑或碳素墨水书写，错字用双线划去，不得用刮粘涂等方法掩盖原来的字迹。

第三节　门（急）诊病历书写的内容与要求

一、门（急）诊病历书写内容

门（急）诊病历内容包括封面、问诊、体检、诊断、治疗、签名六个部分，分为前置、正文、尾文三个结构体系。门（急）诊病历记录分为初诊病历记录和复诊病例记录。

1. 前置　门诊病历封面应详细填写患者姓名、性别、年龄、详细住址或工作单位、就诊日期。持通用门诊病历就诊者，应写明医院、科室和就诊日期。

2. 初诊病历正文

（1）主诉　主要症状+（部位）+时间，字数在20个汉字左右；

（2）病史　现病史重点突出（包括与本次发病有关的过去史、个人史和家族史）；

（3）体检　有一般项目、阳性体征及有助于鉴别诊断的阴性体征；

（4）其他　必须做的实验室检查、器械检查或会诊记录；

（5）诊断　有诊断或初步诊断。"待诊"者应有进一步检查或建议；

（6）处理　应正确及时。

3. 复诊病历正文

（1）要记载上次诊治后的病情变化和治疗反应，不可用"病情同前"字样描述；

（2）体检着重记录原阳性体征的变化和新的阳性发现；

（3）补充的实验室检查和特殊检查；

（4）不能确诊应请上级医师会诊，并写明会诊意见、日期，并签名。

4.尾文　医师签名，应签全名，字迹清楚。

二、门（急）诊病历书写要求

门（急）诊病历各部分的书写应该简明扼要。相比较住院病历而言，它是"麻雀虽小，五脏俱全"。需复写的病历资料可以使用蓝或黑色油水的圆珠笔，在书写中应当使用中文，通用的外文缩写和无正式中文译名的症状、体征、疾病名称等可以使用外文；病历书写应规范使用医学术语，文字工整，字迹清晰，表述准确，语句通顺，标点正确；书写过程中出现错字时，应当用双线划在错字上，保留原记录清楚；辨，并注明修改时间，修改人签名。不得采用刮、粘、涂等方法掩盖或去除原来的字迹；要求使用统一印制的纸张；还得有相应的医务人员的签名。

复诊病历书写还要注意以下几点：

1.重点记录上一次检查后送回的报告主要内容，病情变化、药物反应与疗效等，特别注意新出现的症状及其可能的原因，避免使用"病情同前"的字样。

2.体检可重点进行，主要复查上次发现的阳性体征，并注意新发现的体征。

3.诊断无变化者可不再填写诊断，有变化者应写新的诊断。

4.其他同初诊病历。

三、例文

门诊病历

姓名：×××　　　　　　　　　性别：男

出生日期：××年×月　　　　　职业：退休教师

住址：×市×路×号

过敏史：不详

联系电话：×××

2003.03.08.10：30pm

主诉：阵发性心前区不适5年，加重4小时.

现病史：患者于5年前时常在劳累后心前区不适，伴心悸、气短，曾在单位卫生所就诊，查心电图等诊断为"冠心病，心纹痛"，经用"复方丹参片""消心痛"等药物治疗.症状有所减轻。于就诊前4小时，在晚餐后突然心前区剧烈疼痛，呈持续性并向左肩部放射，伴呼吸困难、大汗淋漓、恶心、呕吐，呕吐物为胃内容物，无发热、腹痛、腹泻及意识障碍，舌下含服"消心痛""速效救心丸"等药物，症状无缓解，遂来院急诊求治。

既往史：无明确的高血压、糖尿病病史，其父因高血压脑卒中而去世。吸烟三十年，每日20支，偶饮酒，量不多。

体检：T36.5C、P96次／分、R34次／分、BP7O/5OmmHg，发育正常，营养好，神志清，急性痛苦病容，端坐体位，全身皮肤彩膜无黄染及出血点，双侧瞳孔等大等圆，对光反射存在，口唇轻度发绀，颈软，气管居中，颈静脉无怒张，肝颈静脉回流征阳性，胸廓正常，双肺呼吸运动增强，语颤减弱，双肺叩呈清音，听诊双肺可闻及中、小水泡音及散在哮鸣音，心界稍向左扩大，心率108次／分，律不齐，心尖区第一心音减弱，各瓣膜区未闻及杂音，腹平软，全腹无压痛及反跳痛，肝、脾未触及，移动性浊音阴性，肠鸣音正常，脊柱四肢无畸形，神经系统检查无异常，肛门及外生殖器未检。

实验室检查：血常规Hb162g/L，WBC 12.4×10g/L，N0.89，L0.11

心电图示：急性广泛前壁心肌梗死，心率失常，频发室性早搏

胸透：心影向左下扩大，双肺纹理明显增重。

初步诊断：

急性广泛前壁心肌梗死

频发室性早搏

急性左心功能不全

心源性休克

处理原则：

1. 绝对卧床休息，病危抢救，向家属交代病情。

2. 持续低流量吸氧。

3. 持续心电、血压、血氧饱和度检测。

4. 建立两路静脉通路，给予扩容、升压、纠正心律失常等治疗，以达到扩张冠状血管、减轻肺淤血的目的。

5. 可积极准备，考虑急诊介入治疗。

医师签名：×××

第四节　住院病历书写的内容与要求

患者住院期间应由接诊医生为患者建立住院病历。住院病历包括住院病案首页、入院记录、完整病历、病程记录、手术同意书、麻醉同意书、输血治疗知情同意书、特殊检查（特殊治疗）同意书、病危（重）通知书、医嘱单、辅助检查报告单、体温单、医学影像检查资料、病理资料、出院记录（或死亡记录）、会诊意见、死亡病例讨论记录等文书。

本节讨论的住院病历特指入院记录。

一、住院病历书写的内容

住院病历的书写内容通常包括前置部分、正文部分、尾文部分三大块。

（一）前置

也称为"头文"部分，指住院病案首页以及患者的一般性资料。

1. 住院病案首页（按卫生部最新文件规定制印）。

2. 一般性资料 姓名、性别、年龄、民族、婚姻状况、籍贯、职业、身份证明号、住址、工作单位、联系电话、入院情况、入院时间、病史采集时间、病史陈述者、联系人、联系人与患者关系、联系人电话、住院病历号等，应逐项填写。

（二）正文

正文是住院病历的主体，包括问诊、体检、诊断、治疗四个内容。

1. 问诊 就是在医师的引导问询之下，患者或患者家属能详细准确的告知主要的病情及症状。问诊的主要内容有：主诉、现病史、既往史、个人史等。

（1）主诉 促使患者就诊的最主要症状（或体征），持续的时间。字数在20个汉字左右。

（2）现病史 围绕主诉记录患者本次疾病的主要症状或体征的系统描述及所患疾病的发生、发展、演变、诊疗等方面的详细情况，应按时间顺序书写，内容包括发病情况，主要症状或体征的特点及其发展变化情况，伴随症状，发病后诊疗经过及结果，起病以来的饮食、睡眠、大小便、神经状态等。

（3）既往史 指患者过去的健康和疾病情况，内容包括既往一般健康状况，疾病史（包括急慢性传染病），预防接种史（尽可能记录预防接种的时间、疫苗种类），外伤手术史（外伤部位及时间、手术名称），输血史（时间、次数、血量）药物过敏史（药物种类、过敏类型，如皮疹，过敏性休克），过去健康状况及疾病的系统回顾。

（4）个人史 所到的地方、居留时间；生活习惯、嗜好（有烟酒嗜好应注明时间和量）；有无毒物及疫水接触史；个人职业；有无重大精神创伤史；冶游性病史。

（5）婚育史 结婚年龄、初孕年龄、妊娠和生产次数，有无流产、早产、难产、死产、产后出血史，有无产褥热。爱人健康情况（如已死亡应记录死因及日期）。

（6）月经史 记录格式如下：初潮年龄行经期日数/月经周期日数末次月经时间（或者闭经年龄）、月经时间、经量多少、色、气味、有无通经、血快、白带（量、气味、性状）。

（7）家族史 父母、兄弟姐妹、爱人和子女的健康情况，有无传染病（肝炎、结核等）与遗传有关的疾病（如血友病、高血压、精神病）或与患者类似疾病的病史，如已死亡，说明原因和时间。必要时，追问其祖父母及外祖父母、舅父、表兄弟等健康情况。

2. 体检 医师针对问诊情况必须做的相关检查及结果，正文部分之实验依据。主治医师依据患者最主要症状（或体征）以及相关的病因、病史，提出需要进一步的相关检查，为诊断、施治建立更为科学、准确的依据。是医师循证过程中调查研究，收集资料的另一种手段，也是用来凸显病历文书主旨的实验依据。

（1）体格检查 生命体征（体温、脉搏、呼吸、血压）、发育、营养、神智、体位、表情及病容，合作情况、皮肤、黏膜、淋巴结、头、颈、胸、腹、肛门直肠、外生殖器、脊柱、四肢及神经系统等检查情况（按体格检查基本内容进行）。

（2）专科情况 记录专科有关的特殊情况，前面体格检查中的相应项目不必重复书写，可以说明"见××检查情况"。

（3）实验室检查及其它特殊检查　①记录与诊断相关的实验室及器械检查结果及检查日期，包括患者入院后24小时内应完成的检查结果，如血、尿、粪常规和其他有关实验室检查，X线、心电图、超声波、肺功能、内窥镜、CT、血管造影、放射性核素等检查。②以前所作的与本次疾病相关的主要检查及结果，应写明检查日期，检查的医疗机构。

3. 诊断　依据问诊、体诊所做出的初步诊断，正文部分之主旨所在。

诊断就是经治医师依据询症、体检，运用缜密的判断、推理，对患者的疾病作出科学而准确的诊断。它是病历文书的主旨部分，是医疗诊治过程必须的重要环节。问诊、体检是前提，诊断是结论，治疗是结果。也就是医师根据病史询问、体格检查、化验、器械检查结果，归纳临床特点和治疗经过；结合已有的理论知识，已往的临床经验，做出初步诊断。还需要验证或修正诊断，就进一步针对性检查，最后确诊，然后进行诊断性治疗。如果没有准确的前提，必然就有错误的结论；有正确的依据，也还需要扎实的医学理论和丰富的临床经验作为诊断、施治的向导，才能成就完美的诊疗过程及病历文书。这是一个归纳分析—综合印象—判断确诊的过程，书写时思维严谨，语言精练准确，格式规范。

摘要：摘要又称为小结，简明扼要综述有关推诊的重要病史、症状、阳性体征、实验室或各种器械检查的结果，提示基本病情、自诉依据、实验依据，类似于一篇文章的中心思想，它要求用100～300字简单扼要地综合归纳病史的要点、阳性体征、重要的阴性体征及有关的实验室检查和特殊检查结果。

4. 治疗　针对诊断结论所采取的治疗方案，正文部分之目的所在。实施治疗是经治医师针对诊断结论，为患者采取的治疗方案和健康提议。它是病历文书主旨的最终目的，是医疗诊治的必然结果。

（三）尾文

由经治医师签全名。既是责任心的要求，也是病历文书的结束之笔。它的正确位置应该在末页中线的右侧。

二、住院病历书写要求

住院病历的书写首先要遵守《病历书写基本规范》（2010年3月1日起实施）中有关住院病历书写相关要求：

（一）首次病历记录

应由接诊或值班医师在患者入院8小时内完成。而后经治医师连续记录3日。入院48小时和72小时内必须有两级上级医师查房记录。

（二）病历首页

由经治医师在患者出院或死亡后24小时内完成，各项由经治医师认真、逐项填写，不得遗漏；

（三）24小时内入出院记录．

应当于患者出院后24之内完成。24小时内入院死亡记录应当于患者死亡后24小时完成。

（四）住院医师病程记录

住院医师每天至少早、晚各查房一次，对病危患者应当根据病情变化随时书写病程记录，记录时间应当具体到分钟。病重患者，至少1天记录一次病程记录。对病情稳定的患者，至少2天记录一次病程记录。对病情稳定的慢性病患者，至少3天记录一次病程记录。手术前有术前讨论、术前小结。手术前一天记录术前准备情况和患者的情况，手术后要及时书写术后病程记录，手术后的前3天应有上级医师查房记录。并且连续记录三天病程记录，患者出院前一天或当天应有病程记录。

（五）归档病历

要及时完成交上级医师检查后于办理出院72小时内归档。

第五节　电子病历的内容与要求

一、电子病历的概念

电子病历在国际上有不同的称谓，如EMR、CPR、EHR等。不同的称谓所反映的内涵及外延也有所不同。虽然人们对电子病历应当具备的一些基本特性有相同或相近的认识，但由于电子病历本身的功能形态还在发展之中，对电子病历尚没有形成一致的定义。

病历是患者在医院诊断治疗全过程的原始记录，它包含有首页、病程记录、检查检验结果、医嘱、手术记录、护理记录等。电子病历（EMR）不仅指静态病历信息，还包括提供的相关服务。是以电子化方式管理的有关个人终生健康状态和医疗保健行为的信息，涉及患者信息的采集、存储、传输、处理和利用的所有过程信息。它是用电子设备（计算机、健康卡等）保存、管理、传输和重现的数字化的患者的医疗记录，取代手写纸张病历。它的内容包括纸张病历的所有信息。

在国内，当人们在医院内部的背景下讨论电子病历时，指的是医疗机构内部的电子病历；当在区域医疗信息化范围内讨论时，指的是的电子健康记录。

二、电子病历发展的意义与电子病历的内容

（一）电子病历发展的意义

相比纸张病历，发展电子病历的意义至少有以下方面：

1. 为医护人员提供完整的、实时的、随时随地的患者信息访问，有助于提高医疗质量。

2. 结合医疗知识库的应用，通过校验、告警、提示等手段，可以有效降低医疗差错。

3. 通过电子化的信息传输和共享，优化医院内部的工作流程，提高工作效率。

4. 为医疗管理、科研、教学、公共卫生提供数据源。

5. 通过医疗信息共享，支持患者在医疗机构之间的连续医疗。

（二）电子病历的内容

电子病历是指医务人员在医疗活动过程中，使用医疗机构信息系统生成的文字、符号、图表、图形、数据、影像等数字化信息，并能实现存储、管理、传输和重现的医疗记录，是病历的一种记录形式。使用文字处理软件编辑、打印的病历文档，不属于本规范所称的电子病历。

电子病历是医院中医疗信息系统的核心。医疗信息系统的主要功能是为医院的医疗提供信息服务，其各项功能都是建立在对患者的病历信息进行处理的基础上。它包括：

1. 患者的姓名、性别等自然信息。

2. 患者的入院、出院、转科、转院等流行情况。

3. 患者在医院所接受的各种检查记录。

4. 医师为患者所做的各种治疗记录。

5. 对患者的护理记录等。

四、电子病历的功能特征与电子病历书写的基本要求

（一）电子病因的功能特征

电子病历强调发挥信息技术的优势，提供超越纸张病历的服务功能。虽然准确、具体地罗列电子病历系统的功能还比较困难，但电子病历从几个方面展现了其功能可能性：医疗信息的记录、存储和访问功能；利用医学知识库辅助医生进行临床决策的功能；为公共卫生和科研服务的信息再利用功能。这三个方面只是高度概括，在具体的功能形态方面有广泛的多样性和伸缩性。

1. 当医疗需要时，随时随地提供安全、可靠、实时地访问患者健康记录的能力；

2. 采集和管理就诊和长期的健康记录信息；

3. 起到医疗服务过程中医生的主要信息源作用；

4. 辅助为患者或患者组制订诊疗计划和提供循证医疗；

5. 采集用于持续质量改进、利用率调查、风险管理、资源计划；

6. 采集用于病案和医疗支付的患者健康相关信息；

7. 提供纵向、适当过滤的信息以支持医疗研究、公共卫生报告和流行病学活动。

8. 支持临床试验和循证研究。

（二）电子病历书写的基本要求

根据《电子病历基本规范》的内容，电子病历书写要符合以下要求：

1.电子病历录入应当遵循客观、真实、准确、及时、完整的原则。

2.电子病历包括门（急）诊电子病历、住院电子病历及其他电子医疗记录，应当使用卫生部统一制定的项目名称、格式和内容，不得擅自变更。

3.医务人员采用身份标识登录电子病历系统完成各项记录等操作并予确认后，系统应当显示医务人员电子签名。

4.实习医务人员、试用期医务人员记录的病历，应当经过在本医疗机构合法执业的医务人员审阅、修改并予电子签名确认。医务人员修改时，电子病历系统应当进行身份识别、保存历次修改痕迹、标记准确的修改时间和修改人信息。

5.电子病历使用的术语、编码、模板和标准数据应当符合有关规范要求。

6.严禁篡改、伪造、隐匿、抢夺、窃取和毁坏电子病历。

7.归档的住院电子病历，保留时间不少于30年；门急诊电子病历，保留时间不少于15年。

◎思考题

1.医疗文书写作的意义是什么？

2.简述病历书写的内容与基本要求。

3.简述住院病历的书写要求。

4.电子病历相对纸质病例而言有哪些优势和特点？

5.请依据门诊病历书写要求，规范书写一份门诊患者的初诊病历。

（永州职业技术学院　贺　萍）

第二十九章　医学论文写作

第一节　医学论文写作概述

科学技术是第一生产力，随着人类社会的进步和发展，科技对生产力的贡献进一步凸现出来。没有科技进步，世界经济会停滞不前，科学技术的落后，必然导致经济和军事的落后。科学研究的对象是自然科学或社会科学，它集中并涵盖了人类全部的知识精华。科学研究的历史继承性是其发展的前提和基础，也是科学技术发展的必然规律。科研论文是研究者根据自己的科学研究撰写出来的就某一领域研究的成果进行表达、记录和总结，发表研究者的独特看法和见解的文章。在多数情况下，科学技术的最新进展往往首先以科研论文的形式面世。国家鼓励撰写科研论文的目的是为了推动科学技术发展，从而促进经济、文化的发展，促进社会文明程度的提高。科研论文在一定程度上体现科学技术水平，它既是科学知识的载体，也是科学技术知识的源泉。医学论文则是医学科研成果的一种表现，是科研活动或成果应用的书面总结，其数量与质量反映了医学的发展状况与研究水平。医学论文写作是开展医学科研、发展医学学科的一种重要途径和方法。因此，掌握医学论文写作的方法与技巧，对临床实际工作和医学科研工作能起到推动作用，对发展医学学科具有重要意义。

一、医学论文的概念与医学论文撰写的目的意义

医学属于自然科学范畴，是以治疗预防疾病和提高人体健康为目的的综合性应用学科。她不但包括自然科学，而且还与社会科学及行为科学密切相关。近二十余年来，随着我国改革开放的不断深化，国内外医学学术交流十分活跃，我国的医学理论及方法也有了长足的发展。为了适应我国医学事业的快速发展，医学论文的撰写已成为医学界的一项重要事务。

（一）医学论文的概念

要想学会撰写现代医学论文，首先得弄清何谓医学论文？　翻开各类医学期刊，纵观其发展历史，就会发现"医学论文"的概念并非那么简单与固化，它是随着时代的步伐在不断地扩展、完善和更新。这是因为医学概念是对特定的人类医学活动的固有属性的主观反映，它在不同的国家、不同的时期，由不同的个体表述着不同的内容，并与地域文化、社会的发展水平以及人们对医务人员的角色定位及角色期待等有着密切的关系，它是随着人类的社会需求与环境变化而不断演变的。因此，既然医学的概念有着明显的时代性，那么医学论文的概念也就必然显示出它的

时代性，医学论文概念必须随着医学概念的演变而不断更新。

医学论文是对医学实践中存在的某种医学问题或研究进行分析、讨论和说明的一种论述性文章。要明确的是，论文，其特点在于"论"和"文"两个方面。"医学论"就是论医学，也就是说，凡是一切与人类健康问题有关的人和事都可以"论"。具体地讲，人类的健康问题主要包括以下诸方面：

1. 休息、睡眠、呼吸、循环及其他系统功能减退；

2. 疼痛及不适；

3. 由于疾病或其他意外事件引起的情绪反应，如恐惧、焦虑、孤独、悲伤等；

4. 表达能力改变及语言障碍；

5. 判断及选择功能降低；

6. 因健康情况影响个人的形象，如脱发、乳房切除、截肢等；

7. 对健康缺乏感觉适应，如听觉、视觉、触觉、味觉、嗅觉功能减退；

8. 生活过程中出现的各种压力而致身心反应等。

凡能解决处理以上问题以及提出新的问题，都是"医学论"的内容。因此，"医学论"就不能局限于科学技术内容，应包括医学伦理学、社会医学、医事法学等医学理论和医学技能都在"医学论"的范畴。"医学论"还应论医学工作者"自己"。目前，在庞大的医学队伍中，无论是过去、现在与未来，无数白衣天使日日夜夜战斗在保卫人类健康的前沿，勤勤恳恳、默默地为众多病人的康复献出爱的可歌可泣的事迹，也应值得去歌颂和传播。

"医学论文"就是指医学论文文体。文体是指能独立成篇的文章体裁和样式，它构成一篇文章的规格和模式，反映该篇文章从内容到形式的整体特征和一种独特的文化风格，应该属于文章形式范畴，或者说是作者的一种思绪表达的方式、手法、精神、风格、题材、类型、形态等。目前仍然有不少人只要提起论文文体，就认为仅仅指议论文文体或说明文文体，其实不然，医学论文文体是多种多样、丰富多彩的。

（二）医学论文撰写的目的意义

医学论文是一种交流、传播、贮存医学信息的载体，是记录医学进步的历史文献，也是人们进行医学成果推广和学术交流的重要手段。撰写医学论文的目的是报告医务工作者的研究成果，说明其对某一问题的观点或看法，接受同行的评议和审查，在讨论和争论中渐近真理。旨在传递医学发展的动态及信息，交流医学经验，丰富医学理论，发展医学事业，提高医疗水平。具体地讲，医学论文写作的现实意义有以下几个方面。

1. 传播医学信息，促进学术交流　科学史上很多重大的发现和发明，都是从交流开始的。在当今科学技术飞速发展、信息瞬息万变的时代，交流的意义就更为重要。通过医学论文的书写与发表，在医学界起着互通情报、交流信息、传播技能、探讨经验、推广成果，从而达到"知识共识、共有"之目的。通过文字、语言、图像等符号传递或交换专业理念、知识、技能、情感和愿望等内容，对推动医学事业的创新和发展具有极其重要的现实意义。

2. 为医学发展积累了宝贵资料　医学论文写作是医学工作者从医疗实践中所获得的第一手资料，通过整理、综合、分析、判断、推理等过程形成科学，通过逻辑思维使理论系统化，最后根据不同文体按一定格式完成论文写作的。因此，医学论文写作本身是真实反映在特定环境条件下的科学实验的全过程，为后人研究积累了大量的观点、方法和记载着无数成功的经验与失败的教训。毫无疑问，所有这些都是医学发展的宝贵资料。

3. 促进医学事业的创新和发展　现代医学论文的书写内容是相当广泛与丰富多彩的，而它的主题内容在于对基础医学、临床医学、新知识、新技术的研究与探讨，并通过临床实践的检验和证实，从而不断形成新的理论。因此，医学论文的写作与发表，在促进医学事业的创新和发展上起着极其重要的作用。

4. 提高专业人员的知识与技能　医学论文写作是医学专业人员在不同医疗实践活动中的经验总结或医学研究成果的文字表述，在这个过程中，作者必须阅读大量的参考资料，只有在博览群书、获得很多新的信息的基础上，通过对实验资料的整理、综合、分析、判断、推理等过程形成科学概念，并通过逻辑思维使理论系统化，最后才能完成论文写作，通过反复修改，才能使写作成果更臻完善。作者通过阅读大量的参考资料，掌握了国内外相关学科研究动态，从而促进其科学研究能力的提高。论文写作过程是一个创造性的逻辑思维过程，它既可最大限度地调动作者的分析问题和解决问题的能力，又能训练语言和文字表达能力，提高理论知识水平和技能，加速智力的开发。

5. 满足读者求知的心理欲望　医学论文撰写和发表的主要目的是供读者阅读与借鉴，而读者阅读论文通常是以筛选和摄取具有实际应用价值的信息为目的，或者是搜集对自己撰写论文有用的材料，或吸取医疗过程中具有创新的见解和观点，或感受论文中的人物形象等。因此，作者在撰写论文之前，必须了解读者的心理需求。

6. 反映医务工作者业务水平的指标　医务工作者撰写的论文，一经医学杂志采纳发表，即为社会所承认，它是自己业务工作成绩的书面总结，也为职务或职称晋升创造重要条件。根据有关规定，在职称晋升评定时作者可把自己发表的论文单独提交评审委员会，这是作者应当享受的权利和待遇。由于撰写论文是体现一个人业务能力的一个重要方面，有的地区将论文的撰写能力列入了业务晋升考评内容，足以说明医学论文撰写对医学工作者的必要性。

7. 衡量一个单位学术水平的指标　医学论文写作的结果是形成医学文献的重要组成部分。医学论文的写作和发表，其质量和数量是评估职业群体或专业机构业务水平的重要指标，因此，医学论文是反映一个单位学术氛围、业务水平和工作面貌的重要窗口，衡量学术水平高低的重要指标之一，看一个单位的工作面貌怎样，学术气氛浓不浓，科研、教学和医疗水平有多高，人才状况及其培养情况如何，可以用发表论文的数量和质量加以衡量。在世界上著名的期刊发表论文，是该单位在本领域学术水平领先的体现。同样，发表论文的质量和数量也是衡量科学家的知名度和贡献大小的重要标准。此外，上级卫生主管部门在年终检查时常把全年发表的论文情况也作为一个重要检查内容和考核指标。

8. 考核医学专业毕业生综合能力的重要指标　实践动手能力与综合素质的培养对于医学生尤为重要，全国许多医学院校将毕业论文的撰写与答辩作为学生能否合格毕业或授予学位的考核指标。综上所述，医学论文写作意义重大，医务工作者必须掌握医学论文的写作方法。

二、医学专业论文写作的特点

我们学写作，写医学论文，要牢记准确、通畅和得体这三大要点。准确，是指表情达意要确切，也就是把想要表达的意思比如主张、观点、问题等等，说得明白、解释清楚；通畅，就是指文章内容通顺流畅，合情合理。遣词、造句、构段和谋篇都必须符合语言运用和写作技巧的一般法则和习惯。得体，就是指根据文章表达的特定需要，在修辞过程中选用适当的文体，只有这样，才能收到理想的表达效果。

各种文体的医学论文都具有各自不同的特点，但总的来说其共同特点是以现代医学为主，将医学心理学、医学伦理学、社会医学等医学人文学科和基础医学、预防医学、临床医学、康复医学和卫生统计等学科知识融会于医学论文之中，显示出如下特色。

（一）医学专业论文的写作具有明确的目的性

医学专业论文写作的目的是为了发表，发表的目的是为了将作者的科研成果公诸于世，从而促进医学事业的发展。通过医学论文的写作，使医学专业科技信息的传播突破空间和时间上的局限，得以更广泛、更长久地交流、储存。

（二）医学专业论文具有较强的时效性

当今是科技迅猛发展的时代，科技文献呈爆炸性增长，知识的老化速度非常快。据估计，1992年全世界有200万篇生物医学文献发表在2万多种生物医学杂志上，年增长率约6.79%。因而，医学专业论文的写作、发表必须及时，科研成果的公布愈快愈好，否则，就有可能因为时间的延误而被其他人的研究成果取代或淘汰。

（三）医学专业论文要求水平高、质量精

医学专业论文的水平、质量的高低主要体现在医学专业论文的内容和写作两方面。内容的水平高低主要看论文是否具备先进性、科学性、学术性和实用性。先进性是医学专业论文写作价值的体现；科学性是指医学专业论文对其反映的事物是否客观、准确，结论是否夸大或缩小；学术性是指医学专业论文的逻辑推理是否正确，其论点、论据是否具有理论依据；实用性是指医学专业论文的发表是否能促进医学教育、科研和临床工作的开展，也就是说，是否能促进医学事业的发展。写作水平的高低主要是看论文的条理、层次是否分明，结构是否严谨，语言是否精练，格式和著录是否规范。

（四）医学专业论文写作要求简洁、明了、确切

医学专业论文和其他科技文章一样，不同于文学作品，不追求形象的比喻，华丽的辞藻，而应该是质朴无华。医学论文的写作是以尽可能少的文字承载更多的信息，能用一个词说明的不用两个词，能用一句话讲清的不用两句话，医学论文中的每个词或字都应有它存在的意义。我国主张论文标题不宜超过20个字，论文包括图、表，每篇不宜超过4000字。"短篇报道"一般不超过800字。专业名词在文中可运用同道们已熟知的缩略语，但对尚未被公认的缩略语，在文中第一次出现时，应写出中文全称。文题中不能出现缩略语。

1. 医学专业论文的读者对象具有稳定性和专门性。医学专业论文的读者是从事医学教育的院校老师，从事临床医学工作的医务人员以及医学专业的学生。医学期刊的层次不同，其读者层次也不相同。如"中华系列杂志"和全国重点医科大学的"学报"，其读者对象多为医学界的行家名流，或资历较深的医务工作者，而地方性的医学期刊的读者对象多为基层医务人员。另外，随着医学分支愈分愈细，医学期刊的专业范围也愈来愈窄，专业性愈强的期刊，读者对象也就愈少。

2. 医学专业论文中出现的医学术语较多。医学术语是医学的专门用语，它用压缩的形式浓缩丰富的知识，反映科研成果，具有高度的概括性和专业性。医学术语具有单义性、稳定性、严肃性。所谓单义性是指一个医学术语在医学领域里只有一个规定的意义，不能多义。如："抗原""抗体"等词，不可能有第二种意义；所谓稳定性是指医学术语经过规范化和取得公认后，其含义和词语形式就被医学界长久使用。如"X线""心电图""磁共振"等术语是不会有改变的；所谓严肃性是指医学术语是质朴的，不带任何感情色彩。

3. 医学专业论文中出现的句子形式单一、朴素，大多为陈述句，长句、复句出现较多，疑问句、设问句、反问句、祈使句均很少用，感叹句几乎不在论文中出现，因为科技论文的写作干脆、利落，不带感情色彩。如："甲亢、甲减是常见的甲状腺疾病，典型者诊断不难，但对于临床上不典型者，需借助放免分析法才得以确诊"，此句是一个复句。在医学专业论文中，这类句型出现较多。

4. 医学专业论文的写作常分大小层次，往往都有大、小标题，加上各级序号，脉络分明，一目了然。

（1）论文的格式固定、规范、统一。从形式上看比较单调、死板，但每篇论文的内容都有各自不同的特点和风格。论文的自然段一般分得较细，每一小段讲一个问题，中心句总是放在显要的位置上，便于读者抓住要点。

（2）论文具有浓厚的专业科学理论色彩。现代医学论文是研究和探讨医学理论与实践领域中的各种现象或问题，并解释其客观规律的研究成果与创新发展的表述，因此，同一般的论述文，尽管在逻辑构成上存在共同的构建形式，但医学论文毕竟不同于一般的议论文，它与其他医学科技论文一样，具有浓厚的专业理论色彩，它要求作者站在一定的现代医学理论的高度来发现、观察与分析具有重要价值的医疗中的人类医学现象和健康问题，并运用现代医学的理论基础和基本原理，揭示其基本规律、追索历史轨迹、剖析现状因果和预测发展趋势，用以确立、策划和指导医疗工作。医学论文的写作在提出问题、分析问题和解决问题时，必须具有现代医学理论的高度和作者具备较系统的医学理论体系，从客观实际出发，科学地进行准确、严密和系统地论述。主要包括：①讲究文章创新性。创新是医学论文写作的基本要求之一。众所周知，一般性的文章均"忌随人后、步人尘"，何况医学论文的最大、最普遍的特点就是它的独特创新性，作者要有自己的独特创新见解。主要表现在写作内容见解的新颖独到，在掌握确切的材料的基础上，从客观实际出发，艰苦探索，敢于开拓前人未曾涉及的课题、领域，追求新颖独到，探索新规律，提出和解决新问题，发挥创造力。②注重写作内容的通俗性。现代医学论文是研究、探讨和描述现代医学成果和促使医学事业的创新和发展，并赋予推动与指导医学实践的使命，因此它必须为读者易阅读、能理解、所接受，体现出通俗性。③论文资料的真实性。真实应是作者深入临床，亲自观察病人而积累起来的第一手资料。写文章的目的，就是要把作者的临床经验传递给别人，成为有理论指导的实践。所以，写文章绝不能与实践脱节。实践是基础，没有临床密切观察，要想总结经验，写出优秀论文是不可能的。

三、医学专业论文写作应具备的基本条件

医学的发展有赖于广大医务工作者不断地进行医学科学信息的获取、奉献、交流与传递，其最重要的载体是论文。医学论文的质量既能显示出医学理论和实践发展的动态，也能反映当前的医学科研水平，同时也可成为科研工作的开拓和创新的物质基础。因此，可以说医学论文写作是一项复杂的专业科学文化工程，同时也是一种较为繁重的脑力劳动。

撰写医学论文，能帮助我们认识现代医学理论与实践的客观规律，指导临床工作，促进医疗质量的不断提高。医学论文在一定程度上能反映医务人员的品格素养、业务知识、学术水平、专科技能和科研能力。目前各级各类专业机构均以论文的数量和质量作为医务人员考核晋升的重要依据。然而，目前医务工作者，特别是在基层工作者，大多数感觉撰写医学论文难度较大，刊出有水平的论文难度就更大。一般认为撰写医学论文存在的难点有学历起点低，经验积累少，学习提高慢，知识更新难；缺乏写作经验与写作技巧，找不到写作素材，有了素材又找不到写作方法，加上临床工作繁忙等原因。所有这些都是造成目前医务人员撰写医学论文难以下笔的主要原因。

（一）职业素质

1. 品德素养 品德即道德品质，又可称之为品性或德行。品德是一种个体现象，是社会道德在个人身上的具体体现。现代医务人员的品德具体反映在对医学职业的热爱、对医学事业的忠诚以及对医学服务对象的热情和关爱。

2. 知识结构 所谓知识（包括技能）结构，是指储存于人脑中的知识单元和经验，并按一定的逻辑规则和某种有机联系而组成的知识系统。要求医务人员具有扎

实的文化基础知识、医学基础知识和医学专业知识，并能不断学习和实践，了解并掌握医学发展的需要，拓宽知识视野，只有这样才能发现新情况、新问题和积累写作素材。

（二）能力要求

临床工作人员所具备的稳定的注意力、敏锐的观察力、良好的记忆力、深邃的思考力、丰富的想象力以及准确的判断力等，都是医务人员保证医疗工作以及医学论文写作任务得以顺利完成的个性心理特征。

1. 获取信息能力　现代医学工作者必须具有从语言、文字、互联网等信息载体中捕获现代医学各个领域的新情报、新动态、新理论，并进行分析综合、整理概括、去粗取精，充实自己的知识系统和获取撰写论文的第一手材料，这种获得信息的能力是论文写作的基础与前提，具体地讲，获得信息的能力是指医务工作者能根据医学研究或论文撰写的需要查阅文献、搜集资料，并把握国内外医学领域中的有关情报、动态进行分析综合、整理加工，从中提出问题和解决问题的基本能力。

2. 语言写作能力　语言表达能力，是指医学工作者运用语言文字与不同的对象进行知识、经验交流和思想情感交流沟通的一种综合性本领。语言表达能力与阅读、写作能力之间相互联系、相互补充，达到完美、完善的写作境地。

3. 科研、创新能力　科研能力是运用已有知识和科学方法去探索新知识、解决新问题的过程中所形成的各种品质和能力。它是一种揭示客观事物内在规律的创造性思维活动的综合能力。首先，需要掌握一定的现代信息技术，学会应用数据库和数据源检索、收集、分析和提取医学相关的文献资料；其次，需要具备一定的实验能力，如实验设计、实验操作、实验数据统计等，并定期进行实验总结；最后，根据实验结果进行分析讨论，撰写相关学术论文。创新能力是指在各种实践活动中，在已有知识的基础上，发现新的问题、提出新的理论、开拓新的领域，并创造性地解决问题的能力。创新能力也是一种综合能力，首先要有打破固有认知的勇气和意识，并通过培养自身的创新思维和创新技能，不断将想法付诸实践。因此，要写出一篇好的医学论文，必修具备有一定的科研、创新能力。

四、提高医学论文写作水平的方法与技巧

对一般从事医务工作的人员来讲，要写出一篇合格的现代医学论文，显然是有一定难度的，主要是由于科研能力和写作水平有限。一篇论文特别是学术论文，其论证必须严谨，具有严格的逻辑性、说服力和对读者的吸引力；在概念表述和遣词造句上，均必须准确、完整；在语言表达上能生动、确切，富于浓厚的可读性。怎样才能提高论文写作能力呢？作者认为通过下列途径，有可能迅速提高你的医学论文写作能力。

（一）多看多读，掌握论文写作的基本知识

"熟读唐诗三百首，不会作诗也会吟"，这句俗语说明了学习写作的关键在于

"先学后写"，只有多读、多学，才有可能多写和"写得出"。像所有的其他类文章一样，医学论文的写作也是一个复杂的、精确的生产过程，有它特定的格式、要求、文体形式与风格，而且每个期刊都有它特定的要求。要想很快熟悉论文写作，很快写出自己满意的论文并能得到发表，首要的任务是学习专业论文的写作基础知识，学习别人是怎么写的，并弄清楚刊物或杂志的要求、文体格式等。弄通弄懂了专业论文写作的基础知识，搞清楚了写作的规矩，就能少走弯路，事半功倍，使自己的论文写作水平和写作能力得到迅速提高。

（二）多写多练，虚心求教

专业论文作为一种特殊文体的文章，其实践性是其中的一个重要特点。俗话说的"熟能生巧"。"三日不唱口生，三日不练手生"，就是说明任何文章都必须多写、多练。专业论文的写作，不经过长期、反复、刻苦的实践，是不可能提高写作能力的。在日常工作和生活中，任何知识或技能的积累和提高，都是一个从少到多、循序渐进、逐步提高的过程，论文写作也是一样，人人都要经过一个历练的过程。写作经验都是从无到有、从不会到会、从差到好。当然，写作是有技巧的，专业论文的写作也有其技巧性的一面，因此，要想写出好的论文，除了扎扎实实地进行字、词、句、篇的写作基本功训练、提高写作能力外，虚心向别人请教，向能者学习，请熟悉论文写作的人对自己的论文进行指导与修改，也是迅速提高写作水平与能力的有效途径。不耻下问，别人的经验与教训会让你少走弯路。一般来说，一篇论文不经过多次修改，是不可能得到发表的；即使已较完善的论文，通过别人的阅改，往往可以发现自己的不足，找出文稿的漏洞，从而使文章更加完美、充实。

（三）持之以恒学习，掌握扎实专业知识

科技论文种类众多，每门每类都有其特定的内容。医学论文也不例外，包括多个领域。在论文写作时，作者必须在自己所熟悉的专业领域中选择题目，必须运用自己所学的基础理论、专业知识及基本技能去解决和分析自己所从事专业范围内的各种问题。如果作者缺乏专业知识，所写文章必定是空洞无物，文不对题，甚至闹出笑话来。因此，要写出内容科学、切合实际的专业论文，作者必须把本专业领域内的科学思想、理论体系、技术路线与规范等创造性地运用到自己所从事的课题研究中去，并加以总结、归纳，融入论文中。

欲不断提高医学论文写作水平，必须持之以恒地学习；只有学习才能领悟和继承前人的知识、智慧，吸取当代的专业理论和研究成果。在论文写作过程中，需要积累与储备广博的知识，这只能是通过学习才能达到；也只有通过学习，才能提出新见解。首先，必须学好文献检索知识，掌握文献检索方法，了解该领域的研究进展；其次，必须学好语言基础知识，掌握写作的基本理论和基本方法；再次，必须学好医学基础理论，拥有扎实的医学专业知识和丰富的医学实践经验。通过学习、领悟、借鉴书刊杂志上的最新信息和写作方法与技巧，为医学论文写作提供方法论要领。

（四）注重医疗实践，收集临床资料

实践证明，医疗实践是一个广阔的难以穷尽的知识天地，现代医学论文的论题和素材无疑都源于医疗实践之中。只有勇于反复实践、从实践中学习，才能获得真实、生动、结合实际、能满足社会医疗服务需要的材料，来丰富、充实医学论文的内容写作。一是要对自己的医疗服务实践有诚恳、踏实、勤奋的投入态度，从反复实践中积累知识和经验；二是要通过向群体医疗实践学习科研方法和写作规范，并留意记录与获得有关索材、数据，补充和完善自己设计的研究论题。

（五）明确写作规范，积极踊跃投稿

医学论文发表就是通过论文写作把科研成果公诸于世，使其为社会所共知，为社会所承认，并为社会所共有，从而使其转化为生产力。通常在各种期刊每年第1期都会刊登稿约。可以说稿约是期刊与作者关于写作事宜的一些约定。稿约的主要内容是期刊对投稿者的论文写作要求，它明确了文稿应具有创新性、科学性、先进性、实用性，内容务求论点明确、论证可信、论据充分、数据准确、逻辑推理正确、文章结构严谨、层次清楚、重点突出、文笔精练、图表规范。并对文题、署名、摘要、医学名词、计量单位、标题层次、图表、参考文献等都有较为严格的写作要求。因此，作者在写作前要熟读期刊稿约内容，必须从期刊稿约中明确写作规范。如果能按照期刊稿约的要求写作，论文会显得规范合理，也许就能给期刊审稿专家留下较好的印象。当写出具有一定水平的论文之后，在请教老师或同事的指导、反复修改后，要有勇气敢于投稿。不要怕投稿失败，要牢记"失败乃成功之母"，这样有利于督促和鞭策自己；同时，编辑人员对稿件的修改，也有利于自己找出差距，更有利于提高自己的写作水平。

第二节　医学论文常用写作文体

医学论文写作是一项综合性和实践性很强的工作，同时也是医学同行们交流医学相关经验、传播科技成果、不断提高临床诊治水平和科研水平的重要组成部分。

文体，是指独立成篇的文本体裁（或样式、体制），是文本构成的规格和模式，一种独特的文化现象，也是某种历史内容长期积淀的产物。它反映了文本从内容到形式的整体特点，属于形式范畴。文体主要包括：记叙文、议论文、说明文、应用文、抒情文等。医学论文常用写作文体是议论文文体。

议论文又叫论说文，是一种以说理为主要表达方式，通过摆事实，讲道理，对客观事物进行辩证分析和评议的文体。议论文应该论点明确、论据充分和论证合理。

在医学相关的科研、临床诊疗、护理活动中，医学工作者会遇到各种各样的问题，并因此对某一事物、事件、问题产生相应的看法，具有自己的立场、观点，并用说理的方式表达出来，就形成了医学议论文。

　　议论文重在以理服人，所以"说理"成为议论文的关键所在。在撰写医学议论文时，不论是从正面论述自己的观点，还是通过反驳他人的观点，进而阐述自己的见解，这两种都是为了从理论上说明道理，以获得读者的认同。对所议论的问题，必须持有自己的观点。

　　医学论文属于议论文的一种范畴，要想写好医学论文，我们必须掌握议论文的分类和三要素。

一、议论文分类

（一）立论

　　立论是对一定的事件或问题从正面阐述作者的见解和主张的论证方法。一般文献中多用立论。

（二）驳论

　　驳论是以有力的论据反驳别人错误论点的论证方式。有三种方法：反驳论点、反驳论据、反驳论证。具体如下：

　　1. 反驳论点，即直接反驳对方所存在的片面、虚假的论点，这是驳论中最常用的方法。

　　2. 反驳论据，即揭示对方论据的错误，以达到推倒对方论点的目的。

　　3. 反驳论证，即揭露对方在论证过程中的逻辑错误，如对方的论点与论点之间、论点与论据之间矛盾。使用驳论这种方式来论证时，我们需注意分寸，并看清矛盾的本质，切忌一味地用言辞激烈的语言来攻击对方。

　　虽然立论和驳论存在着不同点，但立论和驳论也存在某些相同点。它们都是一种证明方法，无非一个是从正面证明其正确，而另一个是从反面证明其错误。它们可以使用基本相同的论证方法。

二、议论文的三要素

（一）论点

　　论点是正确、鲜明阐述作者观点的句子，是一篇文章的核心。任何一篇文章只有一个中心论点，但也可以有分论点。论点应该正确、鲜明，是一个完整的判断句，意思不可含糊。

　　议论文的论点多在前言部分提出来。例如，《番茄红素对β-淀粉样蛋白诱导的脉络丛上皮细胞炎症损伤及TLR4信号通路的作用》（引自[刘重斌，计涛，王利群等. 营养学报2017，39（5）：489-493].）一文前言中写道："β淀粉样肽（β-amyloid peptide，Aβ）沉积诱导炎症反应是导致阿尔茨海默病（A lzheimer's disease，AD）发病的主要机制。如何减轻炎症损伤成为治疗AD的重要途径之一。脉络丛上皮可以控制炎性细胞流入大脑并在清除Aβ毒性中也发挥显著作用。因此，通过靶向脉络丛-脉络丛上皮系统是很有前景的治疗神经退行性疾病策略。番茄红素可以通过"血脑屏障"进入中枢神经系统发挥其抗氧化等生物学功能。流行病学研究也显示，长期摄入富含番茄红素的食品能有效提高老年人的认知能力和记忆功能。本实验旨在通过向SD大鼠双侧海马区注射Aβ1-42淀粉样蛋白，建立AD模型，探讨番茄红素对Aβ诱导大鼠脉络丛上皮细胞炎症损伤的保护作用及可能机制。文中重点引出其他学者的研究结果，然后提出本文的中心论点，即：建立AD模型，探讨番茄红素对Aβ诱导大鼠脉络丛上皮细胞炎症损伤的保护作用及可能机制。

综上所述，在撰写医学议论文时，我们需要紧紧围绕着中心论点来进行阐述，在写前言时要尽量做到言简意赅，但又必须涵盖我们的中心论点、其他学者的相关研究结果和研究目的等。

（二）论据

论据是支撑论点的材料，是用来证明论点的理由和根据，分为事实论据和理论论据两种。事实论据，即事实在议论文中论据充分、合理，并可用于检验文章论点与论据在逻辑上是否一致。理论论据，即作为论据的理论一般都是读者比较熟悉的、社会普遍认可的，它们是对人们大量事实进行抽象并加以概括的结果。

例如，在《海参皂苷对脂肪肝大鼠胆固醇代谢的调节作用》[引自王丹，丁琳，董平等. 营养学报，2016，38（1）：67-70.]一文中为了证实海参皂苷对脂肪肝大鼠胆固醇代谢的调节作用，文中引用了3个论据，具体如下：

一是通过检测海参皂苷对大鼠血脂浓度的影响（表29-1）。

表29-1　海参皂苷对大鼠血脂浓度的影响（n=7）

	TC（mmol/L）	TG（mmol/L）	LDL-C（mmol/L）
CN	1.73 ± 0.08	0.41 ± 0.01	0.76 ± 0.08
OA	2.01 ± 0.12	0.61 ± 0.07[a]	0.95 ± 0.12
0.01%SCS	1.79 ± 0.12	0.51 ± 0.02	0.85 ± 0.11
0.05%SCS	1.43 ± 0.09[b]	0.32 ± 0.01[b]	0.69 ± 0.07[c]

[a]$P < 0.01$ vs CN group，[c]$P < 0.05$，[b]$P < 0.01$ vs OA group；

（注：正常对照（control，CN）、乳清酸模型（ortic acid，OA）、SCS低、高剂量（SCS 0.01%，0.05%），共计4组）

第二个论据是通过检测海参皂苷对大鼠肝脂肪浓度的影响（表29-2）。

表29-2　海参皂苷对大鼠肝脂肪浓度的影响（n=7）

	TC（mg/g）	TG（mg/g）	PL（mg/g）
CN	2.98 ± 0.11	5.96 ± 0.56	29.2 ± 0.7
OA	5.46 ± 0.43[a]	53.4 ± 4.2[a]	29.1 ± 0.3

续表：

| 0.01% SCS | 4.23 ± 0.37^c | 29.2 ± 4.5^c | 29.5 ± 0.2 |
| 0.05% SCS | 4.08 ± 0.26^c | 14.5 ± 2.7^b | 29.7 ± 0.4 |

$^a P < 0.01$ vs CN group，$^c P < 0.05$，$^b P < 0.01$ vs OA group；

（注：正常对照（control，CN）、乳清酸模型（ortic acid，OA）、SCS低、高剂量（SCS 0.01%，0.05%），共计4组）

第三个论据是通过检测海参皂苷对肝脏胆固醇代谢相关基因m RNA表达量的影响（图29-1）。

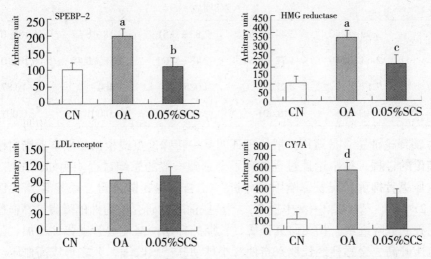

图29-1　海参皂苷对肝脏胆固醇代谢相关基因m RNA表达量的影响

（三）论证

在提出论点之后，接下来就要进行严密的论证。论证的方法有很多种，我们可以在医学写作的过程中根据不同的情况来选择不同的论证方法，切忌死搬硬套。下面具体介绍以下几种论证方法：

1. 比较论证法　在对照实验或临床疗效对照观察中，我们是通过比较进行科学认识的，这是一种由个别到个别的论证方法。比较论证是一种常用的重要方法。我们通常使用"类比法"，把性质、特点相同或类似（或不同）的事物进行比较并求证论点的方法，这种方法被称之为对比法。例如，在"A型性格冠心病患者健康教育干预"[引自薄海美，田春雨，王志军等.中国老年学杂志，2015，35（16）：4679-4680.]一文中写道："两组入院时及8周后QOL评分比较见表29-3。入院时，两组身体功能、角色功能、情绪功能、社会功能及总体QOL（生活质量评分）无显著差别（$P > 0.05$）。入院8周后，两组身体功能、角色功能、情绪功能、社会功能及总体QOL评分差别显著（$P < 0.001$）。"此例就是应用比较论证法，首先证实在入院时，对照组和干预组的几个指标无显著差别。对干预组实行健康教育干预后，然后再用比较论证法来对比对照组和干预组的区别。

表29-3 两组入院时及8周后QOL评分比较（$\bar{x} \pm s$，n=81）

组别	身体功能	角色功能	情绪功能	社会功能	总体QOL
入院时					
对照组	3.19 ± 0.36	2.70 ± 0.66	3.20 ± 0.57	3.27 ± 0.49	5.01 ± 0.66
干预组	3.23 ± 0.38	2.76 ± 0.66	3.23 ± 0.56	3.24 ± 0.57	4.99 ± 0.82
t 值	−0.640	−0.599	−0.311	0.370	0.211
P值	0.523	0.550	0.756	0.712	0.833
入院8周后					
对照组	3.09 ± 0.42	2.44 ± 0.52	2.83 ± 0.51	3.18 ± 0.57	5.18 ± 0.69
干预组	2.63 ± 0.40	1.72 ± 0.59	2.48 ± 0.60	2.58 ± 0.45	6.18 ± 0.46
t 值	7.170	8.222	4.085	7.404	−10.873
P值	<0.001	<0.001	<0.001	<0.001	<0.001

2. 演绎论证法 是运用一般原理证明某一特殊论点或根据一般事务推出个别事物的结论的过程，整个论证过程体现了个别到一般的思维过程。例如，在"A型性格高血压患者抑郁状况及影响因素分析"[引自谌秘，陈嘉希，宗芳等.当代医学，2015，21（1）：21-22.]一文中提道："一些前瞻性研究认为抑郁障碍是高血压发生的一项独立危险因素。相关研究证实，长期的抑郁情绪使血管紧张性增加、阻力加大、血压升高、交感神经长期兴奋使肾小球动脉持续收缩，久之形成高血压。本调查结果显示，89.28%的患者有不同程度的抑郁倾向，说明A型性格人群抑郁的比例较高。对A型性格高血压患者抑郁状况与应对方式及社会支持进行相关性分析，结果显示，抑郁状况与应对方式3个方面都呈正相关，与客观支持、主观支持、社会支持总分均呈负相关。"此例中作者应用了演绎论证法，作者借助前人的科研成果告诉读者抑郁障碍是高血压发生的一项独立危险因素，然后再探讨A型性格人群抑郁的比例高低的问题。

3. 归纳论证法 是运用归纳推理进行的论证，论据是关于特殊事实的命题，论题则为一般性的原理，整个论证体现了由个别到一般的思维过程。例如，在"丁酸钠对大肠癌HCT-116细胞增殖及自噬影响研究"[引自谢文权，陈嘉定，李程等.中华肿瘤防治杂志，2015，22（5）：340-343.]一文中提道："本研究通过细胞毒性实验证实，丁酸钠可抑制大肠癌细胞增殖；通过形态学实验发现，NaB可诱导大肠癌细胞内出现酸性滤泡细胞器；并进一步通过蛋白印迹法检测发现，NaB可诱导LC3B-Ⅱ表达量的增加。从而从多个层面证实，NaB可抑制大肠癌细胞增殖并诱导其自噬。"本文使用了归纳论证法，作者首先通过细胞毒性实验证实，丁酸钠可抑制大肠癌细胞增殖；然后再通过形态学观察和蛋白印迹法来证实丁酸钠可诱导大肠癌细胞自噬。

第三节　医学论文的分类与内容组成

一、医学论文的分类

医学论文是报道医学研究和技术开发创新性工作成果的论说文章，是阐述医学原始研究结果并公开发表的书面报告。

医学论文分类方法很多，主要按论文资料来源、写作目的、医学学科及课题的性质、研究内容及资料内容、论文的体裁等方式进行分类。

（一）按论文资料来源分类

通常将论文分为原著和编著两大类。

1. 原著论文　又称原始论文，是作者经过具体选题所进行的调查研究、实验研究、临床研究的结果和临床工作经验的总结，是作者的第一手资料（即直接资料）。其内容比较广泛，可以是实验研究、临床观察、调查报告、病历报告、病历讨论；也可以是医学理论上的创新见解和新的科研成果；还可以是某种新理论、新技术应用与实际所取得的新进展的科学总结。原著论文既是具体单位和个人科研水平的重要标志，又是医学科研工作者提出的某些假说和观点的主要载体。它的主要形式有论著、短篇报道（如病例报告、技术革新成果、经验介绍）等。医学期刊杂志主要由原著论文组成。原著论文应有作者自己的见解及新的观点、新理论和新方法，以推动医学科学向前发展。

2. 编著论文　其主要内容来源于已发表的资料，即以间接资料为主，属于第三次文献。结合作者个人的部分研究资料和经验，把来自多种渠道的、分散的、无系统的、重复的甚至矛盾的资料，按照个人的观点和体系编排起来，使读者能够在较短时间内了解某一学科领域或某一专题的发展水平及进展情况。医学期刊杂志中的综述、讲座、专题笔谈、专题讨论等多属于编著之列。

编著性论著内容虽不完全是作者亲身所做的研究，但它充满着新观点、新见解、新设想、新资料。它为原著性论文提供大量最新信息，使医学某一领域或某一专题更加系统化、条理化、完整化和理论化，是医学论文的重要组成部分之一。

（二）按论文的体裁分类

1. 论著　多为科研论文。基础医学多系通过科学实验的直接观察，发现和收集新的材料及结果，并有新的创见。科学上许多突破性成果就是通过这类研究所取得的。临床研究多系列专题研究总结，也属于实验研究论文，按设计项目做记录，对结果进行归纳，总结。

2. 经验交流　其内容可包括科研方法、科研经验、临床病例分析、病例报告（个案报告）以及临床病例讨论等。经验交流可为深入研究某些问题提供资料。比如疾病的首次发现、首次报道，虽然例数不多，只要资料详实，便可进行交流。至于对某些疾病的诊疗所做的回顾性总结，经过分析找出其规律性,并从理论上加以阐述，从而进一步指导临床实践，无论经验或教训均可交流。

3. 技术方法、技术革新　指在技术方法上有创造性或重大改进。关于新技术的应用及操作步骤的文章。

4. 文献综述　是作者从一个学术侧面围绕某个问题收集一定的有关文献资料，以自己的实践经验为基础，进行消化整理、综合归纳、分析提炼而形成的概述性、评述性的专题学术论文。

二、医学论文的组成

医学论文一般由题名、作者、摘要、关键词、正文、参考文献和附录等部分组成，其中部分组成（例如附录）可有可无。论文各组成的排序为：题名、作者、摘要、关键词、英文题名、英文摘要、英文关键词、正文、参考文献和附录和致谢。

（一）题目

医学论文题目应是文章内容的集中概括。由于论文题目首先映入读（编）者的眼帘，读（编）者浏览文章，多先看题目，然后才决是是否阅读（取舍）全文。所以，要求命题既能概括全文内容，又能引人注目，便于记忆和引用，做到恰当、确切、简短、鲜明，起到一种画龙点睛的作用，以引起读（编）者的注意与兴趣。

医学论文题目应以20个字左右为宜，越简短（确切）越好。尽可能不用标点符号。一般不用英文缩略语（普通熟知且全称较长者例外，如DNA，DIC）。中文名词以写全称为宜。

（二）署名

作者署名置于题名下方，团体作者的执笔人，也可标注于篇首页地脚位置。有时，作者姓名亦可标注于正文末尾。

（三）摘要

是文章主要内容的摘录，要求短、精、完整。字数少可几十字，多不超过三百字为宜。

摘要的规范：摘要是对论文的内容不加注释和评论的简短陈述，要求扼要地说明研究工作的目的、研究方法和最终结论等，重点是结论，是一篇具有独立性和完整性的短文，可以引用、推广。

撰写摘要注意事项：

1. 不得简单重复题名中已有的信息，忌讳把引言中出现的内容写入摘要，不要照搬论文正文中的小标题（目录）或论文结论部分的文字，也不要诠释论文内容。

2. 尽量采用文字叙述，不要将文中的数据罗列在摘要中；文字要简洁，应排除本学科领域已成为常识的内容，应删除无意义的或不必要的字眼；内容不宜展开论证说明，不要列举例证，不介绍研究过程；

3. 摘要的内容必须完整，不能把论文中所阐述的主要内容（或观点）遗漏，应写成一篇可以独立使用的短文。④摘要一般不分段，切忌以条列式书写法。陈述要客观，对研究过程、方法和成果等不宜主观评价，也不宜与别人的研究作对比说明。

撰写英文摘要注意事项：以上中文摘要编写的注意事项都适用于英文摘要，但英语有其自己的表达方式、语言习惯，在撰写英文摘要时应特别注意。

（四）关键词

是从论文的题名、提要和正文中选取出来的，是对表述论文的中心内容有实质意义的词汇。关键词是用作计算机系统标引论文内容特征的词语，便于信息系统汇集，以供读者检索。

关键词规范：关键词是反映论文主题概念的词或词组，通常以与正文不同的字体字号编排在摘要下方。一般每篇可选3~8个，多个关键词之间用分号分隔，按词条的外延（概念范围）层次从大到小排列。应标注与中文关键词对应的英文关键词。编排上中文在前，外文在后。中文关键词前以"关键词："或"[关键词]"作为标识；英文关键词前以"Key words："作为标识。

关键词应尽量从国家标准《汉语主题词表》中选用；未被词表收录的新学科、新技术中的重要术语和地区、人物、文献等名称，也可作为关键词标注。关键词应采用能覆盖论文主要内容的通用技术词条。

（五）引言

是写作时从已知背景材料，将话题引向问题的提出和解决，即有宽到窄，由面到点的步骤。写作时存在的问题：开始时应该让读者明白问题是什么，你是怎么解决的，结果和结论是什么。即突出研究的意义。在引言中很多背景材料和结论性的语句不可能全是作者本人的工作，即使是作者本人的工作，也应该标出文献，以利于作者全面理解。

（六）正文

是论文的主体，正文应包括论点、论据、论证过程和结论。主体部分包括以下四个方面内容：提出问题—论点；分析问题—论据和论证；解决问题—论证方法与步骤；结论。

为了做到层次分明、脉络清晰，常常将正文分成几个大的段落。这些段落即所谓逻辑段，一个逻辑段可包含几个小逻辑段，一个小逻辑段可包含一个或几个自然段，使正文形成若干层次。论文的层次不宜过多，一般不超过五级　。

医学论文，不单是一般文章的写作技巧和语言修辞，更是一种探究方法和过程的科学的表述和进步，是作者在实际过程中知识广度和综合能力的体现，也是医学科学自身发展的结晶。论文正文基本要求应是客观地、真实地反映事物的本质，反映事物内部的规律性。医学论文内容必须有材料、有概念、有判断、有观点，合乎逻辑，顺理成章，且材料确实（经得起考证）、概念明确、判断恰当，观点正确，不能含水分。即应具有实用性、科学性、真实性、新颖性、先进性（创新性）、可读性等内容。

（七）致谢

一项科研成果或技术创新，往往不是独自一人可以完成的，还需要各方面的人力，财力，物力的支持和帮助。因此，在许多论文的末尾都列有"致谢"。主要对论文完成期间得到的帮助表示感谢，这是学术界谦逊和有礼貌的一种表现。

（八）参考文献

一篇论文的参考文献是将论文在研究和写作中可参考或引证的主要文献资料，列于论文的末尾。参考文献应另起一页，标注方式按《GB7714-87文后参考文献著录规则》进行。

1. 参考文献的要求

（1）所列参考文献应是正式出版物，以便读者考证。

（2）所列举的参考文献要标明序号、著作或文章的标题、作者、出版物信息。

2. 参考文献的作用

（1）可以反映论文作者的科学态度和论文具有真实、广泛的科学依据，也反映出该论文的起点和深度。

（2）能方便地把论文作者的成果与前人的成果区别开来。

（3）能起索引作用。

（4）有利于节省论文篇幅。

（5）有助于科技情报人员进行情报研究和文摘计量学研究。

第四节　医学论文的选题原则与方法

一、医学论文选题的概念及与科研选题的联系与区别

（一）医学论文选题的概念

医学论文选题是指在医学基本知识和理论的指导下，采用科学的研究方法，确定准备探索或解决或总结某一医疗问题的过程。

医学论文选题是医学科研及论文写作的关键步骤，通常也是第一个步骤。论文选题能集中体现论文作者的科学思维、学术水平、学科信息及实验能力等综合能力。论文选题不仅决定预期成果的水平，更关系到科研的成败。因此，论文选题是一件十分基础且重要的工作，论文作者必须严肃、认真地进行选题。

（二）医学论文选题与科研选题的联系与区别

医学论文选题与科研选题的原则和方法基本相同，但是科研选题更强调创新性和科学性。两者的类型也略有区别：医学论文选题的类型更广，可以是实验研究、调查研究、理论研究，也可以是病例报告（分析）、经验总结或文献综述；科研选题一般是实验研究或调查研究，病例报告（分析）、经验总结或文献综述一般不属于科研的范畴。

二、医学论文选题的原则

（一）创新性

所谓创新性就是要有一定的新发现、新观点、新见解，或有新物质、新途径和新方法，可以帮助人们更好地认识或处理以前尚未解决或未完全解决的问题。创新性是科研的灵魂，也是论文选题优劣的重要标准，创新性的大小决定论文的质量及成果的水平。创新性有大有小，可以是以前从未有人研究过的内容或方法，也可以是在前人工作基础之上的进一步深入、发展、补充或修正。

医学研究的创新性主要体现在治疗方案、护理措施、检测指标、分析技术、管理模式等的改进或对疾病发生发展的新认识或是对药物作用机制的新认识。

（二）科学性

选题的科学性，一方面是指选题有依据：选题来源于临床实践，有客观事实或合乎逻辑推理的科学理论根据，不是主观臆想或凭空猜想。另一方面是指在实验设计上科学严谨，具体包括：试验设计的类型选择正确，统计学设计合理，研究因素、研究对象及观察指标选择合乎研究目的，设计规范严谨，技术路线清晰，方案具体可行，试验步骤合理。总之，实验设计要能保证结果的准确性，以确保得到可信的结论。

要保证实验设计的科学性，必须坚持对照、随机、重复、均衡、盲法等科研设计的基本原则。

对照指的是在调查研究或实验研究的过程中，确立可供相互比较的组别。没有比较就不能确认有效性。对照有很多类型，如空白对照、阴性对照、阳性对照、操作对照、自身对照、前后对照等，应根据实验目的不同设置不同类型的对照。

随机是指在抽取或分配样本时，每一个研究对象或观察单位都有完全均等的机会被抽取或分配到某一组，而不受研究者或研究对象主观意愿所左右。只有随机的分组，比较才客观可信。

重复是指每组样本需要有足够的数量。重复的目的主要是避免偶然性对实验结果造成的干扰。细胞或动物实验通常按照经验设置，临床试验一般需要通过预实验进行估算。

均衡是指每组样本除研究因素外，其他非研究因素都应该齐全。非研究因素通常包括时间、温度、性别、体重等，他们在不同组间应该保持一致。均衡的主要手段是随机。

盲法是指临床研究过程中，指标的观测、数据的收集和结论的判断，应在不知道研究对象分组的前提下进行。盲法是为了避免研究者因主观因素所造成的偏倚。

（三）可行性

可行性是指选题是否有条件实施。包括实施者是否具备开展工作的经验和能力，实施单位是否具备相关的工作条件（仪器、设备、场地），相关人员是否具备开展工作的经验和能力，经费是否有保障等。选题要从实际出发，量力而行，实事求是。

（四）实用性

选题要能够切实解决医疗实践中的具体问题，并符合国家经济建设和社会发展需求。应当重点针对当前及今后一段时间内医疗领域内存在的关键问题进行选题。同时还应当适当考虑解决问题的成本。如果方法有创新性但实现的成本过高，实用性也会大打折扣。要避免有创新性但无实用性的选题。比如，研发治疗天花的新药，选题有创新性，但天花基本灭绝，因此没有实用性。

三、选题的基本方法与途径

（一）从医疗实践中选题

在医疗实践过程中发现实际问题、总结规律和经验是医学论文选题的主要途径。在临床工作中经常会碰到各种问题，比如治疗有效率不高、药物不良反应、检测指标的灵敏性不够、手术时机的选择、护理方式、管理效率低下等等，从这些问题出发，思考是否有改进的方法，然后进行实验设计看是否具有可行性，这是选题的常见方法和来源。也可以根据临床工作中遇见的新病种（或罕见病）、新（罕见）并发症、新（罕见）药物不良反应等进行的处置进行经验总结。或者针对疾病的发病因素或预后因素进行探讨。

（二）从文献中选题

从文献中获得灵感，将新技术、新思路、新药物、新理论用于临床实践，这也是医学论文选题的基本途径。养成良好的阅读医学论文的习惯、经常参加学术会议是从文献中选题的前提条件。

（三）从课题指南中选题

某些课题申报指南会公布候选题目，也称为计划性课题。申报者可以从中选择感兴趣并适合的题目。这类选题一般以管理类居多，在管理岗位的人员可经常关注。

四、选题的类型与要求

（一）实验研究

实验研究是指根据研究目的，主动地对研究对象施加干预因素，并控制非干预因素的影响，以探讨干预因素作用的研究。根据实验对象的不同分为动物实验、临床试验、细胞实验。实验研究的主要特点：一是实验环节的人为设计性和控制性，如何控制好每一个非干预因素是研究过程中需要注意的问题，如果控制不好，将影响结果和结论的准确性；二是实验研究通常需要使用仪器设备，对仪器的稳定性和操作有一定的要求。事实上，要完全控制所有非干预因素且没有任何测量误差是不可能的，因此需要通过科学严谨的实验设计（包括统计学设计）来尽量消除这些偏倚。

（二）调查研究

调查研究是对特定的群体进行调查，研究者只是对研究对象进行客观的观察和纪录，而不施加任何干预因素。调查法最常用的是问卷调查法，通过书面提出问题的方式搜集资料，然后回收整理、统计和研究。

医学领域的调查研究有三种常见类型：横断面研究、队列研究和病例对照研究。横断面研究是对某人群当前特定状况的调查，也称为现况调查。队列研究是对不同暴露水平的对象进行追踪观察，从而分析暴露因素与疾病发生之间的因果关系，是由因导果的调查研究。病例对照研究是对某疾病的一组患者和另一组非患者进行观察，比较两组某些因素的暴露情况，从而分析该疾病与这些因素的关系。是由果推因的研究。

调查研究的数据往往在调查时已经产生，只是需要通过一定的方法进行收集和整理。因此，如何准确的收集、整理和分析数据是决定调查研究质量的关键。调查研究对于抽样方法、样本数以及统计分析方法有较高的要求。

（三）理论研究

理论研究是对某一领域的知识进行形而上的探讨。理论研究一般不涉及统计学。理论研究是管理科学领域的常见类型，适合从事医院管理、医药企业管理、医学教育等领域的研究者采用。

（四）病例报告（分析）

病例报告（分析）是针对某一特定病例进行总结和分析。临床上遇见新病种（或罕见病）、新（罕见）并发症、新（罕见）药物不良反应就可以将发现及处置过程写成病例报告（分析）。病例报告（分析）应具有一定的新颖性或罕见性。病例报告（分析）在写作上要注意完整性和细节，现象和（或）处置过程描述越详细，临床指导意义越大。在病例报告（分析）的最后还应当给予适当的分析与总结。

（五）经验总结

经验总结是指对某一事物长期认识和实践的经验归纳。经验总结针对的事物往往大于一个病例，但总结的高度和水平没有达到成体系的新理论的程度。临床治疗、护理、检验、药学、生产、管理等医疗领域的各个方面都可以进行经验总结。

（六）文献综述

文献综述是对某一领域（某分支学科或重要专题）最新动态（进展、发现、原理和技术等）在收集阅读大量近期的文献资料后，综合分析而写成的一种综合评述。文献综述是"综"与"述"相结合。"综"是指经过作者对阅读材料的整理、综合分析，把许多文献资料的共同观点、实验结果和方法提炼出来，按一定思维程序加以综合、概括的科学思维过程。所以"综"是精华与核心；"述"是指专门地、深入地、系统地论述某方面的问题，是在"综"的基础上，按文章的写作程序把它表达出来展示给读者的过程，是一种手段和方法。文献综述是了解过去、展望未来的资料，掌握某一方面知识的良好途径；有助于启发思路，为选题和设计提供线索；有利于提高独立工作能力和科研能力。

文献综述的资料来源于文献，而不是自己的实践，当然也可以包含部分自己的实践。文献综述在写作时需要注意避免与原文献雷同。

五、不同层次毕业（学位）论文选题注意事项

不同层次毕业（学位）论文选题的区别主要是在创新性及论文类型方面。

（一）大专毕业论文选题注意事项

大专毕业论文不是以科学研究为目的的，而主要是通过毕业论文学会综合利用和分析问题的能力。大专毕业论文对创新性没有太大的要求。在选题类型上可以是文献综述、经验总结、病例报告（分析）或简单的调查研究。有条件的也可以选择验证性实验研究。

（二）本科学位论文选题注意事项

本科学位论文同样也不是以科学研究为目的，但也强调创新性的培养。本科学位论文对创新性有一定要求，但总体要求较低。在选题类型上可以选择经验总结、病例报告（分析）、调查研究或实验研究，综述一般不作为本科学位论文。本科学位论文选题时注意内容不宜过大，同时需要注意可行性。

（三）研究生学位论文选题注意事项

研究生教育主要培养学生的创新意识和科研素养，因此研究生学位论文要求有较强的创新性，一般要求选题在国内外均没有报道过。选题类型通常是调查研究或实验研究。研究生学位论文选题时需要注意不要一味追求创新性而忽略可行性，否则极易造成无法按时完成。

第五节　医学论文的写作格式

医学论文是将医学科学中新的理论、技术、经验和成果等，用恰当的方式、严谨的科学态度、准确的语言加以介绍和表达的专业性论述文章。按照写作目的可以将医学论文分为学术论文和学位论文，本文以医学学术论文为例，介绍其写作格式。

论文的基本格式主要分为论文的前置部分和论文主体两大部分。其中前置部分包括：文题、作者署名和单位、中英文摘要和关键词；论文的主体部分包括引言、材料与方法、结果、讨论、结论、致谢、参考文献。

一、文题

文题，又称论文题目、标题或篇名，文题是对论文内容的高度概括和综合，它是论文内容的集中体现，也是读者判断文章内容与是否值得研读的重要因素。

（一）文题的构成要素

一般而言，我们可以根据医学论文设计的三要素来确定文题的构成，即医学论文的研究对象、研究方法、研究结果，文题也可以由其中三部分或两部分组成。

例如，有人以免疫组化法测定卵巢上皮性癌、交界性肿瘤、良性上皮性肿瘤及正常卵巢组织中癌基因p21及抑癌基因p53的表达率，发现癌组织中的表达率明显高于其他组织，并与癌症病人的生存期有一定关系。该项研究课题的主要研究对象为卵巢上皮性肿瘤，研究方法为免疫组化法测定p21及p53，结果为表达率，故题目可确定为"癌基因p21及抑癌基因p53在卵巢上皮性肿瘤组织中的表达"，如考虑题目太长，超过20个字，也可改为"p21及p53在卵巢上皮性肿瘤组织的表达"。

（二）文题的命名要求

1. 具体确切　文题应具体确切的表达论文的特定内容及其特点，使读者能够一目了然的知道本文的研究范围、内容、目的，以达到"见题如见其内容"的效果。

2. 准确得体　文题反映的是整篇文章最重要的内容、最实质性的东西，文题应该紧扣主题，避免题大文小，空洞无物。比如某篇文章主要研究的是600余例南方医院的病历及金黄色葡萄球菌和铜绿假单胞菌两类菌属，但文章标题为"五年来烧伤创面菌群变化与耐药性分析"，该文题就有过大夸张研究成果的嫌疑。

3. 简短精练　一个好的文题应该做到简短精炼，高度概括，着重表达"最重要的特定内容"，字数一般20个字左右为宜。多数过长的文题都使用了"多余的词"，例如："关于……研究""关于……观察"等。

4. 新颖醒目　在保证前面三项文题命名前提下，文题新颖更易吸人眼球。例如"白化病化疗的护理"，白化病化疗已形成常规，缺乏新颖性，而文章观察的内容是有关白化病化疗期间出现细胞溶解综合征的护理，改为"白化病化疗期间出现细胞溶解综合征的护理"，则更加新颖。

（三）撰写文题注意事项

1. 文题使用的各种概念应统一　不应将本职属性上没有共同点的不同概念并列在一起，也应避免同一概念在不同章节出现不同称谓。

2. 句式选择　文题应尽量避免用疑问句，主谓宾结构的完全句，以及宣传鼓动方式的状语。

3. 一般不设副标题　副标题用于补充完善论文中的特定内容，如：

（1）题名语意未尽；

（2）研究报告、论文分册出版；

（3）其他如引申说明等。

4. 文题中的缩略词应以公知公用为原则。避免不常见的缩略词、字符、代号或公式，不需将缩略词和全称同时列出。

5. 其他问题。

（1）中外文题相对应；

（2）文题中的数字用阿拉伯数字表示，但不包括作为名词或形容词的数字，如"十二指肠"不能写成"12指肠"；

（3）若有下列情况应该在页下列出脚号及加注内容。如论文系科研基金会资助的课题总结，加注"本文系某科研基金会资助"等。

二、作者署名和单位

（一）作者署名

根据中国《著作权法实施条例》的规定，署名权即表明作者身份，在作品上署名的权利。随着学术论文写作规范化和国际论文成果评估标准化，科研写作中越来越重视作者署名规范。署名不仅是对研究人员科研贡献和法律权利的认可，也代表了其承担学术责任与义务，同时也是科研人员考核评定的重要凭据。

1. 署名条件

（1）具备署名权　国际医学期刊编辑委员会(International Committee of Medical Journal Editors)ICMJE对有关作者署名资格设置如下4个标准：①对构思或设计、数据获取、分析或解读有实质性贡献。②起草文章，或对文章的重要内容进行过重要的修改。③同意最终版本被公开发表。④在调查和解决研究工作的准确或诚信问题时同意对研究工作的各方面负责。

（2）不具备作者署名权　ICMJE同样提出了不具备署名权但应该予以承认的作者，包括：提供资金资助、管理工作、辅助性质的实验室支持、写作协助、技术编辑、语言编辑和校队。对于以上不具备作者署名规则的贡献者不应列为作者，但应予以承认，并指明他们的贡献。

2. 署名要求　2018年4月24日中科院科研诚信建设工作发布《关于在学术论文署名中常见问题或错误的诚信提醒》，提醒科研工作者在学术论文署名中注意并改正一些常见问题或错误。科研论文署名有如下要求：

（1）署名形式　集体完成署集体名称，个人完成署个人名称。

（2）署名作者数量与排序　一般学术论文署名不超过6人；根据撰写论文所做贡献大小排序；一般默认第一个为第一作者，注明通信作者，若有并列第一作者、并列通信作者、多个第一作者、多个通信作者、同等贡献作者等，应该对不同作者贡献做说明。

（3）署名格式　一般而言，科研学术论文署名位于文题下方居中；作者相互之间用逗号隔开；如果是单名，姓和名之间空一格书写；不同工作单位作者，应在姓名右上角加注阿拉伯数字对应相对作者单位。

（4）中英署名　国内作者的中文署名写全名，其外文署名用汉字拼音，姓前名后，姓和名的首字母大写，其间留空一格，双名或双姓的拼音字母连写，不加连字号。若两字拼音连写处出现元音字符相接而其音节可能发生混拼时，则在两元音字符间的上方加隔音号（'）以示区分。少数民族作者姓名按照民族习俗，用汉语拼音字母拼音音译转写；外文作者的姓名写法遵从国际惯例。示例：刘宏利为"LIU Hongli"，欧阳明为"OUYANG Ming"，刘长安为"LIU Chang'an"。

（5）译文署名 译文的原作者仍在题目下署名，译者在文末署名，校者署名最后。

（6）学者身份识别码 由于作者姓名不具有唯一性，为了解决署名作者姓名歧义等问题，ORCID（Open Researcher and Contributor Identifier，"开放研究者与贡献者身份识别码"）项目应运而生，ORCID的解决方案是建立一个研究人员身份识别码注册中心，赋予每一个在中心注册作者一个16位的数字编码，例如0000-0001-7200-2281，在编码与其主人以往发表的文献、专利及科研基金间建立关联，并与现行的其他作者身份解决方案之间建立开放、透明的链接。2012年10月ORCID正式在http://orcid.org/发布了注册服务并开始发放用户身份代码。越来越多的国际期刊发表均要求作者填写ORCID或Research ID等作者身份识别码。

（二）作者单位

作者单位是读者、作者、编者三方联系的方式，也是作者在单位期间科研产出的重要依据，还是各类高校科研产出评估的重要指标。因此，越来越多的高校重视本校科研成果著录格式，规范机构统一写法等，以确保本校成果更准确、全面的收录。

1. 单位署名问题

（1）单位名称变更 由于机构院系均存在合并、更名、新增、撤销等原因，导致作者单位署名不一致问题。

（2）单位名称规范不一 机构名称存在中文全称、中文简称、英文全称、英文缩写、英文简称等不同名称，机构规范标准不一。

（3）单位署名中的联系地址不完整，缺少必要的省市邮编信息。

（4）不同机构同一英文机构写法 如中国美国均有西北大学，台湾和湖南均有南华大学。

（5）其他问题 如书写错误、科研平台称谓不正确等。

2. 单位署名规范 对于学术投稿，不同杂志规范略有差异，一般需要注意：

（1）作者与单位署名对应 若作者和单位存在一对多或多对多的关系，作者单位应该按照作者署名对应的阿拉伯数字顺序排列，通过数字建立作者与作者单位之间一一对应的关系，便于区分和识别，不同单位之间应并列排齐。示例：

古依学[1,2]，彭波[2]

1. 广州医学院附属肿瘤医院肿瘤研究所，广东 广州 510182

2. 中南大学湘雅医学院肿瘤研究所，湖南 长沙 410057

（2）单位署名要求 一般而言，作者工作单位应注明全称（具体到院系），包括所在省、市、邮编；国际期刊还应该规范单位署名的英文写法和省市邮编国别等信息。

（3）研究生、进修学院均按照其完成论文的所在单位署名。作者单位发生变更可注明现在所在单位。

（4）单位英文署名应注意书写正确、使用规范的单位英文全称等。

三、中英文摘要、关键词

（一）中文摘要

摘要又称"概要"、"内容提要"。中国国家标准规定：摘要是报告论文的内容不加注释和评论的简短陈述。摘要用简单、明确、易懂、精辟的语言对全文内容加以概括，具有与文献同等量的主要信息，读者即使不阅读全文，也能获得必要的信息，摘要信息也是影响读者是否阅读全文的重要信息。

1.摘要分类

（1）报道性摘要　又称"资料性摘要"或"情报性摘要"，是指明一次文献的主题范围及内容梗概的摘要，能够阐明正文中包含的目的、方法、结果和结论等内容，是编写医学论文摘要的主要形式，尤其适用于实验性研究、临床观察和分析类论文摘要的写作。

（2）指示性摘要　又称"叙述性摘要"，主要用于概述、综述或其他长篇议论性文章。指示性摘要只对论文主要内容做一般指示性介绍，并不要求包含新的科技信息，而且篇幅较短，一般只有无法或不便采用报道性摘要时，才使用指示性摘要。

（3）报道指示性摘要　以报道性的形式表达论文中信息价值较高的部分，而以指示性摘要的形式表达其余部分的摘要。

2.摘要构成要素　目的、方法、结果和结论称为摘要的四要素。

（1）目的　指出研究缘由及其重要性。

（2）方法　简述课题的工作流程，包括主要研究内容、基本设计、对象、原理、条件、方法等。

（3）结果　陈述研究之后重要的新数据、新发现、新成果及价值，并剖析其不理想的局限部分。

（4）结论　结合论文研究得到的重要结论，比较预测其理论价值和应用价值。

3.摘要书写要求

（1）摘要应高度概括，简明扼要，用以概括全文的主要内容，做到用最少的文字提供最大的信息，摘要字数一般控制在100～300字为宜，最多不超过500字。

（2）摘要应符合"拥有与论文同等量的主要信息"原则，应包括研究目的、方法、结果和结论4个要素。

（3）摘要描述使用第三人称陈述，不要使用"本文""本人"等第一或第二人称。

（4）一般不用疑难词、缩略词语、图标、公式、化学结构式和非众知公用的符号或术语，不引用参考文献。

（二）中文关键词

关键词是从论文题目、摘要或正文中选择最能表达论文主题特色的专业名词术语。关键词能够反映文章的主要内容，也是对文献进行标引、建立数据库主题索引的参考依据。

1. 关键词选定要求

（1）关键词必须能够正确反映论文的主要内容。拟选关键词应从文题、摘要中提炼，若选择不充足，亦可从前言、正文中选取。

（2）标引关键词应首选主题词。主题词是从自然语言词汇中挑选出来并加以规范化的名词术语，医学学术论文中文关键词可以从《汉语主题词表》《医学主题词注释字顺表》《中医药主题词表》编制的词汇中选取。

（3）关键词数量一般为3~8个，以"精准"原则为主。

2. 关键词选定注意事项

（1）关键词要写原形词不用缩略词。

（2）不使用冠词、介词、连词、无检索意义的副词、形容词等，如调研、探讨、分析等。

（3）未被专业公认的缩写词、尚不够成熟的某些概念、化学分子式不能作为关键词。

（三）英文摘要、关键词

英语作为全球通用性交流语言，联合国教科文组织就规定："全世界公开发表的科技论文，不管用何种文字写成，都必须附有一篇短小精悍的英文文摘。"我国正规性的学术论文一般都会要求设置英文标题、摘要、关键词、作者和单位等英文信息。

英文摘要和关键词书写要求、选取规范和注意事项同中文摘要和关键词要求类似。除此外，还有一些注意事项：

1. 英文摘要的写作方法要依据公认的写作规范；

2. 语句表达完整准确，避免句型单调；

3. 使用标准英语书写，减少生僻词，避免口语化；

4. 英文文摘一般不超过250个单词，长篇文章一般不超过500个单词，快报的文摘可在80~100个单词；

5. 英文关键词的选定可以参照《英汉生物医学词汇》《英汉医学词汇》《医学主题词表》（Medical Subject Headings，简称MeSH）等。

四、引言

引言又称前言、导言、序言、导语，经常作为科技论文的开端，简短的篇幅介绍论文的写作背景和目的，提出研究要求的现实情况，以及相关领域内前人所作的工作概况，说明本研究与前工作的关系、研究热点、存在的问题及本项工作的意义，对全文起到提纲挈领的作用。

（一）引言内容

1. 简明扼要说明研究缘由、目的，说明此项工作的重要性和必要性；

2. 说明此项研究的起止时间、资料来源和搜集方法；

3. 本研究工作的历史背景、国内外有关本工作的研究现状和研究动态；

4. 对比前人开展研究现状、结论，说明已经取得的成果，存在的问题，本文拟解决问题；

5. 本项工作研究目标和方法、实验流程、拟解决问题、预期结果和实际意义。

（二）引言的注意与总结

1. 字数要求。开门见山，简明扼要，一篇3000～5000字的论文，引言字数一般为200～300字；

2. 引言部分不要涉及本研究中的数据或结论，避免与摘要和正文重复；

3. 短文如病例报告可不分引言，只写病例摘要和讨论；

4. 慎重使用"首次报道""国内首创""填补国内空白"等词，以上词汇需要全面查询阅读文献，且有确切的资料作为依据。

五、材料与方法

材料与方法是阐述论点、论据、进行论证并得到结论的重要步骤，材料与方法部分在医学论文中占有举足轻重的地位。它是论文的科学性、先进性的依据；也是判断结果是否可靠可信的参考标准；甚至论文发表与否也要看材料与方法。国外对医学论文的材料与方法部分非常重视，如CONSORT小组发布的如何报告随机对照试验（RCTs）的CONSORT声明中，对报告RCTs的方法做了详尽的说明和要求，其25个项目中有10项项目是关于材料与方法。

根据医学论文的不同类型，可以采用不同标题，如：对象与方法、案例与方法、仪器与检查步骤、手术方法、调查方法、病历报告等。不同类型具体方法略有差异，但总体上材料与方法写作应该体现研究工作的三要素（处理因素、实验对象、实验效应）和四原则（随机、对照、重复、均衡），并依照研究设计的先后次序以此说明，以便他人能够做到结果复现。

（一）材料与方法写作内容

医学论文研究类型不同，"材料与方法"表述与组成亦有不同，本节从医学论文主要的研究类型来说明材料与方法的写作。

1. 临床研究　临床研究对象主要是患者，在资料部分除应说明研究对象的来源、收集时间、人数、性别、年龄、种族、研究对象纳入标准和剔除标准等基本信息外，还应具体说明疾病的病因、病程、病种、疾病分型和诊断标准等，但在涉及研究对象的姓名、病历号和工作单位时要予以合理规避，以保护研究对象的隐私。临床研究中的"方法"部分主要介绍临床研究的时间、研究类型、采用的技术手段，如干预措施、观察指标、操作程序、实施方法、判断标准和质量控制等。

2. 流行病学调查研究 流行病学是研究人群中疾病与健康状况的分布及其影响因素的科学，以人群为研究对象；因此，涉及流行病学研究的医学论文在"材料与方法"部分要详细说明调查时间、研究对象的选择、来源、人数、纳入标准和剔除标准等，同时要交代调查方法、抽样方法、调查指标、样本含量、具体如何实施、质量控制等内容。流行病学研究多采用调查表进行数据的采集，因此对于研究所使用的调查表的完整名称、来源、调查表包含的各维度、条目、计分方式、评分方法、量表的信度系数等要予以具体说明。

3. 实验研究 实验研究多采用细胞、动物和生物样本等进行相关研究，因此在材料部分首先要对样本来源进行说明。实验研究在方法部分则要具体强调分组方法、样本含量、给药剂量与途径、实验方法、动物观察、麻醉与取材、标本制备与保存、检测指标、测定方法等。

4. 统计学分析 结果数据的统计学分析方法是衡量整个研究结果科学性的关键。结果数据涉及统计学处理，应在"材料与方法"部分设立统计学分析小节，对相关的统计学分析内容如统计分析软件及版本、数据描述形式、具体统计分析方法和显著性检验水准等内容进行具体说明。

（二）材料与方法的注意与总结

材料与方法是提供论文的科学依据，对于论文质量有着重要作用，因此材料与方法要注重可重复性、科学性，因为只有能够被重复验证的实验结果，才能得到科学认证和认可。在方法写作中，对于陈旧的方法不需要重复介绍或罗列无关的材料，只需要写出名称即可；若引用方法，需要表明脚注，不必重复细节；若改良方法，需要详细叙述改进部分；若自设方法，则需要详细叙述，并阐明采用的统计学处理方法。

六、结果

结果是根据材料和方法最终验证所得到的数据，通过观察、测定原始资源和数据，利用相关统计方法，对最终数据进行归纳、总结和分析后，用文字、图形或表格的形式具体准确的将结果表达出来。结果是论文的核心部分，这部分必须如实、具体、准确的叙述，对不符合主观设想的结果，也应该做客观的分析报告。

（一）结果的表达方式

1. 文字叙述 文字叙述是记录"结果"最主要的表达方式，凡是能用文字说明的问题都尽量不要用图表，如临床研究中体征和症状的发生率、药物疗效所出现的相关数据等。文字的表达力求简明扼要，清晰明了，一般不宜引用参考文献。

2. 表格说明 当结果中含有大量数据或文字表述冗长繁杂时，可以以表格形式进行说明，表格是简明规范化的科学语言，能够将复杂多样的结果以简明精炼、重点突出、清晰明了的形式展示出来。但一篇论文不宜过多采用图表，且图表使用应严格执行列表规范要求，如表格设计要简洁规范；编号对应表序；数据列计量单位要统一；表格中80%应该为数据，尽量避免文字等。

3. 插图说明　相对于文字和表格，插图的表达方式更加直观形象，尤其多列数据多方式对比时，插图优势明显。使用插图也需要注意以下规范，如图数量宜少；插图需要标注图序；图形应该大小适中，文字符号清晰，易于辨认；构图宜简等。

4. 照片显示　部分论文为了显示结果的真实性或连续性变化，也会采用一些黑白或彩色照片，部分期刊数字阅读页面中甚至还提供了GIF动态照片，这使得结果更加具有可读性。但由于编辑排版、纸质阅读等限制，除非特别需要，尽量不用照片。

（二）结果的注意与总结

1. 结果属于对内容的客观性描述，不需要做过多分析说明或解释评论，不要与前言、材料与方法、讨论等内容重复，以确保结果的科学性和准确性。

2. 结果部分不要引用他人文献，以确保结果是属于作者本人根据研究方法所呈现的客观结果。

3. 层次清晰。若结果较多时，可以采用小标题层次分明的列出结果。

七、讨论

讨论是对研究结果的科学解释和评价，也是作者通过调研和实验对结果的理性思考和科学推理。与论文的其它部分相比，讨论写法的变化幅度最大、最为灵活，好的讨论可以更好体现结果的价值和作用，因此，讨论这部分最能体现文章的科学性、先进性和作者的学术素养与知识深度。

（一）讨论的主要内容

讨论内容包括：

1. 陈述主要发现，并对结果进行论证分析，是否达到了预期目的，能否验证提出的假说；

2. 阐明本研究长处和短处，表明其理论意义、实践意义和应用场景；

3. 与国内外其他研究综合比较，分析结果的异同，体现本研究的创新之处；

4. 本研究存在的限制、缺点和疑点，并对其进行合理客观的分析解释；

5. 提出未解决的问题以及未来的改进设想和努力方向。

（二）讨论的注意与总结

讨论写作过程中常常遇到"讨论脱离本研究内容""论证不充分""论证面面俱到"或"过多强调数据而忽略其引申推论"等问题。那么在讨论写作过程中，要讨论什么、避免什么呢。

1. 讨论应紧扣主题，避免离题散漫。讨论写作都应该从主题出发，切忌讨论问题偏题。

2. 讨论论据要充分，但要避免写成综述。除了本研究成果外，可以适当引用其他文献的观点结果进行补充论证，增强结果的说服力和科学性；但不要大量罗列与研究相关性不大的文献，参考文献需要起到辅助作用，不是决定作用。

3. 讨论要实事求是，避免夸大其词或刻意隐瞒。讨论要运用一分为二的观点，既对研究创新性进行论证，也要对本研究的限度、缺点、疑点都进行合理客观的分析解释，不要为了达到预期效果，刻意夸大效果或隐瞒研究缺陷。

4. 讨论问题不宜过多。最好不要超过3个，讨论问题过多容易导致分析不深入，散乱。力求讨论的每个问题都重点突出，条理清晰，若讨论篇幅较长，可以对讨论问题进行编号。

5. 讨论要严谨大胆，避免泛泛而谈。讨论要指出本研究与前人所做成果的创新之处，在科学和严谨的前提下，大胆论证本研究的意义；若通篇文章毫无创新观点，泛泛而谈，乏而无味，文章也难以发表在高质量期刊中。

八、结论

结论又称小结、结束语、结语，是对论文全文的高度概括和浓缩总结。结论写作要求：

1. 针对本研究的结论，要求措辞严谨、表达准确，不能使用大概、也许等含糊其词的表达形式；

2. 字数不宜过多，一般是100～200字即可，不需要对论文中各个小结做简单重复说明，不使用图表等表达形式；

3. 结论表达条理清晰，不应该涉及文中不曾指出的事实，或叙述其他对本文研究无关紧要的内容；

4. 结论应重点陈述自己的观点，不宜引用他人的理论，对于复杂无法透过本研究所解释的问题，不能轻易下出肯定或否定的简单结论。

九、致谢

致谢是作者对本项研究工作中有实质性贡献的单位或个人对其成果提供帮助表达谢意的方式，是对他人贡献的认可和肯定。目前致谢大部分出现在硕博毕业论文中，国内期刊较少刊出致谢内容。相比而言国际期刊的Acknowledgments更加多元化，如有致谢其偶像歌手的，也有致谢女友，并向其求婚的。

（一）致谢对象

在本章第二节关于作者署名部分，ICMJE就提出了不具备署名权但应该予以承认的作者，应指明他们的贡献。一般而言，致谢对象包含：

1. 对本科研及论文工作参加讨论或提出过指导性建议者，论文审阅、修改者；

2. 为本文绘制图表或为实验提供样品、实验材料或设备等人员；

3. 对本文给予捐赠、资助者；

4. 其他认为应当感谢的组织和个人。

（二）致谢要求

1. 致谢必须实事求是，并征得被致谢者的书面同意，未经许可，不能借用名人抬高自己。

2. 一般在正文后面提出其姓名和工作内容或说明其贡献。如"技术指导""参加实验""收集数据""参与现场调查"等。

3. 书写方式常为：致：本文曾得到×××帮助、审阅、指导。或本文承蒙×××帮助、审阅、指导，谨此致谢。

4. 致谢置于文末，参考文献之前。

十、参考文献

GB/T 7714—2015《信息与文献参考文献著录规则》对"参考文献"做了明确定义："对一个信息资源或其中一部分进行准确和详细著录的数据，位于文末或文中的信息源"，并增补了"阅读型参考文献"和"引文参考文献"两个重要术语。

参考文献主要用于说明论文所涉及的观点、方法和出处，便于读者查阅参考；表明论文的科学依据和历史背景，使自己的观点有据可依；以示作者尊重他人的研究成果；规范参考文献著录，也有利于引文追踪和分析，提高检索效率。

（一）参考文献著录项目与格式

1. 参考文献类型及标识代码

参考文献以单字母方式标识：M—普通图书，C—会议录，G—汇编，N—报纸，J—期刊，D—学会论文，R—报告，S—标准，P—专利，DB—数据库，CP—计算机程序，EB—电子公告，A—档案，CM—舆图，DS—数据集，Z—其他。

2. 参考文献的著录格式

不同期刊对参考文献的著录格式要求不同，学术论文投稿具体还需要参考对应期刊的投稿要求，一般而言，各类学术检索系统都会提供GB/T 7714、MLA、APA等通用性文献著录格式，也有专业的文献管理软件，自动生成不同标准的参考文献格式，如国外的Endnote、Mendeley、Zoter，国内的NoteExpres、NoteFirst等。参考文献编排格式参考示例如下。

（1）普通图书　　[序号] 主要责任者.题名：其他题名信息[M].其他责任者.版本项（第一版不写）出版地：出版者，出版年：页码.

示例：

[1]王禾，武国军.医学论文写作指南（第二版）[M].北京：人民卫生出版社.2016：111-284.

（2）期刊论文　　[序号] 作者.篇名[J].刊名，出版年份，卷（期）：起-止页码.

示例：

[1] 刘娟；曹雪涛.2017年国内外免疫学研究重要进展[J].中国免疫学杂志，2018（1）：1-10.

[2] Reardon M J，Van Mieghem N M，Popma J J，et al.Surgical or Transcatheter Aortic-Valve Replacement in Intermediate-Risk Patients[J].New England Journal of Medicine，2017，376（14）：1321.

（3）会议录、汇编作品中析出的文献 [序号] 析出文献主要责任者.析出文献题名[C或G]//会议录、汇编作品主要责任者.会议录、汇编作品题名：其他题名信息.版本项.出版地：出版者，出版年：析出文献的页码.

示例：

[1]王细荣，韩玲.学术研究视野下的高校文献检索课——上海理工大学文献检索课的设置理念与配套教材概述[C]//孙济庆.信息社会与信息素养：2010全国高校文献检索教学研讨会论文集.上海：华东理工大学出版社，2010：317-321.

[2]王细荣."湛恩纪念图书馆"的前世今生[G]//章华明，吴禹星.刘湛恩纪念文集.上海：上海交通大学出版社，2011：378-282.

（4）学位论文 [序号] 作者.题名[D].培养单位所在地：培养单位，出版年：页码（可选）.

示例：

[1] 何超.基于数据挖掘的企业竞争情报智能分析研究[D].武汉：武汉大学，2014.

（5）报纸（析出的文献） [序号] 作者.题名[N].报纸名称，出版年份-月-日（版次）

示例：

[1] 张东琦，孙瑞英.浅谈大数据环境下的竞争情报分析[N]. 中国信息报，2015-02-05（008）

（6）标准 [序号] 标准代号.标准名称[S].出版地：出版者，出版年.

示例：

[1] GB/T 7714—2015，信息与文献参考文献著录规则[S].北京：中国标准化出版社，2015.

（7）电子文献 [序号] 作者.标题[EB/OL].（上传或更新日期）[检索日期].网址.

示例：

[1]国际合作部.ISO再添中医药国际标准.[EB/OL].（2015-07-23）[2011-07-26]. http：//www.sac.gov.cn/sgjhzb/xwxc/201507/t20150723_191674.htm.

（二）参考文献著录的注意与总结

1. 选取必要且关系密切的文献 参考文献必须要与所要引用和论证的内容密切相关，尽量少引用可有可无、学术参考价值不高的文献。一般而言，尽量选择3～5年内发表于核心期刊的高水平文献，但也有学者对此持反对意见，认为其人为改变了文献引用规律。

2. 参考文献要少而精 部分期刊对参考文献的引用文献有规定，如论著引用不超过10条，综述引用不超过25～30条。但也有人主张只要符合要求的文献均可引用，无需拘泥限制。

3. 引用已公开发表、正规来源文献 未经发表或非公开途径发表的论文、译文、内容摘要等一般不可作为参考文献引用，若正规出版物中有对应内容，尽量不要参考网络资料。

第六节 医学论文的写作规范及注意事项

一、法定计量单位

（一）法定计量单位的定义与种类

法定计量单位定义：指国家法律承认、具有法定地位的计量单位。法定计量单位的种类：

1. 国际单位制的基本单位；

2. 国际单位制的辅助单位；

3. 国际单位制中具有专门名称的导出单位；

4. 国家选定的非国际单位制单位；

5. 组合单位。

（二）中华人民共和国法定计量单位

1. 与医学有关的国际单位制（SI）的基本单位（表29-4）

表29-4　与医学有关的国际单位制（SI）的基本单位

量的名称	单位名称	单位符号
长度	米	m
质量	千克（公斤）	kg
时间	秒	s
电流	安（培）	A
热力学温度	开（尔文）	K
物质的量	摩（尔）	mol
发光强度	坎（德拉）	cd

2. 与医学有关的国际单位制（SI）中具有专门名称的导出单位（表29-5）

表29-5　与医学有关的国际单位制（SI）中具有专门名称的导出单位

量的名称	单位名称	单位符号	其他表示式例
频率	赫(兹)	Hz	s^{-1}
力，重力	牛(顿)	N	$kg \cdot m/s^2$
压力，压强，应力	帕(斯卡)	Pa	N/m^2
能量，功，热	焦(耳)	J	N.m

续表

量的名称	单位名称	单位符号	其他表示式例
功率，辐射通量	瓦(特)	W	J/s
电荷量	库(仑)	C	A.s
电位，电压，电动势	伏(特)	V	W/A
电容	法(拉)	F	C/V
电阻	欧(姆)	Ω	V/A
电导	西(门子)	S	A/V
电感	亨(利)	H	Wb/A
摄氏温度	摄氏度	℃	
光通量	流(明)	lm	Cd.sr
光照度	勒(克斯)	lx	lm/m^2
放射性活度	贝可(勒尔)	Bq	s^{-1}
吸收剂量	戈(瑞)	Gy	J/kg
剂量当量	希(沃特)	Sv	J/kg

3. 与医学有关的国家选定的非国际单位制单位（表29-6）

表29-6　与医学有关的国家选定的非国际单位制单位

量的名称	单位名称	单位符号	换算关系和说明
时间	分	min	1min=60s
	（小）时	h	1h=60min=3600s
	天（日）	d	1d=24h=86400s
旋转速度	转每分	r/min	1r/min=(1/60)s
质量	吨	t	1t=1000kg
原子质量单位		u	$1u \approx 1.660540 \times 10^{-27}kg$
能	电子伏	eV	$1eV \approx 1.602177 \times 10^{-19}J$
体积	升	L	$1L=1dm^3=10m^{-3}$

4. 与医学有关的用于构成倍数和分数单位的词头

10^6：兆（M）；10^3：千（k）；10^{-1}：分（d）；10^{-2}：厘（c）；10^{-3}：毫（m）；10^{-6}：微（μ）；10^{-9}：纳[诺]（n）；10^{-12}：皮[可]（p）。

例如，1厘米=1cm；1千克=1kg；2纳米=2nm；1毫升=1 ml。

（三）医学论文表达法定计量单位应注意的问题

1. 单位符号的字母一般用小写体，如ml，但表示升的一般大写，以免小写"l"与阿拉伯数字"1"相混淆；如果单位名来源于人名，则其单位符号的第一个字母应大写，如压强单位符号是Pa（帕斯卡），阿拉伯数字与单位符号间应空1/4字距。

2. 组合单位中斜线只能使用一次，圆点可使用多次。如$mg \cdot kg^{-1}/d$，或$mg \cdot kg^{-1} \cdot d^{-1}$，或$mg/（kg \cdot d）$不应写成mg/kg/d。中文表示只能写为毫克每千克1日，只准用一个"每"字。

3. 单位不得随意省略，如5 cm×5 cm，不应写成5×5 cm。

4. 论文内关于时间的叙述，均使用年、月、周、日、小时、分、秒，不得用a、mon、w、d、h、min、s等，但在组合计量单位公式中要用符号，如$10 \ mg/（kg \cdot d）$。

5. 医学论文中对"含量"和"浓度"常习惯用"×××含量为70%"或"xxx的浓度为80%"，是概念模糊所致。

"含量"的概念是指物质的质量、体积、物质的量与混合物的总质量之比，因此，对应有质量含量、体积含量和物质的量含量。质量含量指物质的质量除以混合物的总质量（$m_B/m_{混}$），也称质量分数（ω），未做特殊说明时，一般指质量含量；体积含量即指物质的体积除以混合物的总质量，也称质量体积，单位为m^3/kg；物质的量含量即指物质的量除以混合物的总质量（$n_B/m_{混}$），单位为mol/kg。按上述含量定义，体积分数（$V_B/V_{混}$，旧称体积百分浓度）不能称为含量，CO_2含量为5%、5% CO_2（V/V）或5%CO_2应表达为"体积分数为5%的CO_2"。

"浓度"一词在国标GB3102 8-93中已专指物质的量浓度（C_B），定义为B的物质的量除以混合物的体积（$n_B/V_{混}$），单位为mol/L或mmol/L。

二、数字

国家技术监督局于1995年12月13日发布中华人民共和国国家标准GB/R 15835-1995《出版物上数字用法规定》，要求出版物上数字用法要统一体例。

（一）数字使用的一般原则

1. 统计表中的数值，如正负整数、小数、百分比、分数、比例等，必须使用阿拉伯数字。

2. 定性的词、词组、成语、惯用语、缩略语或具有修辞色彩的词语中作为语素的数字，必须用汉字。例如：二尖瓣狭窄、十二指肠、二氧化碳、三叉神经、六味地黄丸等。

3. 要求凡是可以使用阿拉伯数字而且又很得体的地方，特别是当所表示的数目比较准确时，均应使用阿拉伯数字。

（二）阿拉伯数字

1. 整数　可写全数，也可加位数词，如800 000也可写成80万，25 000也可写成2.5万，但不宜写成2万5千；千位数及千位数以内，不加位数词，如5 000不宜写成

5千；五位以上的整数，从个位数起，每三位数空1/4格，如800 000 000，不用逗点（千位撇）隔，如800，000，000。高位数数字，除加位数词外，一般宜用×10^n的形式表示，如8×10^4表示80 000。图或表中出现高位数数字时，宜用×10^n统一表示，不必每数必加×10^n。另外，高位数也可用词头符号表示，如100 000m可写成100km，100 000g可写成100kg。与高位数相反，当出现多位小数数字时，可用×10^{-n}的形式表示，如0.00038可写成3.8×10^{-4}。表格中的数字应以个位数为参照对齐。

2. 小数　小数点后的位数应保持一致。

3. 分数　为排印方便和节省版面，分号以斜线"/"表示，如1/2不应写成$\frac{1}{2}$。

4. 表示时间概念的数　医学论文多需长期保存，因此，表示年、月、日的数一律用全称，如1989年不应写成89年；1989年10月1日可写成1989-10-01。应避免使用时间代词"今年"、"下月"、"本周"、"昨天"等，而应写具体日期。

5. 起止数和约数　起止数用起止号"～"连接，如30～100；表示范围的起止数而单位相同时，前一个数后的单位符号可省略，如10～20 mmol/L；不同单位时应分别标明，如30 min～2 h；百分数时，百分号均应写出，如40%～60%，不可写成40～60%，当以位数词表示起止数时，前后两个数均应标明数位，如300 000～500 000应写成30万～50万，不可写成30～50万。用词头或正、负指数（×10^3或10^{-5}）时，前后两个数均应标明数位。

用约数词应避免概念重复，如"需2～4个疗程"，不应写成"需2～4个疗程左右"，其中的"左右"与表示范围概念的"～"重复；又如"大约5h左右"，其中的"大约"和"左右"都是表示不肯定数值的概念，重复。

6. 数字的增加或减少　倍数只用于表示增加，如增加了3倍，指现在是原来的4倍；增加到3倍，实际只比原来增加2倍。倍数一般不可用于表示减少，但也有例外，如表示稀释倍数的递减时常用倍数表示。百分数可用于表示增加或减少，如增加了30%，指现在为原来的130%；增加到50%，指在原数的基础上增加到50%；如原数为20%，增加到50%，即20%+30%=50%。减少了10%，指比原数减少了10%，如原数为100，现为90，即减少了10%；减少到10%，指在原数的基础上减少到10%，如原数为60%，现在只有10%，减少了50%.因此，"增加了"和"增加到"、"减少了"和"减少到"，它们之间的意义是不同的，使用时应特别注意。

7. 有效位数　科学研究中的任何一个数字，只有最后一位数字允许有一个单位的误差，而其前面的数字必须是精确数，如0.38的最后一位8可能是舍弃后或入进后的数字，是不精确数，如果在0.38后随意加0，虽然数值不变，但其精确位数发生了变化，不精确数是"0"。同理，3×10^{-2}g可写成0.03g，而不可写成30mg，但是0.048g却可写成48mg，因为其前面的零是无效数字，两数的精确数位没有变化。

在处理实验数据时遵循如下原则：逢小于5的数应当舍弃，大于5或等于5且后面有非0数时应舍去进一，等于5时且后无数或都为0时应根据其前一位数是奇数还是偶数来决定，要遵循"奇进偶舍"的原则，如0.485，修约数5后无任何数字，其前一位数8是偶数，应舍去，只能写成0.48；0.48501，修约数5后有非0数，应进一，修约结果为0.49；0.475，修约数5后无数，前一个数字7是奇数，应进一，修约后为0.48。

（三）汉字数字

数字作为词素构成定型的词、词组、惯用语、缩略词或具有修饰色彩的语句，或不是表示科学计量和具有统计意义的数字时，应用汉字数字，如一定要、十二指肠等。

三、插图

在医学论文中常使用插图来形象地表示事物的形态或参量变动的整体趋势，主要有线条图、照片图和模拟照片图、地图等。

（一）选用插图原则

插图应少而精。避免与文字叙述的内容重复和不必要的浪费，凡能用文字说明的问题，或可有可无的插图，尽量不用。选用准确、实用又简明、清晰的插图。

（二）插图的一般要求

1. 插图与文字应密切配合，前后呼应，做到图文衔接，内容突出。一般是先见文，后见图。若受文稿位置限制，图可移后或推前。

2. 图的大小应根据插图所表达的内容及其重要性、线条的疏密等设计。如图线密细、图字较多的图要适当大一些，一般要求图稿比预计印出的图放大一倍。图稿大小一般要求宽14cm，高10cm左右，照片以9cm×7cm左右较适宜。

3. 图应具有自明性，即只看图、图题和图例，不阅读正文，就可以理解图意。

4. 图应编排序号。编号通常是按图在论文中出现的先后顺序，如图1、图2、图3。只有1幅图时，也应编号为图1。

5. 每一图应有简短确切的图题，连同图的序号置于图下方，图的序号与图题间应有一个汉字的空距。必要时，应将图上的符号、标记、代码，以及实验条件等，用最简练的文字，横排于图题上方，作为图注。

6. 线条图中函数图的横、纵坐标必须注明标目和标值。标目由物理量的名称、符号和单位构成。坐标上标注的量的符号和缩略语必须与正文一致。标值是坐轴定量表述的尺度，排于坐标轴外侧，靠近标值短线，其数字尽量不超过3位数。

7. 照片图应有足够的精度，使图像清晰、反差适中、主题和主要显示部分的轮廓鲜明。

8. 引用已发表的图，须注明出处。如系借用他文资料，原图照搬者，应在图后注明"据"或"自"某作者，不必注原书刊名；略加改动者应注明"仿"某作者；如改动较大，已无原图痕迹者可作为自制。

（三）插图的种类与要求

1. 线条图 坐标图、曲线图、结构图、文框图、示意图、流程图和记录图谱等都是线条图。制图时要注意构图准确，比例恰当，线条清晰，粗细均匀。坐标图的比例应更精确，并注明纵、横坐标使用什么单位。仪器、器械的示意图或设计图纸应说明尺寸、长度单位。线条图应注意以下几点：

（1）图面要求清晰，比例准确，线条均匀，接头整齐；

（2）突出重点，必要部位应涂上颜色；

（3）图中引线的长短和方向要适当，不可互相交叉，尽量避免引线穿越图中的细微结构，如文字说明较多，可使用折向引线，但只宜转折一次。

2. 直条图 见图29-2，用相同宽度的直条长短来表示各相互独立的指标的数值大小。常用的有单式和复式两种。单式指每一直条独成一组，复式指两个以上直条线成一组，进行组内各项组与组之间的各项比较。

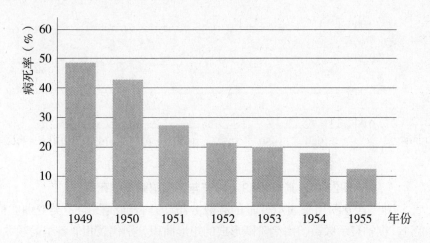

图29-2 某市1949-1955年乙型脑膜炎病死率

3. 构成图 用于表示全体中各部分的比重。一般分构成比直条图和圆形图两种。

（1）构成比直条图 用直条全长作为100%，为某一整体，将整个直条按各构成部分比例分成若干段，比例在图上标出，各段按大小顺序排列。

（2）圆形图 用圆形总面积作为100%，为一整体，将各部分构成百分比分别乘3.6度，按各部分圆心角度数绘成扇形面积，例如图29-3。

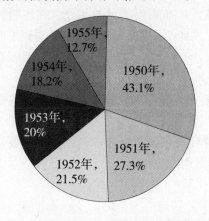

图29-3 某市1949-1955年乙型脑膜炎病死率

4. 普通线图 普遍线图用于表示某现象数量随另一现象而变动的趋势。绘图时相邻两点用直线相连，切勿任意描改为光滑曲线。若有的年份缺少资料，应以虚线表示。同一图内可画两条以上曲线，但在没有对比意义时，同一图内不宜绘制太多的曲线。

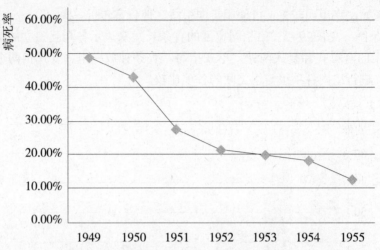

图29-4 某市1949～1955年乙型脑膜炎病死率

5. 直方图 直方图用来表示变量的频数分布。是普通线图的一类变种。横轴表示连续变量，纵轴表示频数，由诸阶跃形成的矩形面积分别代表相似各组的频数。

6. 统计地图 用于表示数量在地域上的分布。将某些疾病的发病率、患病率或死亡率以乡、区或县为单位，根据指标大小采用不同密度的线条或不同深浅的颜色，绘在地图上，有助于分析疾病的地理分布。

7. 照片图 医学文稿中常用的有典型病例图、组织切片图、X线照片图和超声图像等，这类插图真实感强、便于理解，常用于显示病变形态及范围、形体特征、大体标本、显微镜图像、X线影像等。照片的图像应清晰，反差适度，对比鲜明。显微镜下组织切片像要选准需要显示的部分，并注明放大倍数和染色方法。显微镜照片应画长度标尺，如1μm。必要时以"↑"标明上下方位，图片大小常为127mm×173mm，不得大于203mm× 254mm。X线影像图亦应着重显示所需的部位，不必按原片印出。照片图应注意以下几点：

（1）选用的照片图要求主题明确，背景不要杂乱，主要显示部分轮廓清楚；

（2）要层次清晰，反差较大。

8. 彩色图 彩色照片和彩色画都能作彩色图，它需要用铜版纸彩印，要求工艺高，成本也高，一般尽量不用或少用。

四、表格

表格是简明、规范的科技语言，是医学论文的重要组成部分，具有对比鲜明、表达力强、易得要领、便于计算和分析等优点，已成为现代科技文献不可缺少的表述手段。

（一）表格的类型及用途

1. 无线表　表格没有线，以文字叙述为主，以空间隔开。适用于项目少、表文较为简短的文字表，如各种病症的比较。

2. 二线表　只保留卡线表中的顶线和底线，适用于表格比较简单、没有横表头的文字表。

3. 卡线表　每一行、每一列都用线隔开，主要适用于文字表。

4. 三线表　经卡线表简化而来，只有横线没有竖线，主要适用于统计表或数据表。

三线表是医学论文最常用的一种，它在表达、积累、分析、比较资料方面都有着极为重要的作用，我国目前各类医学论文期刊均采用这种表格形式。

（二）三线表的结构模式及规范要求

三线表的组成要素包括表序、表题、标目、表线、计量单位、数字或文字（表身）等内容，由纵横标目同时交汇加以说明。

1. 表序　表序即表的序号，是表格在论文中位置的编号。序号应与正文呼应。无论在本页、转排到下页或在文中的任何地方叙述此表时，依据表格序号读者很容易找到它。表序编号用阿拉伯数字表示，通常以"表+单组数"为序且每篇都从"表1"开始。只有1个表时写"附表"。

2. 表题　表题类似于标题，应简洁、切题，确切概括表的内容，具有说明性，尽量避免单独使用"数据表、性质表、统计表"等泛指性词语。一般与表序结合，作为一个整体使用，置于表格上方居中或齐左排。如果表题字数较少，可加大字间距，以求美观；如果表题字数较多，可以回行，回行可以居中排，也可以齐肩排（与上行表题首字对齐），不管哪种排法，标题宽度不得大于表格宽度，在表序前和表题末，宜至少各留有两个字的空格。

3. 标目　标目分为横标目和纵标目（表29-7）

（1）纵标目　指统辖纵排内容的项目名称，位于表的上方，分为一层和两层标目，一般不允许采用三层标目。

（2）横标目　指统辖横排内容的项目名称，位于表的左侧。

表29-7　中医对22例慢性萎缩性胃炎的疗效

疗效	萎缩部位				萎缩程度			纵目标
	胃窦	胃体	胃窦+胃体	合计	轻	中	重	合计
显著	3	3	0	6	4	1	4	9
好转	4	1	2	7	2	3	2	7
无效	2	2	5	9	0	5	1	6
合计	9	6	7	22	6	9	7	22

横标目　　　　　　　　　　　　　　　　　　　　　　表体

如果表格一页排不下时，须另页接排续表。续表除保留原表的"三线外"，应当去掉表题，并在表的右上角注明"续表×–×"字样。如："续表29–4"。

4.表体　表体指表格内的数据或文字。

（1）表格的单位　有共用单位和特有单位。共用单位可直接写在表题后并加圆括号，特有单位可写在相应标目后并加圆括号，且表体内单位应与正文一致。

（2）表格中的统计符号　论文中的显著性检验，只在表下注释P值是不够的。应将检验方法、计算结果及P值均列出，以便读者进一步了解实际差异的大小。一般将统计结果的表示方$X \pm S$写在表题后面或谓语标目处。t值或P值等作为标目词时不能只写"P"、"t"，而应加"值"。表下注释P值结果时，应注明比较对象（如××与××比较，t=××，P<0.05）

（3）数据的排法　采取小数点或个位数对齐排。数字中如有"±"或"～"号，则以其为中心对齐。未取得数据者以"…"表示；未做者则以"—"表示。

（4）文字的排法　采用首行空两字距排或首行顶格排。常用第一种方法，无论采取哪种排法，末尾不得使用标点符号。

5.表注　表注是指表内容的注释性文字。表题、标目或某个数据需注释时，可在其右上角加注释符号，并在表下用相同的符号加注相应的文字。表注可有可无，应根据具体需要而定。

表注文字前冠以"注："字样。如果表题、标目或表身注有注释符号或序号，表注的符号应与上述标注一致，以免混淆。表注末尾不用标点符号。

（三）三线表的制表要求

1.结构完整　表格的组成要素（表29–8）

表29–8　表格的组成要素

主语纵标目（栏头）	谓语纵标目（表头）
体现	表体
主语	
的横	
标目	

2.简单明了　表格的内容应简洁直观、内容突出。以数字表达为主，避免夹杂过多的文字，给人以强烈的对比效果。

3.逻辑排列　统计表中的主语一般指被说明的事物，多为文字，如组别、类型等。有时也可以是体现主语的时序，如年份，或数字组段，如时间、分值。谓语一般指用以说明主语的指标，多为数字以及体现谓语的成分，如例数、百分数、标准误差等。通常主谓语标目合起来可以构成一句完整的话。

4.对比鲜明　作为分析用的表格，最主要的作用就是进行比较。为更好地达到此目的，应将对比事项、组别、指标进行必要的准确的归类，按比较的需要靠近排列。

5. 表达准确 如比和率的运用，最常见的问题是不加区分，简单的以"%"代标目或将比误为率。而有的表虽列出了百分比或百分率的数值，但表题、表头、表身内均未列出总例数，给读者比较分析带来困难。

（四）表格的编排位置

表格的位置应紧随"见表×"或"（表×）"之文字的自然段落之下，即先见文，后见表。如作者将所有表格另纸放在最后，正文中也应以"表×"标示其所在位置。

五、名词术语

1985年，国家正式成立了全国自然科学名词审定委员会，对医学名词进行了全面审定，并由人民卫生出版社、科学出版社出版了《医学名词》系列丛书，如《英汉医学词汇》《中华人民共和国药典》《英汉常用医学词汇》《医学名词汇编》等，作为医学名词术语使用的依据，即医学名词术语规范。在写作医学论文时，原则上应以《医学名词》系列丛书中审定的名词作为依据，以纠正医学名词术语使用混乱的局面。

（一）名词术语使用的基本原则

1. 规范性

（1）中西药名要以《中华人民共和国药典》最新版本和中国药典委员会编写的《中国药品通用名称》为准，英文药物名称则采用国际非专利药名，不使用商品名。

（2）无统一译名的名词术语作者可以自拟，但在文中初次出现时，须加注原文。名词要用学名，不用俗名，如"肺结核"不用"痨病"。

（3）名词术语要用全称，不得随意简化。若已有通用简称的名词，如反复出现，要在论文中首次出现时写全称，于全称后括注"（下简称××）"，以后均用简称。如"再生障碍性贫血（下简称：再障）""冠状动脉粥样硬化性心脏病（下简称：冠心病）""弥散性血管内凝血（下简称：DIC）"等。但切忌主观臆想、编造、承旧沿用或使用一些不规范的简称，如将"人工流产"写成"人流"。

（4）名词术语要前后统一。在一篇文稿内，同一含义的名词、同一人物、地点，前后称呼要一致。同一种药物、诊断仪器，全文要统一。表示同一概念的名词术语，按审定的规范名词书写，防止一义多词。如"机制、机理"；"功能、机能"；"食管、食道"；"同工酶、同功酶"；"阿司匹林、阿斯匹林"；"发热、发烧"。

（5）就医者名称书稿统一用"患者"。"病人"或"伤员"属于不规范用词。

（6）"解剖学名词"第一个定名原则是部位器官定语在前，形态定语次之，动作主语紧靠主格名词。例如："总胆管"应为"胆总管"；"提肛肌"应为"肛提肌"；"总肝管"应为"肝总管"。第二个定名原则是将以人名命名的解剖学名词废弃，例如："浦肯野纤维"应该为"心肌传导纤维"；"俄狄括约肌"应该为"胆道口括约肌"；"乏特壶腹"应该为"胆道口壶腹"；"麦克憩室"应该为"回肠憩室"。

（7）人名构成的名词术语：若人名为单个汉字，应加"氏"字，例如："布氏杆菌"而非"布杆菌"；"曼氏血吸虫"而非"曼血吸虫"；如果人名为两个或两个以上汉字，则不加"氏"字，例如："革兰染色"不能写成"革兰氏染色"；"法洛四联症"不能写成"法洛氏四联症"；"卢戈液"不能写成"占戈氏液"。

2. 科学性和纯概念性　医学名词应以医学概念为依据，准确、严格地反映所指事物的特征，要求术语仅包含具有明确的医学语义范围，而不含主观想象成分及象征意义。例如："红血球"与"红细胞"（后者为正确术语，下同）；"血红素"与"血红蛋白"；"剖腹产"与"剖宫产"；"溃疡病"与"消化性溃疡"；"组织胺"与"组胺"；"抗菌素"与"抗生素"；"食道"与"食管"；"糖元"与"糖原"；"神经原"与"神经元"；"淋巴腺"与"淋巴结"；"大脑皮层"与"大脑皮质"；"爱滋病"与"艾滋病"。

此外，要善于区分和正确使用"病"和"疾病"这两个不同概念。对于特定的病，统称为"病"，如炎症性肠病，如果属于一组病，应该称为"疾病"，如"胰腺疾病"。

3. 避免口语化

4. 正确使用外文名词　外文名词除专用名词（人名、地名、学名）外，一律使用小写，首次出现的外文名词缩写须写全称。药品外文名称作为标题时，每个单词的首字母须大写，正文叙述中出现的药品名称一律小写。动植物的拉丁文学名为人名时，应用斜体。医学论文中的外国人名，不必译出，可使用原文，如果译成中文，则在论文中第一次出现时，须加括号注明原外文名。通用的译名，如"牛顿"、"门捷列夫"等不必加注外文。

（二）中医名词术语

2007年10月16日，在世界卫生组织（WHO）和国家中医药管理局联合召开的新闻发布会上颁布了《传统医学国际标准名词术语》，该标准将成为教材编写、信息交流的参照标准，该标准还将每隔3至5年完善修订一次。它是我们专业论文中中医名词术语的主要依据。

六、药品名称

（一）中文药物名称

中文药物名称以《中华人民共和国药典》和卫生部药典委员会编制的《英汉汉英药名词汇》为准。药典没有收载的品种，以《中国通用药品名称》（China Approved Drug Names，简称：CADN）为准，种名和拉丁文名词可参照《中国植物杂志》等权威的动、植、矿物学著作。论文中不能使用商品名。

（二）英文药物名称

英文药物名称采用世界卫生组织编订的国际非专利药名（International Nonproprietary Names for Pharmaceutical Substances，简称INN）。所用药物名称可参考人民卫生出版社出版的《新编药物学》和《中华人民共和国药典》。

无论中文药物名称或英文药物名称，凡已公布淘汰的药物不能在书稿中出现。

七、国际代号

国际代号统一使用ISO，IEC、ITU国际标准代号及国际标准化组织认可作为国际标准的国际行业组织制定的标准代号，如WHO为世界卫生组织标准代号，WIPO为世界知识产权组织标准代号。

八、缩写语

在论文写作中，当一个长的名词术语在文稿中反复出现时，可用一个英语缩写词来代替。

（一）使用缩写语的基本原则

1. 尽量少用缩写语　例如"…a patient with ASHD and PHMI，SPCABG，who PTA for ERCP had an episode of BRBPR"。在医学界，这个句子里所有的缩写都能够为人接受，但能接受并不意味着一定要用。

2. 勿生造滥用缩写语　例如：将"高血压心脏病"简写成"高心病"，那么，是否也可将"高原性心脏病"缩写为"高心病"呢？如果可以，二者又应该如何区分？

3. 文题、摘要和关键词禁用缩写语

（1）文题　根据常规，题目中一律不用缩写语。因为题目是一个非常重要的检索工具，如果作者在题目中使用缩写语，会造成人们通过检索系统找不到这篇文章，因此也就失去了传播科学技术的作用和意义。找不到你写的文章，就更谈不上你的文章被人引用的次数了。

（2）摘要　同样，摘要往往是独立的，一般和正文分开被检索利用，因此也不用缩写语。对于摘要中出现的真正十分冗长的名词或短语，如果出现频率较高，例如大于六次，则可以考虑使用缩写。但是在第一次出现这个缩写语时，要把缩写语放在括号内并紧跟在缩写语所代表的名词或短语（全拼）之后，即：名词或短语全拼（缩写语），此后就不再使用该缩写语的全名。

（3）关键词　关键词是为了适应计算机检索的需要而提出来的。它是提供快速检索文献资料主题的途径。作者发表的论文不标注关键词或叙词，文献数据库就不会收录，读者就检索不到。而在关键词中使用缩写语，也会直接影响该文被检索和该成果的利用率。

4. 正文中缩写语使用规范

（1）尽量不用缩写语。

（2）正文中的各级标题不得用缩写语代替名词术语。

5.计量单位必须缩写

（1）在数字后面的计量单位必须缩写。如：度量单位毫升（mL）、公斤（kg）、分钟（min）等，则不必全拼全名给予解释。如果数字本身已经用语言拼写出来了，那么计量单位就用全称。如：2 mg（或two milligrams）。

（2）计量单位的缩写后面不能有英文句号样式的点"."，除非正好处在句末。如："mo"不能写"mo."。

（3）计量单位的缩写无须解释。

（二）使用缩写语的注意事项

1. 在中文稿件中，第一次使用英语缩写语来代替名词术语时，必须按照下列格式来写：汉语（英语，缩写）。如：极低密度脂蛋白胆固醇（very low density lipoprotein cholesterol，VLDLC）、动粥样硬化（atherosclerosis，As）等，以下行文，可只写缩写词，不必注释汉语。

2. 用来代替汉语名词术语的英语缩写词，在汉字文稿中不用复数。如：1wk（1周）、6wk（6周）不应写成"6wks"。

3. 缩写词字母之间不用连字符：若词末有数字，可在数字与左邻字母之间加连字符（用半字线），如IL–1。

4. 名词术语的英语缩写词不移行。

5. 汉字文稿中不宜过多使用英语缩写词，一般一篇论文使用缩写词3～5个。

九、错别字

错别字是指错字和别字，医学论文撰写中常出现，应引起重视。

（一）出现错别字的原因

1. 形似　例如：松弛—松驰（后者为误，下同）、潦草—缭草、如火如荼—如火如茶、相形见绌—相形见拙。

2. 音近　例如：提纲—题纲（后者为误，下同）、国籍—国藉、重叠—重迭、川流不息—穿流不息、一筹莫展——愁莫展。

3. 义近　例如：擅长——善长（后者为误，下同）、掠夺—略夺、鸠占鹊巢—鸠占雀巢、积毁销骨—积毁消骨

4. 音、形两近　例如：急躁——急燥（后者为误，下同）、贪赃枉法——贪脏枉法、九霄云外—九宵云外.

5. 音、形、义三近　例如：摩擦—磨擦（后者为误，下同）、甜言蜜语—甜言密语。

从以上例子可以看出，错别字的出现，一般是作者对汉字的音、形、义掌握不够，辨别不清，而有意或无意地写了错别字，就会令读者费解甚至误解，从而影响意义的表达甚至失去文字的交流作用。在论文写作中，必须准确地掌握汉字的音、

形、义，杜绝错别字，正确、规范地使用汉字，提高文字表达能力。

（二）辨别错别字的方法

汉字是一种表意文字，字音、字形和字义之间常常是有一些对应的关系的。我们要在音、形、义之间建立联系，然后用它们这些纽带和联系将错别字辨别的技巧一一掌握。

1. 以音辨形 把握字音和字形的关系，汉字的字音和字形的搭配其实是任意性的，同时也具有强制性，一定的字音规定了某一个具体的字，比如"墨守成cheng规"，知道中间的字是cheng而不是chen，可以有效避免我们写成"陈规"，又如"奴颜婢bi膝"，如果读成bei，难免会误写成卑。

2. 以偏辨形 汉字绝大部分是形声字，学会抓住形旁，加上它的含义，来辨别读音。形声字的另一部分声常常决定一个字的读音，虽然说有时候可以起到一定的标志性作用，但是声旁有时候是具有欺骗性的。牢牢掌握一些重要的形旁代表的含义，可以帮助我们分辨错别字。如"干燥，燥热"和"急躁、躁动"不要把两个字弄混，其实有诀窍，"干燥、燥热"都包含干的意思，燃起火常常会让空气干燥，或者空气干燥也容易着火；而人"急躁"时常常会跺脚，因此必须是足字旁。这种联想式的记忆可以帮助我们识认很多形近的、偏旁不同的字。

3. 以义辨形 汉字是象形字或者指事字，一般来说字形是有一定特殊含义的，我们在识记字形的时候，最好可以顺便了解这些词的意思。比如说"惦量"的"惦"是"掂"的误写。惦，读dian，有"记挂"的意思；而"掂"读dian，是用手托着东西估轻重的意思。准确掌握每一个词素的含义，可以帮助我们解决一部分的错别字题，如果能够把诀窍二联系起来，事半功倍。

4. 结构辨形 根据词语之间的结构关系来辨析。大部分成语词素和词素之间的关系是对应的，结构上常常是两两对应，比如"提心吊胆"，不能误写作"提心掉胆"，因为"提"和"吊"是相近的意思，再比如"一张一弛"，不能误写作"一张一驰"，因为"张"和"弛"是对应的相反的意思。

十、标点符号

标点符号是辅助文字记录语言的符号，是书面语的有机组成部分，用来表示停顿、语气以及词语的性质和作用。常用的标点符号有10种，分点号和标点两大类。标点符号用法，一律采用国家技术监督局1995年12月13日修订公布的《标点符号用法》。

（一）标点符号的作用

1. 点号的作用 点号的作用在于点断，主要表示说话时的停顿和语气。点号又分为句末点号和句内点号。句末点号用在句末，有句号、问号、叹号3种，表示句末的停顿，同时表示句子的语气。句内点号用在句内，有逗号、顿号、分号、冒号4种，表示句内的各种不同性质的停顿。

2. 标点的作用 标点的作用在于标明，主要标明语句的性质和作用。常用的标点有9种，即：引号、括号、破折号、省略号、着重号、连接号、间隔号、书名号和专名号。

（二）用法说明

1. 句号　句号的形式为"。"。句号还有一种形式，即一个小圆点"."，一般在科技文献中使用陈述句末尾的停顿，用句号。语气舒缓的祈使句末尾，也用句号。例如：请您稍等一下。

2. 问号　问号的形式为"？"。疑问句末尾的停顿，用问号。反问句的末尾，也用问号。

3. 叹号　叹号的形式为"！"。感叹句末尾的停顿，用叹号。语气强烈的祈使句末尾，也用叹号。语气强烈的反问句末尾，也用叹号。例如：我哪里比得上他呀！

4. 逗号　逗号的形式为"，"。句子内部主语与谓语之间如需停顿，用逗号。句子内部动词与宾语之间如需停顿，用逗号。例如：应该看到，科学需要一个人贡献出毕生的精力。句子内部状语后边如需停顿，用逗号。例如：对于这个城市，他并不陌生。复句内各分句之间的停顿，除了有时要用分号外，都要用逗号。例如：据说苏州园林有一百处，我到过的不过十多处。

5. 顿号　顿号的形式为"、"。句子内部并列词语之间的停顿，用顿号。

6. 分号　分号的形式为"；"。复句内部并列分句之间的停顿，用分号。非并列关系（如转折关系、因果关系等）的多重复句，第一层的前后两部分之间，也可用分号，例如：我国年满十八周岁的公民，不分民族、种族、性别、职业、家庭出身、宗教信仰、教育程度、财产状况、居住期限、都有选举权和被选举权；但是依照法律被剥夺政治权利的人除外。分行列举的各项之间，也可用分号。例如：中华人民共和国的行政区域划分如下：

（1）全国分为省、自治区、直辖市；

（2）省、自治区分为自治州、县、自治县、市；

（3）县、自治县分为乡、民族乡、镇。

7. 冒号　冒号的形式为"："。用在称呼语后边，表示提起下文。用在"说、想、是、证明、宣布、指出、透露、例如、如下"等词语后边，表示提起下文。用在总说性话语的后边，表示引起下文的分说。例如：北京紫禁城有四座城门：午门、神武、东华门和西华门。用在需要解释的词语后边，表示引出解释或说明。例如：外文图书展销会日期：10月20日至11月10日　时间：上午8时至下午4时。总括性话语的前边，也可以用冒号，以总结上文。例如：张华考上了北京大学，在化学系学习；李萍进了中等技术学校，读机械制造专业；我在百货公司当售货员：我们都有光明的前途。

8. 引号　引号的形式为双引号""""和单引号"''"。行文中直接引用的话，用引号标示。需要着重论述的对象，用引号标示。例如：古人对于写文章有个基本要求，叫做"有物有序"。"有物"就是要有内容，"有序"就是要有条理。具有特殊含意的词语，也用引号标示。例如：从山脚向上望，只见火把排成许多"之"字形，一直连到天上，跟星光接起来，分不出是火把还是星星。引号里面还要用引号时，外面一层用双引号，里面一层用单引号。例如：他站起来问："老师，有条不紊的'紊'是什么意思？"

9. 括号　括号常用的形式是圆括号"（）"。此外还有方括号"[]"、六角括号"〔〕"和方头括号"【】"。行文中注释性的文字，用括号标明。注释句子里某种词语的，括注紧贴在被注释词语之后；注释整个句子的，括注放在句末标点之后。

10. 破折号　破折号的形式为"——"。行文中解释说明的语句，用破折号标明。例如：迈进金黄色的大门，穿过宽阔的风门厅和帽厅，就到了大会堂建筑的枢纽部分——中央大厅。话题突然转变，用破折号标明。例如："今天好热啊！——你什么时候去上海？"张强对刚刚进门的小王说。声音延长，像声词后用破折号。例如："呜——"火车开动了。

11. 省略号　省略号的形式为"……"，六个小圆点，占两个字的位置。如果是整段文章或诗行的省略，可以使用十二个小圆点来表示。引文的省略，用省略号标明。例如：她轻轻地哼起了《摇篮曲》："月儿明，风儿静，树叶儿遮窗棂啊……"。列举的省略，用省略号标明。例如：在广州的花市上，牡丹、吊钟、水仙、梅花、菊花、山茶、墨兰……春秋冬三季的鲜花都挤到一起啦！说话断断续续，可以用省略号标示。例如："我……对不起……大家，我……没有 …完成……任务。

12. 着重号　着重号的形式为"."。要求读者特别注意的字、词、句，用着重号标明。

13. 连接号　连接号的形式"—"，占一个字的位置。连接号还有另外三种形式，即长横"——"（占两个字的长度）、半字线"-"（占半个字的长度）和浪纹"~"（占一个字的长度），两个相关的名词构成一个意义单位，中间用连接号。例如：我国秦岭-淮河以北地区属于温带季风气候区，夏季高温多雨，冬季寒冷干燥。相关的时间、地点或数目之间连接号，表示起止。例如：鲁迅（1881-1936）中国现代伟大的文学家、思想家和革命家。原名周树人，字豫才，浙江绍兴人。相关的字母、阿拉伯数字等之间，用连接号，表示产品型号。例如：在太平洋地区，除了已建成投入使用的HAW-4和TPC-3海底光缆之外，又有TPC-4海底光缆投入运营。几个相关的项目表示递进式发展，中间用连接号。例如：人类的发展可以分为古猿—猿人—古人—新人这四个阶段。

14. 间隔号　间隔号的形式为"·"。外国人和某些少数民族人名内各部分的分界，用间隔号标示。例如：列奥纳多-达·芬奇。书名篇（章、卷）名之间的分界，用间隔号标示。例如：《中国大百科全书·物理学》。

15. 书名　书名号的形式为双书名号"《》"和单书名号"〈〉"。书名、篇名、报纸名、刊物名等，用书名号标示。例如：《红楼梦》的作者是曹雪芹。书名号里边要用书名号时，外面一层用双书名号，里边一层用单书名号。例如：《<中国

工人>发刊词》发表1940年2月7日。

16. 专名号 专名号"_____"，亦称私名号，用于标明人名、地名、朝代名、种族名、国名、机构名等专名所使用的符号。"人名、地名、朝代名等专名下面，用专名号标示。"（中华人民共和国国家标准《标点符号用法》，1995年12月13日发布，1996年6月1日实施）"用在人名、种族名、国名、地名、机构名等。"专名号的使用方法是横排时划在专名之下，竖排时则划在专名左旁。

十一、注释符号

注释又叫脚注，主要用于对文章篇名、作者及文内某一特定内容作必要的解释或说明。篇名、作者注置于当页地脚（当页正文下方空白处），脚注内容上方画一条约为稿纸1/3宽的横线；对文内有关特定内容的注释可夹在文内（加圆括号），也可排在当页地脚或文末。文中注释极少量可用"*""**"表示，一般用圆圈的阿拉伯数字依序标注，如"①②③……"，标在所注对象的右上角。页脚或文末注释中对于相同内容的注释条目可合并写，如"⑥⑨马斯洛，《存在心理学探索》，昆明：云南人民出版社，1987年，130、126页"。每页文稿中的脚注数量和内容不宜过多。

（一）使用方法

1. 引用全集或选集中的文句，先注作者姓名，次注篇名（也可视情况不注作者姓名或篇名），再依次注集名、卷次、版次、出版城市、出版年、起止页。

2. 引用单行本的文句，先注作者姓名，再依次注书名、版本、页码。

3. 引用报刊文章中的文句，依次著作者姓名，篇名、报刊名及报刊出版时间。例："2005年1月15日《健康报》第一版"。

4. 如果全稿反复引用某一本书的文句，首次引用应按上述格式做注，以后引用只注书名和页码。如果所引书名、篇名过长，第一次引用时应用全称，以后可用简称，但在第一次做注时应交代清楚。如正文中已说明引文作者是谁，做注时可省去作者姓名。如果正文中已将引文交代清楚，则不必做注。

5. 属于解释正文中某些内容的注释文字，如译文书稿，应注意分清其注释文字是原书作者的还是译者的。如系译者注，在页末注的注号后面应写上"译者注："，在文中注里则应在注文后面写上"——译者"或在注文前面写上"译者注"。

（二）注释编排

1. 格式统一 检查书稿注释方式是否正确，无论采用脚注（页末注）、文中注（在正文中的引文后面写括号做注，不用注号）还是采用文末做注（在段落末或篇末做注），都要符合各自的注释规格。段落注要随正文排在每一段落末，同时使用"注"或"注1"等字样。篇末注则需要排在每篇文章之后，并编制顺序号。在书稿注文很长、注释很多的情况下，可采用篇末注或书末注（全书的注释排在该书的末尾）等形式。注文短、注文少时适于页末注，便于读者阅读。无论采用何种注式，全书格式须一致。

2. 注号规范　注号可以使用阿拉伯数字，也可以使用星号（＊）等符号，一般应尽量用阿拉伯数字书写，外面用圆圈圈住，如"①"。

3. 注号对应　检查书稿同一条注的注号，写在正文中的和写在注文前的是否不缺不错，切实对应，防止牛头不对马嘴。

4. 分开做注　为了排版或转页需要，对于书稿一页内多条同一出处的注，也需逐一排列序号，而不能仅排一条。例如，某位作者在著作同一页中转引人民军医出版社《临床新技术操作规范．儿科学分册》中的2条内容，就应写成：①中华医学会．临床新技术操作规范．儿科学分册．北京：人民军医出版社，2004：27。②同上书，第52页。

如果注②与注①的页码相同，则可写成："②同上"。而不能写成："①、②中华医学会．临床新技术操作规范．儿科学分册．北京：人民军医出版社，2004:27、52"（此处页码不可写成27–52）。

（三）中医古籍注释

引用古籍，原则上应依次标明作者书名、卷别、篇名。常见书可略作者。词牌名附有题目的，可在书名号内先写词牌名，次写间隔号，再写题目。如：①［唐］欧阳询《艺文类聚》卷四一《乐部一·论乐》。②《隋书》卷二四《食货志》。③《全唐诗》卷五四〇，李商隐《洞庭鱼》。中医古籍注释在编排上具有自身特点，在书名号内先写书名，中间用一间隔点，然后写篇名。例如，"《小孩药证直诀·病》"不得写成："《小孩药证直诀》，《病》"，更不得写成："《小孩药证直诀》中的《病》"

（四）注意事项

1. 注释与参考文献不同　参考文献是作者写作论著时所参考的文献书目，集中列于文末。而注释则是作者对正文中某一内容作进一步解释或补充说明的文字，不要列入文末的参考文献，而要作为注释放在页下，用①②……标识序号。注释中提到的论著保持通常格式，比如：①关于平城人口数量问题，李凭认为道武帝时期迁入雁北的人口有150万，在以后的一个世纪里，"总量并无增长，一直处于动态的平衡状况"（《北魏平城时代》，北京：社会科学文献出版社，2000年，第364页),②王海明在《平等新论》（《中国社会科学》1998年第5期)中指出，平等是人们相互之间与利益获得有关的那一种相同性。

2. 注释号与其他标点符号配合使用时，注释号的位置应统一。一般置于句号、逗号之前。如：隋大业八年（公元612年）征辽，"天下集兵凡一百一十三万三千八百人"①。

十二、文内标题层次与段落序号

在论文中正确地运用标题层次与段落序号，能使文章层次清楚，逻辑分明，便于读者阅读和引述，但目前有些作者撰写论文在序号的写法上存在着不少的误区，如：层次大小不分、中文数字与阿拉伯数字混用、前后序号形式不统一，等等。下面就论文中标题层次与段落的序号写法作一说明：

标题层次的编号按GB/T1.1—1993和GB7713—87的规定，采用阿拉伯数字分级编号。标题层次的划分，一般不宜超过4级，4级不够用时再细分。不同层次的2个数字之间用下圆点"."分隔开，末位数字后面不加点号。如"1"，"1.2"，"3.5.1"等；各层次的标题序号均左起顶格排写，最后一个序号之后空一个字距接排标题，另起一行写具体内容。文内标题层次与段落序号如下所示：

1　×××××
2　×××××
2.1　×××××
2.2　×××××
2.2.1　×××××
2.2.1.1　×××××
2.2.1.2　×××××

第七节　医学论文投稿与发表

一、发表的形式

医学论文的主要发表形式可分为公开发表、内部发表、内部交流三种形式。

（一）公开发表

系指在国内外公开发行的期刊上。这类期刊可在国内外公开发行、销售，也可向国外出口，或以交换刊物的形式发行。

（二）内部发表

系指在内部期刊上发表，内部期刊是指尚无正式刊号（CN），但持有国家相关部门核准的内部期刊发行许可证。该类期刊可在内部发行，但不能出口。内部期刊一般不能在邮局征订，也不能在社会上公开销售，而只能在本系统或一定范围内发行。

（三）内部交流

系指发表在未公开发行的内部交流刊物、省内或其他部门召开的学术会议上交流的论文。

二、投稿与发表的程序

论文写作的目的是发表，以期将作者享有著作权的研究成果广而告之，并为读者所学习、参考。一篇医学论文，从投稿至正式发表，需要经过审稿、退修、文字加工、编排设计、定稿发排、核查文稿，直至印刷发行等一系列流程。其目的是协助作者将奉献于社会的研究成果完善，使其在书面表达上更科学、更严谨，富有条理性和逻辑性，让医学科学与文学及美学更完美的结合，从而使凝集作者心血的丰硕成果更加光彩夺目。

（一）投稿与回执

作者将文稿电子版本通过E-mail或在线投稿系统，或者将文稿打印版本通过邮寄投交至有关期刊编辑部（社），称为投稿。目前，绝大多数期刊均开通了在线投稿系统，使得投稿更快捷方便。编务人员收到文稿后分门别类地登记，并发回执（收稿通知）、然后再将稿件呈送编辑。

（二）编辑初审

编辑接到文稿即可进行初审，衡量其文稿是否与办刊宗旨、编辑方向及期刊性质相符，以确定是否有送专家审阅的价值，如无审阅价值则退回给作者（已注明不退稿的期刊除外）。目前，国内大多数期刊规定稿件时效期为3个月，因此，一般在收到稿件后3个月内，即可答复作者是否采用，如无答复作者可以另行处理。

（三）专家复审

对于有送审价值的文稿，编辑会将其分别送至相关领域的三名专家同时审稿。审稿是编辑部控制学术论文质量的重要关卡，亦是对作者的关心、爱护。因此，严格审稿程序有助于论文得到客观、公正和正确的评价。审稿的繁简、严密程度是决定期刊质量的金标准和生命线。

（四）反馈及退修

编辑得到专家的审稿意见后会反馈给作者。对于可以采用的文稿，编辑会要求作者按审稿意见进行修改，并在规定时间内将修改稿发回；对于不宜采用的稿件将退回，并说明退稿的具体原因。如作者不同意审稿意见，可以阐述理由，并向编辑部提出重审的要求。

（五）确定稿件取舍

编辑部或编委会根据稿件的审查意见，确定稿件取舍。对要采用的稿件，编辑部则进行编辑加工。

（六）编辑加工

编辑加工包括文字加工和编排设计两个方面。其目的是协助作者以科学的语言、优质的文字来表达论文的主题内容和重要信息，使论文规范、精炼；编排设计则是从美学和出版角度对文稿进行的规范化加工，以便文献检索和他人学习验证。编辑加工完毕即进入定稿发排阶段。

（七）定稿发排

文稿在发送付印之前，编辑还需将文稿进行最后的清理和检查，做到"齐、清、定"之后，以备发排。

（八）出版付印

系指将"齐、清、定"的稿件送印刷厂排印。其中包括划版、排版、厂方打样校对；出版部门三次校对和作者阅改校样；印刷、装订、成品检验、成品出厂。成品进入发行渠道。

（九）清样校对

在论文发表过程中需要作者配合编辑部所做的工作为：在定稿前与编辑部交换意见；按照编辑部提出的审改意见对文稿（包括文字、符号、插图、表格等）进行修改；认真严格校对清样。

三、投稿注意事项

（一）投稿时间

一般学术期刊从投稿到出刊再到邮递杂志到手，之间需要1~2个月的时间。杂志一般为定期出刊，但不定期截稿，部分投稿较多的杂志，截稿会比出刊时间提前2~4个月。

（二）非法杂志鉴别

非法杂志发表的论文无效。正规期刊应当在国家新闻出版总署查询系统里可以查询到，凡查询不到的，均为非法期刊。作者选择杂志的时候，应当先在新闻出版总署的查询系统里查询后再决定，以防发表论文到非法期刊上而使论文发表无效。

（三）控制字符数

杂志都有版面字符要求。第一次发表论文的作者，常不了解杂志的版面要求而使文章没有通过或多花很多冤枉钱。一般杂志一个版面字符数在2200~2800字符间，如果作者文章字符太多很容易遇到高昂的版面费。比如某杂志一个版面要求2500字符，而作者文章3000字符，多了500字符，但版面费用却要多加了一倍，需要付1.5或2个版面的费用，实在有点冤。而有些作者把文章写成10000多字或不足2000字，这样的文章都不符合发表要求，常会被杂志社审核不通过。所以，发表论文，投稿前了解杂志的字符数要求是必要的。

（四）论文写作应规范

论文要有标题、作者、作者单位、摘要、关键词、正文、参考文献等。论文内容要有论点，一些解题类，课堂备案类的文章是最不容易通过审核的。尤其文章含有过多专业公式或符号的，杂志往往考虑排版的问题而给予否定。

（五）注明联系方式

让编辑能随时与你沟通。一般情况下，作者投稿需要说明自己的联系方式及通讯地址，这涉及到杂志邮递、文章沟通等问题。这类联系方式内容是不会被刊登出来的，但必须要添加，一般都添加在文章的最后。

四、医学论文投稿指南

（一）医学期刊介绍

国内公开发行的医学期刊是由国家新闻出版广电总局批准，由国家直属机构、一级协会、地方性医学组织、医学院校、医院科研单位等承办的主要以刊载医学学术论文为主的连续出版物。

1. 期刊分类　按出版周期分为年刊、半年刊、季刊、双月刊、月刊、半月刊、旬刊、双周刊和周刊，一般来说，出版周期越短，需稿量越大，发表时间越短。按主管部门分为国家级、省部级和地市级，一般来说，国家级档次较高，对论文的创新性要求也较高。按收录数据库分为中国科学引文数据库（Chinese Science Citation Database，简称CSCD）期刊、中文核心期刊、中国科技统计源期刊和普通期刊，前三类期刊中的部分期刊在三个数据库有交叉收录现象，目前，CSCD期刊档次较高。

2. 期刊资源　我国期刊资源信息收录较全的数据库有中国知网（http：//www.cnki.net/）、万方数据（http：//g.wanfangdata.com.cn/index.html）、中国科学技术信息研究所（http：//www.istic.ac.cn/）等，而中文社会科学引文索引（http：//cssci.nju.edu.cn/）和中国科学文献服务系统（http：//sciencechina.cn/）仅收录了社会科学和自然科学的优秀期刊。

医学期刊分类查询最方便的是中国科学技术信息研究所数据库，其网址为http：//www.istic.ac.cn/，点击"资源导航"，再点"学术期刊"中的"医药卫生"，即可按学科分类显示期刊名称，方便作者按论文主题查询相关期刊。

（二）投稿期刊的选择

1. 根据论文涉及的主题或学科查找候选期刊，浏览期刊的目次与稿约，分析论文最适宜期刊，结合刊发时间预期，确定最终拟投期刊，其余为备投期刊。根据选定期刊稿约修订论文（格式、篇幅等），并按期刊要求投稿。选择期刊非常重要，有助于作者熟悉各期刊关注的热点（重点选题）以及学术水平等，拟投稿论文相关领域的文献发表情况，提高一次投稿录用率。

2. 了解拟投稿期刊的基本情况，包括其出版的主要内容、影响因子、主办单位、杂志社所在地、审稿周期、出版周期、每期出版文献的容量、稿件接受几率等，对比自身论文与既往文献的差异，找出自身的优缺点，在投稿及修改中扬长避短。

3. 如果论文质量较高，可以通过检索CSCD数据库查新，若未检索到与自己论文内容相似的文献，或自己论文较已刊论文有新的观点或发现，则可选择CSCD期刊。为了提高被接受的概率，可选择涉及交叉学科的期刊投稿（美中不足是用稿量较少）。

（三）正规医学期刊的识别

1. 正规医学期刊的特点

（1）CN刊号　CN刊号为国内标准刊号，由中国国别代码"CN"、报刊登记号"xx—yyyy"和分类号"z"组成，格式为CNxx—yyyy/z。其中"xx"为期刊出版单位所在地区代号，"yyyy"为出版管理部门分配的序号，分类号则是根据《中国图书馆分类法（第5版）》用以说明期刊所属的主要学科范畴。其中医药卫生为R。

（2）ISSN刊号 ISSN（INTERNATIONAL STANDARD SERIAL NUMBER）刊号为国际标准刊号，由以"ISSN"为前缀的8位数字（两段4位数字，中间以一个连字符"—"相接）组成，格式为：ISSN xxxx—yyyy。

正规医学刊物必须同时有CN刊号及ISSN刊号，例如：中华医院管理杂志CN：11—1325／R；ISSN：1000—6672，11代表编辑部在北京，1325是新闻出版管理部门分配的期刊序号，R是根据《中国图书馆分类法（第5版）》给出期刊的分类号，代表医药卫生类。

2. 非正规刊物的特点

（1）无正规刊号只有准印证号的杂志，作为内部交流用的连续性内部资料性出版物只标明"准印证号"，只能用于免费交流，不得公开发行，不得标明定价。如《检验医学教育》（中国知网收录，目前已停刊）。

（2）有ISSN刊号，但无CN刊号的中文杂志，只是在境外注册，未经新闻出版总署批准，就在内地出版、发行、印刷的刊物。如：《中国现代临床医药杂志》、《国际中华神经精神医学杂志》等。

（3）有ISSN及CN刊号，但是CN后有HK、TH、UK等标注的杂志。如：《中华医学创新杂志》［ISSN1608—2311，CN（HK）19—4721／R］、《中华医药学杂志》［ISSN1681—7354，CN（HK）—4215 R］等。

（4）CN刊号中，地区号不存在或与出版地不符合的杂志期刊分类号与期刊所属的主要学科范畴不一致的杂志。如：中华护理月刊CN10—4392／H，按省、自治区、直辖市地区代码号查出没有"10"地区号，护理按《中国图书馆分类法（第5版）》的基本大类应给出R类而不是H类，所以中华护理月刊是非法刊物。《中华现代临床医学杂志》CN：98—2061／R，没有"98"地区号，显然也是非正规刊物。

（5）利用换版、加版作假的刊物。如只将某期《北京教育》上的若干篇文章内页换掉，并将目录也作相应的替换，封面等其它与真《北京教育》完全一样。再比如某日的《中国教育报》实际只有1～4版，作假者另外再出一张5-8版，夹在里面发行（那张假《中国教育报》也极有可能随真《中国教育报》通过邮局发行，并覆盖全省）。这样的作假，任何人凭肉眼都是无法判断的。但可直接联系该刊物发行部，邮购当期杂志或报纸，两份间进行对比、鉴别。

（6）利用专刊、另版作假的刊物。如《健康大视野》是一份在国家新闻出版总署备案的正规期刊，而专刊《健康大视野医学版》、《健康大视野外科版》等等则是盗用正规期刊《健康大视野》相关信息的非法出版物。

（7）对于形式各异的作假刊物，有时虽然只靠登陆"中国记者网"还不足以看清其非法面目，具有很大的迷惑性，但它们也往往会露出以下马脚：很厚、选用的文章类型很杂、版面设计单调无插图、作者所在地比较集中、承诺每稿必复、委托他人（多为教师）组稿、通讯地址一般为"xx信箱"或"xxx室"、提供手机号码、一般无法从邮局订阅等等。

五、医学论文国外期刊投稿指南

如果选题（内容）独特或研究结果有较高的创新性，则可将论文写成英文版，选择 SCI（Science Citation Index，美国科学引文索引）源期刊投稿。

（一）选择恰当期刊

1. 数据库查询

2. 网站检索　如 Edanz Journal Selector，该网站可根据输入的文章标题、摘要、关键词等词条自动筛选出一系列目标期刊，并列出期刊的影响因子、出版商、出版周期以及是否 open access 等信息，投稿者可在其中选择内容权重与待投论文相符的期刊进行投稿。此外，投稿者还可以参考 Scopus 数据库（https：//www.scopus.com/home.uri）、中外文核心期刊查询系统（http：//coreej.cceu.org.cn/）、LetPub（https：//www.letpub.com/）、梅斯医学（http：//www.medsci.cn/）、丁香园选刊助手（http：//guide.biomart.cn/）、Elsevier 集团的选刊系统（https：//journalfinder.elsevier.com/）以及 Springer Nature 集团的选刊系统（https：//journalsuggester.springer.com/）等辅助筛选合适的期刊。

3. 请教同研究领域内的研究者　如其在某杂志上发表过此领域的论文，那么其投稿的论文所在期刊可作为目标期刊，同时，也可经交流后借鉴该研究者在期刊选择上的经验，这有利于投稿者对适合期刊的选取。

（二）明确格式要求和投稿程序

不同期刊对稿件的格式、附件材料、甚至不同类型的论文都有不同的要求，投稿者在选择好目标期刊后，需进入该期刊的网站主页仔细阅读其投稿须知（Guide for Authors），根据其中的每一条款，调整待发表论文的字数、写作框架、图表及参考文献格式等信息使其符合目标期刊的要求。

按照目标期刊要求对文章格式进行修改后，投稿者还需按照期刊规定的程序进行投稿，如 Life Sciences 杂志在投稿时要求上传各作者签名的文件。

总之，在此流程，细节决定成败，仔细阅读目标期刊的要求，严格按规定进行是投稿成功的必要条件之一。

（三）撰写投稿信

投稿信（cover letter）是期刊编辑对投稿论文的第一印象，是投稿的关键步骤，要求简短明了、重点突出。投稿信的基本内容包括：论文内容符合该期刊的特点和要求；论文的意义（significance）和创新性（innovation）会让读者感兴趣；论文没有在其他期刊发表，所有作者都同意提交，没有经济利益冲突等。

通用模板如下：

Dear Editors：

I would like to submit the enclosed manuscript entitled "论文标题"，which I wish to be considered for publication in "期刊名称". No conflict of interest exits in the submission of this manuscript, and manuscript is approved by all authors for publication. I would like to declare on behalf of my co-authors that the work described was original research that has not been published previously, and not under consideration for publication elsewhere, in whole or in part. All the authors listed have approved the manuscript that is enclosed.

In this work, we evaluated ……（简要介绍一下论文的创新性）I hope this paper is suitable for "期刊名称".

I deeply appreciate your consideration of our manuscript, and I look forward to receiving comments from the reviewers. If you have any queries, please don't hesitate to contact me at the address below.

Thank you and best regards.

Yours sincerely,

××××××

Corresponding author：

Name：×××

E-mail：××××@××××

（四）推荐审稿人

SCI论文基本上采用同行评议的方式来评估论文的科学性，大部分期刊在投稿时会要求作者推荐3~5个审稿人。审稿人对于论文是否能够顺利接收有相当大的影响。可通过论文的参考文献以及各SCI数据库寻找领域内的同行，建议寻找近年来发表较多论文但5~10年前未有或很少发文的SCI作者，通常选择国外知名大学里的助理教授作为审稿人可能是最佳选择。

（五）关注投稿状态

SCI论文的稿件通常会有成功提交（Submitted to journal）、编辑审查（With Editor）、正在审稿（Under review）、审稿结束（Required review completed）、正在决定（Decision in Process）、小修改/大修改（Minor/major revision）、接收（Accepted）、拒稿（Rejected）等状态。了解每一状态，有利于投稿者对论文投稿状况的综合把握，及时回应编辑，或被拒稿后尽快选择下一步工作。

（六）回复审稿人的意见

如果收到期刊主编给予的大修或小修通知，代表论文在该期刊发表的希望很大。但顺利接收的前提条件是能够合理的说服审稿人，因此，务必弄清楚审稿人提出的每个问题并逐一回答，尽量满足审稿人的修改要求甚至补充实验内容，如实在不能满足，则应说明充足的理由。

（七）如何处理退稿

对于拒收的稿件，勿消极回避，切忌对退回的稿件不作修改直接转投其他期刊或者搁置稿件。应客观分析审稿意见，并根据意见对论文进行相应的修改和完善，如果该期刊没有明确表明不再接收这一稿件，可将修改后的稿件重新投递到该期刊将增加接收的可能性。当然，投稿者也可以改投其它目标期刊。

◎思考题

1. 何谓医学论文，撰写医学论文的目的意义是什么？
2. 医学论文的论证方法有哪些？
3. 试述医学论文的组成。
4. 医学论文选题的方法和途径有哪些？
5. 写作医学论文讨论部分要注意哪些问题？
6. 名词术语使用的基本原则是什么？

（湖南医药学院　李树平　罗顺莉　张在其　吴卫华　杨　芳　姚祖福　黄雪霜）

第三十章　医学文献信息检索与利用

第一节　医学文献信息检索的目的意义

一、信息检索的目的

进入21世纪以来，伴随新学科和各种研究成果的大量涌现，科技文献的数量急剧增长，作为尖端科技的医学文献增加速度更快。医学文献信息检索就是要在这些浩如烟海的文献中迅速、准确地查找到特定的医学文献信息，掌握它也是医学工作者必须具备的基本技能，也是继续学习、提高自我的有效途径。

二、信息检索的意义

（一）避免重复研究

科学技术的发展具有连续性和继承性的特点，在科学发展中，每一进展都是在前人知识的基础上取得的，因此从事某一特定领域的学术活动，或开始一项新的科研工作前，都要花费大量的时间，对该领域相关文献进行检索和调查研究，了解国内外相关研究工作的进展情况，避免重复劳动浪费人力、物力、财力。

（二）节省科研时间

据美国国家基金会在化学工业部的调查统计表明，研究人员的全部工作时间分配是：计划与思考占7.7%，信息收集占50.9%，实验研究占32.1%，数据处理占9.3%。掌握信息检索技术与方法，可提高信息检索效率，缩短科研周期，节省科研时间。

（三）提高自学能力

高等教育既要传授学生基本知识，又要注重培养学生的自学和独立研究的能力。学生如果掌握了信息检索基本技能，具备信息查询、鉴别和获取能力，便可以找到获取和利用大量新知识的捷径，从而发现问题，并利用信息独立解决问题。

第二节　医学文献信息检索的基本知识

一、信息、知识、情报、文献

（一）信息

信息（information）指物质存在或运动的表现形式，是现实世界事物的反映，是事物的一种普遍属性。信息广义含义：由事物发出的、人类可以直接感知的一切有意义的信号和消息，是指客观事物属性的表征；狭义含义：信息是指系统传输和处理的对象，是文献资源或数据资源。

（二）知识

知识（knowledge）是人们在认识和改造客观世界的实践中所获得的认识和经验的总和，是人类通过对信息的感知、获取、选择、处理和加工等思维过程，形成的对客观事物的本质和规律的认识。

（三）情报

情报（intelligence）指人们以各种方式传递与交流的具有一定目的与时效的信息，是人们为一定目的搜集的有使用价值的知识或信息。情报来源于知识，它在特定的时间里经过传递，为用户所接受、利用，并经过使用产生效益，所以情报的基本属性为：知识性、传递性和效用性。

（四）文献

文献（literature）是指利用文字、图像、视频、代码等手段将信息、知识记录或描述在一定的物质载体上，并能起到存储和传播作用的一切载体。文献有三个基本要素：内容上的知识或信息；揭示和表达知识信息的标识符号；记录信息符号的物质载体。

二、文献信息资源的类型与特征

（一）按载体类型划分

1. 书写型文献（written document）指以手工书写或抄写方式记录在载体上，如书写在竹简、缣帛或纸张上的古代文献、书法作品、书信、原始记录等，一般具有一定保存价值。

2. 印刷型文献（printed document）主要以纸张为载体的出版物，是图书馆收藏文献的主要类型。其优点是信息资源丰富，且便于阅读，符合人们的阅读习惯，利于深阅读。

3. 缩微型文献（microform document）以感光材料为存储载体，用缩微照相方法为记录手段把文献缩小形成的复制文献，分为缩微胶卷、缩微胶片和缩微照片等。其优点是体积小、存储密度高、节省藏书空间，缺点是必须借助显微阅读器才能阅读。

4. 视听型文献（audio-visual document）指利用声像技术直接记录声音、图像，然后通过播放手段给人以听觉、视觉感受的文献，可分为录音资料、录像资料和音像资料等。

5. 电子型文献（electronic document）指把信息和知识记录在计算机存储介质上或直接通过通讯网络传送到用户终端供人利用的出版物，它是通过编码和程序设计把文献变成数字语言和机器语言，输入到计算机中去，需要时由计算机输出，如电子期刊、电子图书等。

（二）按出版类型划分

1. 图书（book）指系统、成熟记录知识的文献，主要包括教科书、丛书、专著、全集、百科全书等。正式出版的图书其重要著录特征中通常都有国际标准书号ISBN（International Standard Book Number）。

2. 连续出版物（serial）指记录的知识比较新颖、所含信息密度比较大的连续出版物，一般都有固定的名称，这里主要指期刊。期刊也可分为几种类型，比如综合性期刊、专业性期刊、科普性期刊等。

3. 特种文献（special document）涉及了最新的研究和技术以及国家的法规、标准定义等信息，也是医学科研的重要信息源。比如科技报告、会议文献、学位论文、专利文献、标准文献、政府报告及产品资料等。

（三）按文献加工程度划分

1. 一次文献（primary literature）即原始文献，是首次记录科学创造和科研成果的文献，是首次记录新理论、新技术、新知识、新发明、新见解的一类文献，如期刊论文、学位论文、专利文献、会议文献等。主要特点：数量激增，种类繁多；发表分散，老化加快；数字化与印刷型并存。

2. 二次文献（secondary literature）是对一次文献进行加工整理后的产物，是将大量分散、凌乱、无序的一次文献，依据内外部特征进行整理、浓缩、提炼，并按照一定逻辑和科学体系加以编排存储使之系统化便于检索利用的文献。主要有目录、索引和文摘。

3. 三次文献（tertiary literature）在阅读一次文献的基础上，分析综合归纳信息后，组织形成具有资料性、查考性、阅读性的文献。如教科书、综述、参考工具书、进展、调查报告等。

4. 零次文献（zero-level literature）指原始的、未经任何加工处理或者未正式出版的文献，比如口头交流、书信、设计草图、实验记录、手稿等。

第三节　检索语言与检索途径

一、检索语言

检索语言是在文献检索领域中用来描述文献特征和表达信息检索提问的一种专用语言。按描述的内容不同，检索语言可分为描述文献外表特征的检索语言和描述文献内容特征的检索语言。前者包括书名、刊名、著者、著者机构、出版机构等，后者主要有分类检索语言和主题检索语言。

（一）分类检索语言

分类检索语言以知识分类为基础，以文献内容的学科性质为对象，以分类法为信息标引和信息检索的依据。

1. 分类法的种类　分类法采用概念逻辑分类的一般原则，从总到分，从一般到具体，逐级展开，构成具有上下位隶属关系和同位并列关系的知识体系。国外比较著名的分类法有杜威十进分类法（Dewey Decimal Classification，DDC）、国际十进分类法（UniversalDecimalClassification，UDC）、美国国会图书馆分类法（Libraryof Congress Classification）、美国国立医学图书分类法（NLMC）等。国内使用最普遍的分类法是中国图书馆分类法。

2. 中国图书馆分类法　中国图书馆分类法简称"中图法"。"中图法"分基本大类22个，例如：A马克思主义、列宁主义、毛泽东思想、邓小平理论；B哲学、宗教；C社会科学总论；D政治、法律……N自然科学总论；O数理科学和化学；P天文学、地球科学；Q生物科学；R医药、卫生；S农业科学……

按类目的隶属关系，可以逐渐展开，划分出更专指、更具体的类目。例如："新生儿黄疸"的分类号是"R722.17"，它的上位类目和同位类目是：

R　　医药、卫生

R72　　儿科学

R722　　新生儿、早产儿疾病

R722.1　　新生儿疾病

R722.11　　新生儿遗传病

R722.12　　新生儿窒息

R722.13　　新生儿感染

R722.14　　产伤

R722.15　　新生儿出血

R722.16　　新生儿硬肿症

R722.17　　新生儿黄疸

（二）主题检索语言

主题检索语言是用于表达文献主题内容的词语标识系统，应用最多的是关键词法和主题词法。

1. 关键词法　关键词是未经规范化处理的自然检索语言。广义的关键词是指出现在文献标题、关键词、文摘和全文中的文本词，即自由词；狭义的关键词指作者投稿中所列出的处于文章标题和文摘之间的3~5个关键词。关键词直接来源于文献，不需要规范化处理，抽词简单，使用灵活，常能准确检索到含有新出现概念的文献；但关键词多由作者选定，使同一概念出现形式不同、拼法不同或具有同义词、近义词等自然语言的现象，造成同一主题内容的文献可能因使用不同的关键词而被分散，导致漏检。

2. 主题词法　主题词（subject heading）又称叙词（desciptor），指能代表文献内容实质的从自然语言中精选并经严格规范化处理的人工检索语言。它具有唯一性的特点，一个概念的多种表达形式只能用唯一一个主题词来表达，使内容相同或相近的文献更加集中、更具有专指性，避免同义词的多次检索。还可配有副主题词，使文献检索更具有针对性。

在医学领域中，最成熟的主题词法是用于PubMed等数据库中的Medical Subject Headings（医学主题词表，简称MeSH）。

二、检索途径

检索途径是检索系统提供的检索入口，在数据库中通常表现为对字段的检索。常用的检索途径主要包括：

1. 主题词途径　主题词是一种规范化的检索语言。主题词的规范作用在于对同义词、近义词、拼写变异词、全称与缩写等进行归并，以保证一词输入，多词命中，提高文献的查全率。主题词受主题词表（thesaurus）控制。例如，关于"肾结石"这个概念，著者可以用renal calculi、kidney calculi、kidne stone等词，但MeSH词表规定的主题词是kidney calculi。

2. 分类途径　是将课题内容的学科属性在分类体系中的位置（分类号或类名）作为检索文献的入口，便于族性检索。例如CBM提供了分类途径，用户可依课题需要选取《中国图书馆分类法》中的分类号为检索入口来查找文献。

3. 著者途径　是利用文献上署名的作者或编者的姓名作为检索词查找文献的途径。

4. 引文途径　列于文章后面的参考文献叫做被引用文献（cited paper），列有参考文献的文献称为引用文献（citing paper）。引文途径是以被引用文献为检索起点来查到引用文献的过程。

5. 机构途径　以机构名称为检索词，来查该机构学者发表的文献。

6. 刊名途径　刊名检索供检索指定刊物上发表的文献。

第四节　医学文献信息检索的主要方法

一、检索工具法

指利用各种工具书、数据库、搜索引擎等检索工具来查找所需信息的方法，是系统、全面获取文献信息的有效方法，也是进行科研决策的重要手段。可分为以下三种：

（一）顺查法

是一种以课题的起始年代，按时间顺序由远而近查找文献的方法。这种方法查全率较高，并能掌握课题的来龙去脉，了解其研究历史、现状和发展方向。

（二）倒查法

是一种由近而远查找文献的方法，主要用于检索最新科研成果，重点在近期文献，时限可长可短，以查到所需文献为限。此法的优点是节约时间成本，但容易造成漏检现象。

（三）抽查法

是一种根据学科文献的起伏变化规律，抽取学科发展高峰期大量文献，较少时间获取高质量、高数量文献的方法。使用此法需要以熟悉所查课题发展脉络为前提，才能取得较好效果。

二、追溯法

又称回溯法，是以课题相关文献末尾所附的参考文献为线索，进行逐一追踪查找的方法。在缺乏检索工具的情况下，不失为一种扩大信息源的方法，但检索不够全面，漏检性较大。

三、浏览法

通过定期或不定期浏览新近出版的期刊、专著等文献来了解最新信息的方法。由于时间有限，且有一定的偶然性，浏览法需要注意选取浏览对象的范围和质量，此法适于平时的学习积累。

四、循环法

指分期、分段交替使用追溯法和倒查法这两种检索方法以达到优势互补。具体步骤是：先利用检索工具查得一批相关文献，再利用这批文献所附的参考资料进行追溯查找，从而得到更多的相关文献，如此交替使用，直到满足检索需要为止。

第五节　医学文献信息的检索步骤

一、分析检索课题，明确检索要求

为了明确课题需求，应进行检索课题分析，这是确定检索策略的根本出发点，也是信息检索效率高低和成败的关键。分析检索需求时需注意：

1. 明确学科范围，以便选择合适的数据库。
2. 明确对查新、查准、查全的目标要求。
3. 明确所需文献的年代范围、文献类型、语种等。
4. 分析课题的主要内容，明确主题概念及其逻辑关系，为制订检索策略式做准备。

二、选择检索工具，确定检索方法

检索前应基本了解各相关检索工具的学科收录范围、文献类型、时间跨度、检索途径及使用方法、标引情况等方面的信息，再结合检索课题的要求来选择合适的检索工具。

三、选定检索途径、检索词，制订检索策略式

在进行课题分析以及把握检索系统检索功能的基础上，确定适宜的检索途径。然后确定检索词，即将课题分析的检索项转化为可被系统识别的检索标识，如作者姓名、主题词、关键词、分类号、化学物质代码等。最后确定检索标识之间的逻辑关系，形成检索策略式。

四、评价检索结果、优化检索策略

用初步拟定的检索策略式试查，再对检索结果进行评价，看是否满足检索需求。在实际检索中，放宽检索范围时，查全率提高，查准率降低；反之，缩小检索范围时，查准率提高，查全率降低。因此要正确分析误检、漏检原因，适当调整检索策略式。

五、文献筛选，获取原始文献

反复调整的检索策略所获得的检索结果也并非完全满足检索需求，因此，还需要对检索结果进行评判、筛选，再根据选中文献的线索或链接获取所需文献全文或部分信息。

第六节　中文文献数据库检索

一、中国知网（CNKI）

（一）概述

中国知识基础设施工程（China National Knowledge Infrastructure，CNKI）是由清华大学、清华同方于1999年6月发起的、以实现全社会知识资源传播共享与增值利用为目标的知识信息资源和知识传播与数字化学习平台。该平台提供包括学术研究、时事新闻、文化与生活、学习教育与行业知识仓库等多种资源。其中中国学术文献网络出版总库是其核心资源，包括《中国学术期刊网络出版总库》《中国学术期刊全文数据库》《中国博士学位论文全文数据库》《中国优秀硕士学位论文全文数据库》《中国重要会议论文全文数据库》等多个数据库。文献类型有学术期刊、博士学位论文、优秀硕士学位论文、工具书、重要会议论文、年鉴、专著、报纸、专利、标准、科技成果等；还可与Springer、Wiley、剑桥大学出版社期刊库等外文资源实现统一检索。

（二）检索方法

CNKI根据每个总库的文献特征，提供相应检索平台，现以《中国学术期刊网络

出版总库》为例介绍其检索方法。在CNKI首页点击高级检索即可进入学术文献总库资源检索平台，选择"期刊"数据库，进入中国学术期刊网络出版总库检索平台界面（图30-1）。

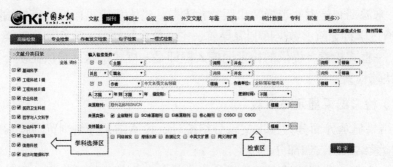

图30-1　CNKI学术期刊总库检索平台界面

1. 学科选择区　CNKI将文献分为两大类十个子类，分别为自然科学与工程技术文献，包括基础科学、工程科技Ⅰ辑、工程科技Ⅱ辑、农业科技、医药卫生科技、信息科技六个子学科；人文与社会科学文献包括哲学与人文科学、社会科学Ⅰ辑、社会科学Ⅱ辑、经济与管理科学四个子学科，每个子学科下又有若干三级学科，各学科以树形结构列出。可在学科选择区选择限定文献检索的学科范围。

2. 检索区　CNKI提供简单检索、高级检索、专业检索、作者发文检索、句子检索、来源期刊检索、一框式检索七种检索方式。

（1）简单检索　用户在下拉菜单中选择相应的字段，在输入框中输入检索词，即可完成检索。

（2）高级检索　提供多项双词逻辑组合检索（图30-2），检索时增加词频限制和"精确""模糊"功能，可提高检索文献的准确性。除可限定检索时间及来源期刊类别检索外，还可对文献的来源期刊、支持基金、文献作者及作者单位等进行限定检索，高级检索的逻辑规则是先上后下，先行内后行间。

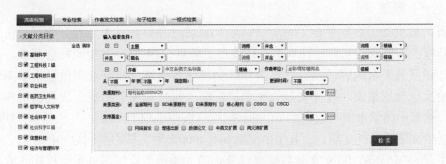

图30-2　高级检索界面

（3）专业检索　提供检索式输入框，用户根据检索课题需求，按照CNKI规定的检索表达式语法构成输入检索式。专业检索表达式基本构成为："检索途径=检索词（字符运算）逻辑运算符检索途径=检索词（字符运算）"。

（4）作者发文检索　输入作者、第一作者及作者单位即可检索到相应作者的文献。

（5）句子检索　将两个检索词限定在同一句中或同一段中的检索。

（6）来源期刊检索　选择"出版物检索"，进入相应页面后，直接输入刊名检索；也可通过学科导航、数据库刊源导航、主办单位导航等来选择期刊种类。

（7）一框式检索　提供的检索词输入框即是一框式检索，默认在多个数据库范围内同时快速检索。

（三）检索结果显示与下载

检索结果显示界面分为检出文献分组统计、检索结果分组浏览、检索结果排序及处理、检索结果列表四部分。

1. 检出文献　分组统计可以显示检出文献的分组筛选统计结果，帮助了解检索项目的文献分布情况。点击相应分类名称可以实现对检索结果聚类显示功能。

2. 检索结果　分组浏览按学科、发表年度、基金、研究层次、作者、机构进行检索结果分组统计。

3. 检索结果排序及处理

（1）排序。可按照主题、发表时间、被引频次、下载量对检索结果进行排序。

（2）显示检索结果。可按列表或文摘形式显示，还提供每页显示记录条数功能及检索结果记录条数功能。

（3）存盘。点击"导出/参考文献"按钮，可将所选择的文献按不同的格式保存到本地计算机或直接打印。

（5）分析。点击"计量可视化分析"按钮，可对选中文献进行分析和阅读，可通过文献之间的引证关系分析文献之间的关联性。

二、万方数据知识服务平台

（一）概述

万方数据知识服务平台（http://www.wanfangdata.com.cn）由万方数据股份有限公司开发，为国家"九五"计划重点科技攻关项目，1997年8月面向社会开放。万方数据知识服务平台内容涉及自然科学和社会科学各领域，收录范围包括学术期刊、学位论文、会议论文、外文文献、专利、标准、科技成果、图书、法规、机构、专家等。例如中国学术期刊数据库（China Science Periodical Database，CSPD），期刊资源包括中文期刊和外文期刊，其中中文期刊共8000余种，核心期刊3200种左右；外文期刊主要来源于NSTL外文文献数据库以及牛津大学出版社等国外出版机构，收录了1995年以来世界各国出版的20900种重要学术期刊。另外，该平台将期刊、学位、会议及外文文献合并成学术论文数据库，方便检索学术论文。同时提供单库检索、跨库检索、高级检索、知识脉络分析、学术统计分析等功能。

（二）检索方法

万方数据知识服务平台提供简单检索、高级检索和专业检索三种检索方式并支持跨库检索。

1. 简单检索　为万方数据知识服务平台默认检索方式（图30-3）。即在万方数据知识服务平台首页检索词输入框上方选择欲检索数据库资源，在输入框中输入检索词或检索表达式，点击检索按钮即可完成检索。检索表达式输入形式为："字段名：检索词AND字段名：检索词"。

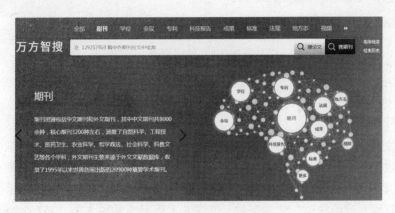

图30-3　简单检索界面

2. 高级检索　检索时按需选择文献类型及题名、作者、关键词等检索字段，输入检索词，限定文献发表时间，点击检索按钮即可。可以单击检索入口前的"⊞　⊟"，增加或减少输入项。检索操作严格按照由上到下的顺序进行，检索词之前可进行逻辑组配。

3. 专业检索　需根据检索语言规范构建检索式完成检索。含有空格或其他特殊字符的单个检索词需用英文半角引号括起，多个检索词之间用逻辑运算符（"and""or""not"）连接。

（三）检索结果显示与下载

检索结果显示界面包括分类统计、排序、结果列表三个部分。

1. 分类统计　可按学科分类、文献类型、发表年份显示所有检索结果的分组统计结果，可点击相应分类名称以实现对检索结果聚类显示功能。

2. 排序　检出文献可按相关度、出版时间和被引频次进行排序。

3. 结果列表　检出文献可以按精简模式和详细模式显示检索结果，精简模式仅显示文献的题名及出处；详细模式显示题名、作者、刊名、年/期、被引频次、期刊被检索系统收录情况、文摘和关键词等。可直接点击"下载"保存PDF格式文献全文，点击记录篇名可查看文献详细信息，点击"导出"可将文献题录加入导出列表（图30-4），并按参考文献格式、特定文献管理软件格式、自定义格式及查新格式导出所选检出文献题录。

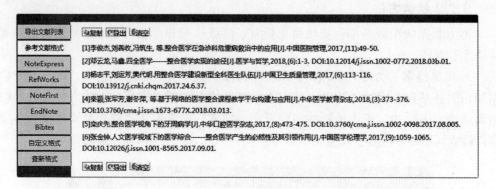

图30-4　导出列表

三、中文科技期刊数据库（VIP）

（一）概述

"中文科技期刊数据库"（http://qikan.cqvip.com）是重庆维普资讯有限公司的主要产品，收录了1989年迄今中国境内历年出版的中文期刊14000余种，文献总量5900余万篇，共分为八医药卫生、农业科学、机械工程、自动化与计算机技术、化学工程、经济管理、政治法律、哲学宗教、文学艺术等35个学科大类，457个学科小类。

（二）检索方法

"中文科技期刊数据库"提供基本检索、高级检索和检索式检索三种检索方式，期刊导航、学科导航和地区导航三种导航功能。

1. 基本检索　是中文科技期刊数据库默认的检索方式（图30-5）。在平台首页检索框直接输入检索词或检索表达式即可进行检索，默认途径是全部字段。

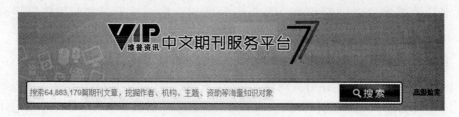

图30-5　基本检索

2. 高级检索　界面分为检索范围限定区和检索词输入区两部分（图30-6）。

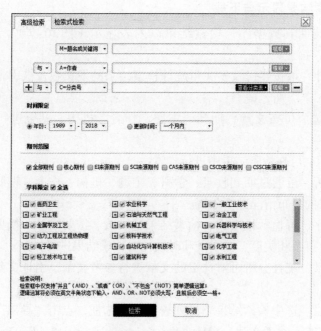

图30-6　高级检索

在检索范围限定区，可对文献的发表时间、期刊范围及学科范围进行限定。

在检索词输入区，可通过下拉菜单选择限定字段，在检索词输入框中键入检索词，点击"检索"按钮即可查找文献。高级检索方式可供选择的检索字段有任意字段、题名或关键词、题名、关键词、文摘、作者、第一作者、机构、刊名、分类号、参考文献、作者简介、基金资助和栏目信息等。

3. 检索式检索　可直接输入检索式，检索界面也分为检索式输入区和检索条件限定区。检索条件限定区功能与高级检索相同。检索式输入区可直接输入检索逻辑表达式。运用字段标识符和逻辑运算符构建检索逻辑表达式输入到检索输入框中，点击"检索"按钮即可查找文献。

4. 期刊导航　分为检索和浏览两种方式。检索方式下可通过刊名和ISSN检索某特定期刊，还可按字顺查找期刊。在检索结果界面可按期次查看该刊的收录文章，可实现刊内文献检索、题录文摘及全文的下载，还可以查看期刊分析报告及期刊简介等信息。浏览方式下可按核心期刊导航、国内外数据库收录导航、地区导航、主题导航、学科分类导航对期刊进行浏览式检索。

5. 学科导航　可从学科和学科主题两个途径实现文献聚类浏览。学科导航提供"领域总图谱"，通过图谱可直观了解学术论文的学科分布，同时可从引用角度了解论文之间的学科交叉。学科主题导航提供"领域高频主题共现知识图谱"，可从主题角度直观了解研究领域的结构、热点和趋势。

6. 地区导航　可通过地区标签或者平面地图直接定位的方式查看所选地区对应的期刊文献信息。

（三）检索结果显示与下载

"中文科技期刊数据库"检索结果以列表显示（图30-7），可以进行如下操作：

1. 趋势统计　可按年份及发文量统计检索结果的发文数及被引情况，以曲线图形式显示。

2. 聚类筛选　可按文章、期刊、主题、作者、机构、基金进行检索结果聚类筛选。

3. 二次检索　可在检索结果中进行检索。

4. 结果分析　可通过期刊收录、学科、主题、机构、作者、期刊、年限及被引范围对检索结果的分布情况进行分析。

5. 显示排序　可显示检索式、检索结果记录数、按要求显示摘要列表、题名列表或详细列表；可按相关度、被引量和时效性对检索结果进行排序。

6. 选定文献　统计分析可对选定的文献进行参考文献、引证文献和引用追踪的分析。

7. 导出题录　选中检索结果题录列表前的复选框，点击"导出"，可以将选中的文献题录以文本、参考文献、XML、NoteExpress、Refworks、EndNote和自定义格式导出。

8. 查看细览　点击文献题名进入文献细览页，可查看该文献的详细信息和知识节点链接。

9. 获取全文　点击下载全文按钮可下载PDF格式的文献全文，点击在线阅读按钮可在线阅读文献全文。

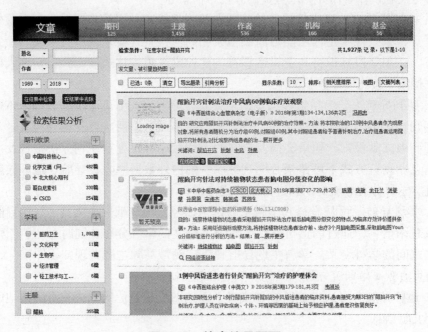

图30-7　检索结果页面

第七节　医学文献信息检索资料的整理分析与利用

一、医学文献信息分析

（一）概念

医学文献信息的分析，就是指以医学文献信息用户的需求为研究基础，以定性定量的文献信息分析方法为研究手段，利用国内外文献信息分析工具，收集、整理、鉴别、评价和综合系列医学文献信息，从而形成新的、增值的医学信息产品，最终为不同层次的科学决策提供支撑服务。

（二）分析流程

医学文献信息分析是一项具有科研性质的活动，其活动流程主要包括研究准备阶段、数据采集阶段、数据分析阶段等三个阶段。

1. 研究准备阶段　在此阶段，用户要确定分析目标，并根据具体分析目标，结合文献外部特征和内部特征来确定相应的分析单元。例如，想要了解有关幽门螺旋杆菌与胃癌之间关系研究的历史轨迹，就应当选择时间、主题词（关键词）作为分析单元。

2. 数据采集阶段　根据分析目标，选择合适数据源，选择具体检索方法，制定详尽检索策略，尽可能提高文献信息查全率，使研究结果能够得到有效数据支撑，从而更具有说服力。同时，要将相关文献信息下载获取。

3. 数据分析阶段　数据分析阶段是整个流程的核心阶段。首先，需要对下载获取的医学文献信息进行规范，删除无用数据，转化数据格式，形成有效数据。其次，选择合适分析方法，或利用分析软件，对有效数据进行文献数据分析。最后，形成分析结果和解释，帮助用户了解某一学科、某一主题的文献分布规律和研究现状。

（三）分析常用指标

在医学文献信息分析活动中，通常会利用计量指标，对文献进行分析处理，常用的指标主要包括：

1. 论文量统计　对文献分析单元进行基本数量统计。

2. 被引次数　指某一篇文献被引用的总次数，在文献计量学中，该指标通常被用来测量论文学术影响力。

3. 影响因子　期刊评价指标，国际通用算法为：某本期刊的影响因子=该期刊前两年发表论文在当年被引用的次数/该期刊前两年发表的论文数量总和。

4. 篇均被引次数　平均每篇文献被引用的次数。

5. H指数　科学家（机构、地区、国家、学科）科研绩效的评价指标。它代表了一个科学家（机构、地区、国家、学科）在一段时间内发表的N篇论文中至少有h篇论文被引用了h次。

二、医学科技项目查新

科技查新，是指以公开发表的相关文献为依据，对科研立项、成果鉴定、专利申报、产品开发等项目进行新颖性的判断。根据原国家卫生部颁布的《卫生部卫生科技项目查新咨询工作规定》要求，申请医药卫生科技项目的立题、成果鉴定、奖励以及有关医药卫生科技活动的评价等，均需要有查新单位出具的查新报告。

（一）科技查新的定义

科技查新是一项信息咨询业务，指的是查新委托人，向科技查新机构提供需要查证的科技内容，查新机构则按照查新规范进行相关操作，针对其科技成果的新颖性做出查新结论，并出具查新报告。查新机构通常由行业主管部门认定，如教育部、原卫生部等。

作为科技活动管理的重要内容，科技查新工作具有重要的作用和重大意义。对于查新委托人来说，科技查新能够提供可靠、客观的参考，避免重复劳动。对于查新单位来说，科技查新报告是受委托完成的情报分析，能够为科研立项与成果的鉴定与转化提供客观依据。对于主管部门来说，科技查新报告是具有鉴定性的文献认证，能够有效提高科研课题和科研成果质量。

（二）科技查新的新颖性

科技项目的新颖性，是指在查新委托日以前，该委托查新项目的部分或者全部科学技术内容，尚未在国内、国外各出版物上公开出版发表过。医学科技项目查新中对科学技术内容新颖性的判定，是指将查新内容中的各创新点与所检索出的每一篇文献进行逐一对比和分析，从而进行判断，以确定该创新点内容是否在所检出的文献中出现过。

◎思考题

1. 医学文献信息检索的方法有哪些？
2. 简述医学文献信息的检索步骤。
3. 什么是检索语言？什么是主题检索语言？
4. 什么是检索途径？常用的检索途径有哪些？
5. 利用中国知网高级检索，查找截止至2017年12月题名中包含"脑缺血"且关键词中包含"神经干细胞"，并且发表在《中国康复医学杂志》期刊上的论文有几篇？按参考文献格式写出被引频次最高的论文题录。

（湖南医药学院　杨　芳）

附 录

常用卫生法律法规简目

一、医疗机构管理

（一）医疗机构管理条例

（二）医疗机构管理条例实施细则

（三）中医医疗机构管理办法

（四）医疗诊所管理条例

（五）全国医院工作条例

（六）医院工作制度

（七）综合医院组织编制原则

（八）医疗机制设置规划指导意见

（九）医师、中医师个体开业暂行管理办法

（十）医疗机构基本标准（试行）

（十一）医疗机构设置规划指导原则

（十二）医疗机构校验管理办法

（十三）乡镇卫生院管理办法（试行）

（十四）村卫生室管理办法（试行）

（十五）医疗机构评审办法

（十六）医疗机构诊疗科目名录

（十七）美容医疗机构、医疗美容诊所（室）基本标准

二、卫生技术人员执业

（一）中华人民共和国执业医师法

（二）乡村医生从业管理条例

（三）医师资格考试报名资格规定

（四）乡村医生考核办法

（五）医师资格考试暂行办法

（六）医师定期考核管理办法

（七）传统医学师承和确有专长人员医师资格考核考试办法

（八）医师执业注册暂行办法

（九）医师定期考核管理办法

（十）医疗机构从业人员行为规范

（十一）护士管理条倒

（十二）护士执业注册管理办法

（十三）执业药师注册管理暂行办法

（十四）外国医师来华短期行医暂行管理办法

三、医疗技术临床应用准入管理

（一）医疗技术临床应用管理办法

（二）人体器官移植条例

（三）人工智能辅助治疗技术管理规范（试行）

（四）放射诊疗管理规定

（五）人体器官移植技术临床应用管理暂行规定

（六）实施人类辅助生殖技术的伦理原则

（七）脐带血造血干细胞治疗技术管理规范（试行）

（八）变性手术技术管理规范（试行）

（九）非血缘造血干细胞移植技术管理规范和非血缘造血干细胞采集技术管理规范

（十）肿瘤消融治疗技术管理规范（试行）

（十一）心血管疾病介入诊疗技术管理规范

（十二）卫生部关于对"肢体延长术"实施严格管理的通知

（十三）妇科内镜诊疗技术管理规范

（十四）口腔颌面部肿瘤颅颌联合根治技术管理规范（试行）

（十五）颅颌面畸形颅面外科矫治技术管理规范（试行）

（十六）口腔颌面部恶性肿瘤放射性粒子植入治疗技术管理规范（试行）

（十七）基因芯片诊断技术管理规范（试行）

（十八）颜面部同种异体器官移植技术管理规范（试行）

（十九）人工智能辅助治疗技术管理规范（试行

（二十）放射性粒子植入治疗技术管理规范（试行）

（二十一）心室辅助装置应用技术管理规范（试行）

（二十二）质子和重离子加速器放射治疗技术管理规范（试行）

（二十三）母婴保健医学技术鉴定管理办法

四、医院会诊、处方、病历管理

（一）医师外出会诊管理暂行规定

（二）处方管理办法

（三）医院处方点评管理规范（试行）

（四）医疗机构病历管理规定

（五）病历书写基本规范

（六）中医病历书写基本规范

（七）电子病历应用管理规范

（八）医疗机构病历管理规定

五、药品管理

（一）中华人民共和国药品管理法

（四）医疗机构临床用血管理办法

（五）司法解释：最高人民法院、最高人民检察院关于办理非法采供血液等刑事案件具体应用法律若干问题的解释

九、医疗纠纷、医疗事故处理

（一）中华人民共和国民法通则

（二）中华人民共和国民事诉讼法

（三）中华人民共和国侵权责任法（节录）

（四）医疗事故处理条例

（五）医疗质量安全事件报告暂行规定

（六）医疗事故技术鉴定暂行办法

（七）医疗事故分级标准

（八）医疗事故损害赔偿项目公式

（九）医疗纠纷预防与处理条例

参考文献

1. 张文显. 法理学, 北京：法律出版社, 2007

2. 钱矛锐. 论卫生法的部门法属性：医学与哲学, 2008(2)64-66

3. 申卫星：医患关系的重塑和我国医疗法的制定, 法学杂志, 2015(12)79-91

4. 樊立华主编. 卫生法学. 北京：人民卫生出版社, 2004

5. 樊立华主编. 卫生法规与监督学. 北京：人民卫生出版社, 2003

6. 王建荣主编. 卫生法（第4版）. 北京：人民卫生出版社, 2013

7. 肖卫华, 刘平娥. 卫生法规(第2版). 长沙：湖南科学技术出版社, 2012

8. 吴苇, 方严. 卫生法规. 西安：第四军医大学出版社, 2012

9. 王建荣. 卫生法(第4版). 北京：人民卫生出版社, 2013

10. 赵金洪. 基因工程相关的法律问题研究. 北京：中国石油大学, 2007

11. 杜芳舟. 由基因工程引发的生命伦理问题研究. 锦州：渤海大学, 2014

12. 中国法制出版社编. 医药卫生法律适用全书. 北京. 中国法制出版社, 2014

13. 杨林主编. 药事管理与法规. 北京：科学出版社, 2015

14. 王珑德, 张春生. 中华人民共和国献血法释义. 北京：法律出版社, 1998

15. 金生国. 贯彻献血法是临床用血需要和安全的保证. 中华医院管理杂志, 2004, 4（15）；23-26

16. 马彦, 刘长秋. 浅议献血法的立法模式. 《医学与法学》, 2016, 8（2）；21-24

17. 何宝红. 无偿献血者献血反应的分析与预防；海南医学院学报, 2011, 17(8)：1132-1134

18. 曹燕飞, 宋杨. 《中华人民共和国献血法》实施13年我院临床输血资料统计分析[. 卫生职业教育, 2011, 29（9）；118-119

19. 周院生. 《医疗纠纷》. 北京：中国检察出版社, 2009

20. 乔世明. 《医疗纠纷与法律责任》. 北京：人民军医出版社, 1999

21. 乔世明. 《医疗事故的行政处理与刑事责任》. 北京：人民军医出版社, 2009

22. 杜雪平, 虎彪主编. 全科医生基层实践（第2版）. 北京：人民卫生出版社, 2017

23. 崔树起, 杨文秀主编. 社区卫生服务管理（第2版）. 北京：人民卫生出版社, 2017

24. 董燕敏, 陈博文主编. 社区卫生诊断技术手册. 北京：北京大学医学院出版社. 2008

25. 王陇德主编. 健康管理师基础知识. 北京：人民卫生出版社, 2013

26. 郭清主编. 健康管理学. 北京：人民卫生出版社, 2015

27. 方力争, 贾建国主编. 全科医生手册（第2版）. 北京：人民卫生出版社, 2017

28. 祝墡珠主编. 全科医生临床实践（第2版）. 北京：人民卫生出版社, 2017

29. 傅华主编. 预防医学（第6版）. 北京：人民卫生出版社, 2013

30. 马骁主编. 健康教育学（第2版）. 北京：人民卫生出版社, 2014

31. 李春玉, 姜丽萍. 主编. 社区护理（第4版）. 北京：人民卫生出版社, 2017

32. 石海兰, 菅辉勇. 主编. 公共卫生学基础（第2版）. 西安：第四军医大学出版社, 2014

33. 赵晓华, 左凤林. 主编. 社区护理（第2版）. 北京：高等教育出版社, 2013

34. 马永林, 姜新峰. 主编. 保健学基础. 西安：第四军医大学出版社, 2012

35. 赵红主编. 社区护理. 北京：人民卫生出版社, 2017

36. 方积乾, 卫生统计学, 北京: 人民卫生出版社, 2014

37. 梁万年主编. 卫生事业管理学. 北京：人民卫生出版社, 2014

38. 张亮, 胡志主编. 卫生事业管理学. 北京：人民卫生出版社, 2013

39. 胡义瑛, 刘可夫主编. 社区公共卫生. 北京：人民军医出版社, 2007

40. 樊立华主编. 卫生法律制度与监督学（第3版）. 北京：人民卫生出版社, 2012

41. 何清湖, 陈孟溪主编. 社区乡村医师工作手册. 北京：人民军医出版社, 2013

42. 李建民, 李建新主编. 乡村医师临床手册. 北京：人民卫生出版社, 2013

43. 王晶桐主编. 医患沟通以问题为基础的教学手册. 北京：北京大学医学出版社. 2015

44. 田向阳, 马辛主编. 医患沟通手册. 北京：人民卫生出版社, 2014

45. 王锦帆, 尹梅主编. 医患沟通. 北京：人民卫生出版社, 2016

46. 李惠君, 郭媛主编. 医患沟通技能训练. 北京：人民卫生出版社

47. 袁月山, 阳小华主编. 医学计算机应用（第2版）. 北京：人民卫生出版社, 2017

48. 赵越. 医学信息学. 北京：清华大学出版社, 2016

49. 赵红主编. 社区护理. 北京：人民卫生出版社, 2017

50. 王晓松, 王晨主编. 全科医生临床操作技能训练（第2版）. 北京：人民卫生出版社, 2017

51. 方力争, 贾建国主编. 全科医生手册（第2版）. 北京：人民卫生出版社, 2017

52. 祝墡珠主编. 全科医生临床实践（第2版）. 北京：人民卫生出版社, 2017

53. 张新华, 张天成主编. 医学人文素质教育导论. 北京：人民卫生出版社, 2010

54. 王明旭, 尹梅主编. 医学伦理学. 北京：人民卫生出版社, 2015

55. 杨选民主编. 医疗机构从业人员行为规范与医学伦理学. 北京：人民卫生出版社, 2016

56. 唐婧, 聂志华. 构建区域卫生信息平台的关键网络技术分析. 北京：信息安全与技术, 2012 (3)

57. 黄卫民. 基于居民健康档案的区域卫生信息平台. 指挥信息系统与技术. 2011(12). 2 . 6. 32

58. 李涛主编. Photoshop CS5中文版案例教程. 北京：高等教育出版社, 2015

59. 刘斯主编. Photoshop CS5平面设计案例教程. 北京：科学出版社, 2015

60. 赵明主编. Photoshop广告设计案例教程. 北京：中国电力出版社, 2011

61. 杜雪平, 虎彪主编. 全科医生基层实践（第2版）. 北京：人民卫生出版社, 2017

62. 甘登岱主编. Photoshop CS教程. 北京：电子工业出版社出版, 2016

63. 唐守国主编. 创意Photoshop CS4. 北京：清华大学出版社, 2014

64. 郭争鸣. 医护心理学, 郑州：河南科学技术出版社 , 2014, 8

65. 景汇泉, 宋汉君：医学导论, 北京：北京大学医学出版社 , 2013. 12

66. 余琳, 詹泽群, 余方：医护心理学, 南昌：江西科学技术出版社 , 2004. 8

67. 梁传江. 护理礼仪. 北京：人民卫生出版社, 2009

68. 单伟颜. 医护礼仪. 郑州：郑州大学出版杜, 2008

69. 丰小抹. 护理学导论. 北京：人民卫生出版社, 2008

70. 位汶军. 护理礼仪与形体训练. 北京：中国医药科技出版社, 2009

71. 岳海翔主编. 公文写作教程（第2版）. 北京：高等教育出版社, 2015

72. 张玲英著. 新编公务员应用文全书. 哈尔滨：黑龙江科学技术出版社, 2017

73. 雷志成, 贺萍主编. 医学语文素养. 镇江：江苏大学出版社, 2016

74. 吴永红主编. 应用文写作. 北京：北京邮电大学出版社, 2016

75. 刘宏彬主编. 新编应用文写作教程. 北京：新华出版社, 2016

76. 雷志成, 徐珊玲. 医学应用语文. 长沙：湖南科学技术出版社, 2008

77. 王禾, 武国军. 医学论文写作指南. 第2版. 北京：人民卫生出版社, 2016

78. 石祥云. 护理专业论文写作. 北京：科学技术文献出版社, 2010

79. 马建辉, 闻德亮. 医学导论. 第4版. 北京：人民卫生出版社, 2013

80. 孟庆仁主编. 实用医学论文写作（第3版）. 北京：人民军医出版社, 2012

81. 王禾, 武国军主编. 医学论文写作指南（第2版）. 北京：人民卫生出版社. 2016

82. 郭继军. 医学文献检索与论文写作. 第4版. 人民卫生出版社, 2013

83. GB/T 7714—2015, 信息与文献参考文献著录规则. 北京：中国标准化出版社, 2015.

84. 程鸿, 周凤岐. 医学信息检索实践指导. 北京：北京大学医学出版社, 2016

85. 高巧林, 章新友. 医学文献检索(第2版). 北京：人民卫生出版社, 2016

86. 代涛. 医学信息检索与利用. 北京：人民卫生出版社, 2010

87. 殷国荣, 郑金平主编. 医学科研方法与论文写作(第3版). 北京：科学出版社, 2015

88. 于志刚主编. 学位论文写作指导. 北京：中国法制出版社, 2013

89. 法制出版社法规中心. 中华人民共和图医疗法律法规全书（第6版）. 北京: 法律出版社, 2018

90. 王洪龄编著. 高职院校素质教育教程. 济南：山东科学技术出版社, 2008